国家卫生健康委员会基层卫生培训"十三五"规划教材

中国医师协会全科医师分会推荐用书

供社区基层卫生人员使用

社区精神卫生

主 编 马 辛

副主编 闫 芳 李 健 西英俊

编 者（以姓氏笔画为序）

马 辛 首都医科大学附属北京安定医院

毛佩贤 首都医科大学附属北京安定医院

西英俊 首都医科大学附属北京安定医院

闫 芳 北京市精神卫生保健所

李 健 深圳市人民医院

李文秀 北京市海淀区精神卫生防治院

肖存利 北京市西城区平安医院

何燕玲 上海市精神卫生中心/上海交通大学医学院

张 辉 首都医科大学

贾福军 广东省精神卫生中心

高新义 潍坊医学院

鄢慧妤 四川省成都市武侯区玉林社区卫生服务中心

人民卫生出版社

图书在版编目（CIP）数据

社区精神卫生 ／ 马辛主编. -- 北京：人民卫生出
版社，2019

基层卫生培训"十三五"规划教材

ISBN 978-7-117-27141-7

Ⅰ. ①社… Ⅱ. ①马… Ⅲ. ①精神卫生-社区服务-
卫生服务-技术培训-教材 Ⅳ. ①R749

中国版本图书馆 CIP 数据核字（2019）第 026513 号

人卫智网	www.ipmph.com	医学教育、学术、考试、健康，购书智慧智能综合服务平台
人卫官网	www.pmph.com	人卫官方资讯发布平台

社区精神卫生

主　　编：马　辛

出版发行：人民卫生出版社（中继线 010-59780011）

地　　址：北京市朝阳区潘家园南里 19 号

邮　　编：100021

E - mail：pmph @ pmph. com

购书热线：010-59787592　010-59787584　010-65264830

印　　刷：北京盛通印刷股份有限公司

经　　销：新华书店

开　　本：787×1092　1/16　印张：22

字　　数：549 千字

版　　次：2019 年 4 月第 1 版　2019 年 4 月第 1 版第 1 次印刷

标准书号：ISBN 978-7-117-27141-7

定　　价：52.00 元

出版说明

　　为进一步贯彻执行习近平总书记在 2016 年召开的全国卫生与健康大会上强调的"以基层为重点"的新时期卫生工作方针、在十九大报告中提出的"健康中国战略"和"乡村振兴战略"，落实国务院发布的《"健康中国 2030"规划纲要》《中共中央国务院关于深化医药卫生体制改革的意见》《全国医疗卫生服务体系规划纲要（2015—2020 年）》（国办发〔2015〕14 号）中"到 2020 年，每千常住人口基层卫生人员数达到 3.5 人以上"和《"十三五"深化医药卫生体制改革规划》（国发〔2016〕78 号）中"提升基层医疗卫生服务能力"的重要任务，深入贯彻 2018 年 1 月 24 日国务院办公厅《关于改革完善全科医生培养与使用激励机制的意见》（国办发〔2018〕3 号）和"2018 年全国基层卫生工作会议"精神，在国家卫生健康委员会基层卫生司的领导和支持下，人民卫生出版社组织编写并出版了"国家卫生健康委员会基层卫生培训'十三五'规划教材"。

　　本套教材共 14 本，由国内基层卫生领域一线专家编写而成，在编写过程中，紧紧围绕培养目标，牢牢抓住基层卫生工作重点；注重教材编写的"三基""五性""三特定"原则，注重整套教材的整体优化与互补。

　　同时，人民卫生出版社专门开发了供基层人员继续教育和自我提升使用的"基层卫生人员能力提升服务平台"，也作为本套教材的附加增值服务（http://jcedu.ipmph.com）提供给广大读者，基层卫生人员注册后，通过身份验证即可免费使用相关资源。

　　本套教材的目标是培养职业素养良好、专业技能扎实、协调沟通能力较强的基层卫生服务人才，以更好地为居民提供优质、广泛的医疗保健服务，真正落实"预防为主"的理念，实现对居民全生命周期的照护。本套教材可供基层医疗卫生机构在岗人员培训、全科医生转岗培训和特岗计划、全科医生师资培训、农村订单定向医学生培养等使用。

国家卫生健康委员会基层卫生培训"十三五"规划教材评审委员会

国家卫生健康委员会基层卫生培训"十三五"规划教材
教材目录

序号	书名	主编			副主编			
1	社区预防	于晓松	路孝琴		董建琴	杜 娟	江 萍	王 丰
2	社区精神卫生	马 辛			闫 芳	李 健	西英俊	
3	社区常见健康问题处理	祝墡珠	江孙芳	陈陶建	任菁菁	孙艳格	史 玲	
4	社区重症识别与紧急处理	贾建国	郭 媛	王永晨	王 仲	占伊扬	王志香	
5	社区中医适宜技术	王麟鹏	黄 毅	刘明军	丁小燕	於 堃	罗庆东	
6	社区康复适宜技术	吴 毅	谢欲晓		胡海鹰	贾 杰		
7	社区养老服务指导	李小鹰	何 仲		陈 铮 杨 华	许家仁	惠海鹏	韩文苓
8	社区营养与健康	刘英华	孙建琴		李增宁	廖晓阳		
9	社区卫生信息化应用与管理	方力争	王 晨	吴 浩	扈峻峰	郭 实		
10	常见慢性疾病社区临床路径	梁万年	杜雪平	曾学军	杜兆辉	武 琳	王杰萍	
11	实用社区护理	杜雪平	王永利		丁 兰	孙 伟	岳 鹏	
12	基层合理用药与管理	王育琴	迟春花	赵光斌	陈 琦	陈 孝	夏文斌	
13	基层实践基地教学管理	郭爱民	施 榕	李东霞	丁 静	易春涛	严春泽	
14	基层影像检验诊断技术及结果判断	王 铁	何悦明	寿 涓	何 文	赵燕田	汪志良	

健康不仅是躯体健康,还包括心理健康和社会适应的完满状态。随着经济的发展和社会变革的日益深化,社会文化、家庭结构和生活方式发生了巨大变化,人们的情绪和心理行为问题也更为突出,公众的精神健康需求日益增加。

近年来,党中央、国务院高度重视心理健康服务和社会心理服务体系的建设工作。2016年12月,国家22部委联合发文《关于加强心理健康服务的指导意见》,进一步突出了心理健康服务对于实现国家长治久安的源头性和基础性的地位与作用。党的十九大报告也提出加强社会心理服务体系建设,培育自尊自信、理性平和、积极向上的社会心态。

《"健康中国2030"规划纲要》明确提出加强心理健康服务体系建设和规范化管理。加大全民心理健康科普宣传力度,提升心理健康素养。加强对抑郁症、焦虑症等常见精神障碍和心理行为问题的干预,加大对重点人群心理问题早期发现和及时干预的力度。加强严重精神障碍患者报告登记和救治救助的管理。全面推进精神障碍社区康复服务。提高突发事件心理危机的干预能力和水平。到2030年,实现对常见精神障碍防治和心理行为问题识别干预水平显著提高。这就对从事社区精神卫生防治工作的人员提出了更高的要求。

为落实国务院印发的《"十三五"深化医药卫生体制改革规划》中"提升基层医疗卫生服务能力"的重要任务,满足社区医疗卫生机构及人员的需求,真正落实"预防为主"的理念,特组织各行业各领域各级专家编写了全国首套"国家卫生健康委员会基层卫生培训规划教材"。

目前从事社区精神卫生服务的人员大多是仅接受过短期精神科培训的医护人员,即便是接受过精神科系统培训的专业人员,由于长期面临繁杂的社区工作,缺乏定期的再培训,所学的精神疾病知识已经无法满足现有需求;另外,目前针对社区精神卫生服务人员的教材凤毛麟角,为此我们专门组织了一批长期从事社区精神卫生培训和实际工作的精神病学专家编写本教材。本书作为"国家卫生健康委员会基层卫生培训规划教材"之一,将推进社区精神卫生工作的开展,提升社区精神卫生工作者的业务能力。

按照本套教材编写的整体要求,本书在编写过程中紧紧围绕培养目标,除了重点讲解当前精神障碍的社区防治中涉及基本公共卫生服务和重大公共卫生服务严重精神障碍治疗服务项目的主要内容之外,还着重介绍了社区心理健康服务内容与健康管理、社区心理咨询、心理危机的社区干预、精神疾病的社区护理与家属教育、心理健康教育与心理健康促进等内容,以问题为导向,案例和实际操作并举,介绍了常见精神障碍的识别、处理原则和副作用的识别,详细描述了社区精神卫生服务的主要内容,并根据社区特点,简单描述了心理疾病和躯体疾病的相关性,以及心身疾病的临床特点及预防措施。

编写的过程中参考了大量的资料,并结合临床工作经验和相关病例,以最简洁、通俗的语言阐述了社区精神卫生工作的相关问题,以便于社区人员参考。希望本书的出版能促进社区精神卫生工作的开展和社区精神卫生工作者的培训。由于参考资料和学术观点各异,在编写过程中难免有不尽如人意之处,敬请见谅!在此感谢本书编委在百忙之中为本书的出版做出的贡献。

马　辛

2019 年 3 月

目　　录

第一章

绪　论

社区精神卫生是广大社区卫生工作者和精神卫生工作者对精神疾病的诊断、治疗、康复、预防和研究,是在社区服务的长期实践中逐渐发展和建立起来的学科,是近代精神卫生发展的重要标志。本章主要概述社区精神卫生和以社区精神卫生为理论基础的社区精神卫生服务。

第一节　概　述

一、社区精神卫生的基本概念

(一) 社区

社区是若干社会群体(家庭、氏族等)和(或)社会组织(机关、团体等)聚集在一定地域,形成在生活生产上相互关联、相互依赖的一个群体。世界卫生组织(World Health Organization ,WHO)将社区定义为:一个固定的地理区域范围内的社会团体,团体中成员相互认识、互相来往,有共同的兴趣,能够行使社会功能,创造社会规范,形成团体内特有的价值体系和社会福利事业。

一个社区具有五个基本要素。①一定数量的人口:WHO 认为一个有代表性的社区,人口数为 10 万~30 万;②一定面积的地域空间:WHO 提出其面积为 0.5~5 平方千米;③一定规模的社区设施:即社区成员生活与生产所必需的物质条件,社区设施完善程度往往是社区发达程度的物质标尺;④一定类型的社区活动:即社区的基本生活与生产活动,其同质性使人们结成一个生活共同体,并在一定地域条件下发生关系;⑤一定特征的社区文化:它是社区内在凝聚力和认同感的基础,包括社区的风俗习惯、风土人情、管理方式和社区成员的心理特质、行为模式及价值观念等。

(二) 精神卫生

精神卫生又称心理卫生。精神卫生的定义和内容大致分为两种,即狭义和广义。狭义的精神卫生,是指研究精神疾病的预防、诊治和康复的理论与实践的一门学科,即精神病学。广义的精神卫生,不仅研究各种精神疾病的预防控制,而且研究如何来保障和促进人们的心理健康,以防止各种心理行为问题和心身疾病等发生的一门学科,即精神医学或精神卫生学。

(三) 社区精神卫生

社区精神卫生指综合地应用社会精神病学、精神卫生学和预防医学等学科的理论和方法,探讨如何保障和促进社区人群的心身健康,提高其承受应激和适应社会等能力,以预防控制各种心理障碍、行为问题和心身疾病的发生。

(四) 社区精神卫生服务

社区精神卫生服务是社区精神医学和心理学理论在社区的实践应用,是在政府领导和上级卫生机构指导下,把社区作为基本单元,以基层精神卫生服务机构为主体,以社区精神卫生工作者和全科医师为骨干,合理利用社区资源,采纳融预防、医疗、康复、保健、健康促进和健康教育等为一体的适宜精神卫生干预的策略及技术,以解决社区人群的精神卫生问题,满足其基本精神卫生需求的一种综合性和连续性的基层医疗卫生服务。在服务对象上有广义和狭义之分,广义以社区中全体居民为对象,即包括目前心理状态正常者,开展全方位式的服务,需要政府及其各部门与全社会的共同参与;狭义主要服务对象为社区中的现患精神疾病患者,由卫生部门承担主要任务,同时也需要其他部门的协调与配合。

二、国内外社区精神卫生工作的发展

(一) 国外社区精神卫生工作的发展

随着科学进步和社会发展,早在 18 世纪后期,英国一些精神病学家提出了解除精神病患者的约束,更为人道地对待他们。19 世纪,英法两国的精神病学家改革者提出,尽可能地为精神病患者创造条件,开发他们自身的能力,并提出了"道义治疗"的概念。所谓道义治疗,是着重于对精神病患者首先进行评估,研究其工作、娱乐及社会活动各方面的能力,同时在精神病院推行作业疗法。这种定式活动具有很好的治疗价值,这一观点与目前的康复精神医学实践相一致。

1941 年英国职业康复服务的重点,也从躯体残疾患者逐渐扩展到精神残疾患者。美国在 1943 年修订了职业康复法,从经济上和社会福利上对精神残疾人士提供法律支持。第二次世界大战后,精神病患者传统的诊治管理模式受到抨击,许多精神病学和社会学学者提出了长期住院的弊端:"住院综合征",即患者因长期住院隔绝了正常的社会生活,导致精神衰退和丧失劳动能力,成为精神残疾人。这一发现逐步推动了在社区中康复治疗精神病患者——精神康复医学体系的形成。20 世纪 50 年代末和 60 年代初,不少国家掀起了发展社区精神卫生的运动,也引入了一种新的思想,即帮助精神病患者在社区中尽可能地像正常人那样生活。英国、美国和意大利等西方国家的"非住院化运动"更推动了社区精神卫生服务工作的进展。

20 世纪 70 年代初期,西方国家在精神病院普遍实施开放式管理,并逐步发展过渡性社区精神康复服务设施(中途宿舍、日间看护中心、庇护工厂等)。20 世纪 70 年代后期开始风行各种家庭干预与心理教育措施的研究。从 20 世纪 80 年代以来,西方国家较广泛地在社区推行各种技能训练、社区病案管理以及某些职业康复方案,如社会独立生活技能训练、辅助就业措施和各种求职俱乐部等。

21 世纪以来,社区精神卫生工作开始和全科医学相融合。精神障碍患者早期会产生躯体上的症状,有些躯体疾病也会产生精神方面的问题,因此,社区精神卫生工作和全科医学相融合能够使社区精神卫生的发展更加完善,保障精神障碍患者的权益的同时,促进其更好地融入社会,有利于减少一般居民对精神障碍患者的偏见和歧视。社区精神疾病危机干预项目、辨证行为治疗项目及不同类别的社区精神卫生服务和全科医学相互融合的服务项目,在欧美发达国家中不断得到开发和发展。

国际组织也逐渐重视精神心理卫生工作。2001年《世界卫生报告》以心理健康为主题呼吁各国对心理健康问题进行关注。要解决心理健康问题，最重要的是各国都需要完成由原有的机构精神卫生服务转向社区精神卫生服务。2003年WHO的《精神卫生政策与服务指南——组织精神卫生服务》指出，精神卫生服务应由大众卫生服务和社区机构来提供，大型、集中型的精神卫生机构或精神障碍医院应该由社区精神卫生服务机构等取代。

（二）国内社区精神卫生工作的发展

我国的社区精神卫生服务起步较晚，开始于20世纪50年代。1958年原卫生部在南京召开了第一次全国精神疾病防治工作会议，着重研究了精神疾病的防治问题。会议提出精神疾病防治工作的方针是：积极防治，就地管理，重点收容，开放治疗，有计划地设立精神疾病防治所，城市与社区医疗结合，农村与各种医疗单位和保健站结合。会上制订了《全国精神疾病防治规划》，推动了我国精神疾病社区工作的开展。会上同时指定南京、北京、上海、湖南、四川五省市进行分片包干，培训精神科专业中高级技术人员。20世纪60~70年代，我国精神病的防治工作以培训卫生技术人员、建立精神科病床、大量收治精神病患者为主，到1985年共建立精神病防治院348所，病床6万多张，有专业精神科医生6000多人。

城市精神疾病防治工作，由上海和北京率先开展，他们首先组建了由卫生、民政、公安三大部门组成的精神疾病防治管理领导小组，开展以城市为中心的精神疾病社区防治康复工作。通过多年实践，探讨了一套较完整的城市精神疾病防治经验，被称为城市精神疾病防治模式，为我国城市精神疾病防治康复工作的开展树立了典范。

1975年，山东省烟台市依托农村医疗预防保健网，一网多用，一网多能，设立了村-乡-县精神疾病三级防治网，在农村开展精神疾病调查，设立精神病患者档案，建立家庭病床，为患者提供社区医疗、预防服务，有效地降低了精神疾病复发率，被世界卫生组织命名为"农村精神疾病防治模式"。

1985年原卫生部、民政部、公安部在上海联合召开全国第二次精神卫生工作会议，会议要求各省、市建立各级精神卫生协调组，制订规划、提出措施、组织和协调各方面的力量，积极开展精神卫生宣传和精神疾病社区防治工作，有计划地培养精神卫生专业人员，充分发挥各级卫生人员在精神卫生服务工作中的作用。此后，多数省份都选择在条件较好的乡镇和大型企业建立了精神科，提供门诊或社区精神卫生服务。

我国与WHO在精神卫生领域的合作起步较晚，始于1979年，但收效较大。从此以后，WHO与原卫生部在中国开展了很多训练和研究项目，其中包括组织了有关精神病学优先主题的研讨会和讲习班；吸收中国科研人员参加到各种水平的国内和国际研究中；在中国组建了WHO合作中心；促进了社区精神卫生服务和精神病患者社区心理康复计划的实施。特别是由WHO组织的，人道的、科学的、面向公共卫生的精神卫生服务，对我国产生了较大的影响。

全国残疾人康复办公室制订了《八五精神疾病社区防治康复方案》，由中国残疾人联合会牵头，与包括原卫生部、民政部、公安部在内的多部（委）联合，在全国30个市和30个县开展精神疾病社区防治康复试点工作，人口覆盖7000万人，时间长达五年。1996年全国残疾人康复工作办公室对试点市（县）综合评估结果表明，成效非常明显，其中农村试点以山东省滕州市成绩尤为突出。1996年全国残疾人康复工作办公室决定在"九五"期间将精神疾病社区防治康复试点工作扩大到全国200个县、市，覆盖人口达2亿人。

2004 年,我国财政部投入 686 万元启动资金成立"中央补助地方卫生经费重性精神疾病管理治疗项目",即"686"项目。该项目由国家财政部、原卫生部设立,以重大公共卫生项目等为设立依据,设立各级项目办公室,负责项目实施、监督、评价与上报,建立社区个案管理员制度,明确家庭、社区和专科医院的职责,强调政府行为,充分发挥现行公共卫生的体系、加强精神健康方面建设等方面的作用,加强基层精神卫生知识的培训,设置科学有效的管理流程,对社区精神障碍患者进行规范化管理。

2013 年颁布的《中华人民共和国精神卫生法》明确了应为需要进行生活自理能力训练和社会适应能力等方面训练的精神障碍患者提供场所和相应的条件,为社区精神疾病康复机构提供有关医疗卫生方面的技术支持和指导。社区应建立不在医院住院的严重精神障碍患者的严重精神障碍患者健康档案,对患者进行定期随访和用药指导,并对患者的监护人进行相应的知识培训,指导监护人对患者进行看护及康复训练。

目前中国社区精神卫生工作不断发展,截至 2016 年底,全国已登记在册严重精神障碍患者 540 万人,其中 88.7% 的患者接受了基层医疗卫生机构提供的随访管理及康复指导服务。"十二五"期间,精神卫生工作作为保障和改善民生以及加强和创新社会管理的重要举措,被列入国民经济和社会发展总体规划。相关部门加强协作,组织实施精神卫生防治体系建设与发展规划,安排资金改扩建精神卫生专业机构,改善精神障碍患者就医条件,通过基本公共卫生服务项目和重大公共卫生专项支持各地开展严重精神障碍患者管理服务,将严重精神障碍纳入城乡居民大病保险、重大疾病保障及城乡医疗救助制度范围,依法依规对不负刑事责任的精神障碍患者实施强制医疗,积极开展复员退伍军人、流浪乞讨人员、"三无"(无劳动能力、无生活来源且无法定赡养、抚养、扶养义务人,或者其法定赡养、抚养、扶养义务人无赡养、抚养、扶养能力)人员中精神障碍患者救治救助。各级精神卫生工作政府领导与部门协调机制逐步建立,我国的精神卫生防治体系和服务网络基本形成。

三、社区精神卫生服务的基本特征

社区精神卫生服务与其他类型的卫生服务相比,有其自身的特点,社区精神卫生服务的基本特征如下。

(一)有坚实的立法保障和政策保障

社区精神卫生服务的发展需要以国家的立法和政策保障为基础,政府在社区精神卫生服务中起着关键的作用。例如:1963 年美国总统肯尼迪签署了《社区精神卫生中心法案》后,密苏里州的社区精神卫生中心的建设得到了拨款。

(二)综合性服务

社区精神卫生服务的主要目标是提高社区人群的心理健康水平,并不是简单的针对精神障碍患者的治疗康复。社区精神卫生服务更加综合,其综合性主要体现在以下几个方面:①服务对象不分性别和年龄,也不分健康、亚健康和精神障碍患者等,而是服务于社区中的全部人群;②服务的方式和内容相对较广,包括生物、心理和社会文化等方面,从不同方面综合地促进心身健康、预防心身疾病,促进精神障碍患者的治疗和康复;③服务范围包括社区中的个人和家庭。

(三)连续性服务

社区精神卫生服务工作者和全科医生为社区人群提供连续的精神卫生服务,长期对社区人群进行的精神疾病的防治、躯体疾病的防治和维护心身健康等工作。其任务涵盖社区人群的防治各类疾病的发生、监测影响心身健康危险因素、机体出现最初的功能失调到疾病发生、发展、演变和康复的整个过程,以及新、旧、急性和慢性患者的门诊、住院、转院和出院等环节。

(四) 协调性服务

社区精神卫生工作者主要向社区人群提供广泛而综合的精神疾病的防治康复和心理卫生服务工作,工作内容涉及预防、诊断、个体与团体心理咨询以及精神疾病的治疗和康复等方面,这些服务无法由社区单独承担,需要其他医疗卫生部门和其他非医疗卫生部门的配合。如独立性的志愿服务性机构不仅能提供大范围的社区服务,还能够提供日间照顾、居住护理等服务。社区精神卫生服务机构不仅要协调、了解各级各类卫生机构及专家、家庭和社区内外的资源情况,还要与专家、社区工作者等建立相对固定的联系,与初级卫生服务系统、综合医院、专科医院和专业精神卫生服务建立合作机制,与卫生部门以外的机构,如涉及住房、就业、社会福利、教育和司法的部门进行沟通协作,以便协调开展社区精神卫生工作,为社区人群提供全面、高质量的精神疾病的防治康复和心理卫生工作。

(五) 可及性服务

社区精神卫生服务地点定位于社区,无论是时间上还是地理位置上都具有一定的优越性,方便为本社区居民提供服务,并且社区精神卫生的工作者大部分来自于本社区,是社区的成员之一,更加了解本社区的具体情况以及本社区居民的状况,在开展精神卫生工作时更加人性化、有针对性。

(六) 惠民性服务

相对于专科医院或综合医院的住院治疗,社区精神卫生服务的价格更加低廉,患者可以在本社区或者家中接受治疗和康复,大大降低了患者的住院费用。

(七) 多元化服务

多元化的服务表现在三个方面。第一,社区精神卫生服务的对象多元。服务对象不仅包括了精神残疾者、正在接受治疗的精神障碍患者、正在进行康复治疗的精神障碍患者,还包括表现出部分精神障碍症状或需要进行早期干预的患者、存在一般心理问题的社区人群以及经历危机出现创伤的人群、老年人、儿童、青少年等特殊人群。第二,社区精神卫生服务的形式和内容多样。社区精神卫生服务包括以社区为基础的康复服务、医院的分流项目、流动危机小组、治疗及居住地的监护服务、家庭帮助和支持,以及对特殊人群的以社区为基础的服务。例如,美国的社区精神卫生服务不仅着眼于精神障碍的治疗和康复,更重视精神障碍的预防工作,在社区精神卫生服务中心提供住院治疗、门诊服务、急诊服务、半住院治疗和心理咨询等服务。第三,社区精神卫生服务具多元化的针对性。社区中每一类人群都有不同的特征,每一个个体都有不同的性格和问题,社区精神卫生服务中心针对社区中不同的人群展开工作,提供个性化的服务,以个案管理的形式为精神障碍患者制订个性化的服务。例如,英国1990年提出对严重精神疾病的护理计划包括:对患者心理及社会需求等所需的评估进行系统规划、确定护理计划,其中需明确不同的服务提供者需提供的心理和社会服务、确定护理联络员以维持与患者的密切联系、定期审核护理计划并在必要时进行修改。

(八) 以人为本的服务

社区精神卫生服务的目的就是要帮助精神障碍患者摆脱与社会隔绝的治疗状态,突破传统医院住院治疗的隔离和监控的治疗方式,帮助患者在社区的康复治疗及进一步的生活能力恢复训练和就业帮助中最终达到重新融入社会的目的。社区精神卫生服务强调精神障碍患者的人权和自由,尊重和肯定服务对象的自我照顾、自我监管能力。在精神障碍患者及家属、心理学专业人员、社会工作者等专业人员的努力和帮助下,尽可能缩小对患者的干预,建立起自然、积极、具有建设性的人际关系,促进患者自理能力的恢复,使其能够实现自我照顾,防止患者出现社会功能和自理能力的缺失。

四、社区精神卫生工作的支持系统

(一)医学专业支持系统

该支持系统主要为社区精神卫生工作提供专业技术上的支持,包括用药指导、护理指导、心理指导等医疗卫生方面的指导。该层支持系统主要由精神科医生、护士、心理学家、社会工作者等专业人员组成。

(二)法律支持系统

该支持系统主要为精神障碍患者及其家属提供与精神疾病相关的法律保障,当精神障碍患者在无自知力涉法时,可以对患者进行精神疾病的司法鉴定,维护精神障碍患者的合法权益。

(三)经济支持系统

该支持系统主要为精神障碍患者提供经济上的保障,减轻精神障碍患者家庭的经济负担,避免因为经济问题造成患者无法及时进行治疗。该层支持系统主要包括政府对精神障碍患者的医疗费用补贴、减免政策、医院对社区中贫困精神障碍患者医疗费用的减免等。

(四)协调管理支持系统

该支持系统主要是保持社区精神卫生工作高效运转,避免社区精神卫生工作与政府各个部门、医院治疗的脱节。该层支持系统包括政府相关部门(卫生部门、公安部门等)与街道、居(村)委会组成的社区精神卫生工作网络,保障各部门和社区精神卫生工作的协调、协作。

(五)家庭支持系统

对于精神障碍患者来说,家庭的支持和照料非常重要,良好的家庭支持有利于患者的恢复。因此,要做好对精神障碍患者家属进行有关精神疾病的知识和护理知识普及,发挥家庭对患者治疗、康复的作用。

(六)社会支持系统

该支持系统能够对精神障碍患者及家属提供精神或物质上的帮助,陪伴患者,改善人际关系,提高对社会的适应能力,对于减轻患者的精神心理负担、回归社会有着重要的作用。该支持系统主要由患者的同事、朋友、邻居以及其他志愿者组成。

第二节 社区精神卫生的基本观点、任务与意义

一、社区精神卫生的基本观点

(一)以政府主导、多部门合作为社区精神卫生组织管理的原则

领导社区精神卫生工作是政府承担的法定职责,通过实行区域精神卫生规划,调整卫生资源,健全社区精神卫生服务网络,保障社区精神卫生工作等,促进社区精神卫生的发展。

同时,在经济和社会高速发展的今天,许多因素如环境污染、不良生活行为习惯和文化差异等皆不同程度地影响着人们的心身健康。解决这些问题仅靠卫生部门是无法做到的,需要各个不同部门的合作。实践证明,打破部门界限,社区内卫生、民政、教育、环卫、体育、残联、文化、公安和司法等部门,通过增进了解、建立有效合作程序、明确各自职责和避免重复,才能高效率地解决社区中的各类健康问题,尤其是社区精神卫生问题。卫生部门在社区多部门合作中需承担组织和管理功能,对社区精神卫生服务中心和各站点的设置标准、技术规范和人员配备等进行业务指导和监督。

（二）以社区人群为服务对象

社区精神卫生服务以促进社区内整体人群的心身健康为准则,包括提高社区人群的心理健康意识和水平、纠正不良行为和病态价值观念、创造良好的社区生活、生产、职业、文化、住宅卫生环境等,皆是以整个社区人群的健康利益为出发点。家庭是组成社区的最基本单元,一个家庭内的每一个成员之间有密切的血缘和经济关系,具有相似的生活方式、成长经历、文化背景、居住环境和卫生习惯等。因此在社区精神卫生服务中,必须充分重视对社区家庭成员心身健康的促进作用。

（三）以社区精神卫生需求为服务导向

社区精神卫生服务以各社区特定的精神卫生需求为服务导向,强调其服务的针对性和可及性。一方面,针对每个社区有其特定的文化背景和环境条件,社区精神卫生服务应从社区本身的实际情况和需求出发,确定社区人群所关心的心理健康问题是什么？哪些是他们迫切希望解决的问题？即做出正确的"社区诊断"。随后通过制订适合社区自身特点的社区精神卫生项目来解决问题,并在项目执行过程中加强监测和评估,这样就符合社区本身的需求,体现其针对性。另一方面,可及性是根据服务对象的特点,设立方便社区人群的服务方式和服务项目,如社区精神卫生服务站和精神科家庭病床等,灵活运用门诊、出诊、会诊、转诊、访视和住院等手段,提供优质、便捷、高效和价廉的防治康复服务,才能与社区人群建立良好的供需关系而得到其认同。

（四）以促进社区人群心身健康为服务目标

社区精神卫生服务以促进社区人群的心身健康为服务目标,不仅要防治康复社区中已经身患精神障碍的人群,更重要的是必须将工作重点从精神障碍的治疗康复,扩展到预防控制导致精神障碍的危险因素上来,以便更好地促进社区人群的心理健康,提高其承受各种应激和适应社会能力,防止各种心理行为问题和心身疾病的发生。

（五）以动员社区人人参与为社区精神卫生服务的关键环节

社区精神卫生服务的重要内涵是鼓励和支持社区中的每一个人确定其自身的心理卫生需求,帮助其防治自身的心理健康问题。因此,动员社区中人人参与是社区精神卫生服务的关键环节。人人参与不仅是动员社区中每一个人明确与其切身利益密切相关的心身健康问题,主动去营造促进其心身健康的环境,而且应鼓励其积极参与到识别社区精神卫生问题、制订和评估社区精神卫生规划等决策中来。人人参与社区精神卫生服务既能扩大服务的覆盖面和提高服务水平,又能激发个体对促进和改善社区心身健康的责任感,提高社区居民的自我保健能力。

（六）以公共卫生和基本医疗并重,中西医并重,坚持防治结合为社区精神卫生的基本原则

在社区积极开展心理健康促进工作,重在对全社区人员的心理健康维护和心理健康教育。对高危人群,从维护健康,加强疾病预防的角度开展工作,加强心理咨询与心理治疗以及有针对性的周期性的精神疾病筛检工作。对疾病人群,从全病程管理的角度,加强疾病监测,疾病医疗,功能康复训练,预防疾病复发等项工作。在社区防治工作中积极引入中西医新型适宜技术,不断将心理健康管理和精神疾病管理的新方法、新技术成果转化到社区精神精神卫生服务中。

二、社区精神卫生工作基本任务

(一)精神疾病检测

在社区进行精神疾病监测和现况调查,即精神疾病状况社区诊断的基础性研究,是社区精神卫生工作开展之第一步,它提供有关精神疾病及其影响因素的构成和分布等的最基本数据,并决定了社区各阶段精神卫生决策的制定和工作开展。定期和不定期地开展社区精神疾病的流行病学调查,可以为社区精神卫生服务提供以下基本信息:①精神疾病在不同时间、人群和地区中的流行现状和分布特征,包括发病率、患病率和就诊率、误诊率、监护率、治疗率及伤残率等构成比;②精神障碍对个人、家庭和社会的影响,包括生存质量、自伤自杀和肇事肇祸等;③精神病患者及其家庭需求,包括疾病诊断、治疗、康复、生活、学习和工作等方面;④探讨导致精神障碍的危险因素,为精神障碍的三级预防提供信息;⑤精神障碍所致疾病负担,包括失能调整生命年和疾病经济负担等;⑥评价一定时期已经开展的某项社区精神卫生服务项目的防治效果;⑦建立社区精神卫生服务信息网络体系,动态监测精神障碍随时间、地点和人群变化的流行特征。

(二)精神疾病的分级预防

由于精神障碍的病因未明,世界各国的精神病学家正在对其进行积极探索,大多数精神障碍的病因暂时没有定论,所以目前在社区开展精神障碍的一级预防,即病因预防的条件尚未成熟,目前在社区主要是识别和干预已知的导致精神障碍的各种危险因素,以社区心理健康教育、心理咨询等方式开展预防工作。精神障碍的二级预防,即对精神病患者的早期发现、早期诊断和早期治疗,以利于早日控制其病情进展和促进其尽快恢复健康,简称为“三早预防”。精神病学家正在社区中研究探讨各类精神障碍的二级预防的方法和措施。精神障碍的三级预防,包括积极主动地诊治康复已经患病的精神障碍人群、进行精神障碍危机干预、预防精神障碍复发、防治精神残疾的发生和促进精神病患者康复并早日回归社会,是当今社区精神卫生服务的主要内容。

(三)精神卫生知识的健康教育

在社区人群中通过丰富多彩的形式,如个别或集体交谈、科普书籍、版画、广播、电视和网络等载体,在社区人群中普及包括心理健康知识以及精神障碍的病因、危险因素、临床表现、防治方法和康复经历等精神心理卫生相关知识。通过普及精神卫生知识,增强人们的心理健康意识和自我心理保健能力,预防各类精神疾病的发生,倡导人们采用科学、文明、健康的生活方式,提高健康素质,营造有益身心健康的社区环境,促进个体心理-生理-社会功能以及群体健康-环境-社会的和谐发展。同时,使社区人群正确地对待精神障碍和精神病患者,做到对精神病患者的早期发现和早期治疗,防止复发及预防精神残疾的发生,以利于争取良好的预后。

(四)心理生理障碍与心身疾病的防治

人的心理与其躯体生理功能是相互联系、相互作用和相互影响的。1986 年 WHO 主持的国际精神卫生工作会议指出：要重视心理和社会因素的致病防病作用。一般来说，心理生理障碍与心身疾病是指以心理因素或社会因素为重要原因而导致的各种生理障碍和躯体疾病，可累及全身各个器官系统如睡眠障碍、进食障碍、消化性溃疡病、肿瘤、糖尿病、原发性高血压和冠状动脉粥样硬化性心脏病等。其防治康复需通过社区精神卫生服务积极参与，提高社区人群的心理健康水平和社会适应能力。

（五）精神卫生康复服务

精神卫生康复服务是组织社区精神疾病患者的心理社会功能康复。康复的主要内容包括如下四个方面。①个人生活自理能力：包括训练患者个人的衣食住行及个人基本卫生等方面的能力，使其能够自行料理基本生活事务；②家庭职能：包括训练患者个人作为家庭成员应该具备的基本职能，如作为丈夫、妻子、子女、父母的基本角色要求，以及如何正确处理家庭成员间的关系和问题；③工作和社会职能：包括患者既往工作能力的恢复以及人际交往技能、解决问题技能、应付应激事件的技能等社会功能的最大程度的恢复；④疾病及药物自我管理技能：包括患者对自身疾病症状的认识，基本的精神疾病知识和精神药物知识，学会识别自身症状和常见的药物不良反应，学会寻求医生、家属及社会的帮助和支持，提高服药依从性及治疗依从性。目前得到世界公认、康复效能好且十分受欢迎的技能训练是《社会独立生活技能训练》，它包括《药物自我处置技能训练程式》《症状自我监控技能训练程式》《回归社会技能训练程式》《求职和保职程式》和《休闲程式》等，已在欧美发达国家和我国部分省市应用。

（六）精神卫生社会服务

精神卫生社会服务是提供社区精神障碍患者的疾病监护与管理，倡导在交通设施、信息获得、文娱设施、法律保障、政治活动、受教育及就业等方面提供公共服务，为保障精神障碍患者的正常生活提供帮助。为患者的家庭提供心理支持、信息咨询。在社区的群体中营造减少对精神障碍患者的歧视和偏见。

（七）精神卫生社区服务管理

参与精神卫生有关的社区行政决策、规划、评价及组织管理。

三、发展社区精神卫生服务的意义

大力发展社区精神卫生服务，构建以社区精神卫生服务为基础、社区卫生服务机构与医院和精神卫生预防保健机构分工合理、协作密切的医疗卫生服务体系，对于坚持预防为主、防治结合的方针，提高社区居民心理健康水平，促进和谐社会建设具有重要意义。基于社区定位，社区精神卫生服务部门在社区居民的精神卫生知识普及、心理健康教育、社区居民精神卫生问题的发现及预防、精神疾病的监测、疾病管理、慢性精神障碍患者的功能康复等方面发挥着精神病医院服务不可替代的功能和作用。

（一）社区精神卫生服务是满足社区人群不断增长的精神卫生服务需求，提高人民心身健康水平的重要保障

随着工业化、现代化的进程，人们的生活工作方式发生了很大变化，各类人群心理行为问题越来越突出，精神障碍患病率不断增长，精神疾病的谱系也发生了相应变化。儿童、青少年、老年、妇女等人群的各种心理卫生问题及行为问题，以及酒和成瘾物质的滥用等，现已成为需要精神卫生服务重点研究解决的问题，客观上要求发展社区预防和相应的服务工作。近年来，党和政府越来越重视心理健康服务，已将广泛开展心理健康服务多次写入党的文件。因此,在社区开展精神卫生服务是党和政府的要求,是人民群众的心身健康需求、是时代的需求、更是和谐社会建设的需求。

(二) 社区精神卫生服务是顺应精神医学发展的必然趋势

精神病院的住院环境不同于社区家庭环境,长期住院治疗导致患者生活质量下降,生活功能丧失,不利于患者回归社会。精神疾病的慢性病程和高复发率的特点决定了90%以上的患者大多数时间是在社区和家庭中生活,需要得到社区长期的照料。社区精神医学的形成既是医院精神医学的延伸,也是当代精神医学发展的必然趋势。以医院为基地的精神卫生服务,以诊断和治疗为主要目的,为求诊者这一个体服务,是一种被动的服务方式,较少顾及社会群体的动态趋势。而社区精神卫生服务对象则为社区所有居民,研究社区群体的动态,提供范围更广泛的主动性服务,包括预防宣教、心理咨询、家庭治疗、危机干预、康复指导及设施等。

(三) 社区精神卫生服务是符合中国国情的医疗卫生体制

国外精神医学发展的成功经验综合起来就是:社区精神卫生服务结合急重型精神障碍患者入院治疗是精神疾病诊疗的较好模式,是精神疾病诊疗的发展方向。针对我国人口众多,精神疾病人数庞大的现状,以及精神病专科医院数、床位数及专业人员数与患者或人口数相比,所占比例较发达国家要低得多,不能满足服务需求。利用现有社区卫生服务机构的力量和资源让更多的患者得到诊疗和帮助,是对精神病院服务的重要补充。同时,精神疾病病程长、复发率较高,长期住院治疗高额的医疗费用,给患者、家庭、社会造成了沉重的负担。而社区精神卫生服务无论是人力成本还是医疗设施成本都相对较低,因此社区精神卫生服务相比于住院治疗费用低廉得多,可以有效减轻国家、社会和家庭的经济负担。而且在社区治疗中,工作人员与患者接触的时间较多,能观察患者在日常生活中行为、情绪上的变化,能够较早地发现患者早期复发的症状,尽早就医,采取相应的干预措施,避免病情恶化。因此,社区精神卫生服务是符合中国国情的医疗卫生体制。

第三节　社区精神卫生服务的组织与实施

一、社区精神卫生服务队伍

如今,在世界一些国家先进的社区精神卫生服务体系中,参与社区精神卫生服务的人员包括精神科医生、精神科护士、心理治疗师、职业康复师、社会工作者、全科医生以及患者家属、警察和法官等必要时的介入。这些人员在开展社区精神卫生服务时以团队的形式工作,既有各自的工作职责又团结协作,共同完成社区精神卫生服务的目标。一般而言,精神科医生的主要职责为进行精神障碍的诊断,主持制订包括药物在内的综合治疗方案,指导患者本人及其家属如何预防疾病复发等;精神科护士执行药物治疗方案和护理精神病患者,同时向患者家属宣传有关精神障碍的护理知识;心理工作者对患者和患者家属以及社区居民进行心理健康教育、心理治疗和咨询,提高其应对心理社会应激和适应社会的能力,并参与精神科各种危机干预项目;职业治疗师的职责为对稳定期的精神病患者进行社交技能训练、行为矫正治疗、娱乐治疗和各种职业康复等;社会工作者帮助康复中的精神病患者即精神康复者,在社区中获得各种保障和救助,促进其就业以利于患者回归社会;患者家属积极为患者的诊治康复寻求和提供各种资源;警察和法官对精神病患者提供权益保护和危机干预等服务。

二、社区精神卫生服务的组织原则和方式

社区精神卫生工作涉及多学科和多部门协作,单纯依靠医疗部门并不能完全承担社区精神卫生服务的基本任务,必须取得政府相关部门的支持,并动员全社会的力量共同参与。自 1985 年第一次全国精神卫生工作会议召开以来,通过不断学习和借鉴国外发达国家开展社区精神卫生服务的先进经验,结合我国城乡自身的文化、经济、医疗和环境等特色,在我国大陆逐步探讨了社区精神卫生服务组织的建立和健全,概括起来其组织原则和方式如下。

(一)社区精神卫生服务的组织原则

根据中国国情,我国精神卫生工作者和与本项服务相关的各部门人员在实践中不断地探索和总结,确定社区精神卫生服务的组织原则有以下几个方面:

1. 政府领导和全社会参与 社区精神卫生服务工作涉及社会各方面的支持和协助,因此需要在政府领导下协调各级相关部门,鼓励全社会各阶层人们共同参与,方能把本项服务落到实处。

2. 健全管理体制和办事机构 在各级政府领导下,建立和健全各级领导小组,下设办公室作为专门办事机构,担负各地区社区精神卫生服务的领导工作和具体落实。

3. 部门责任和计划管理 各级领导小组下的卫生、民政、公安、残联和财政等部门,要分工协作、各司其职和齐抓共管社区精神卫生服务工作,各级部门要抓好社区精神卫生服务计划的编制、执行及检查三大重要环节,做好计划管理。

4. 组织实施和落实规划 可先试点后普及,以点带面,分阶段实施,包括宣传发动、服务队伍培训、健全组织、开发领导层、落实服务措施和总结评估等。

(二)社区精神卫生服务的组织方式

根据社区精神卫生服务的组织原则,我国的一些主要城市,如北京和上海等,建立了社区精神卫生服务的三级网络。网络中各级机构及其职能分别为以下几种。

1. 省(市)、区(县)和街道(乡镇)级精神卫生工作领导小组,分别由相应层面的卫生、民政、公安、残联和财政等系统部门的领导组成并下设办公室,负责制订各区域的社区卫生计划并协调开展。

2. 省(市)和区(县)级精神卫生保健所和精神病院是相应地区中社区精神卫生服务的医疗、教学、科研和防治工作的指导中心,负责规划、培训和指导该地区的社区精神卫生工作。其中民政和公安系统精神病院主要收治社会上"三无"患者和监护与治疗触犯刑律的精神患者。

3. 街道(乡镇、学校和公司等)医院是基层开展社区精神卫生服务工作的第一线,组建和领导社区精神卫生服务中心的医护等相关人员,具体实施社区精神卫生服务的各项工作,服务到社区人群中的每一个人。

三、社区精神卫生服务的实施

目前国内外对社区中精神障碍患者常用的干预方法主要包括以下几类。

(一)抗精神病药物治疗

抗精神病药物能显著地缓解精神病患者的幻觉、妄想和行为紊乱等精神症状,从而有利于其出院后回到社区接受进一步康复治疗。而且合理、规范地使用抗精神障碍药物治疗精

神障碍患者为患者在社区接受进一步的药物、心理治疗和社会功能的康复奠定了基础。

（二）行为矫正疗法

慢性精神障碍患者因为长期居住在医院或家中，容易产生对医院和家庭的依赖，使得患者生活、工作和社交等能力下降，加重了患者的精神功能缺陷。其常见表现为自我服务性始动性缺乏，主要表现为生活自理能力下降，如衣着不整、不自己整理床铺、不主动洗澡、不打扫房间和不主动参加娱乐活动等。这种行为上的功能缺陷难以用药物治疗。采用行为矫正疗法，如用言语、物质强化，代币制等对患者进行行为矫正可以取得良好的效果。

（三）社会交往技能训练

慢性精神障碍患者由于闭门不出，对社会和其他人的接触和了解较少，容易导致患者的社交技能下降，不愿意接触外人，不主动与朋友或者家人联系、不参加社交活动，平常与人交流时会缺乏社交技巧，导致人际关系出现问题，并因此更不愿意与人交流，产生恶性循环，难以真正回归社会。患者的社会交往技能缺陷也难以通过药物治疗得到康复。因此，社会交往技能的训练就显得尤为重要。专门的社会交往技能训练师能够结合行为矫正疗法，对患者在社会交往、交流中的技巧进行指导，并鼓励患者将学到的技巧运用到日常生活中，帮助患者不断改进自己的社交技巧，尽快回归社会。

（四）职业康复

精神障碍康复者的始动性缺乏和社交技能缺陷经过康复治疗得到改善后，尚难以完全回归社会，因为其职业功能受疾病的影响也有不同程度的下降，如其基本职业功能中守时与遵守纪律、接受帮助与帮助他人、接受表扬与批评、人际关系和互助协作等能力皆受到影响。应根据不同性别、文化程度、病前职业情况及病情，经康复者同意，编入不同难易程度的治疗小组，如简易技能小组：保洁、简单机械装配、封装成品、缝纫等手工编织等；较高技能小组：组装焊接电器具、切割金属部件、电热封装及饲养鸟兽宠物等。视工种及工作成绩不同给予表扬或不同物质奖励，低难度康复小组经测试合格的康复者可转向高难度康复小组。

（五）家庭干预

精神障碍的家庭治疗又称家庭干预，它是将治疗、康复、家庭教育、危机干预等手段有机结合在一起的一种新兴的治疗手段。家庭干预是以患者的整个家庭为治疗对象，治疗的重点集中在家庭成员的人际关系之上，解决在家庭中阻碍患者康复的不良因素。治疗者通过与患者及其家庭成员间建立相互信任的治疗联盟，并在药物治疗的基础上进行以预防复发、降低残障、功能训练和返回社会为主要内容的全面综合的治疗，帮助患者建立正常的情感表达及家庭关系，降低精神疾病所造成的生理及心理的影响，让家庭成员的关爱促进患者的康复。

（六）社会功能康复训练

社会功能康复训练是采用直接、积极主动的学习原则，让患者学习各种技能训练，通过技能训练来增强患者独立解决问题的能力，掌握如何从他人处获得有效的帮助，学会在精神症状恶化期间如何保护自己免受精神症状的影响。

（七）认知行为治疗

认知行为治疗是通过改变不良思维和行为从而改变不良认知，达到消除不良情绪和行为的短程心理治疗方法。主要包括合理情绪疗法、行为矫正技术等。认知行为治疗主要对患者进行认知重构、心理应对、问题解决等技术，重建患者的认知结构，而达到治疗的目的。

第四节　社区精神卫生发展趋势

随着社会发展,与人们身心健康息息相关的疾病谱亦随之变迁。1990 年,WHO 在《全球疾病负担》中指出,传染性疾病等生物因素所造成的疾病负担已显著下降,非传染性疾病所致的 BD 正逐渐上升。在非传染性疾病中,尤以精神障碍给人类社会带来的 BD 为重。在中低收入国家,占其总 BD 的 10.5%,高收入国家则达 23.5%,已超过肿瘤和心脑血管病的 BD。美国哈佛大学的 Murray 教授等在《全球疾病负担》顺位中进一步预测,到 2020 年仅精神障碍中的成人单相抑郁症所致 BD 将上升到全球疾病负担第 2 位。2001 年中国原卫生部在"世界卫生日"宣布,我国精神障碍所致 BD 已占总 BD 的 20%,排位第一。由此可见,精神障碍已成为严重危害全人类心身健康的重大公共卫生问题之一。

实践证明,现代医学对一些高血压、肿瘤、糖尿病和精神障碍等慢性病及退行性疾病治愈乏术,高新技术医疗服务导致医疗费用快速上涨,但对改善人类总体健康状况却收效甚微。85%以上的卫生资源耗在 15%的危重患者身上,而仅有 15%的资源用于服务大多数人的基层医疗和公共卫生服务。解决这些问题已成为卫生改革的当务之急。世界各国卫生经济学家对住院、门诊和社区卫生服务的成本-效益进行对照研究表明,社区卫生服务包括社区精神卫生是低投入高回报的良性医疗服务模式。

国外发达国家目前已经广泛开展全科医学,即社区卫生服务,降低了疾病负担,高效率地预防、控制了人群中的疾病,取得了显著的成效。在社区精神卫生方面逐渐建立以家庭为中心、以循证为基础的服务项目,包括:主动式社区治疗、社区强制治疗、日间康复等。例如:加拿大成人精神障碍患者(45~64 岁)平均住院日数仅为 16 天,老年患者(>65 岁)为 29 天,有效地降低了患者的住院天数,节约了医疗资源。

我国社区精神卫生工作不断发展,不仅将精神卫生工作作为保障和改善民生的重要举措,列入国民经济和社会发展总体规划,还改扩建精神卫生专业机构,将精神疾病列入居民医疗保险,鼓励开展社区精神卫生服务。通过了《全国精神卫生工作规划(2015—2020)》,指出健全精神卫生服务体系和网络,探索建立精神卫生专业机构、社区康复机构及社会组织、家庭相互支持的精神障碍社区康复服务体系。70%以上的县(市、区)设有精神障碍社区康复机构或通过政府购买服务等方式委托社会组织开展康复工作。在开展精神障碍社区康复的县(市、区),50%以上的居家患者接受社区康复服务。但据统计,截至 2015 年我国精神卫生人员每 10 万人口 8.9 名,距离中高收入国家每 10 万人口 16.1 和世界平均水平每 10 万人口 11.3 的专业服务资源配比仍有很大差距,这是我国社区精神卫生发展所面临的问题。2013 年 5 月 1 日正式实施的《中华人民共和国精神卫生法》已经提出加强基层精神卫生服务体系建设,扶持贫困地区、边远地区的精神卫生工作,保障城市社区、农村基层精神卫生工作所需经费。我们应以法制为基础,专业为支撑,在政府部门的主导下,积极推进精神卫生的社区服务,促进我国社区精神卫生服务广泛和深入开展。

随着世界各国对精神卫生服务工作的重视,社区精神卫生服务将得到进一步的发展、推广和完善。在我国医疗卫生体制改革的进程中,发展以社区精神医学理论为基础的社区精神卫生服务,来预防控制精神障碍和心身疾病,已成为我国精神卫生工作前进的方向,同时这也是国际精神卫生发展的潮流。

（马　辛）

思　考　题

1. 何谓社区精神卫生?
2. 精神疾病的分级预防主要内容是什么?
3. 社区精神卫生服务的基本特征有哪些?

第二章

社区常见精神障碍

第一节　精神分裂症及精神病性障碍

在美国精神病学会出版的《精神障碍诊断和统计手册(第 5 版)》(DSM-5)疾病诊断分类系统中,将以妄想、幻觉、思维紊乱、异常或紊乱的运动行为和阴性症状为特征性的精神病理症状,一个或多个而确定的,如精神分裂症、其他精神病性障碍和分裂型(人格)障碍等,归纳为一个疾病单元。本节主要介绍精神分裂症的发生发展和诊断治疗。

精神分裂症是一种常见的、病因复杂、往往累及终身的精神疾病。精神分裂症是一组病因不明的异源性疾病,具有感知、思维、情感、意志和行为等多方面的障碍,以精神活动的不协调或脱离现实为特征。通常意识清晰,智能多完好,可出现某些认知功能损害。

一、流 行 病 学

世界卫生组织估计,全球精神分裂症的终身患病率为 3.8‰~8.4‰。美国的研究表明该病终身患病率高达 13‰,发病率为 0.22‰左右。国内 1982 年 12 地区精神疾病流行病学调查显示,精神分裂症的终身患病率为 5.69‰(1985 年发表);随后在 1994 年进行随访,终身患病率上升为 6.55‰(1998 年发表),而且在 15 岁以上的人口中,城市的患病率显著高于农村,前者为 7.11‰,后者为 4.26‰。据 2010 年北京市精神障碍患病率调查显示,精神分裂症及精神病性障碍的终身患病率为 9.1‰,其中精神分裂症为 6.8‰。

精神分裂症可见于各种社会文化和各个社会阶层中,患病率可因种族、国家、移民和移民后代的不同而不同,但大多数患者起病于 15 岁~35 岁,约 50%发病于 25 岁之前。男性发病较女性早,男性的起病高峰在 20 岁左右,女性的起病高峰在 20 岁末,但男性与女性精神分裂症的终身患病率大致相同。我国的资料表明,城市患病率高于农村;无论城乡,精神分裂症的患病率均与家庭经济水平呈负相关。另外,发达国家的资料显示,低社会阶层人群的患病率高,无职业人群的患病率高于有职业人群。

二、病　　因

精神分裂症病因复杂,与遗传因素、神经病理、神经生化、神经免疫和神经心理等众多因素有关。

三、临 床 表 现

在出现精神分裂症典型症状之前,患者会出现不同寻常的行为方式和处事态度,如性格的反常(回避社交、与人疏远、难于接近、丧失学习和工作的热情等);古怪、异常的观念或生活习惯的改变;敏感多疑,无故紧张,无端恐惧、胆怯或困惑;不合情理的过分关注身体的某些部位;无原因紧张、失眠、易疲劳、情绪不稳定和行为的强迫、刻板等。

(一) 妄想

是固定不变的信念,即便存在与其信念相冲突的证据,也并非来源于日常生活经验。精神分裂症的妄想往往荒谬离奇、易于泛化。妄想的发生可以突然出现,与患者的既往经历、现实处境以及当时的心理活动无关(原发性妄想)。也可以逐渐形成或是继发于幻觉、内感性不适和被动体验。

被害妄想(相信自己将要被他人、组织或其他群体伤害、羞辱等)和关系妄想(相信他人一定的姿势、评论、环境因素等是直接针对他的)是常见的类型,涉及的对象从最初与患者有过矛盾的人,渐渐扩展到同事、朋友、亲人,直至陌生人。周围人的一颦一笑、一举一动在患者看来都暗有所指,即便是寒暄问候、家常聊天都别有深意。甚至连报刊、杂志、广播电视的内容,患者都认为与己有关。夸大妄想(患者相信自己有超乎寻常的能力、财富或名声)和钟情妄想(患者错误地相信另一个人钟情于自己)也能见到。虚无妄想,患者认为世界一切已不存在,已经毁灭,而现在所看到的都不是真实的,实际上不存在的,其本人也不存在,或者只不过是一具没有内脏器官的空虚实体而已;后面这种表现,又称为 Cotard 综合征,而躯体妄想是聚焦于有关健康和器官功能的先占观念。

被动体验也是常见的典型症状,表现为失去思想或躯体控制的妄想。如 1959 年 Schneider 提出的精神分裂症"首级症状"中有 7 种被动体验的描述,如躯体影响妄想,思维被夺,思维插入,思维扩散或被广播,被强加的情感,被强加的意志,被强加的冲动。患者相信自己的思想被一个外部力量删除了(思想被撤走),被植入了别的思想(思想被插入),他的躯体或行动被外部力量控制了(被控制妄想)。

(二) 思维(言语)紊乱

又称思维形式障碍(联想障碍),通常从患者的言语中推断出来。主要表现为思维联想过程缺乏连贯性和逻辑性,这是精神分裂症最具有特征性的症状。

思维散漫(语言缺乏主题,常常不知所云,甚至答非所问)和思维破裂(言语支离破碎,根本无法交谈)是常见的。病理性象征性思维(用普通的词句、符号甚至动作来表达某些特殊的,只有患者本人才能理解的意义)、词语新作(患者用自己创造的"新词"或"符号",表达只有患者自己明白、周围人无法理解的寓意)、内向性思维(终日沉湎于毫无现实意义的幻想、计划或理论问题,不与外界接触)、逻辑倒错性思维(逻辑推理荒谬离奇)、诡辩症(中心思想无法琢磨,缺乏实际意义的空洞议论)或矛盾思维(患者脑中出现两种相反的、矛盾对立的观念,无法判断对错,患者难以取舍)具有特征性。

更为常见地是,与患者交谈时,患者语量贫乏,缺乏联想,很少有主动言语,对问题的回答过于简单,或者内容含糊,如回答问题多为"是"或"否"(思维贫乏)。

(三) 幻觉

幻觉是当没有现实的外部刺激存在时,出现相关的感觉体验。这种感觉清晰又生动,具备正常感觉所有的一切因素,并不受自主控制。

言语性幻听最为常见,幻听内容可以是争论性的或评论性的,也可以是命令性的。幻听有时以思维鸣响的方式表现出来。患者行为常受幻听内容的支配,如与声音长时间对话,或因声音而发怒、大笑、恐惧,或喃喃自语,或作侧耳倾听,或沉湎于幻听中自语自笑。幻觉必须出现在清醒的知觉状态下,那些在即将入睡(临睡前)或即将醒来(觉醒前)时出现的幻觉被认为是正常的体验。在一定文化背景下,幻觉也可以是宗教体验的正常部分。

其他类型的幻觉虽然少见,但也可在精神分裂症患者的表现中见到。如一位患者拒绝进食,因为她看见盘子里装有碎玻璃(幻视);一位患者感到有人拿手术刀切割自己的身体,并有电流烧灼伤口的感觉(幻触)等。

(四)紊乱或异常的运动行为(包括紧张症)

紧张症以全身肌张力增高而得名,是对环境反应的显著减少。包括对抗指令(违拗症)保持一个僵硬、古怪的姿态,和完全缺乏言语和运动反应(缄默症和木僵)。木僵患者有时可以突然出现冲动行为,或刻板运动、凝视、扮鬼脸等运动行为(紧张性兴奋)。

精神分裂症患者更多表现为活动减少,缺乏主动性,行为变得孤僻、被动、退缩(意志减退)。患者在坚持工作、完成学业、料理家务方面有很大困难,往往对自己的前途毫不关心、没有任何打算,或者虽有计划,却从不施行。患者可以连坐几个小时而没有任何自发活动,或表现为忽视自己的仪表,不知料理个人卫生。有的患者吃一些不能吃的东西,如喝尿,吃粪便、昆虫、草木,或伤害自己的身体(意向倒错)。有的患者可出现愚蠢、幼稚的作态行为,或突然的、无目的性的冲动行为,甚至感到行为不受自己意愿支配。

(五)阴性症状

是精神分裂症常见的症状之一,主要表现为情感迟钝或平淡和意志减退。患者表情呆板、缺乏变化,自发动作减少、缺乏体态语言,讲话语调很单调、缺乏抑扬顿挫,缺乏眼神接触,多茫然凝视前方(情感平淡)。严重的丧失对亲人的体贴,对同事的关心、同情等,对周围事物的情感反应变得迟钝,对生活、学习或工作的兴趣减少,对一切无动于衷,丧失了与周围环境的情感联系(情感淡漠)。意志减退是自发的目的积极的活动的减少,个体可能坐很长时间,对参与工作或社交活动几乎没有兴趣。

其他阴性症状包括语言贫乏、快感缺失和社交减少。语言贫乏表现在言语表达减少。快感缺失表现为对正性刺激缺少愉快体验和回忆过往愉快经历时愉悦性体验的减少。社交减少是指明显缺乏社交兴趣,可能与意志减退有关,但也可能是社交机会少的体现。

四、诊断与鉴别诊断

(一)诊断

目前临床工作中广泛采用《国际疾病和分类(第10版)》(ICD-10)的精神分裂症诊断标准。除此之外,美国精神病学会出版的《精神障碍诊断和统计手册(第5版)》(DSM-5)和《中国精神障碍分类与诊断标准(第3版)》(CCMD-3)也同样在临床和研究使用。

精神症状的采集和确认是精神分裂症诊断的基础。ICD-10的精神分裂症的诊断必须满足以下3个标准。

1. 症状标准　具备下述①~④中的任何一组(如不甚明确常需要两个或多个症状)或⑤~⑨至少两组症状群中的十分明确的症状。①思维鸣响、思维插入、思维被撤走及思维广播;②明确涉及躯体或四肢运动或特殊思维、行动或感觉的被影响、被控制或被动妄想;妄想性知觉;③对患者的行为进行跟踪性评论,或彼此对患者加以讨论的幻听或来源于身体某一部分的其他类型的幻听;④与文化不相称且根本不可能的其他类型的持续性妄想,如具有某种宗教或政治身份或超人的力量和能力(如能控制天气或与另一世界的外来者进行交流);

⑤伴有转瞬即逝或未充分形成的无明显情感内容的妄想,或伴有持久的超价观念,或连续数周或数月每日均出现的任何感官的幻觉;⑥思潮断裂或无关的插入语,导致言语不连贯或不中肯或语词新作;⑦紧张性行为,如兴奋、摆姿势或蜡样屈曲、违拗、缄默及木僵;⑧阴性症状,如情感淡漠、言语贫乏、情感迟钝或不协调,常导致社会退缩及社会功能下降,但须澄清这些症状并非由抑郁症或神经阻滞剂治疗所致;⑨个人行为的某些方面发生显著而持久的总体性质的改变,表现为丧失兴趣、缺乏目的、懒散、自我专注及社会退缩。

2. 排除标准　①存在广泛情感症状时,就不应做出精神分裂症的诊断,除非分裂症的症状早于情感症状出现;②分裂症的症状和情感症状两者一起出现,程度均衡,应诊断分裂情感性障碍;③严重脑病、癫痫或药物中毒或药物戒断状态应排除。

3. 病程标准　特征性症状在至少1个月以上的大部分时间内肯定存在。

DSM-5针对精神分裂症的诊断进行了调整,专家认为有些症状的特异性差,而且信度不高,不再强调怪异的妄想和Schneider的一级症状,但必须符合妄想、幻觉、言语紊乱3个阳性症状中的至少1个,见表2-1。

表2-1　DSM-5精神分裂症的诊断标准

A. 2项(或更多)下列症状,每一项症状均在1个月中有相当显著的一段时间里存在(如经成功治疗,则时间可以更短),至少其中1项必须是1、2或3:

1. 妄想

2. 幻觉

3. 言语紊乱(例如,频繁地思维脱轨或联想松弛)

4. 明显紊乱的或紧张症的行为

5. 阴性症状(即,情绪表达减少或意志减退)

B. 自障碍发生以来的明显时间段内,1个或更多的重要方面的功能水平,如工作、人际关系或自我照顾,明显低于障碍发生前具有的水平(或当障碍发生于儿童或青少年时,则人际关系、学业或职业功能未能达到预期的发展水平)

C. 这种障碍的体征至少持续6个月。此6个月应包括至少1个月(如经成功治疗,则时间可以更短)符合诊断标准A的症状(即活动期症状),可包括前驱期或残留期症状。在前驱期或残留期中,该障碍的体征可表现为仅有阴性症状或有轻微的诊断标准A所列的2项或更多的症状(例如,奇特的信念、不寻常的知觉体验)

D. 分裂情感性障碍和抑郁或双相障碍伴精神病性特征已经被排除,因为:①没有与活动期症状同时出现的重性抑郁或躁狂发作;②如果心境发作出现在症状活动期,则它们只是存在此疾病的活动期和残留期整个病程的小部分时间内

E. 这种障碍不能归因于某种物质(例如,滥用的毒品、药物)的生理效应或其他躯体疾病

F. 如果有孤独症(自闭症)谱系障碍或儿童期发生的交流障碍的病史,除了精神分裂症的其他症状外,还需有显著的妄想或幻觉,且存在至少1个月(如经成功治疗,则时间可以更短),才能做出精神分裂症的额外诊断

同时DSM-5针对精神分裂症的诊断强调对病程、伴紧张症和严重程度的标注。以下病程标注仅用于此障碍1年病程之后,如果它们不与诊断病程的标准相矛盾的话。①初次发

作,目前在急性发作期:障碍的首次表现符合症状和时间的诊断标准。急性发作期是指症状符合诊断标准的时间段;②初次发作,目前为部分缓解:部分缓解是先前发作后有所改善而现在部分符合诊断标准的时间段;③初次发作,目前为完全缓解:完全缓解是先前发作后没有与障碍相关的特定症状存在的时间段;④多次发作,目前在急性发作期:至少经过两次发作后,可以确定为多次发作;⑤多次发作,目前为部分缓解;⑥多次发作,目前为完全缓解;⑦持续型:符合障碍诊断标准的症状在其病程的绝大部分时间里存在,阈下症状期相对于整个病程而言是非常短暂的;⑧未特定型:标注目前的严重程度依据量化的精神病主要症状来评估,如"精神病症状严重程度临床工作者评定"量表。

（二）鉴别诊断

任何有关精神分裂症的诊断,都必须确认不存在可导致类似变化的大脑疾病与心境障碍,因此精神分裂症的诊断主要是依靠排除法做出。

1. 重性抑郁或双相障碍伴精神病性症状　精神分裂症与重性抑郁或双相障碍伴精神病性特征,取决于心境紊乱和精神病性症状的时间关系,和抑郁或躁狂症状的严重程度。如果妄想或幻觉只出现在重性抑郁或躁狂发作时,则诊断为抑郁障碍或双相障碍伴精神病性特征。多数情况下,精神病性症状是在情感高涨或低落的背景下产生的,与患者的心境相协调,随着心境障碍的好转而消失,如躁狂患者出现夸大妄想和关系妄想,抑郁患者出现贫穷或自罪妄想。不过,有时也会出现一些与当前心境不协调的短暂幻觉、妄想症状,这就需要结合既往病史、病程、症状持续的时间、对治疗的反应及疾病转归等因素做出分析判断。

2. 脑器质性或躯体疾病所致精神障碍　不少脑器质性病变如癫痫、颅内感染、脑肿瘤和某些躯体疾病(如系统性红斑狼疮等),都可引起与精神分裂症相似的表现,如生动鲜明的幻觉和被害妄想。但这类患者往往同时伴有意识障碍、定向力、记忆力和认知功能缺陷,以及中枢神经系统受损的体征,症状有昼轻夜重的波动性,幻觉多为恐怖性幻视。实验室及辅助检查结果有利于确定精神病性症状与脑器质性或躯体疾病的联系。此外,躯体疾病伴发的精神症状会随着躯体疾病的恶化而加重,躯体疾病的改善而好转。

3. 药物、精神活性物质所致精神障碍　某些精神活性物质(如兴奋剂、酒精、阿片类等)及治疗药物(如激素类、抗帕金森病药等)的使用可导致精神症状的出现。鉴别时应当考虑:有明确的用药史,精神症状的出现与药物使用在时间上存在密切相关,用药前患者精神状况正常,症状表现符合不同种类药物所致(如意识障碍、幻视等)的特点。在意识清晰的情况下,患者往往对幻觉能够认识。

4. 偏执性精神障碍　偏执性精神障碍的妄想结构严密系统,病前常有性格缺陷,而妄想有一定的现实基础,是对事实的片面评价和推断的基础上发展起来,思维有条理和逻辑,行为与情感反应与妄想观念相一致,无智能和人格衰退,一般没有幻觉。而偏执型精神分裂症的妄想内容通常离奇、荒谬、常人不能理解,有泛化,结构松散而不系统,常伴有幻觉,随着病程的进展,常有精神或人格衰退。

5. 人格障碍　人格特征的表现与精神分裂症症状的表现在实质上和程度上有所不同,从发生发展上分析,人格特征的异常表现是其人格形成与发展的必然结果。如果成年早期又是潜隐起病,有时与人格障碍的鉴别就非常困难。边缘型人格患者也可能出现一些精神病性症状,既往病史和随访有助于诊断的明确。

五、其他精神病性障碍

(一) 分裂型(人格)障碍

始于成年早期,表现为社交和人际关系的缺陷,对亲密关系感到强烈的不舒服和建立亲密关系的能力下降,认知或知觉的歪曲和古怪的行为。

(二) 妄想障碍

存在 1 个(或多个)妄想,时间持续 1 个月或更长,不符合精神分裂症的诊断标准。如果存在幻觉,则不突出,并且与妄想的主题相关。功能没有明显损害,没有明显的离奇或古怪行为。

(三) 短暂精神病性障碍

这种障碍的发作持续至少 1 天,但少于 1 个月。存在妄想、幻觉或言语紊乱症状之一,伴有或不伴有明显紊乱的或紧张症的行为。最终能完全恢复到发病前的功能。

(四) 精神分裂症样障碍

这种障碍的发作持续至少 1 个月,但少于 6 个月。相当显著的一段时间里至少存在妄想、幻觉或言语紊乱症状之一,伴有或不伴有明显紊乱的或紧张症的行为,或存在阴性症状(情绪表达减少或意志减退)。排除分裂情感性障碍和抑郁或双相障碍伴精神病性症状,或不能归因于某种物质(例如滥用的毒品、药物)的生理效应或其他躯体疾病。

(五) 分裂情感性障碍

在同一个疾病周期内既符合心境发作(抑郁或躁狂),又存在符合精神分裂症诊断标准的症状。当心境发作(抑郁或躁狂)好转的情况下,妄想或幻觉可继续持续 2 周或更长的时间。在此疾病的活动期和残留期的整个病程的大部分时间内,存在符合主要心境发作诊断标准的症状。这种障碍不能归因于某种物质(例如滥用的毒品、药物)的生理效应或其他躯体疾病。

分裂情感性障碍的患病率约为精神分裂症的1/3。患者的职业功能经常受损,但并非决定性标准;与精神分裂症相比阴性症状没有那么严重和持续。疾病感缺失(如自知力不良)在分裂情感性障碍也常见,但与精神分裂症相比,自知力的缺陷没有那么严重和泛化。目前尚没有帮助诊断分裂情感性障碍的测试或生物学方法。对于分裂情感性障碍与精神分裂症在结构性或功能性的脑异常、认知缺陷,或遗传的风险因素等有关特征方面的差异,并不是很清楚。

(六) 紧张症

紧张症的疾病特征是有显著的精神运动性紊乱,可能涉及运动活动的减少,或过度的和特殊的运动活动。运动的减少可以是非常严重的(木僵)或中度的(僵住和蜡样屈曲),类似的参与度的降低可以是非常严重的(缄默)或中度的(违拗)。过度的和特殊的运动活动包括:重复的、异常频繁的、非目标导向的运动行为(刻板运动);不受外界刺激影响的激越;模仿言语和模仿动作;奇怪地、矫揉造作地模仿正常的行为(装相、扮鬼脸)。紧张症可以出现在神经发育性、精神病性、双相、抑郁障碍和其他躯体疾病(例如,脑叶酸缺乏症、罕见的自身免疫性和副肿瘤性疾病),或未特定的紧张症。

六、治　疗

精神分裂症的治疗包括药物治疗(抗精神病药物等)、电抽搐治疗和心理社会干预。精神分裂症患者应尽早接受系统治疗,治疗可分为三个阶段:急性期、巩固期和康复期。急性期治疗以缓解精神分裂症主要症状为目标,控制阳性症状(如幻觉、妄想)、激越兴奋、焦虑抑郁症状,改善阴性症状和认知功能减退,争取最佳预后,为恢复社会功能、回归社会做准备。恢复期(巩固期)强调进一步提高控制症状的疗效,防止已缓解的症状反复,促进社会功能康复,控制和预防精神分裂症后抑郁和强迫症状,预防自杀。维持期(康复期)要进一步缓解症状,预防再一次疾病的发作;关注和控制长期用药带来的常见药物不良反应的发生,如迟发性运动障碍、闭经、溢乳、体重增加、糖脂代谢异常、心肝肾功能损害等,提高药物维持治疗的依从性;恢复社会功能,回归社会。

(一) 药物治疗

精神分裂症的药物治疗应系统规范,强调早期、足量、足疗程。一旦明确诊断应及早开始用药。要遵循《中国精神障碍防治指南》的抗精神病药物治疗原则。

1. 一旦确定精神分裂症的诊断,即开始药物治疗。根据临床症状群的表现,可选择一种非典型药物,如利培酮、奥氮平、喹硫平、齐拉西酮或阿立哌唑,也可选择典型药物如氯丙嗪、奋乃静、氟哌啶醇或舒必利,如经 6～8 周疗效不佳,也可选用非典型抗精神病药物氯氮平。

以单一用药为原则。急性发作病例,包括复发和病情恶化的患者,根据既往用药情况继续使用原有效药物,剂量低于有效治疗剂量者,可增加至治疗剂量继续观察;如果已达治疗剂量仍无效者,酌情加量或考虑换用另一种化学结构的非典型药物或典型药物,仍以单一治疗为主。治疗个体化,因人而异。

2. 经上述治疗疗效仍不满意者,考虑两种药物合并治疗。以化学结构不同、药理作用不尽相同的药物联用比较合适;达到预期治疗目标后仍以单一用药为宜。

3. 从小剂量起始逐渐加到有效推荐剂量 药物滴定速度视药物特性及患者特质而定。维持剂量可酌情减少,并需足疗程治疗。

4. 积极认真定期评价疗效以调整治疗方案 认真观察评定药物不良反应,并作积极处理。

5. 根据当今国外包括美国、欧洲、世界精神卫生协会(WPA)治疗规则系统的建议,一般推荐第二代(非典型)抗精神病药物,如利培酮、奥氮平、喹硫平等作为一线药物选用。第一代及第二代抗精神病药物的氯氮平作为二线药物使用。根据我国目前实际用药情况调查,第一代药物(如氯丙嗪、奋乃静、氟哌啶醇和舒必利)在不少地区仍为治疗精神分裂症首选。氯氮平在国内应用比较广泛,鉴于氯氮平导致的不良反应(锥体外系副作用除外)较其他抗精神病药物多见,特别是粒细胞缺乏症及致痉挛发作,建议谨慎使用(表 2-2)。

抗精神病药使用过程中要密切监测药物不良反应,详见本章第十二节。神经系统副作用锥体外系反应,包括急性肌张力障碍、静坐不能、类帕金森综合征和迟发性运动障碍。尤其是老年患者更有可能发展为不可逆的迟发性运动障碍。抗胆碱能的副作用表现为口干、视力模糊、排尿困难和便秘等,严重反应包括尿潴留、麻痹性肠梗阻和口腔感染,直立性低血压、反射性心动过速以及射精的延迟或抑制。此外,体重增加、代谢综合征、QT 间期延长同样对老年患者具有一定的风险。

(二) 电抽搐治疗(ECT)

电抽搐治疗安全性好,起效快,但疗效不够持久,控制症状后仍需抗精神病药维持治疗。主要适用于伴有抑郁、自伤、自杀、拒食、违拗、紧张木僵、极度兴奋躁动、冲动伤人者,以及药物治疗无效或对药物治疗不能耐受者。治疗前应有详细的体格检查,以及血常规、血生化和心电图等检查,排除治疗禁忌,并获取家属和患者的知情同意。

表 2-2   常用的抗精神病药物

抗精神病药物	给药途径	推荐剂量范围 /mg·d^{-1}	半衰期/hr	镇静作用	自主神经作用	锥体外系副作用
第一代药物(典型药物)						
氯丙嗪	口服,肌注	300~1000	5~7	+++	+++	++
氟奋乃静	口服,肌注缓释	5~20	32~34	+	+	+++
奋乃静	口服,肌注	16~64	9~11	++	+	+++
甲硫达嗪	口服	300~800	23~25	+++	+++	++
三氟拉嗪	口服,肌注	15~50	23~25	++		+++
氟哌啶醇	口服,肌注缓释	50~20	20~22	+	+	+++
第二代药物(非典型药物)						
阿立哌唑	口服	10~30	74~76	+	0/?	+
阿莫沙平	口服	5~10	24			
氯氮平	口服	150~600	11~13	+++	+++	0/?
伊潘立酮	口服	12~24	18~24	+	+	+
氨磺必利	口服	600~1200	12		0	++
奥氮平	口服	10~30	32~34	+	++	0/?
帕立哌酮	口服	3~6	24			
喹硫平	口服	300~800	5~7	++	++	0/?
利培酮	口服	2~8	23~25		++	+
利培酮长效针剂	肌注	25~75*	24			
齐拉西酮	口服,肌注	120~200	6~8	+	+	+

* 每 2 周给药一次。

(三)心理治疗

心理治疗不但可以改善患者的精神症状、提高自知力、增强治疗的依从性,也可改善家庭成员间的关系,促进患者与社会的接触。行为治疗有助于纠正患者的某些功能缺陷,提高人际交往技巧。家庭治疗使家庭成员发现存在已久的沟通方面的问题,有助于宣泄不良情绪,简化交流方式。

(四)心理与社会康复

仅仅让患者消除精神症状是不够的。临床症状消失、自知力恢复并持续稳定至少 6 个月的患者,仅达到缓解或临床痊愈的标准。理想状态是,患者恢复了由于疾病所致的精力与体力下降,达到并保持良好的健康状态,恢复原有的工作或学习能力,重建恰当稳定的人际关系。这样才算达到痊愈(recovery)和全面的社会康复。

对缓解的患者,应当鼓励其参加社会活动和从事力所能及的工作。对慢性精神分裂症有退缩表现的患者,可进行日常生活能力、人际交往技能的训练和职业劳动训练,使患者尽可能保留一部分社会生活功能,减轻残疾程度。

应对患者的亲属进行健康教育,让其了解有关精神分裂症的基本知识,以期增加对患者的理解、支持,减少可能为患者带来的压力如过多的指责、过高的期望。

应当向社会公众普及精神卫生知识,使社会对精神障碍患者多一些宽容和关怀,少一些歧视和孤立。

七、预　　后

精神分裂症发病通常在青少年晚期到 35 岁,青春期前发病较罕见。发病可以是突然或隐袭的,但大多数患者表现为缓慢和逐渐进展的。

多数患者表现为间断发作或持续发作两类。大约 1/5 的患者发作一次缓解后终身不再发作。有学者指出,精神分裂症大约 1/3 的患者经过系统治疗可以达到临床痊愈,能回归正常生活;1/3 的患者经过系统治疗仍存有明显的症状,但社会功能得到相对的保持;1/3 的患者虽然接受系统治疗,但出现明显的精神衰退、功能受损,需要经常住院治疗。

随着病程的进展,丰富的阳性症状会渐渐削弱,阴性症状(如情感平淡、孤僻懒散、人格改变、社会功能下降)可能会日趋显著。反复发作或不断恶化者可出现人格改变和社会功能下降,出现不同程度的残疾状态,导致患者逐步脱离正常生活的轨道,个人生活陷入混乱。在残留期会出现精神分裂症后抑郁,其他共患病包括物质使用障碍、吸烟成瘾和强迫症等。据统计,精神分裂症患者中,有近 50% 的患者曾试图自杀,至少 10% 的患者最终死于自杀。此外,精神分裂症患者遭受意外伤害的风险也高于常人,平均寿命缩短。

发病越早,往往预示不良的预后。然而,年龄对发病的影响很可能与性别相关,男性往往有前驱期的适应不良,较低的教育成绩,更多的阴性症状和认知损害,一般预后不良。认知损害是常见的,在疾病的发展过程中,甚至在精神病性症状出现之前,就会出现认知缺陷。当其他症状缓解后,认知损害持续存在,并导致该疾病的相关残障。

相对有利于预后的因素包括:早发现、早治疗、早康复;起病年龄较晚,急性起病;阳性症状为主或伴明显的情感症状;人格相对健全;病前社会功能与适应能力良好;病情发作与心因关系密切;家族中无典型精神分裂症患者;已婚,家庭关系和睦;通常女性的预后要好于男性。

▶ **典型病例:**

李某,女,21 岁,主因"凭空闻声、多疑被害半年余"就诊住院。

现病史:半年前患者在单位实习期间,无明显诱因认为单位同事都在议论自己,觉得一位男同事故意诋毁自己的名誉。不能完成实习的要求,两个月前被更换工作岗位。到了新的工作岗位仍然觉得同事在议论自己,甚至走在街上觉得周围买菜的老头、老太太也知道自己的事情。认为自己被监视了,觉得自己跟父母打电话都被人监听了。自言自语,说"不要、不给",称能明确听到周围有人在谈论自己的声音,质问父母"你们为什么听不到"。近 3 天以来,认为家人向外散布自己的坏话,对空谩骂,情绪难以控制,无故与人争吵。

既往史:体健。

家族史:阴性。

体格检查和辅助检查:未见明显阳性异常。

精神检查:意识清楚,定向力完整,接触被动,言语交流基本流畅。坚信单位同事、街上行人的言行举止都是在针对自己,家里和街道上都有监视设备,自己和家里的电话被人安装了窃听设备(关系妄想、被害妄想)。经常听见邻居说自己的坏话,有时自己在厕所听到邻居说自己父母离婚了,说自己没有工作,甚至自己想的事也被声音说了出来,认为别人听不到是因为听力不好(评论性幻听、思维鸣响)。情感活动不适切,对自己的现状"泰然自若"。否认自己有什么精神心理方面的问题,自知力缺乏。

诊断:精神分裂症

双向转诊:精神分裂症属于国家重大公共卫生服务和基本公共卫生服务社区管理的疾病之一。急性期或病情加重应在精神专科医疗机构接受住院或门诊治疗。出院后或门诊就诊后,按照国家相关工作规范,根据病情状况和危险性评估等级进行分类管理,继续接受社区随访服务和(或)康复治疗。病情波动或出现突发状况,社区精神卫生防治人员应建议家属带患者到精神专科医院就诊,接受相关治疗。

(毛佩贤)

第二节 抑 郁 障 碍

抑郁障碍是一种常见的心境障碍,可由各种原因引起,以显著而持久与其处境不相称的心境低落,特征性地表现为明确的至少2周的发作(尽管绝大多数的发作持续更久),涉及情感、认知和自主神经功能的明显变化。严重者可出现幻觉、妄想等精神病性症状。多数病例有反复发作的倾向,每次发作大多数可以缓解,部分可有残留症状或转为慢性。

包括破坏性心境失调障碍、重性抑郁障碍(包含重性抑郁发作)、持续性抑郁障碍(恶劣心境)、经前期烦躁障碍、物质/药物所致的抑郁障碍,由于其他躯体疾病所致的抑郁障碍,其他特定和未特定的抑郁障碍。

一、流 行 病 学

抑郁障碍是常见的精神疾病,是导致精神痛苦、社会功能和生活质量下降的最常见原因,已成为一个严重的公共健康问题。据北京地区抑郁障碍流行病学调查(马辛等,2003)显示,抑郁障碍的终身患病率为6.87%;值得注意的是,65岁以上(包括65岁)以上的患病率高于其他年龄段。在美国,重性抑郁障碍12个月的患病率约为7%,在不同年龄群体之间有显著区别。重性抑郁障碍可能在任何年龄发病,但青春期是高发期,在老年人群也是常见的。儿童期常见破坏性心境失调障碍,患病率尚不明确,6个月到1年的患病率为2%~5%,男性和学龄儿童的患病率高于女性和青少年。在美国持续性抑郁障碍的12个月患病率约为0.5%,慢性重性抑郁障碍约1.5%。经前期烦躁障碍的12个月患病率为1.8%~5.8%。据2010年北京市精神障碍患病率调查显示,心境障碍的终身患病率为49.9‰,其中重症抑郁障碍的终身患病率为32.9‰,持续性抑郁障碍(恶劣心境)为2.5‰,其他特定和未特定的抑郁障为11.8‰。

一项来源于"美国健康与营养状况调查2009—2012年"的数据分析显示,有7.6%的美国人(年龄≥12岁)在调查前的两周内出现过中度或重度的抑郁症状,超过60岁的发病率为5.4%。从国外研究综合来看,老年期首次发病的抑郁障碍占所有老年期情感障碍的40%~50%。一项纳入了1987—2012年间已发表的81篇关于我国老年人抑郁症状患病率的文献显示,我国老年人抑郁症状的合并患病率为23.6%,其中老年女性抑郁症状患病率明显高于老年男性;年龄越大的老年人患病率越高,但这种增高无显著性差异;已婚的老年人的患病率明显低于单身(包括离婚、未婚或丧偶)的老年人;老年抑郁症状的患病率随着受教育程度的提高而降低。

抑郁障碍具有高发病、高复发、高致残的特点,所带来的后果就是沉重的经济负担。有研究预测,到 2020 年抑郁症将成为继冠状动脉粥样硬化性心脏病后的第二大疾病负担源。从 1990 年至 2020 年中国的神经精神疾病负担将从 14.2% 增至 15.5%,加上自杀与自伤,将从 18.1% 升至 20.2%,占全部疾病负担的 1/5,而抑郁症仍是精神疾病负担中的最主要问题(1990 年为 44%,预测 2020 年将为 47%)。

二、病因与发病机制

抑郁障碍的发生与遗传素质密切有关。关于其遗传方式,目前多数学者认为是多基因遗传。神经生物化学研究发现,5-羟色胺(5-HT)、去甲肾上腺素(NE)和多巴胺(DA)等与发病起着重要的作用。总体而言,5-HT、NE 和 DA 功能低下导致抑郁。抑郁障碍患者存在神经内分泌功能失调,主要是下丘脑-垂体-肾上腺皮质轴和下丘脑-垂体-甲状腺轴的功能失调。炎症机制在抑郁障碍的病理机制中,同样起至关重要的作用。研究证实,儿童期的不良经历,如亲子分离或分离威胁,子女或父母亡故,不良经历(如长期生活于相对封闭的环境、父母过分严厉、无法进行正常的社会交往等),不良的父母教养方式,往往构成成年期发生抑郁障碍的重要危险因素。人格特征中具有较为明显的焦虑、强迫、冲动等特质的个体易发生抑郁障碍。不利的社会环境对于抑郁障碍的发生有重要影响,如婚姻不和谐、离婚、失业、严重躯体疾病、经济状况差等应激事件,均会明显增加心境障碍的发生率。

总之,抑郁障碍具有明显的异质性和复杂性,而脑器质性损害、躯体疾病、药物或物质滥用、功能损害、活动受限等躯体因素,回避、依赖和挑剔等人格因素,低文化、贫困、独居和照料不良等社会因素,心理灵活性下降、负性生活事件、慢性应激和挫折等心理因素,无疑导致罹患抑郁障碍的风险因素增加。

三、临床表现

抑郁障碍的基本心境是情绪低落和丧失兴趣或愉悦感。这种情绪低落不是正常心理活动过程中的情绪反应,而是一种病理性的情绪体验。

患者的仪表仪容颇具特色,紧锁眉头,呈"Ω";目光黯然无神,凝视地面,面目表情缺乏变化。衣着随便,不修边幅,给人一种穷困潦倒的感觉,行动缓慢。

抑郁情绪的具体化表现为:①丧失兴趣,不能体验乐趣;②精力不足、缺乏积极性;③自我评价过低,这是抑郁障碍患者特有的思维方式,存在明显的推理逻辑错误,往往在缺乏充足根据的情况下,对自己进行全面否定;④无助感和无望感;⑤感到生活没有意义;⑥精神活动普遍的抑制,注意力困难、记忆力减退、思路闭塞联想困难、动作缓慢;严重时不语、不动、不食,可达木僵。

自杀观念和自杀行为无疑是抑郁障碍最严重的症状,自杀是导致抑郁障碍患者死亡的最主要原因。患者感到生活中的一切都没有意义,生活本身就没有意义。研究显示自杀危险因素包括:①家族中有过自杀的成员;②有强烈的绝望感及自责、自罪感,如二者同时存在,发生自杀的可能性极大,应高度警惕;③以往有自杀企图者;④有明确的自杀计划者,因此一定要询问抑郁障碍患者是否有详细的计划;⑤存在引起不良心理的相关问题,如失业、亲人亡故等;⑥并存躯体疾病;⑦缺乏家庭成员的支持,如未婚者独居者,或家人对其漠不关心;⑧年老者比年轻者、女性比男性自杀的危险因素高。值得警惕的是,自杀可在疾病开始好转时期出现,不一定在最严重时出现;自杀常毫无征兆,突然发生。因此,预防自杀总是应该放到优先的地位,最有效的预防方法是积极治疗。

抑郁障碍不仅有心理方面的症状,还存在各种躯体或生物学症状,也即抑郁障碍的躯体化表现。更应当引起我们重视,因为这对患者的影响更具体更直观,患者往往感到非常痛苦。

一些个体抱怨身体不适(例如躯体疼痛、痛苦),而不是抱怨悲哀的感受。食欲发生变化,包括食欲缺乏或增加,可能存在明显的体重减轻或增加。性欲减退或消失,月经失调等。

睡眠紊乱可能表现为睡眠困难或睡眠过多的形式。当失眠存在时,通常是睡眠不深(即夜里醒来而且难以入睡),或是早醒(即醒得太早而且无法再次入睡)。一开始就难以入睡(即入睡困难)也可能发生。过度睡眠(嗜睡)的个体或是在夜里睡眠时间延长,或是白天睡眠时间增加。凌晨醒来,醒后再难入眠。此时心情为一天的最低点,一切症状都加重。无论是情绪还是精力,都以清晨或上午最差,下午或傍晚逐渐好转,这种"昼重夕轻"往往是重性抑郁障碍的表现。

重性抑郁障碍发作期,也可出现幻觉、妄想和行为障碍,同样需要引起关注和治疗。

四、其他临床类型

(一)破坏性心境失调障碍

起病于 10 岁以前,核心特征是慢性的、严重而持续性的易激惹。这种严重的易激惹表现为频繁地发脾气,通常是对挫折的反应,可能是言语的或行为的(后者体现为对财产、自我或他人的攻击)。这些情况的发生必须是频繁的(一般每周三次或以上),至少持续一年,至少在两个不同的情境(家里和学校)。在青少年期之前,破坏性心境失调障碍比双相障碍常见,随着儿童进入成人期,该疾病的症状变得不常见。

(二)持续性抑郁障碍

持续性抑郁障碍又称恶劣心境,此障碍由 DSM-Ⅳ 所定义的慢性重性抑郁障碍与恶劣心境障碍合并而来。DSM-5 强调,本障碍至少在 2 年内的多数日子里,一天中的多数时间中出现抑郁心境,既可以是主观的体验,也可以是他人的观察,但缺乏重性抑郁发作的诊断标准所含的 4 项症状。然而,与重性抑郁发作中的抑郁症状相比,持续性抑郁障碍中的抑郁症状在某个特定时期内获得缓解的可能性更小。

(三)经前期烦躁障碍

该障碍始于排卵,在月经来潮后的头几天内缓解,对功能产生显著影响。在过去一年发生于绝大多数的月经周期中,出现心境不稳定、易激惹、烦躁不安和焦虑症状,可能伴随兴趣下降,注意力难以集中,昏睡或失眠,易疲劳,精力不足,食欲改变(进食过多或对特定食物有渴求)和躯体症状(如乳房疼痛和肿胀,关节或肌肉疼痛)。在月经周期的经前期反复发作,紧随月经来潮减轻,或在来潮之后减轻。症状在月经来潮前后达到顶峰,一般在月经来潮后的卵泡期有一个无症状阶段。

(四)物质或药物所致的抑郁障碍

有临床病史、体格检查或实验室发现的证据表明,在物质中毒、戒断期间或戒断后不久,或接触某种药物之后出现的一种明显的持续性的心境障碍,主要临床表现为抑郁心境或对所有或几乎所有活动的兴趣或乐趣明显减少,导致社交、职业或其他重要功能方面的损害。

(五) 其他躯体疾病所致的抑郁障碍

需要对多种因素进行仔细而综合的评估,这种显著而持久的抑郁心境、兴趣或愉悦感明显降低,确定与其他躯体疾病的生理效应直接相关。首先,临床医生需要考虑,躯体疾病的发生、加重和缓解与心境紊乱之间是否存在时间上的关联性。其次,与原发性的心境障碍相比,存在非典型的特征(例如非典型的起病年龄或病程或缺少家族史)。抑郁障碍与卒中、亨廷顿病、帕金森病和创伤性脑损伤是明确相关的,同时存在神经解剖学上的联系。而在神经内分泌的疾病中,与抑郁障碍最相关的是库欣病和甲状腺功能低下。

(六) 其他特定的抑郁障碍

其他特定的抑郁障碍是指具备抑郁障碍的典型症状,但未能符合抑郁障碍任一种疾病的诊断标准的情况,包括反复发作的短期抑郁(至少每月一次,与月经周期无关的并持续 2~13 天)、短暂性抑郁发作(4~13 天)和症状不足的抑郁发作。

五、诊断和鉴别诊断

(一) 诊断

对怀疑是抑郁障碍的患者均应做全面的精神检查和必要的量表测查,以明确诊断和判定疾病严重程度。同时进行体格检查(包括神经系统检查),以排除躯体疾病的可能,也有助于发现一些作为患病诱因的躯体疾病。此外,还要注意辅助检查及实验室检查,尤其注意血糖、甲状腺功能、心电图等。迄今为止,尚无针对抑郁障碍的特异性检查项目,但地塞米松抑制试验和促甲状腺素释放激素抑制试验具有一定的参考意义。

抑郁障碍的诊断要依据症状特征、疾病的严重程度、病程特点和排除标准等方面进行分析和判断。以 CCMD-3 关于抑郁发作的诊断标准为例。首先明确抑郁发作以心境低落为主,与其处境不相称,可以从闷闷不乐到悲痛欲绝,甚至发生木僵。严重者可出现幻觉、妄想等精神病性症状。某些病例的焦虑与运动性激越很显著。其次,在症状标准方面,以心境低落为主,并至少表现出下列 9 项中的 4 项:①兴趣丧失、无愉快感;②精力减退或疲乏感;③精神运动性迟滞或激越;④自我评价过低、自责或有内疚感;⑤联想困难或自觉思考能力下降;⑥反复出现想死的念头或有自杀、自伤行为;⑦睡眠障碍,如失眠、早醒或睡眠过多;⑧食欲降低或体重明显减轻;⑨性欲减退。在严重标准方面,社会功能受损,给本人造成痛苦或不良后果。病程标准方面:①符合症状标准和严重标准至少已持续两周;②可存在某些分裂性,但不符合分裂症的诊断。若同时符合分裂症的症状标准,在分裂症状缓解后,满足抑郁发作标准至少 2 周。在排除标准方面,要排除器质性精神障碍,或精神活性物质和非成瘾物质所致抑郁。

抑郁障碍的诊断,在 DSM-5 除符合抑郁障碍诊断标准外(表 2-3),推荐进行编码与记录步骤。要明确是单次发作还是反复发作,对于考虑为反复发作,则发作的间歇期必须至少有连续的两个月,且间歇期达不到重性抑郁发作的诊断标准。同时要注明目前的严重程度,是否存在精神病性特征,可参见 ICD-10。并建议进行相关状态的标注,如伴焦虑痛苦、伴混合特征、伴忧郁特征、伴非典型特征、伴心境协调的精神病性特征、伴心境不协调的精神病性特征、伴紧张症、伴围产期起病和伴季节性模式(仅用于反复发作类型)。

表 2-3　重性抑郁障碍的诊断标准

A.	在同样的两周时期内,出现 5 个或以上的下列症状,表现出与先前功能相比不同的变化,其中至少 1 项是①心境抑郁;②丧失兴趣或愉悦感 注:不包括那些能够明确归因于其他躯体疾病的症状
	1. 几乎每天大部分时间都心境抑郁,既可以是主观的报告(例如,感到悲伤、空虚、无望),也可以是他人的观察(例如,流泪)(注:儿童和青少年,可能表现为心境易激惹)
	2. 几乎每天或每天的大部分时间,对于所有或几乎所有的活动兴趣或乐趣都明显减少(既可以是主观体验,也可以是观察所见)
	3. 在未节食的情况下体重明显减轻或体重增加(例如,一个月内体重变化超过原体重的 5%),或几乎每天食欲都减退或增加(注:儿童则可表现为未达到应增体重)
	4. 几乎每天都失眠或睡眠过多
	5. 几乎每天都精神运动性激越或迟滞(由他人观察所见,而不仅仅是主观体验到的坐立不安或迟钝)
	6. 几乎每天都疲劳或精力不足
	7. 几乎每天都感到自己毫无价值,或过分感到内疚(可以达到妄想的程度),(并不仅仅是因为患病而自责或内疚)
	8. 几乎每天都存在思考或注意力集中的能力减退或犹豫不决(既可以是主观的体验,也可以是他人的观察)
	9. 反复出现死亡的想法(而不仅仅是恐惧死亡),反复出现没有特定计划的自杀观念,或有某种自杀企图,或有某种实施自杀的特定计划
B.	这些症状引起有临床意义的痛苦,或导致社交、职业或其他重要功能方面的损害
C.	这些症状不能归因于某种物质的生理效应,或其他躯体疾病 注:诊断标准 A~C 构成了重性抑郁发作 注:对于重大丧失(例如,丧痛、经济破产、自然灾害的损失、严重的躯体疾病或伤残)的反应,可能包括诊断标准 A 所列出的症状:如强烈的悲伤,沉浸于丧失,失眠,食欲不振和体重减轻,这些症状可以类似抑郁发作。尽管此类症状对于丧失来说是可以理解的或反应恰当的,但除了对于重大丧失的正常反应之外,也应该仔细考虑是否还有重性抑郁发作的可能。这个决定必须要基于个人史和在丧失的背景下表达痛苦的文化常模来做出临床判断
D.	这种重性抑郁发作的出现不能更好地用分裂情感性障碍、精神分裂症、精神分裂症样障碍、妄想障碍或其他特定的或未特定的精神分裂症谱系及其他精神病性障碍来解释。
E.	从无躁狂发作或轻躁狂发作 注:若所有躁狂样或轻躁狂样发作都是由物质滥用所致的,或归因于其他躯体疾病的生理效应,则此排除条款不适用

　　至于患者临床症状和疾病的严重程度,或经过治疗后症状和疾病严重程度的变化,临床上除了根据临床经验判断以外,更普遍的方法是使用抑郁评定量表。如汉密尔顿抑郁量表(HRSD)、Zung 氏抑郁量表、蒙哥马利抑郁量等。患者本人或其周围人、社区卫生工作者也可使用简单容易的自评量表,对疑似的抑郁情绪进行评估,然后再由经过精神卫生专业培训的社区医生或专科医生进一步做出诊断。

（二）鉴别诊断

1. 由于其他躯体疾病所致的抑郁发作　　主要是基于个体病史、体格检查和实验室发现，确定心境紊乱是否是由于某一特定躯体疾病（例如，脑血管病、帕金森病、多发性硬化症、卒中、甲状腺功能低下、维生素 B 或叶酸缺乏）直接的病理生理结果。继发于躯体疾病的抑郁综合征可依据下列要点诊断：①有躯体疾病的证据；②抑郁症状在躯体疾病之后发生，并随躯体疾病的病情变化而波动；③临床表现为躯体、神经系统的症状和体征以及抑郁症候群。但值得注意的是，某些器质性疾病如癌症、感染以及帕金森病、亨廷顿病等，抑郁可以作为首发症状，出现于躯体症状之前，从而造成诊断的混淆，有的学者把这种情况称为预警性抑郁或先兆性抑郁。

2. 物质或药物所致的抑郁发作　　容易引起继发性抑郁的药物有甲基多巴、利血平、皮质类固醇以及滥用的毒品，明确这些物质或药物与抑郁发作在病因学上的相关性，是鉴别诊断的要点。

3. 抑郁症性假性痴呆与器质性痴呆的鉴别　　有些抑郁症患者可出现明显的认知功能损害，称之为抑郁症性假性痴呆。而在脑器质性损害的痴呆的病例中，在疾病初期也可能出现抑郁、焦虑状态，此时智能障碍尚未明确化。一般而言，抑郁性假性痴呆起病较快，有明显的发病时间，对记忆力减退有明确的体验，情绪障碍明显，行为活动较迟滞但执行准确，心理测查结果矛盾，脑影像检查缺乏可靠的支持，抗抑郁药治疗能有效改善认知功能。

4. 与悲痛反应相鉴别　　生离死别（如丧偶、丧子或丧失亲人）是人生中最大悲痛之事，因此居丧期间的悲痛反应是十分常见的。悲痛反应的主要表现是空虚和失去的感受，而重性抑郁发作（MDE）是持续的抑郁心境和无力预见幸福或快乐，这样的考虑对于鉴别 MDE 和悲痛反应是有用的。

悲痛反应中的不快乐可能随着天数或周数的增加而减弱，并且呈波浪式出现，所谓是一阵阵的悲痛。这种波浪式的悲痛往往与与逝者有关，其悲伤、失去亲人感是正常的情感体验。自罪自责可以表现在老年人中，但不像在抑郁症时那样普遍。典型的悲痛反应在 6 个月内改善，一般不导致工作能力及社会适应能力的下降，能继续维持他们的生活，进行他们每天正常的活动，而抑郁症早期便有人际交往能力减退和工作能力下降。

5. 双相情感障碍（抑郁发作）　　重性抑郁发作伴显著易激惹心境，可能难以与躁狂发作伴易激惹心境或混合发作区分开。具有以下症状特征的抑郁发作应高度警惕双相抑郁的可能性：①早年发病者；②显著心境不稳定、波动性大；③抑郁发作伴不典型特征，如食欲亢进、体重增加、睡眠过多、伴精神病性特征；④抑郁障碍频繁发作，如发病急骤、频繁、缓解快；⑤有抗抑郁剂所致躁狂史；⑥双相障碍家族史；⑦病前具有情感旺盛或循环气质的抑郁患者。

六、治　　疗

《中国抑郁障碍防治指南》明确提出抑郁障碍的治疗目标：①提高抑郁障碍的显效率和临床治愈率，最大限度减少病残率和自杀率。成功治疗的关键在于彻底消除临床症状，减少复发风险；②提高生存质量，恢复社会功能，达到真正意义的治愈，而不仅是症状的消失；③预防复发。抑郁为高复发性疾病。药物虽非病因治疗，却可通过减少发作和降低基因激活的生化改变而减少复发，尤其对于既往有发作史、家族史、慢性躯体疾病、生活负担重、精神压力大、缺乏社会支持和物质依赖的高危人群。

目前提倡抑郁障碍治疗的全程评估，一般采取量表的实时评定，此外还包括既往发作的临床表现、发作的频率、既往治疗方法及疗效等方面的综合评定,以及心理社会因素和躯体疾病的评估。

(一)一般治疗

当今抗抑郁剂和电休克治疗虽然对抑郁症有较佳的疗效,但不能忽视一般性治疗。由于食欲缺乏和精神反应迟钝,患者的营养需要往往不能获得满足,故加强饮食护理和补充营养在医疗护理上十分重要。此外,对患者所伴发的任何躯体疾病,应不失时机地给予彻底治疗。

(二)心理治疗

抑郁障碍心理治疗的目标是减轻或缓解症状,改善患者对药物治疗的依从性,预防复发,恢复心理社会和职业功能,减轻或消除疾病所致的不良后果。目前认知行为疗法(cognitive-behavior therapy,CBT)应用较为广泛,研究证实,CBT 能够显著改善患者的症状,在急性期和维持期可以提高对药物仅有部分反应者的疗效;可降低抑郁症的复发机率;CBT 与药物的联合治疗更为安全、更为持久、疗效更优。此外,CBT 对多种躯体疾病(如 2 型糖尿病、帕金森病等)所伴发的抑郁患者同样有效。

(三)药物治疗

《中国抑郁障碍防治指南》建议,一般不推荐 2 种以上抗抑郁药联用。但对难治性病例在足量、足疗程、同类型和不同类型抗抑郁药治疗无效或部分有效时才考虑联合用药以增强疗效,弥补某些单药治疗的不足和减少不良反应。指南建议,抗抑郁药的联用应选择两种不同类型或不同药理机制的药物。必要时也可选择抗抑郁药物合并增效剂治疗,临床常用的增效剂包括锂盐、丙戊酸钠、抗精神病药(利培酮、奥氮平、喹硫平等)、丁螺环酮、坦度螺酮、苯二氮䓬类或甲状腺素。增效剂的选择要以患者的疾病特征为依据,注重药物之间的相互作用,减少药物的不良反应。常用抗抑郁药的种类、使用剂量、不良反应和禁忌证(表 2-4)。

抑郁症为高复发性疾病,目前倡导全程治疗。抑郁症的全程治疗分为:急性治疗、巩固治疗和维持治疗三期。单次发作的抑郁症,50%~85%会有第 2 次发作,因此常需维持治疗以防止复发。

1. 急性期治疗 推荐 6~8 周。控制症状,尽量达到临床痊愈。治疗严重抑郁症时,一般药物治疗 2~4 周开始起效。如果患者用药治疗 4~6 周无效,老年期抑郁症患者用药治疗时间可延长至 6~8 周,改用其他作用机制不同的药物可能有效。

2. 巩固期治疗 至少 4~6 个月,在此期间患者病情不稳,复燃风险较大。原则上应继续使用急性期治疗有效的药物,并剂量不变。

3. 维持期治疗 抑郁症为高复发性疾病,因此需要维持治疗以防止复发。维持治疗结束后,病情稳定,可缓慢减药直至终止治疗,但应密切监测复发的早期征象,一旦发现有复发的早期征象,迅速恢复原治疗。有关维持治疗的时间意见不一。WHO 推荐仅发作一次(单次发作),症状轻,间歇期长(≥5 年)者,一般可不维持治疗。多数意见认为首次抑郁发作维持治疗为 6~8 个月;有两次以上的复发,特别是近 5 年有两次发作者应维持治疗。维持治疗的时间尚未有充分研究,一般认为需要 2~3 年,多次复发者主张长期维持治疗。有资料表明,以急性期治疗剂量作为维持治疗的剂量,能更有效防止复发。新一代抗抑郁药不良反应少,耐受性好,服用简便,为维持治疗提供了方便。如需终止维持治疗,应缓慢(数周)减量,以便观察有无复发迹象,亦可减少撤药综合征。

表 2-4　常用的抗抑郁药

类别	规格/mg	剂量范围/mg·d⁻¹	主要不良反应	禁忌证
SSRIs				
氟西汀	20	20~60,早餐后顿服,剂量大,可分2次服用	胃肠道反应,头痛,失眠,焦虑,性功能障碍	禁与MAOIs、氯米帕明、色氨酸等联用
帕罗西汀	20	20~60,同上	同上,抗胆碱能反应,镇静作用较强	同上
舍曲林	50	50~200,同上	同上	同上
氟伏沙明	50	50~300,晚顿服或午、晚分次服	同上,镇静作用较强	同上
西酞普兰	20	20~60,早餐后顿服,剂量大,可分2次服用	胃肠道反应,头痛,失眠,焦虑,性功能障碍	同上
艾司西酞普兰	5,10	10~20,早餐后顿服	同上	同上
SNRIs				
文拉法辛	25,75,150	75~300,速释剂分2次服,缓释剂早餐后顿服	胃肠道反应,血压轻度升高,性功能障碍,体重增加少	禁与MAOIs联用
度洛西汀	20,30,60	40~60,分2次服,或早餐后顿服	胃肠道反应,口干,疲乏嗜睡,出汗增多	禁与MAOIs联用
NaSSAs				
米氮平	15,30	15~45,分1~2次服用	镇静,口干,头晕,疲乏体重增加,胆固醇升高,粒细胞减少(罕见),性功能障碍少	禁与MAOIs联用,出现感冒症状应查血象
TCAs				
阿米替林	25	50~250,分次服	过度镇静,体位性低血压,抗胆碱能不良反应	严重心肝肾病
米帕明	25	50~250,分次服	同上	同上
多赛平	25	50~250,分次服	同上	同上
氯米帕明	25	50~250,分次服	同上,抽搐	同上,癫痫
马普替林	25	50~250,分次服	同上,抽搐	同上,癫痫
NRI				
瑞波西汀	4	8~12,分次服	口干,便秘,失眠,勃起困难,排尿困难,尿潴留,心率加快,静坐不能,眩晕或体位性低血压	孕妇,哺乳期妇女,青光眼,前列腺增生,低血压,心脏病

续表

类别	规格/mg	剂量范围/mg·d⁻¹	主要不良反应	禁忌证
NDRIs				
安非他酮	75	150~450,分次服	厌食,失眠,头痛,震颤,焦虑,幻觉妄想,抽搐。体重增加和性功能障碍少	癫痫,精神病,禁与MAOIs、氟西汀、锂盐联用
SMA				
曲唑酮	50	50~300,分次服	口干,镇静,头晕,倦睡,阴茎异常勃起	低血压,室性心律失常
奈法唑酮	50,100	50~300,分次服	头晕,乏力,口干,恶心,镇静,便秘,体位性低血压,肝脏损害	禁与地高辛、特非那定联用
SSRA				
噻奈普汀	12.5	25~37.5,分次服	口干,便秘,失眠,头晕,恶心,紧张	孕妇,哺乳期妇女,禁与MAOIs、联用
MAOIs				
吗氯贝胺	100,150	150~600,分次服	头痛,便秘,失眠,体位性低血压,肌阵挛,体重增加	禁与交感胺、SSRIs、SNRI联用

（四）改良电抽搐（MECT）治疗

对于抑郁障碍有严重自杀企图和行为以及伴有顽固的妄想症状者,严重激越者,呆滞拒食者以及用抗抑郁药物治疗无效或对药物副反应不能耐受者,无严重的心、脑血管疾病者,MECT治疗是一种非常有效的治疗方法,能使患者的病情得到迅速缓解,有效率可达70%~90%。但有些观点认为电抽搐治疗会损伤患者的大脑、认知功能和躯体健康。

七、预　　后

抑郁障碍的病程变化很大,部分病例很少经历缓解（无症状2个月以上,或只有一两种轻度症状）。DSM-5中的资料显示,重性抑郁障碍个体,通常5个中有2个在起病3个月内开始康复,5个中有4个在起病1年内开始康复。康复率与发作持续时间、精神病性特征、显著的焦虑、人格障碍和症状严重程度相关。无疑缓解期越长,复发风险越来越低。

影响预后因素包括:心理灵活性差、负性生活事件、慢性应激和挫折等心理因素;低文化、贫困、独居和照料不良等社会因素;神经质（消极情感）、回避、依赖和挑剔等人格因素;共患脑、躯体疾病和药物或物质滥用等生理因素;功能损害、活动受限等躯体因素;存在残留症状、既往反复发作等疾病因素,均提示抑郁障碍的预后不良。

▶▶ **典型病例:**

李某,男,55岁。因"身体不适、情绪不好、没兴趣、睡眠差3月余,近2周悲观消极入院。

现病史:于2015年7月初患者无明显诱因出现躯体不适,但又说不出来,感到心悸憋闷,出汗多,食欲缺乏。为此反复到医院检查又未见明显异常结果,"对症"服用中药治疗也未见好转。此后,逐渐出现紧张,恐惧,身体上的不舒服越来越明显,乏力,不愿做任何事情,就连原来自己喜欢做的事情也不愿做了。整天愁眉不展、郁郁寡欢,即使家里来了客人也只是敷衍几句话,什么兴趣也没有。睡眠差,难以入睡,易醒。食欲缺乏,消瘦,体重下降4千克。最近2周以来异常的悲观厌世。2015年10月8日家人担心其发生意外,故来我院就医,门诊以"抑郁状态"收住治疗。

既往史:体健,否认患有重大慢性躯体疾病史。

个人史:中专毕业后参加工作,无特殊记录。

家族史:阳性,二姐患有"精神分裂症",一直未工作,具体情况不详。

体格检查和辅助检查:未见明显异常。

精神检查:意识清晰,定向力完整,接触被动,缺乏必要的主动交流,语言表达简单,声音低沉。面目表情忧愁,目光忧伤,称就是高兴不起来,对什么都没有兴趣,什么都不想做。认为没意思、没有信心,自己和废人一样,还拖累家人。悲观厌世,但否认自杀企图和计划。要求医生帮助自己改善一下睡眠不好,谈话过程中患者焦虑不安,小动作较多(抠手、挠头发等)。未引出精神病性症状。自知力部分存在。

诊断:重度抑郁发作,不伴有精神病性症状

双向转诊:抑郁障碍目前不属于国家重大或基本公共卫生服务项目,目前社区管理的主要工作是识别和转介。社区全科医生可根据典型临床表现进行鉴别,一旦确诊,建议转到心身医学科或精神科专科医生处就诊。

(毛佩贤)

第三节 双相障碍

双相障碍也称双相情感障碍,是以显著而持久的情感或心境改变为主要特征的一组精神障碍。临床上主要表现为情感异常高涨或低落,伴有相应的认知和行为改变,严重者可伴有精神病性症状,如幻觉、妄想等。大多数患者有反复发作的倾向,经治疗缓解后或发作期间精神症状基本正常,但部分患者可有残留症状或转为慢性。

双相障碍具有躁狂和抑郁交替发作的临床特征,既往称为躁狂抑郁性精神病。临床上常见的双相障碍,包括双相I型障碍,双相II型障碍,环性心境障碍,物质或药物所致的双相及相关障碍,由于其他躯体疾病所致的双相及相关障碍,其他特定的双相及相关障碍和未特定的双相及相关障碍。

一、流行病学

随着近百年来精神病学的发展,双相障碍概念的认识和诊断标准不断发生改变,影响双相障碍的流行病学研究结果。西方发达国家20世纪70~80年代的流行病学调查显示,双相障碍终身患病率为3.0%~3.4%,90年代则上升到5.5%~7.8%。1982年国内12个地区开展的精神疾病的流行病学调查显示,心境障碍终身患病率为0.076%,时点患病率为0.037%。1992年又对上述的部分地区进行了复查,发现心境障碍的终身患病率为0.083%,时点患病率为0.052%。这种差别虽可能与经济和社会状况有关,但更主要的原因可能是流行病学调查方法学的差别。

在美国与其他国家的社区样本中,按美国精神病学会制订的《精神障碍诊断和统计手册(第Ⅳ版)》(DSM-5)的诊断标准,双相Ⅰ型障碍、双相Ⅱ型障碍以及未特定的双相障碍的联合患病率达到1.8%,12岁或以上的年轻人中比例更高达2.7%。美国双相Ⅰ型障碍12个月的患病率估计为0.6%。其他11个国家,双相Ⅰ型障碍12个月患病率为0~0.6%。国际上,双相Ⅱ型障碍的12个月患病率为0.3%;美国12个月患病率为0.8%。2010年北京市精神障碍患病率调查显示,心境障碍的终身患病率为49.9‰,其中双相Ⅰ型障碍为1.5‰,双相Ⅱ型障碍为0.4‰,其他双相障碍为0.8‰。

双相障碍发病年龄高峰为15~19岁。首次多为抑郁发作,往往一至数次抑郁发作后出现躁狂或轻躁狂发作。男女间患病率相似。25%~50%的双相障碍患者有过自杀行为,11%~19%自杀身亡。年轻患者首次诊断后的第一年内尤其容易发生自杀。有资料显示,本病患者心血管疾病患病率较一般人群增加20%,约40%的患者同时合并有物质依赖。可见,双相障碍是一种严重危害人们心身健康的精神障碍。

二、病因与发病机制

双相障碍的病因目前尚不清楚,但疾病的发生与生物学因素和心理社会因素密切相关,是两者相互作用的结果。

三、临床表现

(一)抑郁发作

主要症状是情绪低落(抑郁心境),兴趣减低,无助感,疲劳感、活力减退或丧失,思维迟缓,食欲缺乏、体重减轻,睡眠障碍,焦虑或激越症状,性欲改变,自杀观念、自杀企图与自杀以及种种躯体不适症状、自主神经紊乱症状。严重抑郁发作时可出现的幻觉、妄想等症状。具体表现可参见本章第二节。

有学者将抑郁发作的症状简要归纳为所谓的"三低症状",即情绪低落、思维抑制和行为迟缓。

(二)躁狂发作

是一种全面的精神运动性兴奋状态,包括情感高涨、思维奔逸(话多)和活动增多。情感高涨和易激惹是躁狂发作基本的症状。

情感高涨与正常人的心情愉快不同,这种情绪状态妨碍了其社会功能,给周围人造成了不良的影响。易激惹是一种短暂的、暴发性的、剧烈的情绪活动表现为当遇到一些事情,即使是微不足道,患者便情绪激动,愤怒异常,大发脾气,争执不休,出言不逊,严重时冲动毁物,甚至动手伤人。

在情感高涨和易激惹的背景下,患者语量多,语速快、声音洪亮,不假思索出口成章,思维联想丰富、快捷,典型的表现是"音联意联""随境转移"。自我评价过高,严重的构成夸大妄想。行为鲁莽、草率、爱管闲事,不计后果,睡眠需要减少,食欲及性欲亢进,以及冲动、易激惹、酗酒、滥用药物或性行为不检点。

有学者将躁狂发作的症状归纳为所谓的"三高症状",即情感高涨或情绪易激惹、思维奔逸和言语行为增多。

（三）混合发作（状态）

指躁狂症状和抑郁症状在一次发作中同时存在。通常在躁狂与抑郁快速转相时发生，患者既有躁狂，又有抑郁的表现。一般持续时间较短，多数较快转入躁狂相或抑郁相。混合发作临床上的躁狂和抑郁症状不典型，容易误诊为分裂情感障碍或精神分裂症。

四、双相及相关障碍的类型

DSM-5 基于症状学、家族史和遗传学，将双相及相关障碍与抑郁障碍分为两章，并将其放在精神分裂症谱系及其他精神病性障碍与抑郁障碍这两章之间，如同这两个诊断类别之间的桥梁，包括双相Ⅰ型障碍、双相Ⅱ型障碍、环性心境障碍、物质或药物所致的双相及相关障碍、由于其他躯体疾病所致的双相及相关障碍、其他特定的双相及相关障碍和未特定的双相及相关障碍。

（一）双相Ⅰ型障碍

躁狂发作是明确特征，在躁狂发作之前或之后可能有轻躁狂或重性抑郁发作。DSM-5 强调，由抗抑郁治疗（例如药物、电抽搐治疗）引起的一次完整的躁狂发作，持续存在的全部症状超过了治疗的生理效应，这是躁狂发作的充分证据，因此可诊断为双相Ⅰ型障碍。在疾病发展过程中，不要求患者必须经历一次重性抑郁发作。然而，绝大多数症状完全符合躁狂发作诊断标准的患者在生命历程中也经历了重性抑郁发作。双相Ⅰ型障碍即所谓传统意义上的"躁狂发作严重，抑郁发作较轻"。

（二）双相Ⅱ型障碍

基本特征是临床反复出现的心境发作，由一次或一次以上重性抑郁发作和至少一次轻躁狂发作。重性抑郁障碍持续至少 2 周，轻躁狂发作必须持续至少 4 天，但不符合躁狂发作的诊断标准。抑郁发作或轻躁狂波动必须导致显著的临床痛苦或社交、职业，或其他重要领域功能的损害。然而对于轻躁狂发作而言，则不一定要满足这个要求。那些引起显著功能损害的轻躁狂发作，更可能符合躁狂发作的诊断标准，因此符合双相Ⅰ型障碍的终身诊断。与双相Ⅰ型障碍相比，在双相Ⅱ型障碍中，反复重性抑郁发作通常更频繁，且持续时间更长。双相Ⅱ型障碍即所谓传统意义上的"抑郁发作严重，躁狂发作较轻"。

（三）环性心境障碍

基本特征是慢性、波动的心境紊乱，包括轻躁狂症状和抑郁症状。至少两年（儿童和青少年至少 1 年）内有多次轻躁狂症状，但轻躁狂症状在数量、严重程度、广泛性或病程方面都不符合轻躁狂发作的全部诊断标准；且有多次抑郁症状，抑郁症状在数量、严重程度、广泛性或病程都不符合抑郁发作全部诊断标准。如果在随后疾病发展过程中，出现符合重性抑郁、躁狂或轻躁狂发作的诊断标准，则诊断分别改为重性抑郁障碍、双相Ⅰ型障碍或其他特定的或未特定的双相及相关障碍，先前的环性心境障碍则停止使用。

（四）物质或药物所致的双相及相关障碍

病史、体格检查或实验室的证据显示，持续性的心境紊乱（躁狂或抑郁）是由于在物质或药物中毒或戒断中或不久后或接触某种药物之后出现，这种症状并非仅仅出现于谵妄，且导致患者痛苦，或社交、职业及其他重要功能的损害。需要鉴别的是，这种心境紊乱不是在开始使用物质或药物之前，也非是在急性戒断或重度中毒结束之后，症状仍持续相当长的时间（约 1 个月）。需要指出的是，抗抑郁药物的使用或其他治疗方式（电抽搐治疗）之后出现的轻躁狂或躁狂，且症状持续到药物的生理效应之外，非物质或药物所致的双相及相关障碍。

（五）其他躯体疾病所致的双相及相关障碍

基于病史、体格检查或实验室发现的临床证据，患者持续异常的心境高涨或易激惹和活动增多，是其他躯体疾病的直接的病理生理性结果，且导致患者痛苦，或社交、职业及其他重要功能的损害。这种症状并非仅仅出现于谵妄的病程中。一般而言，躁狂或轻躁狂表现发生在躯体疾病之后（1 个月内）。当躁狂或轻躁狂发作明确地先于躯体疾病时，就不应诊断该障碍，恰当的诊断应是双相障碍。

（六）其他特定的双相及相关障碍

其他特定的双相及相关障碍是指具备双相及相关障碍的典型症状，但未能完全符合双相障碍的诊断标准，且导致有临床意义的痛苦，或导致社交、职业及其他重要功能的损害。临床上可见的类型如下：①短暂轻躁狂发作（2~3 天）及重性抑郁发作；②轻躁狂发作，伴症状不足及重性抑郁发作；③轻躁狂发作，无先前重性抑郁发作；④短暂环性心境障碍（少于24 个月）。

（七）未特定的双相及相关障碍

此类型适用于那些具备双相及相关障碍的典型症状，且引起了有临床意义的痛苦，或导致社交、职业及其他重要功能的损害，但未能完全符合双相及相关障碍任一种疾病的诊断标准。

（八）快速循环发作

一种特殊的病程形式，其快速程度一般是指 1 年内有 4 次（或 2 个循环）以上的躁狂和抑郁发作。极快速循环者甚至可以 48 小时为一循环，两相间常无明显的间歇期，常被看作是双相障碍中的恶性病程形式，临床上终止其循环颇为棘手。快速循环可以是自发性病程，也可以是抗抑郁治疗特别是抗抑郁药促发躁狂或轻躁狂后转变而成。其中，以三环类最易诱发，选择性 5-羟色胺再摄取抑制剂相对较少。有资料显示舒必利、阿普唑仑等也可能诱发快速循环。

五、诊断与鉴别诊断

（一）双相障碍的诊断

主要根据病史、精神检查和体格检查，以及必要的辅助检查的结果进行综合分析判断。关于双相障碍的诊断标准，一般从临床症状标准、病程标准和疾病严重程度标准三个维度进行确诊，目前临床常用的双相障碍诊断标准系统包括 ICD-10、CCMD-3 和 DSM-5。

关于躁狂发作诊断标准，在 CCMD-3 强调以心境高涨为主，与其处境不相称，可以从高兴愉快到欣喜若狂，某些病例仅以易激惹为主。病情轻者社会功能无损害或仅有轻度损害，严重者可出现幻觉、妄想等精神病性症状。在症状标准方面，以情绪高涨或易激惹为主，并至少有下列 3 项（若仅为易激惹，至少需 4 项）：①注意力不集中或随境转移；②语量增多；③思维奔逸（语速增快、言语迫促等）、联想加快或意念飘忽的体验；④自我评价过高或夸大；⑤精力充沛、不感疲乏、活动增多、难以安静或不断改变计划和活动；⑥鲁莽行为（如挥霍、不负责任或不计后果的行为等）；⑦睡眠需要减少；⑧性欲亢进。在严重标准方面：达到严重损害社会功能，或给别人造成危险或不良后果。

在病程标准方面：①符合症状标准和严重标准至少已持续 1 周；②可存在某些分裂性症状，但不符合分裂症的诊断标准。若同时符合分裂症的症状标准，在分裂症状缓解后，满足躁狂发作标准至少 1 周。在排除标准方面：要排除器质性精神障碍，或精神活性物质和非成瘾物质所致躁狂。

轻躁狂发作诊断标准，除了社会功能无损害或仅轻度损害外，发作符合躁狂发作标准。抑郁发作诊断标准同本章的第二节抑郁障碍。

目前双相障碍的识别率和及时治疗率依然不能令人满意。有统计资料显示，首次出现肯定的双相障碍临床症状后，要经过平均8年才能得到确诊。双相障碍患者中，有69%的患者曾被误诊为抑郁障碍、焦虑症、精神分裂症、人格障碍和物质依赖等。双相障碍患者接受治疗的情况更加不能令人满意，美国统计调查发现：双相障碍患者发病后要经过平均10年才能得到首次治疗，50%以上的现症患者在长达5年以上的时期内未接受过治疗，其中36%甚至长达10年以上未接受治疗。

有研究显示，双相障碍首发年龄多为15~20岁，而确诊于25~30岁，诊断延误10年左右，平均发作三次或经过三名精神科医生就诊才能明确诊断。80%的双相障碍患者确诊前被误诊为其他精神障碍，如抑郁障碍、精神分裂症、焦虑症和其他情感障碍（如品行障碍、物质滥用伴发的情感障碍）。其中主要是误诊为单相抑郁，临床上50%~70%的单相抑郁实为双相障碍。单、双相抑郁之间的误诊会直接导致药物治疗方案的制订，影响疗效和疾病的预后，故应认真鉴别。

（二）鉴别诊断

1. 其他双相障碍　双相Ⅰ型障碍的诊断不同于双相Ⅱ型障碍，要确定是否有任何既往躁狂发作。其他特定的和未特定的双相及相关障碍应与双相Ⅰ型障碍和双相Ⅱ型障碍相鉴别，通过考虑躁狂或轻躁狂发作的症状，或是抑郁发作的症状是否不符合双相Ⅰ型障碍和双相Ⅱ型障碍的全部诊断标准。由于其他躯体疾病所致的双相障碍可与双相Ⅰ型障碍和双相Ⅱ型障碍相鉴别，基于最佳临床证据来确认是否与相关的躯体疾病存在因果关系。

2. 重性抑郁障碍　当个体处于重性抑郁发作时，必须根据既往躁狂或轻躁狂的确凿病史进行诊断。易激惹症状可能与重性抑郁障碍有关，也可能与双相障碍有关，增加了诊断的复杂性。避免误诊应从症状特征、病史特征以及提高对躁狂发作的识别三个方面进行鉴别。

3. 精神分裂症谱系及其他精神病性障碍　双相障碍必须与精神病性障碍相鉴别（如分裂情感性障碍、精神分裂症和妄想障碍）。精神分裂症、分裂情感性障碍和妄想障碍的特点均为在没有显著的心境症状时出现精神病性症状。其他有帮助的考量包括伴随症状、先前病程和家族史。

4. 人格障碍　人格障碍中边缘型人格障碍与双相障碍有显著的症状上的重叠，因为心境易变性和冲动性在这两种障碍中都很常见。症状必须存在一次明确的发作，并且必须存在明显高于基线功能的、符合双相障碍的临床表现，才能诊断为双相障碍。

5. 焦虑障碍　在鉴别诊断时需要考虑焦虑障碍，它经常作为共同出现的障碍存在，如广泛性焦虑障碍、惊恐障碍、创伤后应激障碍或其他焦虑障碍。评估症状的发作性质以及症状的激发因素，在鉴别诊断中需要考虑这些障碍是原发的，还是在一些案例中共病的障碍，有助于进行鉴别诊断。

六、治　疗

双相障碍的治疗应按照生物-心理-社会的医学模式，采取综合性的防治措施。针对任何一位双相障碍患者的治疗方案，均是按个体化的原则，以药物等生物治疗为基础，辅以认知行为等心理治疗和社区康复治疗、家庭治疗等综合性的治疗方案。

《中国双相障碍防治指南》鉴于双相障碍是慢性的、几乎终身的障碍和反复循环发作的临床特征,提出双相障碍治疗的3个治疗期的概念。①急性治疗期:此期治疗目的是控制症状、缩短病程。注意治疗应充分,并达到完全缓解,以免症状复燃或恶化。如非难治性病例,一般情况下,6~8周可达到此目的。②巩固治疗期:从急性症状完全缓解后即进入此期,其目的是防止症状复燃、促使社会功能的恢复。一般而言,此期间主要治疗药物(如心境稳定剂)剂量应维持急性期水平不变。巩固治疗期的时间长短原则上是按发作的自然病程,但在临床实践中不易掌握。一般巩固治疗时间为:抑郁发作4~6个月,躁狂或混合性发作2~3个月。如无复燃,即可转入维持治疗期。此期配合心理治疗十分必要,以防止患者自行减药或停药,促进其社会功能恢复。③维持治疗期:此期治疗目的在于防止复发,维持良好社会功能,提高患者生活质量。对已确诊的双相障碍患者,可在第二次发作(不论是躁狂还是抑郁)缓解后即应给予维持治疗。在维持治疗期,对原治疗措施可以在密切观察下进行适当调整,小心减去在联合治疗中的非心境稳定剂药物,或相应减少剂量。但经验说明,使用接近治疗剂量者比低于治疗剂量者的预防复发效果要好。以锂盐为例,一般保持血锂浓度在0.6~0.8mmol/L为宜。

(一) 药物治疗

要基于全面的评估选择药物治疗方案,以心境稳定剂为主,根据病情需要及时联合用药,定期监测血药物浓度,定期评估疗效,严密监测药物不良反应。疗效评估可采用临床评估及量表评估两种方式。一般情况下多采用前者,即通过询问患者主观体验及他人的客观观察,来了解其症状的消长,以评估疗效。采用症状量表进行疗效评估,疗效的评估可能更为全面和可靠。

1. 心境稳定剂　指对躁狂或抑郁发作具有治疗和预防复发的作用,且不会引起躁狂与抑郁转相或导致发作变频的药物。目前,比较公认的心境稳定剂包括碳酸锂及抗抽搐药丙戊酸盐、卡马西平。已有临床证据显示其他一些抗抽搐药,如拉莫三嗪、托吡酯、加巴喷丁,以及某些抗精神病药物,如氯氮平、奥氮平、利培酮与喹硫平等,可能也具有一定的心境稳定剂作用,可列为候选的心境稳定剂。

(1)锂盐:对双相障碍躁狂发作、抑郁发作均有效,用锂盐维持治疗可防止2/3的双相情感障碍患者复发,自杀率降低8倍。

由于锂盐的治疗量和中毒量较接近(0.8~1.2mmol/L),应对血锂浓度进行监测,帮助调节治疗量及维持量,及时发现急性中毒(1.4mmol/L视为有效浓度的上限)。锂盐无论短期或长期使用,均有明显副作用,包括震颤、体重增加、认知损害、多饮、多尿等,还可能产生不可逆性中枢神经系统损害,胎儿畸形、甲状腺、胃肠道和肾功能问题。此外,超过正常的血锂浓度范围,很可能发生锂中毒而致命,故在服用锂盐治疗期间,应常规定期(每两周一次)检查血锂浓度。

抗躁狂治疗剂量一般在每日1000~2000mg,分2~3次服用,宜在饭后服,以减少对胃的刺激。应从小剂量开始,逐渐增加剂量,并在治疗的头3周参照血锂浓度调整剂量达到有效血锂浓度。维持剂量一般为1000~1500mg。老年体弱者酌减用量,并应密切观察不良反应。12岁以下儿童、孕妇前3个月禁用。哺乳期妇女使用本品期间应停止母乳喂养,改用人工哺乳。

注意药物相互作用。本品与氨茶碱、咖啡因或碳酸氢钠合用,可增加本品的尿排出量,降低血药浓度和药效。与氯丙嗪及其他吩噻嗪衍生物合用时,可使氯丙嗪的血药浓度降低;

与碘化物合用,可促发甲状腺功能低下;与吡罗昔康合用,可导致血锂浓度过高而中毒;与SSRIs抗抑郁药合用时,会增加发生5-羟色胺综合征的危险性,故应控制SSRIs的剂量。

新近发表的一项meta分析发现,接受锂盐治疗的患者出现自杀行为的发生率明显低于未接受锂盐或接受其他抗癫痫药(其中包括丙戊酸钠)的患者。

(2)丙戊酸盐:主要药物为丙戊酸钠与丙戊酸镁。丙戊酸盐能有效治疗躁狂发作,对混合发作和快速循环发作疗效优于锂盐,对预防复发疗效显著。对双相抑郁的疗效不显著。但有报告指出,双丙戊酸钠减少抑郁复发的可能性,特别是病情严重的患者。不良反应有震颤、体重增加、镇静、脱发等,少数患者可发生胃肠道反应、胎儿畸形、肝脏损害、出血性胰腺炎等毒性作用。

抗躁狂治疗应从小剂量开始,每次0.2g,每日2~3次。逐渐增加至每次0.3~0.4g,每日2~3次。高量不超过每日1.8g。可参考血药浓度调整剂量,有效治疗血药浓度为50~100μg/ml。丙戊酸盐空腹时吸收良好,2小时可达峰浓度,饭后服药会明显延迟吸收,半衰期为5~20小时。

白细胞数量减少与严重肝脏疾病者禁用。肝、肾功能不全者应减量。治疗期间应定期检查肝功能与白细胞计数。用药期间不宜驾驶车辆、操作机械或高空作业。孕妇禁用。本品可侵入乳汁,哺乳期妇女使用本品期间应停止哺乳。

(3)拉莫三嗪:目前普遍认为仅对双相抑郁发作有效的心境稳定剂,对其他类型的双相障碍的疗效缺乏循证医学的证据。口服易吸收,治疗剂量50~500mg/d,分次服用,2.5小时血药浓度达峰值。半衰期约24小时。蛋白结合率55%。其总体耐受性良好,但有严重过敏反应的危险性,可出现皮疹、Stevens-Johnson综合征。

(4)卡马西平:对躁狂发作和某些双相抑郁可能有效,目前多作为预防治疗中的二线用药。其副作用包括运动失调、认知迟钝、皮肤变态反应、胎儿畸形、白细胞减少症、肝脏毒性、胰腺炎、药动学交互作用等。

口服吸收慢,半衰期约25小时左右。为了减少胃肠道反应,应缓慢增加剂量。治疗剂量600~1200mg/d,分2~3次口服。治疗血药浓度为6~12μg/ml。维持剂量为300~600mg/d,血药浓度6μg/ml。突然停药可诱发癫痫发作,应逐渐减量停药。长期应用应定期检查肝功能、血常规及尿常规。孕妇、哺乳期妇女,有骨髓抑制病史及心、肝、肾功能损害者禁用。青光眼及老年患者慎用。

(5)非典型抗精神病药物:常用的非典型抗精神病药物包括利培酮、奥氮平、喹硫平、阿立哌唑、齐拉西酮等。此类药物均能有效控制躁狂发作,持续改善症状,不诱发抑郁。某些药物如喹硫平也对抑郁发作有疗效。此类药物锥体外系副作用(EPS)发生率低,但可出现体重增加、肥胖、2型糖尿病风险增加、脂代谢紊乱、泌乳素水平增高等不良反应,尤其是在长期维持治疗时更易于发生,应认真监测患者用药情况,发现问题应及时调整药物种类或剂量。

(6)苯二氮䓬类药物:此类药物具有迅速发挥镇静作用和抗焦虑作用的特征,因而较广泛用于控制双相躁狂发作的兴奋与激越症状。由于药物对呼吸有抑制作用和肌肉松弛作用因此不宜用于呼吸系统疾病、严重躯体疾病和老年患者,否则可能产生窒息致死、摔倒等意外事件。

2. 抗抑郁药　在双相障碍治疗中,应用抗抑郁药可能诱发转躁狂或轻躁狂发作,使循环频率增加,或促发快速循环发作而使治疗更加困难。因此双相障碍抑郁发作时应慎用抗抑郁药。如抑郁症状十分严重且持续时间超过4周以上,既往发作以抑郁为主要临床相,则可以在充分使用心境稳定剂的前提下,合用抗抑郁药(表2-4)。一般可首选无转躁作用的安非他酮,其次选用SSRIs,尽量不选转躁作用强的三环抗抑郁药(TCAs)。文拉法新和米氮平等的转躁狂作用尚欠清楚。

对双相快速循环发作者,不宜使用抗抑郁药。对双相Ⅱ型障碍抑郁发作患者,心境稳定剂与抗抑郁药合用可取得较好效果。有专家建议,由于双相Ⅱ型障碍轻躁狂的症状多很轻,如社会功能无明显受损且患者乐于处在轻躁狂状态,可以考虑对此类患者不用心境稳定剂而单独使用SSRIs或安非他酮。

(二)电抽搐治疗

有严重消极自杀企图和行为以及严重自伤行为的患者或使用抗抑郁剂治疗无效的患者可采用此疗法,但必须在精神病专科医院住院情况下进行。此疗法见效快,疗效好。一般6~10次为一疗程。电抽搐治疗后仍需用抗抑郁药维持治疗。

(三)心理治疗

对于发病有明显心理因素的抑郁患者,在药物治疗的同时常需要合并心理治疗。对于轻中度的抑郁,单独使用心理治疗,疗效可能与药物治疗相当。如认知行为治疗、人际心理治疗、婚姻家庭治疗等一系列的治疗技术进行。通过治疗帮助患者认识和改变认知歪曲,矫正患者的不适应行为,改善人际交往能力和心理适应功能,提高患者家庭和婚姻生活的满意度或缓解患者的抑郁症状,调动患者的积极性,纠正不良人格,提高患者解决问题的能力和应对处理应激的能力,节约患者的医疗费用,促进康复,预防复发。

七、预　后

双相Ⅰ型障碍的躁狂、轻躁狂或重性抑郁发作的首次发病年龄大约为18岁。发病可贯穿整个生命周期,包括在60多岁或70多岁首次起病。在中年晚期或晚年,躁狂症状(如性或社交的脱抑制)的起病应考虑个体的躯体疾病(如额颞痴呆)以及物质使用或戒断。尽管双相Ⅱ型障碍可开始于青少年晚期,贯穿成人期,然而平均起病年龄在25岁左右,稍晚于双相Ⅰ型障碍,但早于重性抑郁障碍。该障碍通常以抑郁发作开始,直到出现轻躁狂发作,才能被识别为双相Ⅱ型障碍。双相Ⅱ型障碍终身发作(包括轻躁狂发作和重性抑郁发作)的次数往往比重性抑郁障碍或双相Ⅰ型障碍更多。

虽然双相障碍可有自限性,但如果不加治疗,复发几乎是不可避免的。未经治疗者中,50%的患者能够在首次发作后的第一年内自发缓解,其余的在以后的岁月里缓解的不到1/3,终身复发率达90%以上,约有15%的患者自杀死亡,10%转为慢性状态。在应用锂盐治疗双相障碍以前,患者一生平均有9次发作。长期的反复发作可导致患者人格改变和社会功能受损。1/3的双相Ⅰ型障碍患者有慢性症状和明显的社会功能缺损。

只有躁狂发作的双相Ⅰ型障碍比有抑郁发作者预后好,但双相Ⅰ型障碍混合发作或快速循环型的预后更差。双相Ⅰ型障碍个体有过一次伴精神病性特征的躁狂发作后,随后的躁狂发作仍更可能伴有精神病性特征。当目前发作伴有心境不一致的精神病性特征时,发作间期的不完全康复更加常见。病前职业状况不良、酒精依赖、有精神病性特征、抑郁特征、发作间歇期的抑郁特征和男性与不良预后有关;躁狂发作期短暂、晚年发病、无自杀观念和无共病情况者预后较好。

双相障碍是一种高自杀发生率的疾病,约1/3患者存在自杀企图,10%~20%的患者有自杀行为,10%~15%的患者自杀死亡。危险性高于任何其他类型的精神障碍或躯体疾病。

因此必须采取积极有效的措施严加防范。一般而言,自杀多发生在严重的抑郁发作期间,具有某些规律和显著的特征。

双相障碍是一种高患病率、高死亡率、高复发率、具有明显的反复发作倾向和终身患病特点的慢性复发性精神疾病。预防疾病复发对于减少疾病所带来的,包括对患者本人、患者家庭以及社会带来的损害具有十分重要的意义。对于社区医生来说,应加强对患者及其照料者的精神卫生教育和全面贯彻全病程药物治疗的治疗原则,以预防双相障碍的复发。

▶ **典型病例:**

李某某,女,20岁,因"间断情绪低落1年,近1周兴奋、话多夸大、行为草率"入院。

现病史:2015年12月(读大学二年级)因学习压力大,患者突然出现看不懂书籍和试卷,情绪低落、沮丧,时常哭泣,称自己学习不下去,没有信心了,认为自己将来没有希望,对自己的前途绝望,有轻生的想法;睡眠差,入睡困难。食欲缺乏,进食量少。到当地医院就诊,诊断"抑郁症",服用来士普10mg/d治疗,1月后上述情况明显缓解,自行停药,此后生活、学习如常人。2016年12月12日患者跟一个自己喜欢的男同学表白,被拒绝后出现兴奋话多,滔滔不绝,内容夸大,称自己很聪明、要当大导演、要和那个男生结婚。整夜不睡,精力旺盛,跑到夜市胡乱吃喝。行为草率,不顾及后果,上课高谈阔论,认为老师讲得不好。患者父亲带其到机场接母亲时,患者跑到机场的一个储藏室,认为母亲在储藏室后面。看到母亲后患者言语内容轻佻,说话嗓门大,谈笑风生,讲话不着边际。称自己什么都无所谓了,扬言要跳楼自杀。无端挑剔周围人的言行,出口不逊,称自己什么都无所谓了。

既往史:体健。

家族史:阴性。

体格查体及辅助检查:未见阳性异常结果。

精神检查:意识清晰,定向力完整。接触主动,过分热情,进入病房主动和周围人打招呼、问好。话多,滔滔不绝,医生无法打断(思维奔逸);自持很有水平,认为自己不是一般人,自己非常聪明、能力大,自我评价高。眉飞色舞,喜笑颜开,看见旁边的病友拿杯子,便主动上前倒水,当被拒绝后便发脾气(情感高涨、易激惹)。注意力随境转移,在与医生谈话时,经常离开交谈的话题而言它。未引出幻觉、妄想内容。无自知力。

诊断:双相障碍,目前为不有精神病性症状的躁狂发作。

双向转诊:双相障碍属于国家重大公共卫生服务和基本公共卫生服务社区管理的疾病之一。急性期或病情加重应在精神专科医疗机构接受住院或门诊治疗。出院后或门诊就诊后,按照国家相关工作规范,根据病情状况和危险性评估等级进行分类管理,继续接受社区随访服务和(或)康复治疗。病情波动或出现突发状况,社区精神卫生防治人员应建议家属带患者到精神专科医院就诊,接受相关治疗。

(毛佩贤)

第四节 老年期痴呆

痴呆是指由于神经退行性变、脑血管病变、感染、外伤、肿瘤、营养代谢障碍等多种原因引起的,以记忆、学习、定向、理解、判断、计算、语言、视空间功能、分析及解决问题的能力等认知功能缺损为主要临床表现,并导致患者日常生活、社会交往和工作能力明显减退的综合征。通常多发生于老年人群,痴呆究其本质是一种慢性临床综合征,而不是特指一种疾病或神经病理过程。

在 DSM-5 中痴呆被描述为"神经认知障碍"。引起痴呆的疾病种类繁多,按是否为变性病分为变性病和非变性病痴呆,前者主要包括阿尔茨海默病(Alzheimer disease,AD)、路易体痴呆、帕金森病痴呆和额颞叶痴呆等;后者包括血管性痴呆(vascular dementia,VD)、正常压力性脑积水、其他继发疾病,如感染、外伤、肿瘤、营养代谢障碍等引起的痴呆。按病变部位可分为皮质性痴呆、皮质下痴呆、皮质和皮质下混合性痴呆以及其他痴呆。皮质性痴呆包括AD、额颞叶变性等;皮质下痴呆类型较多,包括锥体外系病变、脑积水、脑白质病变、VD 等;皮质和皮质下混合性痴呆包括多发梗死性痴呆、感染性痴呆、中毒和代谢性脑病;其他痴呆包括脑外伤后和硬膜下血肿痴呆。

临床上,最常见的痴呆类型是 AD 和 VD,本节重点介绍 AD 诊治和预防。

一、流 行 病 学

对痴呆的患病率和发病率的研究结果存在一定的差异,造成差异的原因可能与调查人群构成的不同有关,更有可能是研究方法学方面的差异所致。痴呆患病率的估计,在 65 岁时为 1%~2%,在 85 岁时高达 30%。可以肯定的是痴呆发病越来越多,最近一项国际共识认为,全球每 7 秒钟增加 1 个新发痴呆病例。

在痴呆中 AD 和 VD 是最常见的两种类型,AD 占所有痴呆的 50%~70%,而 VD 占所有痴呆的 10%~25%。随着年龄的增长,AD 的患病率明显增加,而 VD 患病率随年龄增加不明显。在高收入国家,在 60~69 岁年龄段,AD 的范围是 5%~10%,此后至少为 25%。根据美国人口普查数据,诊断 AD 的年龄分布,65~74 岁约占 7%,75~84 岁占 53%,85 岁及以上占 40%。在非 AD 型痴呆中,路易体痴呆发病仅次于 AD,占痴呆的 5%~10%;帕金森病痴呆约占 3.6%,65 岁以上的老年人中的患病率为 0.5%;额颞叶痴呆约占 5%~10%,发病年龄集中在 45~65 岁,患病率 1.5%~2.2%。血管性痴呆(vascular dementia,VaD)是最常见的非变性病痴呆。卒中后 3 个月内,20%~30%的个体被诊断为痴呆。VaD 的患病率从 70 岁的 13%增加到 90 岁及以上的 44.6%。相对于白种人和东亚国家(例如日本、中国),非洲裔美国人的患病率更高。男性的患病率高于女性。

我国目前痴呆的患病人数约占全世界痴呆患者的 1/4。张振馨等采用统一的诊断标准和调查程序在北京、上海、成都、西安 4 个主要城市对 55 岁及以上老年人进行痴呆患病率调查,结果表明,65 岁以上老年人 AD 患病率男性为 2.9%,女性 6.6%,总患病率为 4.8%。2010 年北京市精神障碍患病率调查显示,在大于 60 岁的人群中痴呆的终身患病率为 36.8‰。我国痴呆的患病率随年龄增大呈上升趋势。至少在 65~85 岁的老人中,痴呆的患病率随年龄增大而增加,几乎是每增加 5 岁,其患病率就增加 1 倍。随着我国人口老龄化进程的加快、老龄人口的逐渐扩大,预测我国痴呆的患病人数将逐年增加。

二、痴呆的危险因素

研究表明高龄、痴呆阳性家族史、抑郁情绪、低文化程度、头部创伤史、高血压、高血胆固醇水平是 AD 的重要危险因素,女性 AD 的患病率高于男性(OR 约为 1.7),动脉粥样硬化、心脑血管疾病、糖尿病、血清维生素 B_{12} 和叶酸水平、母孕期年龄、甲状腺疾病可能也与 AD 的发生有关,吸烟、饮酒与 AD 发生之间的关系尚无定论。VD 和脑卒中两者的危险因素是相似的,主要包括年龄与血管性危险因素,如高血压、糖尿病、高血脂、男性、吸烟和心脏疾病,最多见的与 VD 相关的脑卒中类型是腔隙性梗死。路易体痴呆(DLB)可能与 AD 具有相似的遗传危险因素,如 APOE e4 等位基因或许是 DLB 认知功能下降更快的重要预测因素。帕金森病所致痴呆的危险因素尚无定论,可能与受教育水平偏低、运动障碍的严重程度和发病 60 岁以后有关联。

三、临 床 表 现

痴呆的临床表现复杂,不同类型痴呆的症状又各有不同,除认知功能损害外,还可以出现精神和行为障碍。中国精神障碍《老年期痴呆防治指南》将痴呆临床表现分为三大方面,即认知功能损害、生活能力下降和精神与行为症状。

(一)认知功能损害

认知功能障碍是痴呆的核心症状。记忆障碍常为痴呆早期的突出症状。最初主要累及近期记忆,记忆保存困难和学习新知识困难。表现为好忘事,刚用过的东西随手即忘,日常用品丢三落四,刚说过的话或做过的事转眼即忘。随着病程进展,远期记忆也受损,不能回忆自己的工作和生活经历。严重时连家中有几口人、自己的姓名、年龄和职业都不能准确回忆。

视空间障碍也是痴呆较早出现的症状之一,表现为在熟悉的环境中迷路,找不到自己的家门,甚至在自己家中走错房间或找不到厕所。在简单绘图试验时,患者不能准确临摹立方体图,也常不能临摹简单的图形。

执行功能障碍是指患者确立目标、制订和修正计划、实施计划,从而进行有目的的活动能力等方面的损害。痴呆患者的理解、推理、判断、概括和计算等认知功能受损。首先是计算困难,不能进行复杂运算,甚至两位数以内的加减运算也不能完成。患者逐渐出现思维迟钝缓慢,抽象思维能力下降,不能区分事物的异同,不能进行分析归纳。看不懂小说和电影等,听不懂他人谈话。不能完成或胜任已熟悉的工作和技术,最后完全丧失生活能力。

痴呆早期即可以出现严重的时间定向障碍,患者不知道是何年何月何日,什么季节。随着病情的发展,地点和人物的定向逐渐损害,患者不知道自己所处的地方,不能分清人物的身份。

语言障碍是大脑皮层功能障碍较敏感的指标,语言障碍的特殊模式有助于本病的诊断。痴呆患者最早的语言异常是自发言语空洞、找词困难、用词不当、赘述、不得要领、不能列出同类物品的名称;也可出现阅读困难,继之命名不能。在命名测验中对少见物品的命名能力首先丧失,随后对常见物品命名亦困难。之后出现感觉性失语,不能进行交谈,可有重复言语、模仿言语、刻板言语。最后患者仅能发出不可理解的声音或者缄默不语。

失认症以面容认识不能最常见,患者不能根据面容辨别人物,不认识自己的亲属和朋友,甚至丧失对自己的辨认能力。失用症表现为不能正确地做出连续的复杂动作,如做刷牙动作。穿衣时将里外、前后、左右顺序穿错。进食不会使用餐具,常用手抓食或用嘴舔食。

(二)生活能力下降

痴呆患者由于记忆、判断、思维等能力的衰退而造成日常生活能力明显下降,逐渐需要他人照顾,对他人的依赖性不断增强。最初患者可能表现为不能独立理财、购物;逐渐地可能无法完成既往已熟悉的活动,如洗衣、下厨、穿衣等;严重者个人生活完全不能自理。

（三）精神和行为症状

1996 年国际老年精神病学会（IPA）定义痴呆精神病性症状为"痴呆患者经常出现的紊乱的幻觉、思维内容、心境或行为等症状"，统称为痴呆的精神和行为症状（behavioural and psychological symptoms of dementia，BPSD）。目前研究观点认为痴呆患者的整个疾病期几乎都会出现 BPSD，其总发生率为 70%～90%，30%～50% 出现妄想或幻觉，约 70% 的患者会出现激越或攻击行为，62% 会出现焦虑症状，77% 会出现抑郁症状。BPSD 不同症状的患病率因痴呆类型和病期而有所不同，如 43.5% 的 AD 患者存在妄想，80% 的路易体痴呆存在幻觉。

1. 幻觉　幻听最常见，其次为幻视，如看到过去的人、儿童或者是陌生人。应注意的是，幻觉可出现在亚急性谵妄状态。

2. 妄想　多以认知障碍下降有关，由于失认而猜疑家属的身份的冒充者综合征（Capgras 综合征），由于记忆力下降而怀疑别人偷东西的"被窃"妄想，其他常见的妄想还有认为家人有意抛弃，配偶不忠等。

3. 抑郁、焦虑　害怕独处和预期焦虑都是痴呆患者常见症状。抑郁主要表现为悲伤、绝望，严重时拒绝进食、拒绝锻炼或甚至参加任何集体活动。焦虑主要表现为持续性精神紧张不安，发作性的坐卧不宁，常伴有口干、心悸、胸闷、出冷汗、双手震颤等。

4. 激越、冲动　以过分的语言和动作行为为特征，可能与痴呆患者在要求未获得满足有关。可表现为攻击性言语、行为（如击打、撕咬、推搡、恐吓、骂人等）和非攻击性言语、行为（如抱怨、反复要求被注意、喊叫、徘徊、重复行为、不正常的穿脱衣服等）。

5. 睡眠障碍　颇为常见，表现昼夜倒错，夜间不睡，白天则萎靡、瞌睡或者睡眠减少，严重时出现夕阳综合征。

6. 人格改变　最初的人格改变表现为主动性不足，活动减少，孤独，对新环境难以适应，自私，对周围环境兴趣减少，对人缺乏热情。以后兴趣越来越窄，对人冷淡，甚至对亲人漠不关心，不负责任，情绪不稳，易激惹，因小事而暴怒，训斥或骂人，言语粗俗，殴打家人等。进而缺乏羞耻及伦理感，行为不顾社会规范，不修边幅，不讲卫生，拾捡破烂，乱取他人之物据为己有，争吃抢喝。可表现本能活动亢进，当众裸体，甚至出现性行为异常等。

四、诊断和鉴别诊断

对于痴呆的诊断应进行全面评估，包括主诉、起病形式、病史和社会功能状况，以神经系统检查为主的体格检查，全面的认知功能检查以及精神检查和测评。除此之外，血液检查、神经影像、脑电图、脑脊液分析、基因检测、组织活检等方面对于提高诊断的敏感度和特异度有重要意义。

熟悉和掌握痴呆的诊断标准，对于进行痴呆的诊断和鉴别诊断非常重要。目前临床常用诊断体系，包括 DSM-5、美国国立神经病语言障碍和卒中研究所-老年性痴呆及相关疾病协会（NINCDS-ADRDA）、ICD-10 和 CCMD-3。

在 DSM-5 中痴呆被替换为"重度神经认知障碍"，对于不太严重的认知障碍归在轻度神经认知障碍。为了其连续性，在病因学的亚型仍然包括"痴呆"的术语。不同神经认知障碍的诊断标准均基于明确的神经认知领域的损害为基础。神经认知领域包括：①复杂的注意（持续性注意、分配性注意、选择性注意、信息加工速度）；②执行功能（计划、决策工作记忆、对反馈的反应/误差校正、克服习惯或抑制、心理灵活性）。重度：放弃复杂的项目。一段时间只专注于 1 项任务。计划日常生活的重要活动或作决定时依赖他人。轻度：完成多阶段的任务需要做出更多努力。处理多重任务的难度增加或被访客或电话打断后难以恢复一个任务。可能抱怨由于组织、计划和作决定需要额外的努力而引起疲劳感。可能报告在大型社交聚会中,由于追随话题转换需要额外努力而感到更费力和更少的愉悦感;③学习和记忆[瞬时记忆,近期记忆(包括自由回忆、线索回忆和再认记忆),长期记忆(语义记忆、自传记忆),内隐学习]。重度:经常在同一个对话中,自我重复。无法记住购物时简短的物品清单或当天的计划。需要频繁提醒以适应手边的任务。轻度:难以回忆起最近发生的事件,且越来越依赖列表或日历。偶尔需要提醒或重新阅读以跟踪一个电影或小说的角色。偶尔可能会在几周内对同一个人自我重复。无法记住账单是否已经支付;④语言[表达性语言(包括命名、找词、流畅性以及语法和句法)和感受性语言];⑤知觉运动(包括下列术语所描述的能力:视知觉、视觉构造、知觉运动、实践和真知);⑥社会认知:行为超出了可接受的社交范围,行为意向不考虑家人或朋友。做决定时不顾安全(例如,与天气或社交场所不适宜的着装),通常对这些变化几乎没有自知力。

有关 DSM-5 重度神经认知障碍的诊断标准,见表 2-5。轻度神经认知障碍的诊断标准,强调认知衰退的程度较轻,且认知缺陷不干扰日常活动的独立性。

表 2-5　重度神经认知障碍的诊断标准

A.	在一个或多个认知领域内(复杂的注意,执行功能,学习和记忆,语言,知觉运动或社会认知),与先前表现的水平相比存在显著的认知衰退,其证据基于: 1. 个体、知情人或临床工作者对认知功能显著下降的担心。 2. 认知功能显著损害,最好能被标准化的神经心理测评证实,或者当其缺乏时,能被另一个量化的临床评估证实。
B.	认知缺陷干扰了日常活动的独立性(即最低限度而言,日常生活中复杂的重要活动需要帮助,如支付账单或管理药物)。
C.	认知缺陷不仅仅发生在谵妄的背景下。
D.	认知缺陷不能用其他精神障碍来更好地解释(例如,重性抑郁障碍、精神分裂症)。 标注是否由下列疾病所致: 阿尔茨海默病、额颞叶变性、路易体病、血管病、创伤性脑损伤、物质或药物使用、HIV 感染、朊病毒病、帕金森病、亨廷顿病、其他躯体疾病以及多种病因和未特定的疾病。 标注: 无行为异常:如果认知异常不伴有任何有临床意义的行为异常。 伴行为异常(标注异常):如果认知异常伴有临床意义的行为异常(例如精神病性症状、心境障碍、激惹、情感淡漠或其他行为症状)。 标注目前的严重程度: 轻度:日常生活中重要活动的困难(例如做家务、管理钱)。 中度:日常生活中基本活动的困难(例如进食、穿衣)。 重度:完全依赖

神经心理测验在老年期痴呆的筛选、诊断以及疗效评价等方面均具有重要作用,简便易行、省时、易于推广,具有规范化、数量化的特点,有利于资料的交流和比较,对于临床工作和科研都是很有力的工具。但是,神经心理测验只侧重于痴呆的某一方面或某几方面,不能反映智能的全貌。神经心理测验虽然是诊断的重要参考资料,但不能代替临床医师的思维和

判断,不能取代临床诊断。

病史中如果有进行性的智能障碍、记忆障碍及人格改变的表现,提示存在慢性器质性脑综合征。此时可借助简易精神状态检查量表(MMSE)进行初步检查,该量表由 20 个题目组成,共有 30 项,每项回答正确得 1 分,回答错误或答不知道得 0 分。量表总分范围为 0~30 分,30 分代表最好成绩。我国迄今尚无统一的采用 MMSE 区分正常与认知障碍的分界标准(低于分界值考虑认知障碍)。北京大学精神卫生研究所将正常范围定为,文盲组 ≤14 分,非文盲组 ≤19 分;上海精神卫生中心定为,文盲组 ≤17,小学组 ≤20,初中及以上组 ≤24 分;北京协和医院定为,文盲 ≤19 分,小学组 ≤22 分,初中组 ≤26 分;北京市协作研究组定为,文盲组 ≤24 分,文化组(初小及以上) ≤26 分。

除此之外,以评估总体认知功能量表包括:①蒙特利尔认知评估量表(Montreal Cognitive Assessment Scale,MoCA)。国外研究发现,MoCA 筛查 MCI 的敏感度为 90%~96.4%,特异度为 83%~84%。国内研究发现,MoCA 对筛查轻度认知障碍(mild cognitive impairment,MCI)的敏感度为 80.5%;②阿尔茨海默病评定量表-认知分量表(Alzheimer's Disease Assessment Scale-Cognitive Section,ADAS-cog)。量表包括定向、语言、结构、观念的运用、词语即刻回忆与词语再认,共 11 题,耗时 30~50 分钟,此量表现在是用于轻中度痴呆治疗药物的疗效评估的最常用量表,通常将改善分作为治疗显效的判定标准。

以评估记忆力为主的量表:①韦氏成人记忆量表(WAIS-RC),评估各种记忆能力和工作记忆,需经过专业培训的调查员进行标准化操作,共耗时约 1.5 小时;②数字广度测验,主要测量人的注意力和短时记忆能力;③词语配对联想学习测验(VPALT),敏感度和特异度分别为 81.4% 和 64.4%,与 MoCA 的总分和延迟回忆得分等均存在显著正相关;受教育程度对记忆影响较大,可能会影响评分结果;④Rey 复杂图形记忆(Rey-Osterrieth complex Figure test),采用 Rey 复杂图形,要求被试观察图形 30 秒后立即默写,30 分钟后再次默写,并根据图形的结构进行评分。评分方法主要是根据对整体矩形、对角线、水平和垂直平分线,右侧三角形的主要结构的完成情况,评分为 0~6 分。反映患者对客体的即刻记忆和延时记忆能力,以及对图形结构的把握能力。

以评估执行功能为主的量表:①威斯康星卡片分类测验(Wisconsin Card Sorting Test,WCST),测查的是根据以往经验进行分类、概括、工作记忆和认知转移的能力。反映测试者的认知功能状况,即抽象概括、工作记忆、认知转移、神经心理过程、注意力、信息提取、分类维持、分类转换、刺激再识和加工、感觉输入和运动输出等。②连线测验(trail making test,TMT),TMT 客观性好,耗时短,是常用的注意或执行功能检测工具。其中,TMT-A 主要反映执行功能中的信息处理速度和准确性,而 TMT-B 主要反映推理和转换能力(定势转移)。③Stroop 测验与执行功能的连线测验、言语流畅性测验有显著的相关性,识别轻度 AD 的敏感性为 80.4%,特异性为 86.2%。有助于早期识别 AD,MCI 患者和轻度 AD 患者。

以评估视空间结构能力为主的量表:①WAIS 积木测验,对筛查血管源性 MCI 有一定的作用,其敏感度和特异度分别为 73.7% 和 76.2%;②画钟测验,属于测定视空间结构能力的评估工具之一,但并不适用于筛查 MCI 患者。

以评估语言能力为主的量表:①Boston 命名测验,其自发命名 ≤22 分,特异度达 81%,对 MCI 识别的敏感度为 61%;②词语流畅性测验(Verbal Fluency Test,VFT),又称受控词语联想测验,敏感度和特异度均为 81%;③汉语失语成套测验(Aphasia Battery of Chinese,ABC)在国内较为常用,它是按照失语检查的基本原则,参考西方失语成套测验(WAB),结合我国国情、临床经验、探索和拟订。ABC 可区别语言正常和失语症；对脑血管病语言正常者，也可查出某些语言功能的轻度缺陷，通过 ABC 不同亚项测试可做出失语症分类诊断。

关于轻度神经认知障碍的诊断标准条目同上述，但认知功能下降的程度是轻度的，认知缺陷不干扰日常活动的独立性（即日常生活中复杂的重要活动仍能进行，如支付账单或管理药物，但可能需要更大的努力、代偿性策略或调节）。

（一）AD

隐匿起病且在一个或多个认知领域有逐渐进展的损害（重度神经认知障碍至少有 2 个领域受到损害），符合重度或轻度神经认知障碍的诊断标准。符合下列可能的或可疑的 AD 的诊断标准。

如果下列任何 1 项存在，则诊断为可能的 AD；否则应诊断为可疑的 AD。

1. 自家族史或基因检测的阿尔采末病致病基因突变的证据。

2. 下列 3 项全部存在：①有学习和记忆能力的下降，以及至少在 1 个其他的认知领域下降的明确证据（基于详细的病史或系列的神经心理测评）；②稳步地进展，认知能力逐渐下降且没有很长的平台期；③没有证据表明存在混合性病因（即缺少其他神经退行性疾病或脑血管疾病，或其他神经的、精神的或系统性疾病，或可能导致认知能力下降的疾病）。

AD 诊断标记物是目前研究的热点问题。皮层萎缩、淀粉样蛋白为主的神经斑块和神经纤维缠结是 AD 病理诊断的特征性标志。因此 PET 和在脑脊液（CSF）中淀粉样蛋白 β-42 降低的水平可能有诊断价值。核磁共振扫描中海马和颞顶叶皮层萎缩，在氟脱氧葡萄糖 PET 中颞顶叶代谢降低，为神经损伤提供了证据。对于早期发生的常染色体显性遗传案例，可能涉及下列已知 AD 致病基因之一的突变，淀粉样前体蛋白（APP）、早老素 1（PSEN1）或早老素 2（PSEN2）。载脂蛋白 E4 不能作为诊断标记物，因为它只是风险因素，对于疾病的出现既不是必要条件也不是充分条件。

（二）重度或轻度额颞叶神经认知障碍（额颞叶痴呆）

该障碍隐匿起病且逐渐进展。明显的行为症状，如行为脱抑制、情感淡漠或迟钝、丧失同情和共情、持续性的刻板的或强迫、仪式化的行为、将不能吃的东西放入口中和饮食改变、社会认知和（或）执行能力显著下降。明显的语言障碍，语言能力显著下降，表现在言语生成、找词、物品命名、语法或词语的综合理解方面。相对保留了学习、记忆和知觉运动的功能。符合重度或轻度神经认知障碍的诊断标准。该障碍不能用脑血管疾病、其他神经退行性疾病、物质的效应、或其他精神的、神经的或系统性障碍来更好地解释。

如果下列任何一项存在，则诊断为可能的额颞叶神经认知障碍：①来自家族史或基因检测的额颞叶神经认知障碍致病基因突变的证据。在家族性额颞叶神经认知障碍案例中，基因突变的确认有助于确定诊断。②神经影像学中发现不相称的额叶和（或）颞叶受损的证据。不同类型的额颞叶神经认知障碍神经影像学检查结果略有不同，比如在行为变异的重度或轻度额颞叶神经认知障碍中，计算机断层扫描（CT）或结构性核磁共振成像（MRI）显示前额叶（特别是内侧额叶）和前颞叶萎缩。

（三）路易体痴呆

此障碍隐匿起病，且逐渐进展；符合重度或轻度神经认知障碍的诊断标准。核心诊断特征：①波动的认知，伴注意力和警觉度的显著变化；②反复的视幻觉，且是完整和详尽的；③自发的帕金森病的特征，且在认知能力下降后发生。提示性诊断特征：①符合快速眼动睡眠行为障碍的诊断标准；②对神经阻滞剂高度敏感。同时应排除脑血管疾病、其他神经退行性疾病、物质的效应、或其他精神的、神经的或系统性障碍。

（四）重度或轻度血管性神经认知障碍

病史、体格检查和（或）神经影像学的存在脑血管病的证据，认知缺陷起病的时间与 1 个或更多的脑血管事件相关，充分解释了此神经认知缺陷；有证据显示复杂注意力（包括加工速度）和额叶执行功能显著下降，符合重度或轻度神经认知障碍的诊断标准。

如果存在下列其中一项，则诊断为可能的血管性神经认知障碍。否则，诊断为可疑的血管性神经认知障碍：①临床诊断标准被归因于脑血管病的显著的脑实质损伤的神经影像学证据所支持（神经影像学支持的）；②神经认知综合征的时间与 1 个或更多有记录的脑血管事件相关；③同时存在脑血管疾病的临床的和遗传学的证据（例如常染色体显性遗传动脉病，伴皮质下梗塞和白质脑病）。

（五）创伤性颅脑损伤所致神经认知障碍

创伤性颅脑损伤（traumatic brain injury，TBI）又称脑外伤，是最常见的脑损伤形式，往往造成严重的神经认知损害，具有持久性和高致残率的特点，严重影响患者社会功能的恢复。TBI 所致的痴呆约占痴呆的 2% 左右。

发生在 TBI 急性期多表现为谵妄，以注意和意识障碍为主要特征。在少数情况下，颅脑外伤患者的意识障碍可持续数月之久，然后转变为痴呆状态。在急性期意识障碍恢复之后，患者对受伤前后的经历有遗忘（顺行性遗忘或逆行性遗忘）。TBI 患者不仅出现明显的近记忆力减退，而且还有定向力的障碍、错构和虚构。难以集中注意力，不能完成阅读、交谈、观看电视节目及进行一连串的思考等行为。程度较严重、范围较广泛的颅脑外伤常常可以引起智能障碍。

诊断主要根据临床表现，有明确的颅脑外伤史和认知功能损害，可参照 ICD-10 和（或）DSM-5 作为诊断标准。需要强调的是，要确定脑外伤的诊断能否成立，这是诊断脑外伤所致精神障碍的前提和必要条件；要确定患者的精神症状或症候群是脑外伤所致，即确定两者之间的因果关系。

（六）物质或药物所致神经认知障碍

物质或药物的过量使用（中毒）或突然戒断可出现急性神经认知损害（甚至谵妄），长期使用可导致学习、记忆、执行功能等慢性神经认知障碍。有人估计占所有神经认知障碍的中 1/5 左右。在慢性重度酒精使用障碍（酒精依赖）患者中，有人估计大约有 10% 会最终出现神经认知障碍。

酒精所致神经认知障碍起病隐袭、缓慢，一般发生在长期大量酗酒十年甚至数十年以后。多数患者的症状逐步进展，初期往往表现为近记忆障碍，然后扩展到远期记忆障碍，同时出现执行功能缺陷（尤其是评估复杂情况和判断能力）。除了认知缺陷，患者往往出现人格改变，如细腻情感的缺乏以及行为问题，如行为幼稚、缺乏礼貌或不注意礼节、自制力降低、冲动、判断理解力差等。

在评估可能的酒精性痴呆时，临床上要注意其他共患疾病的可能性，如维生素 B_{12} 缺乏、烟酸缺乏、肝性脑病、慢性硬膜下血肿等。上述问题往往可能与酒精性痴呆相互重叠或相混淆。就鉴别诊断而言，由于酒精所致神经认知障碍大多出现于老年期（少数严重病例可以见于中年），因此应首先除外老年痴呆的其他常见类型。酒精所致神经认知障碍与其他神经认知障碍的重要区别在于酒精性痴呆患者往往在戒酒后短期（6 个月内）症状会有所改善，然后则相对稳定。相反，其他神经认知障碍则往往为进展性病程，不太可能出现短期改善的临床特点。

（七）帕金森病痴呆

该障碍出现在已确定的帕金森病的基础上，帕金森病明显先于神经认知障碍的发生。隐匿起病且其损害逐渐进展。符合重度或轻度神经认知障碍的诊断标准。不能归因于其他躯体疾病，也不能用其他精神障碍来更好地解释。经常出现的特征包括情感淡漠、抑郁心境、焦虑心境、幻觉、妄想、人格改变、快速眼动睡眠行为障碍和过度的日间困顿。

（八）轻度认知障碍（mild cognitive impairment，MCI）

指痴呆前期认知能力连续下降的状态，具有客观存在的认知损害，但智力水平、工具使用及日常生活未受影响。诊断可参考 DSM-5"轻度神经认知障碍"的诊断标准，在一个或多个认知领域内（复杂的注意，执行功能，学习和记忆，语言，知觉运动或社会认知），与先前表现的水平相比存在轻度的认知衰退，其证据基于：①个体、知情人或临床工作者对认知功能轻度下降的担心；②认知表现的轻度损害，最好能被标准化的神经心理测评证实，或者当其缺乏时能被另一个量化的临床评估证实。认知缺陷不干扰日常活动的独立性（即日常生活中复杂的重要活动仍能进行，如支付账单或管理药物，但可能需要更大的努力、代偿性策略或调节）。认知缺陷不仅仅发生在谵妄的背景下。认知缺陷不能用其他精神障碍来更好地解释（如重性抑郁障碍、精神分裂症）。

痴呆的鉴别诊断应首先要排除假性痴呆。抑郁症性假性痴呆与器质性痴呆的鉴别详见本章第二节。明确痴呆诊断后，应判断有无皮质性特征或皮质下特征（表2-6）。前者提示 AD 或 FTD；后者再经过有无血管性疾病（缺血）进行鉴别。有明确缺血性疾病史的血管性痴呆可能性大；无明显缺血发作史，锥体外系症状突出，可考虑帕金森病、肝豆状核变性、亨廷顿病和进行性核上性麻痹等。既无明显缺血发作史又无锥体外系症状，可考虑代谢性疾病、中毒性疾病、脱髓鞘性疾病、外伤等。

表2-6 皮质性和皮质下性痴呆的特征

特征	皮质性痴呆	皮质下性痴呆
认知变化		
严重程度	+++	++
记忆	+++	+
语言	++	+
失认	++	±
失用	++	+
认知速度	+	+++
执行功能	++	+++
精神行为变化		
抑郁	+	++
淡漠	+	++
运动系统		
言语	+（中晚期）	++（早期）

续表

特征	皮质性痴呆	皮质下性痴呆
姿势	+（中晚期）	++（早期）
步态	+（中晚期）	++（早期）
不自主运动	+（中晚期）	++（早期）
肌张力增高	+（中晚期）	++（早期）
常见疾病	AD、FTD	HD、PDD、PSP

注：+的多少表示症状的严重程度。AD：阿尔茨海默病；FTD：额颞叶痴呆；HD：亨廷顿病；PDD：帕金森病痴呆；PSP：进行性核上性麻痹

五、治　　疗

对于痴呆患者的治疗，应遵循个体化和多方位的原则。中国《老年期痴呆防治指南》比较全面和系统地提出了痴呆的治疗原则。

1. 全面评估临床症状和疾病状况，据此选择可行和合适的干预方法。对每一位痴呆患者而言，第一步是对其疾病和临床症状作全面的评估，然后选择可行和合适的干预方法，包括各种药物治疗和心理、社会行为干预。

2. 在各类治疗方法并用的情况下，如症状持续存在或又出现新的症状，建议每次仅对一类治疗方法做出变动，以便及时评估上述变动的效果，并在实施过程中定期随访疗效。

3. 痴呆常常是一个进展性的过程，在每一治疗阶段，医生需密切关注日后可能出现的症状，同时帮助患者及其家属对这些可能出现的症状有所了解，并对患者日后可能需要获得的照料有所准备。

4. 治疗方案应根据患者疾病所处的阶段和呈现的特定症状来决定，并应根据病情的进展而不断调整，以解决不断产生的新问题。针对不同严重程度痴呆患者的不同特点，各阶段在确定治疗方法和制订治疗目标时，应有所侧重。

5. 为严重程度不同的痴呆患者选择不同的治疗重点　轻度痴呆患者治疗方案的重心是帮助患者及家属尽快了解疾病的相关知识和消除病耻感；识别患者已缺损和尚保留的功能并提供应对这些问题的专业建议；告知照料者他们可能获得所需支持和帮助的机构及社会团体；积极进行药物治疗以改善认知缺损症状；同时密切关注和及时治疗可能伴发的抑郁症状。对中度痴呆患者，以加强看护、防止意外和积极进行促认知药物治疗为重点，同时需及时识别和治疗伴发的精神行为症状；对重度痴呆患者则以加强生活照料和提高生活质量为重点。

6. 老年人和痴呆患者药物治疗中的特别注意点　由于老年人的肾脏清除率和肝脏代谢功能下降，用药时应从低剂量开始，小剂量加药且适当延长加量间期。老年患者患有其他躯体疾病和使用多种药物的可能性较其他人群高，因此医生需对其躯体疾病情况和所使用的各类药物的交互作用有较全面的了解，因为后者可能会进一步影响药物的结合、代谢和排泄。此外，一些药物的不良反应可能在老年患者中的表现更为突出，使用中应特别谨慎。抗胆碱能不良反应在患有心血管疾病、前列腺和膀胱疾病及其他躯体疾病的老年患者中，将表现得更为严重，患者对此的耐受性也将下降。这类药物有时还会加重痴呆患者的认知缺损，并可导致意识模糊，甚至谵妄。由于老年人的血管张力下降，加上较有可能服用导致体位性

低血压的药物,跌倒及跌倒所致受伤的可能性会增加。引起中枢镇静的药物可能会影响认知功能,增加跌倒的风险,使患者由于呼吸抑制而发生睡眠呼吸暂停的机会增加。患 AD 和帕金森病的老年人,对锥体外系不良反应的易感性较高。

总而言之,老年患者的用药必须十分慎重,原则上应尽量避免多药合用。然而由于痴呆患者常出现多种行为症状和躯体症状,因此不能够仅通过某一种药物得到改善,需要合并使用多种药物,这就要求医生权衡利弊,慎重选择。

（一）常用的提高认知功能的药物

1. 胆碱酯酶抑制剂　中枢胆碱能系统与学习、记忆密切相关,乙酰胆碱(ACh)是与学习记忆有密切关系的神经递质。胆碱能神经元的变性是造成痴呆的重要病理因素。目前国内常用的药物有:多奈哌齐(donepezil)、加兰他敏(galantamine)、利斯的明(rivastigmine)和石杉碱甲(huperzine A)。

2. 谷氨酸受体拮抗剂　盐酸美金刚(memantine)是目前美国 FDA 批准唯一用于治疗中重度 AD 的药物。美金刚为一种中度亲和性、非竞争性的 N-甲基-D 天门冬氨酸(NMDA)受体拮抗剂,具有抗谷氨酸诱导的神经兴奋毒性作用。随机、双盲、安慰剂对照研究显示,美金刚可以明显改善中重度 AD 的认知功能、日常生活能力和临床总体印象,还可减少护理时间,且有良好的安全性。

3. 抗氧化剂　维生素 E 具有抗氧化特性,可阻止质膜不饱和脂肪酸过氧化。但有研究认为,维生素 E 不能降低 AD 的发病率。司来吉兰(selegiline)是一种选择性 B 型单胺氧化酶抑制剂,具有神经保护作用,长期服用可降低自由基和其他神经毒素的浓度。

4. 脑血管扩张剂　代表药物有烟酰醇和烟酸肌醇、环扁桃酯、肉桂苯哌嗪和罂粟碱,硫酸丁酚胺、苯氧丙酚胺和苄苯酚胺、二氢麦角碱(喜得镇,dihydroergotoxine)和妥拉苏林。迄今尚未完全证明现有作用于脑血管的药物对 AD 和 VD 有可靠的疗效。

5. 钙离子拮抗剂　研究证实,Ca^{2+}拮抗剂可改善学习和记忆功能,缓解认知功能的下降过程。主要药物有尼莫地平(nimodipine)、氟桂利嗪(flunarizine)。

6. 脑代谢赋活药物　代表药物有吡拉西坦(脑复康,piracetam)和阿尼西坦(亦称茴拉西坦、三乐喜,aniracetam)。

7. 抗缺氧类药　代表药物都可喜(Duxil),是一种由阿米三嗪和阿吗碱组成的复方制剂。

8. 银杏叶提取物　银杏叶提取物(金纳多),主要成分是黄酮糖苷类(24%)和萜烯内酯类(6%),具有广泛的生理活性。其中黄酮类成分具有协同抗氧化,清除自由基,增强中枢胆碱能功能,增加脑血流量及改善脑代谢等作用。实验证明,银杏叶提取物对动物海马神经元凋亡具有明显的保护作用。目前认为,细胞凋亡是 AD 神经元死亡的主要形式。但也有研究认为,银杏叶提取物对痴呆和年龄相关记忆障碍均无治疗作用。

（二）痴呆精神与行为症状(BPSD)的药物治疗

BPSD 的治疗应遵循个体化原则:①治疗一定要针对"靶症状",切忌无的放矢或盲目用药;②以最小有效量进行治疗;③根据病情变化动态调整药物剂量,如症状加重适当加药、症状减轻或消失则适当减药或酌情停药;④起始剂量宜小、剂量调整的幅度宜小、剂量调整间隔的时间宜长;⑤始终警惕药物的不良反应以及药物之间的相互作用。

对轻度痴呆患者的精神行为症状首选促智药物治疗和非药物干预。促智药物治疗不仅能够改善痴呆患者认知功能而且对精神行为症状也有改善作用。针对幻觉、淡漠、抑郁等症状,多奈哌齐等胆碱酯酶抑制剂有一定疗效;针对激越、冲动行为等症状,美金刚等谷氨酸受体拮抗剂有一定改善作用。非药物干预通常由照料者进行,强调社会心理和(或)环境因素。具体干预手段的选择应该根据痴呆的特征、照料者情况、治疗的可及性以及干预后产生的反应来调整。

虽然 2005 年 4 月美国食品及药物管理局(FDA)等监管部门发布安全性警告,提示抗精神病药物增加老年痴呆患者死亡率和卒中的危险。但是当非药物干预与促智药物治疗无效,痴呆患者威胁到自身或他人安全时(如自伤、自杀行为,攻击行为等),或者严重症状(幻觉、妄想、易激惹、情感障碍、活动异常、睡眠障碍等)的应急治疗时,可考虑应用抗精神病药物治疗。

1. 抗精神病药物　推荐使用非典型抗精神病药物治疗,用药期间应按照对靶症状有效、缓慢滴定、最低有效剂量的治疗原则。一般以成人推荐起始剂量的 1/3~1/2 起始,在加强观察、谨慎评估下缓慢加量,目标剂量不宜过高,在症状控制后应及时减量维持或停药。若抗精神病药治疗在改善 BPSD 症状方面产生了足够疗效,即尝试在用药 3 个月内开始减量并停药,除非患者既往在减量过程中出现过症状的反复。

2. 抗抑郁药物　用药原则与非痴呆老年患者类似。推荐选择性 5-羟色胺再摄取抑制剂治疗,较三环、四环类等抗抑郁药物不良反应少,且对改善情绪及强迫症状也有效,用药方便,每天只需服药 1 次,较适合老年患者治疗。治疗量宜从小剂量开始用药,逐渐加量,不良反应主要有胃肠道症状、激越、失眠、静坐不能、震颤等。有文献提及,对于对各种药物无反应的抑郁及严重威胁患者安全的激越症状,也可尝试改良电抽搐(MECT)治疗,但对 80 岁以上老年患者应持慎重态度。

3. 抗焦虑药物　针对患者焦虑、激惹和睡眠障碍,可短期合并苯二氮䓬类治疗。尽可能选择镇静不良反应较轻、中枢性肌松作用较弱、半衰期较短的药物,而且剂量尽可能小,使用时间亦尽可能短。原则是按需给药、短期使用。因劳拉西泮、奥沙西泮不通过细胞色素 P450 酶代谢、无活性代谢产物、较少在体内积蓄等药理学优势。长效药物氯硝西泮易积蓄、易致跌倒导致骨折,应谨慎使用。另外,治疗睡眠障碍选择苯二氮䓬类药也应当短期使用。与苯二氮䓬类药比较,新型抗焦虑药丁螺环酮、坦度螺酮较少不良反应、无成瘾性,对焦虑、抑郁、攻击行为有改善作用。

4. 心境稳定剂　对于有明显的攻击或激越现象的患者,有研究认为加用心境稳定剂可减轻或减少攻击行为;但要注意药物的安全性问题,如肝功能损害、白细胞特别是粒细胞减少或缺乏,过量可能引起共济失调,个别患者可发生皮疹甚至是剥脱性皮炎(卡马西平)。常用的药物有丙戊酸盐、卡马西平、拉莫三嗪等。应根据血药浓度和疗效调整剂量,使用时碳酸锂尤需注意监测血锂浓度,以防过量或中毒。

目前 BPSD 患病率较高,发病机制尚未完全明了,现阶段尚缺乏绝对安全有效的治疗手段,故仔细选择合适的治疗。痴呆患者普遍年老体弱、机体代谢率低、对药物的不良反应敏感,加强全面评估,实施个体化干预原则。在促智药治疗的基础上,首选非药物干预手段。对于非药物干预效果不佳,必须进行抗精神病药物治疗时,应综合考虑药物疗效和安全性,采用多途径、多方式、多靶点的综合治疗途径,可以把安全性风险降至最低。

▶ **典型病例:**

林某某,女,高中毕业,75 岁。因"记忆力下降 15 年,不认识东西 4 年,凭空视物、闻声、行为紊乱半年"入院。

现病史:近 5 年以来家人发现患者记忆力下降明显,经常忘事,常常刚刚做过的事情就想不起来了,比如把东西刚放下转身就忘了,忘记煤气灶上烧的水、做的饭,以至于几次出现干锅的现象。因小事跟家人发脾气,家人觉得患者脾气变得大。近三四年以来患者出门常常找不到家或走错地方,曾有几次走丢被人送回来。有时把家人名字叫错,常常张冠李戴。对于一些日常物品知道这个东西做什么,但叫不出名字或说错名字。无法料理家务事,经常把菜一起放入锅里煮。近一两年以来出现说话语无伦次,家人无法理解。称晚上看见床边有人,有时闭眼时看到好多森林。期间曾行头颅 CT 检查,显示"脑萎缩",考虑"老年痴呆",但未给予治疗。近半年加重,看见家里人有小女孩要出门要儿子赶紧去开门,门外有好多人等着排队进家吃饭。听见有人告诉到什么地方集合去学佛。情绪不稳定,易发脾气。行为紊乱,把家里的花盆里倒掉说"要接人"。冲电视说话、下跪,要电视里的人出来;有时凭空对话,用手指指点点;有时晚上总是说要回家睡觉,认为现在住的地方不是自己的家,有时认为自己在单位工作。自理能力减退,上卫生间不冲水。

既往史:患高血压多年,平常每天早晨服用氨氯地平 1 片、美托洛尔 1 片,血压控制基本正常。

家族史:阳性,哥哥有痴呆,已去世。

查体检查:一般情况可,发育正常,营养良好,皮肤巩膜无黄染。浅表淋巴结未及肿大。双侧甲状腺未见肿大,未触及结节;双侧呼吸音清;未闻及血管杂音,心律齐;腹软,无压痛反跳痛。五官端正,双侧瞳孔等大,对光反射较迟钝,粗测视力下降。四肢肌力 V 级,双侧腱反射对称(++),肌张力不高,未引出病理反射。

辅助检查:头颅 MRI 示"双侧颞叶萎缩,侧室颞脚扩大,双侧海马萎缩"。MMSE = 12 分,MoCA = 18 分。

精神检查:意识清晰,接触较差,定向力不完整,知道自己名字,不知道年龄、出生年月,不知道时间、地点及人物,认为现在在商城呢。对答不切题,不停自语。医生出示笔让其辨认,患者只回答说是"写字的"。表情显烦躁,情绪不稳定,有冲动行为,拒绝进食,劝说不能听从,无自知力,认知检查不能配合。

诊断:阿尔茨海默病,痴呆伴发精神和行为障碍。

双向转诊:老年痴呆目前不属于国家重大或基本公共卫生服务项目,目前社区管理的主要工作是识别和转介。社区全科医生可根据典型临床表现进行鉴别,一旦确诊,建议转到心身医学科或精神科专科医生处就诊。

(毛佩贤)

第五节　癫痫所致精神障碍

癫痫是一组脑的疾病,表现为脑的发作性功能障碍,并可观察到脑的发作性放电。癫痫的发作形式很多,其中常见的有大发作、小发作、局限性发作、感觉性发作及内脏性发作等。根据病因的不同,可分为原发性癫痫与症状性癫痫两大类。由于累及部位和病理生理改变不同,导致的精神症状各异,分为发作和持续性精神障碍两类。前者为一定时间内的感觉、知觉、记忆、思维等障碍,心境恶劣,精神运动性发作或短暂精神分裂样发作,发作具有突然性、短暂性及反复发作的特点;后者为分裂样障碍、人格障碍或智能缺陷等。

癫痫的发病率占人群 4% 以上。原发性癫痫的病因至今不明。家系研究显示,与患者的血缘愈近,则癫痫的患病率愈高。过食、多饮及钠摄入过多,妊娠、失眠,高烧或长时间看电视,能使癫痫患者发作次数增多,频繁的癫痫发作能使癫痫性精神障碍恶化。癫痫伴发精神障碍的病例占癫痫患者总数的 12% 左右。

癫痫所致精神障碍有许多不同的分类。根据意识是否清晰,分为意识障碍时出现的精神障碍(如精神运动性发作、自动症、朦胧状态、漫游症等);意识清晰时出现的精神障碍(如情绪改变、性格改变和妄想状态等)。CCMD-3 将癫痫所致精神障碍分为发作性和持续性两种。

一、发作性精神障碍

这类精神障碍可伴有大发作或其他类型的发作,也可能只有精神障碍性发作,即突然出现精神障碍,为一次癫痫发作。

(一) 精神运动性发作

精神运动性发作是癫痫发作的特殊类型,发作时可出现严重的意识障碍或处于"半清醒"状态或意识清晰。一般呈突然发作,终止亦快。每次发作时间一般为数分钟或数小时,少数患者可延续数日。事后不能完全回忆。

1. 感知觉障碍　多为原始性幻觉(如火光、闪电、难闻的怪味等)、错觉或感知觉综合障碍。最常见的是视物变形。患者述他看见的东西大小有变化,感到东西与自己的距离变远或变近。所有的东西看起来好像很远、很近或很大。可出现听觉改变,患者感到说话声音好像是叫嚷声。

2. 思维障碍　最常见的是强制性思维和思维中断。患者感到一个字或一句话强占自己的思想及一切意识的内容,自已的整个思想都是这个字或这句活,这句话的内容可能是淫秽的、毫无意义的几个字、一句口号或一段音乐旋律。患者感到自已不能把各种想法组织起来形成完整思维,在表达自己的思维时也常常是东一句西一句不得要领。

3. 情绪障碍　多见突然出现暴怒、焦虑或抑郁。经常伴有行为异常,攻击、自伤行为,少动、忧愁或莫名其妙的哭泣。

4. 自主神经功能障碍　常有腹痛、恶心、呕吐、心悸、呼吸急促、出汗、流涎、面色苍白或潮红等。

(二) 自动症

与边缘系统、颞叶的功能障碍有关,临床上非常多见,可能从意识模糊开始,也可能突然发生。表现为重复的、简单的动作,如伸舌、咀嚼、吞咽、扮鬼脸、反复解开或扣上纽扣,反复抠摸衣边,来回走动等。在发作期间表情呆滞,对问话不答,发作的时间可长可短,短者数秒钟、数分钟,长者可达数日至数月不等。

自动症也可表现为动作比较协调,发作时间也较长,可数日至数周,甚至数月。患者可以无目的地漫游,能与人简单交谈,有的患者使用道听途说的名字,从表面看起来无精神异常,但反应慢,思维进程缓慢,也较简单。表情稍呆滞,行为常无目的性,如偷自己不能用的东西(有的女患者偷男皮鞋),偷了东西即送人或买了东西又扔掉等。这种自动症又叫癫痫性神游症。在神游症发作期间可有癫痫大发作,发作后可突然清醒。有时无大发作也可以清醒,患者对病中的情况毫无回忆。

(三) 癫痫性意识障碍

临床表现比较复杂,呈突然发作,意识朦胧或谵妄,定向力丧失,对周围事物感知不清,可伴有生动的幻视、幻听、片段的妄想、恐惧、紧张、愤怒,行为紊乱,可有伤人、毁物、冲动攻击行为,有的可出现类似精神分裂症的木僵。

(四) 病理性心境恶劣

在意识清晰时发作,持续数小时或数天,表现为无原因的紧张不安、恐惧、苦闷,对周围事物感到不满、挑剔、敌意、急躁等,有的可出现攻击行为。

(五) 癫痫性急性分裂样精神病

以紧张不安、不合作、精神运动性兴奋和幻觉妄想多见,也可表现为情感淡漠、缄默不语、动作迟缓等。精神症状可持续数天或数周。大部分患者事后能回忆病中的体验,少部分可有遗忘。常见于癫痫大发作的患者,可在抗癫痫药物治疗期间突然出现此种精神障碍,多出现在大发作间歇期间。

二、持续性精神障碍

(一) 癫痫性慢性精神病

精神症状始于癫痫发病后数月至几十年不等,平均 14 年。国内资料,大多数(51%)于癫痫发病后 4 年内出现。以酷似精神分裂症的幻觉、妄想为主要表现。妄想多呈系统性,以偏执、关系妄想多见。思维刻板、言语唠叨、赘述,认知功能障碍,也可出现精神运动性兴奋。

(二) 癫痫性人格改变

癫痫患者的人格障碍相当普遍,是多种因素综合的结果。人格障碍的发生常与长期频繁的癫痫发作有关,这类人格障碍表现为凶狠,易记仇,有报复行为。一旦受激惹或者自认为受辱则残忍地做出报复行为,在情绪激动时可因小事而与人争吵,任何道理都听不进去而与人拼命。固执、自私、易激惹、自我为中心、纠缠不休,思维和情绪以黏滞和不稳定最突出。有的可出现多种人格障碍及反社会行为。以颞叶型癫痫的患者多见。

(三) 癫痫性痴呆

多见于继发性癫痫、颞叶癫痫及伴有弥漫性脑损害。以频发性大发作者的智能损害最为严重。记忆力、判断、分析能力下降,计算力差。有的患者有明显的病理性赘述,即谈话内容啰唆,不易以一个话题转向另一个话题,情感反应迟钝,表情有不同程度的呆滞。有的患者则易激惹,出现明显的人格改变。

(四) 癫痫性遗忘综合征

癫痫性遗忘一般是指患者对癫痫发作过程不能回忆。而癫痫性遗忘综合征则是指慢性癫痫患者由于脑功能严重损害引起的以记忆障碍为主的一组症状。

三、癫痫所致精神障碍的诊断

病史采集至关重要,弄清发作时的详细情况对诊断非常重要,病史应由经常与患者住在一起的家属提供。病史询问内容应当全面,包括发作的起始年龄、何时发作、发作地点、每次发作是否相似、每次发作持续的时间、发作前后的表现、发作时的表现,以及既往诊断和治疗情况、家族史等。

脑电图检查可为癫痫诊断提供充分的证据。各种发作有特殊的脑电图,常见的有棘-慢综合波,棘波及尖波、尖-慢波及高度节律失调等。体格检查是必不可少的。发作时的体格检查应注意瞳孔对光反应。癫痫发作时,瞳孔常散大,对光反应迟钝或消失,可出现病理反射。发作间歇期应做详细神经系统检查,根据病史及其他资料应进行内科、外科检查。

　　精神检查应注意患者的意识状况、幻觉、妄想、情感活动的特点、智力检查、人格状况的分析。经过检查，应对患者意识状况、人格及智力状况做出判断。以癫痫性精神障碍的临床特点对照分析做出初步诊断。如果患者有幻觉、思维障碍及情感障碍，应对其精神障碍的结构进行分析，是否符合精神分裂症样症状群，可考虑病史及其他检查所见做出初步诊断。

　　癫痫所致精神障碍的诊断一般困难不大。但要考虑与精神分裂症、情感障碍、其他脑器质性疾病所致精神障碍相鉴别。精神分裂症一般无癫痫发作史，病程长者则情感日趋淡漠，接触不良，而癫痫性精神分裂症样精神障碍则在精神失常前有长期癫痫发作史，情感较活跃、接触良好。其他脑器质性疾病所致的精神障碍，如脑血管疾病所致精神障碍、颅脑外伤所致精神障碍、脑肿瘤所致的精神障碍，虽然都可能导致癫痫样发作及痴呆，结合病史及各种检查可进行鉴别。

四、癫痫所致精神障碍的治疗

　　包括对癫痫的治疗和对精神障碍的治疗两方面。癫痫发作的对症治疗原则是控制各种癫痫发作，并对继发性癫痫进行病因治疗。一般性治疗，包括饮食控制（如节制食量、适当限制食盐摄入等）；健康生活（如早睡早起，适当参加家务劳动但不要过劳）；合理的工作选择与安排，工作环境应以安全为原则，避免高空、水边及有危险的操作，以免在发作时发生意外。

　　抗癫痫药的选择应在专业医生的指导下使用。要遵循抗癫痫药物治疗原则，即早期治疗，服药剂量应在最低的有效范围之中，应坚持服药，不要中断，在发作被基本控制后，要至少服药 4 年，后渐渐试行减药，如果发作变频，则不能减药或停药。常用的抗癫痫药丙戊酸钠、苯妥英钠、卡马西平、乙琥胺、苯巴比妥、氯硝西泮，以及较新的抗癫痫药，如拉莫三嗪、加巴喷丁、妥泰、氨己烯酸、非氨脂等。

　　在精神症状活跃时，除用抗癫痫药物以外，还可合并应用抗精神病药，对消除精神分裂症样症状有效。抗精神病药物有诱发癫痫发作的可能，在用药时争取达到两者都控制的剂量。目前对人格障碍及痴呆的治疗无特效方法，兴奋冲动时，可短期加用抗精神病药。对患者应予以鼓励，使患者能坚持服药，以争取最好疗效。对有人格障碍的患者应予以同情，不与其争执，以免被激惹，让他们做些力所能及的工作。对有痴呆症状的患者应安排力所能及的工作及恰当的生活，争取在家人照料下自理生活。

▶ **典型病例：**

　　陈某，女，26 岁，因"间断性抽搐发作 24 年，精神、行为异常 12 年，加重 10 余天"入院。

　　现病史：该患者 2 岁（1990 年）时先后两次在发烧时出现双眼上翻、四肢僵直、呼之不应，伴大小便失禁，持续 2~3 分钟后自然缓解。6 岁（1994 年）时在一次饮用可口可乐后，出现口吐白沫、双眼上翻、四肢抽搐、呼之不应，就诊于北大医院，诊断"癫痫"，给予丙戊酸钠治疗，此后每 1~2 年发作 1 次，表现基本同前。自小学 5 年级后成绩下降明显，几乎不与同学交往。2003 年（15 岁，读初三）时出现语乱，冲动，扰乱课堂秩序，称班里的男女同学乱搞关系。就诊于北医六院诊断"癫痫、癫痫性精神病"，给予丙戊酸钠缓释片、硫利达嗪治疗（剂量不详），好转。此后勉强就读至高中毕业，待业家中。2007 年 12 月无原因出现语乱、冲动毁物、情绪不稳、哭笑无常，称家人要害自己，别人都是狐狸精，于 2008 年初在安定医院住院诊治，诊断同前。给予丙戊酸钠缓释片（500~1000mg）、喹硫平（200~500mg）治疗，好转出院。出院后能自理、做简单家务，仍存在自笑、敏感猜疑。2015 年 6 月自行停药，近 10 天病情加重,语言紊乱,称听到声音在威胁自己,冲动打自己,进食、夜眠差。

既往史:患者出生过程中曾使用产钳,出生后存在窒息,没有哭声,有黄疸。

家族史:阴性。

体格检查和辅助检查:未见明显阳性异常。

精神检查:意识清晰,定向力完整,接触被动。对问话回答简单。可引出幻听,称听见声音说要害自己,有好几年了。表情呆愣,欠协调。无情绪高涨或低落的情感体验。认知功能检查未见明显损害。对治疗、护理欠合作,需反复劝说才能勉强换衣服、吃药等。偶有冲动行为,行为怪异,频繁去厕所。个人卫生差,无自知力。

诊断:癫痫,癫痫所致精神障碍

双向转诊:癫痫所致精神障碍属于国家重大公共卫生服务和基本公共卫生服务社区管理的疾病之一。急性期或病情加重应在精神专科医疗机构接受住院或门诊治疗。出院后或门诊就诊后,按照国家相关工作规范,根据病情状况和危险性评估等级进行分类管理,继续接受社区随访服务和(或)康复治疗。病情波动或出现突发状况,社区精神卫生防治人员应建议家属带患者到精神专科医院就诊,接受相关治疗。

(毛佩贤)

第六节 精神发育迟滞伴发精神障碍

精神发育迟滞(mental retardation,MR)是指一组起病于 18 岁以前精神发育不全或受阻的综合征。特征为智力低下和社会适应困难,起病于发育成熟以前。该组疾病可单独出现,也可与其他精神或躯体疾病并存。

目前,一般智力水平可通过标准化的智力测验,考虑到年龄增长与智力发展不同步,多使用离差智商,如韦氏智力测验(WISC-R)。智商在 100 ± 15 为正常范围,低于平均水平的两个标准差即智商(intelligence quotient,IQ)低于 70 为智力低下。但智能内涵复杂,任何现有的测验都不能得到全部智能,所有的测验方法都难免受习俗、环境、学习、经验和个人生长过程中种种因素的影响。因此,必须结合临床表现及适应环境能力来综合判断。

DSM-5 将精神发育迟滞划入神经发育障碍,改称为智力障碍(智力发育障碍)。智力障碍在一般人群中总体患病率约为 1%,严重智力障碍的患病率大约是每 1000 人中 6 个,并随着年龄而变化。WHO 报道,世界任何国家、任何民族的精神发育迟滞的患病率为 1%~3%。据 2010 年北京市精神障碍患病率调查显示,精神发育迟滞终身患病率为 6.8‰。

一、病因与发病机制

MR 的病因复杂,涉及范围广,包括生物学因素和心理社会等诸因素。大量研究表明,MR 患者中的遗传因素是很明显的。母孕期损伤(胎儿阶段),母亲在孕期受到感染(尤其病毒感染)、腹部放射线照射、药物或毒物损害,以及营养不良或患严重躯体疾病等。另外,高龄孕产、孕期营养不良、胎盘功能低下、不良情绪因素也易发生 MR。围生期损伤,包括早产、难产、分娩过程的脑损伤、新生儿窒息引起脑缺氧等。出生后有害因素,如婴幼儿期各种中枢神经系统感染、严重颅脑外伤、各种原因引起的脑缺氧、婴幼儿期营养不良和内分泌代谢障碍(甲状腺功能低下、促性腺激素功能低下、先天性代谢障碍等)。

二、临 床 表 现

（一）智能发育障碍

智能是精神活动的综合表现，一般认为智能应包括 3 个方面：解决问题的能力；语言表达能力和社会竞争能力。对临床医护人员而言，在评估时，智能可以更简单地归纳为学习知识和运用知识的能力。一般根据智力水平及适应能力、缺陷程度、训练后达到的水平分为：轻度、中度、重度、极重度四级（表 2-7）。智商在 70~86 为边缘智力，属于精神发育迟滞与正常智力之间的过渡状态，严格地讲不应被归入精神发育迟滞。

表 2-7　智能不足的分级与相对智商

级别	智能不足的分级	智商
一级	轻度	50~70 分
二级	中度	35~49 分
三级	重度	20~34 分
四级	极重度	低于 20 分

1. 轻度精神发育迟滞　智商 50~70 较为常见，占精神发育迟滞总数的 85%，有轻度社会适应缺陷。在学龄前期除谈话、走路的发育稍晚外，不易发现其他异常，日常生活用语及实际生活能力问题不大，关键是学习能力差，运算困难，难以达到小学毕业程度。一般入学后才被发现，特别是对抽象概念理解困难。部分患儿有多动症表现，容易逃学、学坏。通过特殊教育可获得实践技术和实用的阅读和计算能力，在不需要学术知识的社会背景下，适应良好。参加工作后，工作尚能胜任，不善于投机取巧，反而比别人扎实；但主动性、积极性较差，遇到不良刺激易产生应激反应或心理障碍。

2. 中度精神发育迟滞　智商为 35~49，为精神发育迟滞的 10% 左右。患儿在学龄前期可学会一般的谈话，言语理解及使用能力发育明显迟缓，最终达到的水平也很有限，不能完整表达意思，不易与同龄儿童建立友谊关系。接受和理解能力较同学差；学习能力低下，词汇贫乏，理解力极差，略识数，但只能完成 10 以下的简单计算。经适当的训练可以学会自理生活和从事简单的劳动。但稍微碰困难则需人指导和照顾；躯体异常，如个子较小、面容较特殊，并常可查出特殊病因。

3. 重度精神发育迟滞　智商为 20~34，占精神发育迟滞总数的 3%~4%。从小就发现有躯体及神经系统的异常，运动功能发育很差，只能学会一些简单的语言，不能自理生活，无社会行为能力。只能在监护下生活，不会生产劳动；常伴有其他先天性疾病、癫痫发作，容易感染疾病，容易夭折。

4. 极重度精神发育迟滞　智商<20，仅占精神发育迟滞总数的 1%~2%。出生时就有明显的躯体畸形及神经系统异常，不能学会走路和说话，感觉迟钝。大多数无法活动或活动严重受限，大小便失禁，无言语能力，不认亲人，仅有原始情绪反应，哭闹、尖叫、冲动。全部生活需人照料。无防卫能力，常因原发病或继发感染夭折。

（二）情感障碍

常见忧郁、易激惹、情绪不稳、无快乐感、焦虑、恐惧、激越。以焦虑为例，主要有两方面表现：精神表现包括忧虑、紧张等；躯体表现主要是自主神经系统表现（如心跳加快、呼吸短促、苍白、出汗、尿频等)和躯体运动表现(如搓手顿足、坐立不安等)。

(三) 行为障碍

常见幼稚、孤独、退缩、动作减少、刻板动作、自伤、攻击、破坏行为、工作学习表现差等。刻板动作,可见于 2/3 的患儿,常表现有身体晃动或转动;头部转动或撞头;肢体或身体保持某种姿势、吸吮手指等。自伤行为,常见的有咬、撞、拧、挖、抓、拉头发、异食等。品行障碍,常见的有违纪行为、犯罪行为、暴力行为等。

(四) 躯体症状

常见食欲缺乏或贪食、便秘、失眠或嗜睡、体重下降等。

三、诊断与鉴别诊断

确定精神发育迟滞的存在,评定其严重程度。可以参考 CCMD-3 精神发育迟滞的诊断标准。①智力明显低于同龄人的平均水平:一般说智商低于 70 以下;②社会适应能力不足:,表现在个人生活能力和履行社会职能有明显缺陷;③起病于 18 岁以前。在确诊精神发育迟滞的同时,应积极寻找病因,尽可能做出病因学诊断。对同时存在的其他躯体疾病和精神疾病,也应单独列出诊断,如苯丙酮尿症、儿童孤独症、精神分裂症等,从而使病儿得到更全面、更合理的治疗。

(一) 痴呆

在 18 岁以后,任何原因导致的智力低下,皆不能称之为精神发育迟滞,而归属于痴呆。

(二) 分离性障碍

发作时可有痴呆样表现,如有的表现不语,无能,呆滞,不能听懂别人讲话等;有的虽讲话,却又显得什么也不懂;但这类患者未发作时,基本正常,各方面活动皆如常人。发作时间短,平时聪明,而且查不出相应体征,无痴呆史,发育正常。

(三) 孤独性障碍

有不同程度的人际交往障碍,行为方式刻板,可对某物有特殊爱好(如绒毛娃娃),兴趣狭窄,可自娱自乐,3/4 伴明显精神发育迟滞。对这类患者,可将两个诊断并列。

(四) 特殊发育障碍

特殊发育障碍儿童也常有学习困难,易误认为是智力问题。但仔细检查多数能力正常,学习成绩不平均,有些课目有困难,如阅读、计算或诵读困难,而其他成绩较好,社会适应能力缺损不明显。

(五) 注意缺陷多动障碍

由于注意力不集中和多动影响学习和社会适应,但病史中发育迟缓不明显,智力检查一般正常,经教育训练或服用提高注意力的药物,症状明显好转,学习成绩显著提高。

(六) 儿童精神分裂症

一般病前无躯体及智力发育障碍。病后虽然有学习成绩下降、反应迟钝、淡漠、环境适应不良,但主要特征是思维、情感与行为的不协调,并不是真正的智力低下。

四、预防与治疗

预防是降低精神发育迟滞儿童发病率的关键措施,也是避免损伤或减轻损伤程度的重要方法。联合国儿童基金会提出了三级预防的概念。初级预防是针对 MR 的病因进行预防;二级预防是早期发现可能引起精神发育迟滞的疾病,做到早期发现、早期诊断、早期干预和及时治疗,以预防和减少损伤;三级预防采取综合措施,以预防损伤进一步发展。

精神发育迟滞大部分不能进行病因治疗,只有一小部分明确病因,如遗传代谢病、感染、营养不良、感官功能障碍等,在教育干预的同时及时进行病因治疗,以免病情发展。教育干预是精神发育迟滞儿童的主要治疗方法。教育干预计划制订的重要依据是对精神发育迟滞儿童的严重程度分级的评估,按照小儿正常的发育程序,根据评估的智力水平制订有针对性、有计划、有目标、循序渐进的教育训练计划。由社会心理文化因素引起的 MR 应通过及时改变生活环境,加强教育训练,可以改善智力水平。

▶ **典型病例：**

王某,男,20 岁,主因"自幼发育较晚,学习成绩差、行为幼稚,近 5 个月凭空闻声"入院。

临床表现:患者自幼发育缓慢,走路、说话较同龄人晚。上小学时学习成绩差,语文勉强及格,数学经常不及格;不能与周围同学保持良好关系,常被同学欺负。上初中时各门功课均很差,勉勉强强"完成"学业,不能与同学和周围人正常交往。经常在家无故拆东西,言行幼稚,有时尿裤子。有时情绪不稳,无故发脾气,但父母哄一会儿就能好转。近 5 个月凭空听到楼上有人说话,楼上的邻居挤对自己,有时突然说听到楼上的人骂自己"傻子"。

既往史:体健。

个人史:患儿为第一胎,母怀孕年龄 41 岁,孕期曾"感冒、发烧",具体不详。足月剖宫产,出生体重 3600g。

家族史:父母非血缘婚。否认两系三代有癫痫、精神发育迟滞、痴呆及精神失常者。

体格检查:发育可,营养状况良好,头部及四肢无畸形。感觉未见异常,四肢活动自如,肌力 V 级,肌张力适中,未引出病理征。

辅助检查:测韦氏成人智力测查,IQ 为 66 分。

精神检查:意识清晰,定向力完整,接触合作,对答基本切题。可引出评论性幻听,称听到楼上邻居辱骂自己;认为邻居都针对自己(关系妄想)。情绪尚平稳,情感反应欠协调。注意力尚能集中,一般常识能力、综合概括能力、理解力降低。无自知力。

入院诊断:精神发育迟滞。

双向转诊:精神发育迟滞目前不在社区管理的范围,然而精神发育迟滞伴发精神障碍却属于国家重大公共卫生服务和基本公共卫生服务社区管理的疾病之一。急性期或病情加重应在精神专科医疗机构接受住院或门诊治疗。出院后或门诊就诊后,按照国家相关工作规范,根据病情状况和危险性评估等级进行分类管理,继续接受社区随访服务和(或)康复治疗。病情波动或出现突发状况,社区精神卫生防治人员应建议家属带患者到精神专科医院就诊,接受相关治疗。

(毛佩贤)

第七节 酒精及物质使用障碍

酒精或精神活性物质滥用及依赖问题历史悠久,特别是毒品问题已成为当今世界性公害,精神活性物质的滥用及依赖在逐年扩大,吸毒人数的不断增长。严重威胁到人类的躯体及精神健康,影响社会的安宁,已经成为当今世界严重的社会问题之一。

导致此类障碍常见的物质或药物包括:酒精,咖啡因,大麻,致幻剂[包括分属于不同类别的苯环利定（或类似活性芳基环己胺）和其他致幻剂]，吸入剂，阿片类物质，镇静剂，催眠药和抗焦虑药，兴奋剂（苯丙胺类物质、可卡因和其他兴奋剂），烟草和其他（或未知）物质等11 种类别。临床可表现为中毒、戒断和物质或药物所致的精神障碍（精神病性障碍、双相及相关障碍、抑郁障碍、焦虑障碍、强迫及相关障碍、睡眠障碍、性功能失调、谵妄和神经认知障碍）。2010 年北京市精神障碍患病率调查显示，酒精依赖性和滥用性障碍的终身患病率为19.4‰，与镇静催眠抗焦虑剂有关的障碍为 1.2‰，与兴奋剂有关的障碍为 0.3‰。本节重点介绍酒精所致精神障碍。

一、酒精所致精神障碍

酒文化历史悠久，饮酒模式一般分为社交性饮酒和问题饮酒。社交性饮酒，即所谓的正常饮酒，目的为烘托餐桌的气氛，偶尔饮酒，饮酒者可以根据自己的现实情况实时控制是否饮酒以及饮酒量。问题饮酒，即俗称酗酒，包含酒精滥用以及酒精依赖，特指经常大量饮酒并出现醉酒。

酒依赖是一种带有强迫性的饮酒行为，个体对酒有强烈的渴求心理，对自己的饮酒行为失去控制，饮酒成为生活中优于其他事情的选择。甚至是出现违法行为，但是饮酒者依然不能控制自己的饮酒量以及饮酒时机。长期的酗酒可以引起各种的躯体并发症，对全身各器官系统都有不同程度的损害，如酒精性肝病（肝炎、肝硬化、肝癌）、消化系统疾病、心血管的并发症、神经系统损害、营养不良，孕妇酗酒还可导致胎儿出现先天畸形等。

造成酒精滥用以及酒精依赖的病因很多，既有生物、遗传因素又有心理社会因素。研究显示，酗酒具有遗传性，双胞胎研究和领养研究均揭示酗酒有明确的危险基因，而且三分之一酗酒者的父母至少有一方酗酒，有家族史的患者较无家族史者有更严重的酗酒过程。还有研究证明如果父母中一方酗酒，子女酗酒的概率为 25%。如果双亲均酗酒，子女酗酒的风险加倍为 50%。心理社会因素对酒滥用以及酒依赖的形成有诱导、促发作用。不良刺激对酒依赖的发生、发展起着重要的作用，经历一场急性创伤性生活事件或持续的心理创伤后为解除焦虑与抑郁的心理状态而形成酒滥用。具有成瘾素质的个体，在不断增加饮酒量的情况下，可演变成对酒的依赖，即使摆脱应激的影响，也难改变饮酒模式。

（一）急性酒精中毒

急性酒精中毒俗称醉酒，是饮入过量的酒精或酒精饮料后所引起的。临床表现可分为：①兴奋期，出现头晕、乏力、自控力丧失，自感欣快、言语增多，有时粗鲁无礼，易感情用事，颜面潮红或苍白，呼出气带酒味；②共济失调期，患者的动作不协调，步态蹒跚、动作笨拙、语无伦次，眼球震颤、复视；③昏迷期，患者沉睡，颜面苍白、体温降低、皮肤湿冷、口唇发绀。严重者可出现昏迷、潮式呼吸、心跳加快、二便失禁，导致呼吸衰竭死亡。由于酒精可导致肝糖原明显下降，引起低血糖、可加重昏迷。也有因咽部反射减弱，饱餐后呕吐，导致吸入性肺炎或窒息而死亡。

根据醉酒的原因分为普通醉酒、病理性醉酒及复杂性醉酒。普通醉酒又称单纯醉酒或一般性醉酒，就是饮酒后出现的急性酒中毒状态。醉酒的程度以及表现与血液中的酒精浓度有着密切关系，随着浓度的升高，醉酒症状逐渐加重。病理性醉酒，特征是小量饮酒引起严重醉酒。往往在少量饮酒后突然出现意识障碍，部分醉酒者可出现极度兴奋、错觉、幻觉和被害妄想、攻击性行为、紧张恐惧、痉挛发作。一般发作持续数小时或 24 小时，常以深睡结束发作，醒后对发作经过不能回忆。复杂醉酒，患者一般均有脑器质性损害病史，或者患有影响酒精代谢的躯体疾病,如颅脑损伤、脑炎、癫痫、肝病等,对酒精的耐受性大大下降,其复杂性在于除一般的醉态外,意识障碍明显,表现为兴奋躁动、暴力行为、甚至杀人毁物,持续时间往往仅有数小时,事后对发作经过完全丧失记忆或仅有零星记忆。并不是每个醉酒者的发展过程都是如此界限分明的一步一步进行的,症状的强度如何,还取决于个体对酒精的耐受性。

(二)慢性酒精中毒

包括酒依赖、酒精戒断综合征、酒精性幻觉症和神经认知障碍(如威尼克脑病、柯萨可夫综合征)等。

1. 酒依赖　包括精神依赖性和躯体依赖性。精神依赖性是酒产生依赖的基础,俗称心瘾,指个体对酒存在的心理渴求,酒依赖者的精神依赖性较强烈,饮酒者往往不顾后果,也就是说饮酒者一旦对酒产生依赖,就会把饮酒看作是生活中最重要的事情。

躯体依赖性是诊断酒依赖的充分条件。长期饮酒一段时间后,需要不断增加剂量,才能达到预期的效果,换句话说就是饮用原来的量已经达不到预期的效果。耐受性的形成有快有慢,和个体的素质及饮酒的方式有关。当停止饮酒或骤然减量后,机体所出现的一系列不适的症状,戒断症状的出现标志着躯体依赖性的形成。

酒依赖的临床表现较为复杂,饮酒者对饮酒行为失去控制是酒依赖的突出的临床症状。表现为视饮酒为生活中最重要或非常重要的事,在心中占据中心地位,念念不忘;饮酒量逐渐增加;饮酒速度增快,尤其是在开始的几杯酒;有藏酒行为;空腹饮酒,极少吃主食或只吃少量的菜;无计划饮酒,在不恰当的时候喝酒;晨起饮酒,多数酒依赖患者在清晨起床前后;曾经多次戒酒,多次复饮;因为饮酒与家人争吵,影响家庭和睦或因饮酒影响工作。

2. 酒精戒断综合征　酒精戒断综合征是指酒依赖者突然停止饮酒或骤然减少饮酒量时,出现肢体颤抖、焦虑、易激惹、恶心、呕吐、兴奋、失眠、感知异常、抽搐,甚至是震颤谵妄。症状严重程度不等,一般而言,年龄越大,饮酒时间越长,每日饮酒次数越多,既往发作的戒酒症状次数越多,症状越重。而且随躯体状况的下降,戒酒症状则加重。轻度戒断症状于停止饮酒6小时即可出现,如不加以干预,部分患者的戒断症状随时间延长而逐渐加重,出现震颤谵妄。

震颤谵妄是一种急性脑功能障碍戒断综合征,多于末次饮酒72小时之后出现,少数患者可在末次饮酒48后发生。临床表现为骨骼肌的粗大震颤,尤其多见于手指、舌肌及面部,重者伴有蹒跚步态。患者的定向力不完整,记忆力明显受损,尤其是近记忆力。同时患者可出现各种生动的幻觉,如看到各种的小动物等。患者情绪紧张、焦虑、恐惧,部分患者可出现冲动行为。部分患者可出现癫痫样抽搐发作。神经系统检查可见共济失调以及反射亢进。症状可持续3~6天,少部分患者症状可持续存在两个月以上,事后不能回忆。若合并有严重并发症(如肺部感染等)的死亡率则明显增高。

3. 酒精所致神经认知障碍　在DSM-5的分类中,酒精所致的持续性神经认知障碍分为两类:非遗忘-虚构型及遗忘-虚构型。这两种类型在临床表现及病因机制上完全不同。DSM-5中的非遗忘-虚构型神经认知障碍在以往的绝大多数文献中称为酒精相关性痴呆,简称为酒精性痴呆。这一类型继发于乙醇对中枢神经系统的直接神经毒性,其临床表现具有神经认知障碍的临床特征。另一方面,DSM-5中所列的遗忘-虚构型神经认知障碍则不属于痴呆,它属于遗忘障碍,以往又被称为柯萨科夫综合征。此综合征并非由酒精直接所致,其发生实际上是与维生素 B_1 缺乏有关。

酒精所致神经认知障碍起病隐袭、缓慢,一般发生在长期大量酗酒 10 年甚至数十年以后。多数患者的症状逐步进展,初期往往表现为近记忆障碍,然后扩展到远期记忆障碍,同时出现执行功能缺陷(尤其是评估复杂情况和判断能力)。除了认知缺陷,患者往往出现人格改变,如细腻情感的缺乏以及行为问题,如行为幼稚、缺乏礼貌或不注意礼节、自制力降低、冲动、判断理解力差等。

4. 酒精性幻觉症　多见于一次大量饮酒,并出现断酒现象。往往在中断饮酒 24～72 小时,少部分长期大量饮酒的人可能在饮酒时也可出现。临床表现多以幻听为主,幻听内容多为辱骂或破坏性内容,患者常在症状的支配下出现过激行为,有时可以出现继发性的妄想。患者定向力完整,有一定的自知力,知晓自己的幻听是病态,是饮酒造成的。病程一般为数周,也有的历经数月或数年而经久不愈。如临床病史不明,易误诊为精神分裂症。

(三) 评估与诊断

评估酒精的使用情况,来明确是否存在饮酒问题。目前没有对安全饮酒量有统一、明确的规定,有人认为健康成年男性每日饮用酒精不超过 30g,女性则不能超过 20g。评估与酒精相关的问题:如是否经常出现饮酒失控现象,是否需要增加饮酒量以达到饮酒的"感觉",是否有很强的喝酒的愿望,是否有过为了喝酒而改变原来的计划,是否有清晨喝酒现象,为了减轻不舒服(如震颤)等来判断患者饮酒的严重程度。

在 DSM-5 诊断分类系统中,在精神障碍疾病单元内含盖有物质或药物所致相关障碍的诊断标准,并有单独描述物质相关及成瘾障碍的章节。CCMD-3 的诊断标准如下。

1. 症状标准　①有精神活性物质进入体内的证据,并有理由推断精神障碍系该物质所致;②出现躯体或心理症状,如中毒、依赖综合征、戒断综合征、精神病性症状及情感障碍、残留性或迟发性精神障碍等。

2. 社会功能受损。

3. 病程标准　除残留性或迟发性精神障碍之外,精神障碍发生在精神活性物质直接效应所能达到的合理期限之内。

4. 排除标准　排除精神活性物质诱发的其他精神障碍。诊断酒精所致精神障碍,除符合上述标准外,有理由推断精神障碍系酒精所致。

(四) 治疗与康复

酒精依赖的成因涉及生理、心理、社会多个方面,所以治疗应该多层次、多方位,同时应该根据患者的不同情况进行相应的处理。治疗过程应包括针对急性戒断症状的脱毒治疗以及康复治疗。

常规脱毒(酒)治疗可使用苯二氮䓬类药物,该类药物与酒精具有交叉耐受性。原则上使用半衰期较长的药物,临床上常根据患者的饮酒量、饮酒总时间、戒酒症状的严重程度、肝脏功能以及躯体状况、患者的年龄情况确定初始剂量。一般的换算公式为(以地西泮为例): 50%～60%(v/v)的白酒 500ml/d＝地西泮 50～60mg。

因酒精依赖患者对于苯二氮䓬类药物较正常人群更易形成依赖,因此不能长期服用,可采用逐日递减法。除苯二氮䓬类药物外,也有人使用其他药物进行脱酒治疗,如普萘洛尔、吩噻嗪、卡马西平以及钙通道阻滞剂均可减轻酒精戒断综合征的症状。

出现震颤谵妄的患者除给予脱酒治疗外,还应注意此类患者往往存在幻觉,有时可能会出现冲动伤人或伤害自己的事情发生,因此还应该做好护理工作,防止继发性的损伤出现。

如精神行为症状明显可适当给予低剂量抗精神病药物。同时还应该关注患者所出现的躯体状况，及时调整水、电解质的平衡，补充 B 族维生素，减少患者出现严重的并发症。

酒精依赖是终身的问题，不论个体停止饮酒多长时间，只要再次饮酒，均可出现不可控现象，因此康复治疗至关重要。根据个体饮酒的具体情况给予适当的建议，对单纯饮酒量较高的患者应建议减量；对酒精依赖者、围妊娠期、过去减量不成功的以及躯体状况不允许的应建议停止饮酒，其中对于酒精依赖患者应建议找专业医生制订严谨的断酒方案，不能私自断酒，避免出现严重的戒断症状。对于所有的饮酒患者无论是否存在饮酒问题，都应加强监督管理，及时干预，降低出现问题饮酒的风险，延长酒精依赖者的操守期。

二、阿片类药物成瘾

阿片类药物能作用于中脑边缘系统，能产生强烈的快感，令人终身难忘。这种强烈的快感一会儿就过去了，大约就是一分钟，继之以似睡非睡的松弛状态，烦恼、忧愁、焦虑、紧张一扫而空，人觉得宁静、平安、快慰、温暖，沉浸在愉悦的幻想中。静脉注射海洛因，快感后的松弛效应可延续 0.5～2 小时，其后还有 2～4 小时显得精神抖擞、自我感觉良好的状态。

阿片类成瘾戒断症状最突出的表现为疼痛症状，发生机制并不是机体疼痛的部位受到损伤或有病理性改变，而是突然中断外源性的阿片类物质后，出现内源性阿片肽的大量缺乏和绝对不足，机体抗痛系统的功能低下和尚未恢复正常的结果。此时往往伴有强烈或是显著的情绪反应，如焦虑、烦躁、坐立不安、易激惹，有时甚至出现激越行为。此外还可以出现各个系统的症状，如消化道症状（食欲下降、厌食、恶心、呕吐、腹胀、腹痛和腹泻等）、呼吸系统症状（胸闷、气短、呼吸加快、气管发痒和胸痛等）、心血管系统症状（心慌、心率加快和血压升高等）、泌尿生殖系统症状（排尿困难、少尿、无尿和滑精等）和自主神经系统症状（流泪、流涕、怕冷、鸡皮征、寒战、冷汗、发热、出汗和寒热交替等）。

阿片类成瘾的脱毒治疗应在专业人员的指导下进行。常用替代治疗药物有美沙酮、盐酸丁丙诺啡等，α_2 受体激动剂可乐定、洛非西定可用于脱毒治疗的辅助治疗。需要强调的是，由于美沙酮本身也能产生依赖性，因此要在严格管理的戒毒医疗机构中进行美沙酮替代治疗。苯二氮䓬类、抗精神病药物、曲唑酮、丁螺环酮等可作为辅助治疗，主要用于缓解焦虑、控制失眠等。非脱毒药物治疗包括针灸、电针等，以及一些民间的脱毒方法，但疗效有待进一步验证。

脱毒治疗只是戒毒的第一步，脱毒治疗主要是解决躯体的依赖性，而要达到彻底、全面的康复是一个艰难而漫长的过程。经过各种药物、方法脱毒后绝大部分人在不到一年内复吸，复吸率可高达 95% 以上。近年来通过阿片受体拮抗剂纳曲酮使用，并配合其他心理、行为干预等措施，可有效地提高康复率。

三、苯丙胺类药物成瘾

苯丙胺类药物是苯丙胺及其衍生物的统称，包括苯丙胺（安非他明），甲基苯丙胺（冰毒），3,4-亚甲二氧基甲基安非他明（摇头丸），3,4-亚甲二氧基乙基苯丙胺（也是摇头丸的主要成分），麻黄碱，芬氟拉明，西布曲明，哌甲酯（利他林），匹莫林，伪麻黄碱等。具有中枢神经兴奋、致幻、食欲抑制和拟交感能效应等药理、毒理学特征，药物依赖性明显。近年来，我国苯丙胺类药物滥用呈上升趋势，滥用人群分布广泛，诊断治疗难度较大。

使用苯丙胺类药物后,特别是静脉使用后,很快出现头脑活跃、精力充沛,能力感增强,可体验到难以言表的快感,腾云驾雾感或全身电流传导般的快感。数小时后,使用者出现全身乏力、精神压抑、倦怠、沮丧而进入所谓的苯丙胺沮丧期。中等剂量的苯丙胺类药物可产生舒适感、警觉增加、话多、注意力集中、运动能力增加等,还可有头晕、精神抑郁、焦虑、激越、注意减退等。

苯丙胺类药物的急性中毒临床表现为中枢神经系统和交感神经系统的兴奋症状。轻度中毒表现为瞳孔扩大、血压升高、脉搏加快、出汗、口渴、呼吸困难、震颤、反射亢进、头痛、兴奋躁动等症状;中度中毒出现精神错乱、谵妄、幻听、幻视、被害妄想等精神症状;重度中毒时出现心律失常、痉挛、循环衰竭、出血或凝血、高热、胸痛、昏迷甚至死亡。

长期使用可能出现刻板行为或类偏执性精神分裂症表现,包括被害妄想、视或听幻觉、敌对性和冲动性行为、躁狂、抑郁状态及人格和现实解体症状、焦虑状态、认知功能损害等,还可出现明显的暴力、伤害和杀人犯罪倾向。

详细的病史、躯体检查、实验室的相关检查等有助于诊断。除精神行为症状外,如果高度怀疑苯丙胺类药物滥用,尽可能快地进行尿标本检查,因为此类药物从尿代谢只需48小时。苯丙胺类药物一般不会出现严重的戒断症状,只需对症处理。出现精神行为障碍,如抑郁、焦虑、幻觉、妄想、意识障碍、冲动伤人行为等症状,可给予抗精神病药、抗抑郁药和苯二氮草类药对症治疗。

四、镇静安眠药成瘾

此类药物包括范围较广,在化学结构上差异也较大,但都具有抑制中枢神经系统的特点。镇静催眠药均能作用于 GABA(γ-aminobutyric acid,γ-氨基丁酸)受体,使细胞超极化,产生抑制作用。目前在临床上主要有两大类:巴比妥类和苯二氮草类。

巴比妥类的戒断症状较严重,甚至有生命危险。症状的严重程度取决于滥用的剂量和滥用药物时间的长短。用药剂量越大、时间越长,戒断症状越严重。在突然停药12~24小时内,戒断症状陆续出现,如厌食、软弱无力、焦虑不安、失眠。随之出现肢体粗大的震颤。停药2~3天,戒断症状可达高峰,出现呕吐、体重锐减、心动过速、血压下降、四肢震颤加重、全身肌肉抽搐或出现癫痫大发作,有的出现高热谵妄。对于巴比妥类的戒断症状应予充分注意,在脱瘾时减量要缓慢,国外常用替代治疗,即用长效的巴比妥类药物,来替代短效巴比妥类药物,例如用苯巴比妥替代戊巴比妥,减药的时间也在2~3周。

苯二氮草类(benzodiazepines,BZD)药物的主要药理作用是抗焦虑、松弛肌肉、抗癫痫、催眠等。不同的 BZD 的作用时间差异较大。由于这类药物相对安全性好,即使过量,也不致有生命危险。不同个体对治疗剂量的 BZD 的反应差异很大,多数人不易产生依赖,但易感素质者(如既往成瘾者或有家族史者)不注意掌握服药时间、剂量就会容易成瘾。一旦成瘾如突然停药,可能出现严重戒断反应甚至抽搐。脱瘾治疗一般都采用剂量递减法,也可先让患者改服半衰期长的 BZD,如地西泮及氯硝西泮,然后逐步缓慢地减量,从而降低戒断症状的发生。戒断的疗程应该由医师和患者根据患者的具体情况共同制订,短者数周,长者几个月,但一般不超过1年。

五、大　麻　滥　用

大麻植物是一种大麻科、大麻属一年生草本植物,四氢大麻酚(tetrahydrocannabinol,

THC)是大麻类物质主要的精神活性成分。大麻类物质最常见以抽吸的方式使用,但也可放入饮料和食物中使用。

大麻中的 THC 可以使中脑边缘系统的伏隔核内多巴胺浓度升高,出现欣快、放松感,感知觉的改变,如视、听等感官敏感,对时间的扭曲,短期的记忆和注意损害。这些急性效应会持续 2~3 个小时,随后出现嗜睡和情绪低落。当摄入超量大麻时,会出现幻觉、妄想以及人格解体等中毒性精神障碍表现。高剂量、长期的大麻可以导致情感淡漠、孤僻、对事物缺乏兴趣和追求、颓废丧志、人格与道德沦丧等。在停用后亦可出现戒断综合征,如睡眠障碍、食欲缺乏、易激惹、焦虑、情绪低落或攻击行为等,并有明显的用药渴求,不顾个人或社会的不良后果继续使用大麻。

详细的病史(大麻滥用、戒断症状等),结合眼结膜充血、无明显原因的傻笑和大麻及其代谢产物的血、尿液分析的阳性等证据,大麻依赖的临床诊断并不困难。停止使用大麻一般不会出现严重的戒断症状且常在一周内缓解,可不予特殊处理。针对一些患者主诉的严重睡眠障碍、焦虑或惊恐等,可以短期给予苯二氮䓬类镇静催眠药。出现高热寒战可给予降温处理。对于出现明显的精神行为症状,如出现幻觉、妄想、疑心被害等,可给予非典型抗精神病药。

六、其他物质或药物成瘾

临床工作中,除以上描述的物质或药物所致的精神障碍,还包括烟草、止咳类药物、镇痛药物、麻醉药、丙泊酚等成瘾。

镇痛药物如盐酸曲马多片和盐酸羟考酮(又称羟二氢可待因,酯氢可酮)成瘾比较常见。曲马多属于非吗啡类强效镇痛药,不当使用也会产生依赖。服用后感觉心里很舒服,心情放松,以后服用剂量逐渐增大,如果不吃就会出现烦躁不安、浑身疼痛、夜眠不安、急躁易怒、什么都干不下去。盐酸羟考酮开始用于治疗身体疼痛,由于使用时对该药了解不够,使用时间过长而导致成瘾的发生。由于该药为阿片受体激动剂,成瘾后的表现与戒断症状与阿片类相似,只是程度要比阿片类轻。曲马多成瘾后要尽快到专业机构进行脱瘾治疗。羟考酮成瘾后的脱瘾治疗与海洛因相似,可以给予美沙酮、丁丙诺啡等替代治疗,但要注意掌握给药剂量。

氯胺酮(ketamine)为全身麻醉药,具有中枢兴奋、中枢抑制、致幻和麻醉作用,俗称是"K粉",具有一定的精神依赖性,是毒品的一种。吸食方式为鼻吸或溶于饮料内饮用,可产生与海洛因一样的迷幻效果。中毒后可出现口齿不清、步态不稳、手脚麻木、肌张力增高、出汗等。精神症状可出现人格解体、思维不连贯,感到光线从身体内穿过,感到身体的某一部分变得非常巨大或非常渺小,也可出现"回闪症状"。中毒状态一般持续 4~6 小时,事后出现遗忘。严重者出现血压增高,脉搏加快,高热,大汗,甚至出现昏迷、抽搐或死亡。在体内的半衰期 3 天,在中毒时经利尿或尿液酸化后可缩短为 24 小时。氯胺酮急性中毒的治疗原则是,对症处理和加速药物的排泄。可使用氯化铵使尿液酸化并予保留洗胃,同时不断地抽吸呼吸道分泌物,以保持呼吸道通畅。出现高热者应给予退热及支持性治疗措施,出现抽搐可给予苯二氮䓬类药物,出现呼吸抑制可给予呼吸兴奋剂。出现精神症状者,应将其置于安静的环境,避免外界的刺激。对兴奋躁动严重者可选用氟哌啶醇治疗。

镇咳类药物成瘾包括联邦止咳露(复方磷酸可待因溶液)、复方甘草片等。联邦止咳露正常服用不会成瘾,但如果长时间服用或一次性大剂量服用,也会导致成瘾。联邦止咳露成瘾性虽然比吗啡弱,一旦成瘾后临床表现与吗啡相似,但程度相对较轻。替代治疗与吗啡相同,可给予美沙酮或丁丙诺啡。因此,在临床使用联邦止咳露时要警惕成瘾。复方甘草片虽然临床应用时间较长、较为广泛,但近年来发现有散在的成瘾病例,使用时应引起注意。

丙泊酚成瘾属于短效麻醉剂,临床使用相对较少,但对于有机会接触这种药品的人,加上一些客观因素,也很容易产生依赖,表现以心理依赖为主,躯体戒断症状不明显。

▶ **典型病例:**

姚某,男,34 岁。因"习惯饮酒 17 年,酗酒 7 年,凭空视物、紧张恐惧 10 日"入院。

现病史:患者自 2000 年左右开始饮酒,一般多为社交饮酒,隔三差五与朋友聚时会喝一些酒。近 7 年以来,酒量逐渐增多,每日饮 42°左右的白酒 500 毫升余,每天早、中、晚三餐都饮酒,经常是空腹饮酒,饮酒后不吃饭。不饮酒就难受,偶尔出现饮酒后"糊涂"的现象。入院前 10 天,患者发现饮酒后出现明显的手抖、脚抖、出汗、心慌难受,自行停止饮酒。戒酒 3 天后,出现呕吐,出汗,全身无力,手抖。戒酒 7 天后,出现情绪不稳定,紧张、害怕;凭空视物,称满屋子都是密密麻麻的虫子,浑身发痒;凭空看到人影;言语凌乱;整夜失眠。故住院治疗。

既往史:无特殊。否认重大躯体疾病史,否认过敏史。

家族史:母亲及哥哥有精神异常史,具体诊治不详。

体格查体:双手及嘴部细颤,未见其他神经系统体征。

辅助检查:未见明显阳性异常。

精神检查:意识清晰,定向力完整,被动接触合作。可引出幻视,称多为夜间出现,能够看到人影,地上有许多小虫子在四处爬行,屋顶上也有。承认长期饮酒,每日二锅头 500 毫升,称最近开始出现手颤抖、出汗就不喝了。情绪平稳,部分自知力。

入院诊断:酒精所致的精神病性障碍

双向转诊:酒精所致的精神病性障碍目前不属于国家重大或基本公共卫生服务项目,目前社区管理的主要工作是识别和转介。社区全科医生可根据典型临床表现进行鉴别,一旦确诊,建议转介到到心身医学科或精神科专科医生处就诊。

(毛佩贤)

第八节 焦虑障碍

焦虑障碍是一种以焦虑情绪、过度恐惧以及相关行为紊乱为特征的障碍,最常见的类型是广泛性焦虑障碍(generalized anxiety disorder, GAD)和惊恐障碍,前者以过度、持续、难以控制的担忧和相关的躯体症状为特征,造成严重的苦恼或功能受损,持续时间至少 6 个月;后者表现为突如其来的惊恐体验、濒死感和精神失控感,通常持续数分钟至 1 小时,常伴严重自主神经系统症状。

一、流 行 病 学

焦虑障碍是全科中最常见的精神障碍之一,估计患病率 5% 左右。女性患病率约为男性的 2 倍。其中广泛性焦虑障碍,中国人年患病率为 3.1%。大部分广泛性焦虑障碍患者同时患有抑郁症或其他焦虑障碍。惊恐障碍的估计患病率为 2.7%,惊恐障碍患者常并发其他精神障碍尤其是抑郁症。

二、病因与发病机制

(一) 生物学因素

遗传因素与本病有关。神经递质水平异常与焦虑的躯体症状相关性强。

(二) 神经心理学因素

焦虑障碍患者的预期情绪反应总体增强。焦虑可能与心境一致性信息的特定偏向相关。

(三) 人格发展因素

焦虑与儿童期的创伤经历和其他不良生活事件相关。有"行为抑制"的个体更容易发生焦虑。躯体虐待或性虐待史等儿童期的逆境可增加成年期患惊恐障碍的风险。

(四) 认知起源因素

焦虑可能来源于受累个体认知行为异常。

三、临 床 表 现

(一) 广泛性焦虑障碍

1. 发病特点   广泛性焦虑障碍通常呈渐进性发病。亚综合征性焦虑症状在 20 岁以前十分常见。早年发病患者的病程往往更加迁延,常伴随抑郁或其他焦虑障碍的表现。迟发型广泛性焦虑障碍通常突然发病。

2. 临床症状   广泛性焦虑障碍通常由过度的担忧引起,表现为对现实生活中的问题过分担忧。这种担忧与现实很不相称,使患者感到难以忍受,但又无法摆脱;常伴有自主神经功能亢进,运动性紧张和过分警惕。一般来说,广泛性焦虑障碍患者的焦虑症状是多变的,可出现一系列生理和心理症状。

(1)过度担忧:过度和持续担忧是广泛性焦虑障碍具有诊断意义的特征。如担心自己或亲戚患病或发生意外,异常担心经济状况,过分担心工作或社会能力。患者担忧的问题很多,包括健康、家庭、人际关系、工作和财务状况等。患者常小题大做。如果问"您对小事情过度担忧吗?",患者通常会回答"是"。如果对这一问题的回答是否定的,则可能排除广泛性焦虑障碍的诊断。

(2)过度警觉:对外界刺激反应异常增强,易惊吓,甚至出现惊跳反应;注意力难于集中;有时感到脑子一片空白;难以入睡和易惊醒;以及易激惹等。

(3)运动不安:紧张不安,搓手顿足,不能静坐,来回走动,可见眼睑、面肌或手指震颤,甚至全身战栗。

(4)躯体症状:广泛性焦虑障碍自主神经过度活跃和肌紧张导致一系列躯体症状。症状可涉及身体各个系统。如口干口苦、上腹不适,恶心腹疼;胸闷胸痛、吸气困难、过度呼吸;心悸、心前区不适、心律不齐;尿频、阳痿、痛经;震颤、刺痛、耳鸣、眩晕、头痛、肌肉疼痛;多汗,面部发红或苍白等症状。患者常双眉紧锁,面肌和肢体肌肉紧张、疼痛、抽动,患者经常感到头痛及颈肩背部疼痛,伴疲乏无力和难以放松。患者常因躯体症状反复就诊。

3. 病程   广泛性焦虑障碍是一种迁延性或慢性的疾病,症状的严重程度随时间而波动。患者可能康复(连续 8 周无症状),但康复后可再复发。广泛性焦虑障碍可致严重的功能障碍,严重程度与重性抑郁症相当。广泛性焦虑障碍与心血管健康状况和冠状动脉粥样硬化性心脏病相关。

（二）惊恐障碍

1. 发病特点　急性发病,惊恐体验,突然发作强烈的恐惧感以及突然出现特定的躯体、认知和情感症状。

2. 临床症状

（1）恐惧感:严重的恐惧感或濒死感。

（2）自主神经症状:可表现为不同器官系统的自主神经症状。常见的有以下几类。

1）心脏症状:约占 40%,常见有胸痛占 22% 及心动过速占 25%。据统计,因胸痛和可疑冠状动脉粥样硬化性心脏病而就诊的患者中,惊恐障碍占 30%。

2）神经系统症状:约占 44%,常见的有头痛(20%)、头晕(18%)、昏眩和假性癫痫发作(9%)。

3）胃肠道症状:约占 33%,常见的有上腹痛(15%)。

4）呼吸系统症状:常见的有呼吸困难,少数哮喘发作。

3. 病程经过　惊恐障碍呈反复发作或慢性病程。经治疗大多数患者惊恐症状得到了改善,较少出现惊恐障碍完全缓解。

四、诊　　断

（一）诊断原则

对拟诊焦虑障碍的患者的评估应包括:病史和全面的体格与神经系统检查、其他疾病或共存医学问题,如甲状腺疾病、心脏疾病、物质滥用以及其他功能性精神障碍。如果临床表现提示某种躯体障碍可能引起焦虑症状,则患者应接受体格检查和实验室检查,以排除器质性病因引起的焦虑。

（二）筛查工具

全科筛查广泛性焦虑障碍推荐应用广泛性焦虑障碍 7 条目量表(Generalized Anxiety Disorder Seven-item,GAD-7)。2006 年美国纽约精神病学研究所 Spitzer 等人研究制订了 7 条目的广泛性焦虑障碍量表(GAD-7),其良好的信度、效度在国外的多项研究中得到了证实。GAD-7 量表中文翻译如下。

GAD-7 广泛性焦虑量表

过去两周内,患者是否遇到如下 7 个焦虑相关问题。

1. 紧张、焦虑或愤怒。

2. 易被激怒。

3. 害怕什么可怕的事情发生。

4. 担心很多事情。

5. 疲劳,静坐不能。

6. 不能停止或不能控制的担心。

7. 很难放松。

根本没有 =0 分,有些天存在那些感觉 =1 分,超过一半的时间都是如此 =2 分,基本每天都是如此 =3 分;0~5 分为轻度;6~10 分为中度;11~15 分为重度。医院焦虑抑郁量表(Hospital Anxiety and Depression Scale,HADS)是应用最广泛的工具之一,用于评估和监测焦虑和抑郁症状的严重程度。该量表由 Zigmond AS 与 Snaith RP 于 1983 年制订,主要应用于综合医院患者中焦虑和抑郁情绪的筛查。原文为英文,中文翻译如下。

医院焦虑抑郁情绪测量表(HADS)

姓名:_____ 性别:____ 年龄:____ 职业:____ 填表时间:_____

这个测量表是为帮助医生了解患者情绪而设定,请详细阅读,尽量在较短的时间内对答案做出选择。

1. 我感到紧张或痛苦(A)
   a 几乎所有时候(3 分)   b 大多时候(2 分)
   c 有时(1 分)   d 根本没有(0 分)

2. 我对以往感兴趣的事情还是感兴趣(D)
   a 肯定一样(0 分)   b 不像以前那么多(1 分)
   c 只有一点(2 分)   d 基本没有了(3 分)

3. 我感到有些害怕,好像预感到有什么可怕的事情要发生(A)
   a 非常肯定和十分严重(3 分)   b 是的,但并不太严重(2 分)
   c 有一点,但并不使我苦恼(1 分) d 根本没有(0 分)

4. 我能够哈哈大笑,并看到事务有趣的一面(D)
   a 我经常这样(0 分)   b 我现在已经不大这样了(1 分)
   c 现在肯定是不太多了(2 分)   d 根本没有(3 分)

5. 我心中充满烦恼(A)
   a 大多数时间(3 分)   b 经常如此(2 分)
   c 有时但并不经常(1 分)   d 偶然如此(0 分)

6. 我感到愉快(D)
   a 根本没(3 分)   b 有时但并不经常(2 分)
   c 经常如此(1 分)   d 大多数时间(0 分)

7. 我能够安闲而轻松地坐着(A)
   a 肯定(0 分)   b 经常(1 分)
   c 有时但并不经常(2 分)   d 根本没有(3 分)

8. 我感到人好像变迟钝了(D)
   a 几乎所有时间(3 分)   b 很经常(2 分)
   c 有时但并不经常(1 分)   d 根本没有(0 分)

9. 我感到一种令人发抖的恐惧(A)
   a 根本没有(0 分)   b 有时但并不经常(1 分)
   c 经常(2 分)   d 几乎所有时间(3 分)

10. 我对自己的外表(打扮自己)失去兴趣(D)
   a 肯定(3 分)   b 经常(2 分)
   c 有时但并不经常(1 分)   d 根本没有(0 分)

11. 我有点坐立不安,好像感到非要活动不可(A)
   a 几乎所有时间(3 分)   b 经常(2 分)
   c 有时但并不经常(1 分)   d 根本没有(0 分)

12. 我怀着愉快的心情憧憬未来(D)

a 总是这样做(0分)　　　　　　b 经常这样做(1分)

c 很少这样做(2分)　　　　　　d 几乎从来不这样做(3分)

13. 我突然有恐惧感(A)

a 确实很经常(3分)　　　　　　b 时常(2分)

c 并非经常(1分)　　　　　　　d 根本没有(0分)

14. 我能欣赏一本好书或一项好的广播或电视节目(D)

a 常常能(0分)　　　　　　　　b 有时能(1分)

c 常常不能(2分)　　　　　　　d 很少能(3分)

(A)因子总分：

(D)因子总分：

总评分：HADS代表可评定抑郁和焦虑的状况。D代表抑郁，A代表焦虑，每个项目均分为4级评分。

总分0~7分代表无抑郁或焦虑。

总分8~10分代表可能或"临界"抑郁或焦虑。

总分11~20分代表可能有明显抑郁或焦虑。

诊断抑郁时需将所有双号项目评分叠加总分。

诊断焦虑时需将所有单号项目评分叠加总分。

HADS对识别病理性焦虑具有较好灵敏度和特异度，有单独的焦虑和抑郁子量表，并且所纳入的问题能够鉴别广泛性焦虑障碍症状与其他医学问题导致的焦虑。老年人广泛性焦虑障碍的诊断较为困难，这是由于长期躯体疾病、慢性失眠、认知功能障碍和处方药副作用常常共同存在。以下问题可能有助于评估老年广泛性焦虑障碍患者："当您有压力的时候感觉如何？""您认为在控制担忧方面做得如何？"惊恐障碍的症状呈突发性，通常没有量表筛查，关键是排除躯体疾病。

(三) 诊断标准

1. 在DSM-5中，广泛性焦虑障碍诊断标准如下。

(1)在至少6个月的大部分时间感到过度焦虑和担忧。

(2)患者发觉难以控制这种担忧。

(3)焦虑和担忧伴有下述6种症状中的至少3种，在过去6个月的大部分时间出现(对于儿童只要求一项)。

1)躁动或紧张或不安。

2)容易疲劳。

3)难以集中注意力或头脑一片空白。

4)易激惹性。

5)肌紧张。

6)睡眠障碍。

(4)焦虑、担忧或躯体症状引起有临床意义的功能障碍。

(5)这种障碍并不能归因于物质滥用(如毒品或药物)或其他躯体疾病(如甲状腺功能亢进)。

(6)这种障碍不能更好地解释为其他精神障碍。

2. 惊恐发作和惊恐障碍的诊断标准，以DMS-5诊断标准为例。

（1）惊恐发作的诊断标准：突然涌出强烈的恐惧感或强烈的不适感，并在几分钟内达到高峰，发作期间出现下列 4 项及以上症状。

注：这种突然发生的惊恐可以出现在平静状态或焦虑状态。在发作期间出现下列 13 项症状中的 4 项或以上。

1）心悸、心慌或心率加速。

2）出汗。

3）震颤或发抖。

4）气短或窒息感。

5）哽噎感。

6）胸痛或胸部不适。

7）恶心或腹部不适。

8）感到头昏、脚步不稳、头重脚轻或昏厥。

9）发冷或发热感。

10）感觉异常（麻木或针刺感）。

11）现实解体（感觉不真实）或人格解体（感觉脱离了自己）。

12）害怕失去控制或"发疯"。

13）濒死感。

（2）惊恐障碍的诊断标准：惊恐障碍的 DSM-5 诊断标准如下。

1）反复出现无法预测的惊恐发作。

2）至少在 1 次发作后持续 1 个月或更长时间存在下述两种症状之一：①持续担忧再次惊恐发作或其后果；②与惊恐发作有关的明显的适应不良性行为状况（如逃避行为）。

3）这种障碍并不归因于某种物质（如药物或违禁药品）的生理效应或其他躯体疾病（如甲状腺功能亢进或心肺疾病）。

4）这种障碍不能用其他精神障碍进行合理解释。惊恐发作不仅仅是在下述情况的刺激下发生。①令患者感到恐惧的社交场合，如在社交焦虑障碍中；②有限的恐惧对象或场合，如在特定的恐惧症中；③强迫思维，如在强迫症中；④提示精神创伤性事件的内容，如在创伤后应激障碍中；⑤与依恋的对象分离，如在分离焦虑障碍中。

五、鉴 别 诊 断

焦虑障碍的表现可与其他精神障碍的表现重叠，并与一些普通躯体疾病的表现相似。鉴别诊断尤为重要。

（一）广泛性焦虑障碍的鉴别诊断

1. 抑郁障碍　伴有继发性抑郁症状的广泛性焦虑障碍须与抑郁障碍鉴别。抑郁患者往往对往事进行自我批评式冥思苦想，而广泛性焦虑障碍患者往往担忧未来可能发生的事件。抑郁的症状如晨间早醒、早晚情绪变化以及自杀意念等在广泛性焦虑障碍中都较少见。

2. 疑病症　广泛性焦虑障碍和疑病症中都常出现对医学无法解释症状的忧虑，但广泛性焦虑障碍通常的特点是担忧多种不同的事物，而疑病症患者则主要担心患病。

3. 惊恐障碍　广泛性焦虑障碍患者可有惊恐发作，其起因是担忧越来越重而无法控制；但广泛性焦虑障碍患者一般没有非预期性惊恐发作。惊恐障碍患者往往有阵发性的悲观性想法,假想自己患上危及生命的急性疾病,而广泛性焦虑障碍患者则更持久地关注于累及多器官系统的特异性较小的慢性症状。

4. 适应障碍 在一种或多种明确的应激原出现之后的 3 个月以内,发生焦虑和其他症状。广泛性焦虑障碍焦虑和担忧超过 6 个月的大部分时间出现。

5. 强迫症 广泛性焦虑障碍患者可以表现出侵入性思维和检查行为,与强迫症相似。广泛性焦虑障碍的主要内容往往是更为日常的担忧如财务状况、工作、健康、家庭,而强迫症往往是有关更为原始的恐惧如污染或伤害。强迫症的强迫动作通常出于仪式或规则,无意义,过度或费时;广泛性焦虑障碍的检查行为通常有一定意义,如睡前检查门锁以防有人闯入,一般不过度或费时。

(二)惊恐障碍的鉴别诊断

1. 躯体症状障碍 与惊恐障碍最难鉴别的精神疾病诊断之一是躯体症状障碍。惊恐障碍和躯体症状障碍可共存,表现出多种躯体症状。躯体症状障碍患者常有躯体虐待史、性虐待史、情感虐待史和情感被忽视史,在应激因素刺激下发生多种躯体症状以及医疗服务耗费高的终身病史。

2. 疾病焦虑障碍 在 DSM-5 中,疾病焦虑障碍被定义为个体没有躯体症状但对健康状况高度焦虑。许多惊恐障碍患者可产生对存在某种严重躯体疾病(如艾滋病)的焦虑和恐惧,但其还存在诸如心动过速、胸痛和呼吸急促等多种躯体症状,根据这些症状可与疾病焦虑患者相区别。

3. 其他精神障碍 为符合惊恐障碍的诊断标准,惊恐发作的症状必须其他精神障碍的惊恐样症状进行区分。惊恐发作应该是自发性的,不应局限于某一特定场合,如恐高症中的高地或在上述诊断标准 4 中描述的其他特定情况。

4. 兴奋剂滥用 过度使用咖啡因和滥用兴奋剂(如可卡因和苯丙胺)可触发惊恐发作(见有关章节)。

5. 躯体疾病 在做出惊恐障碍的诊断之前,应考虑器质性病因的可能性。一些躯体疾病的症状可与惊恐发作相似,这些疾病包括:心绞痛、心律失常、慢性阻塞性肺疾病、颞叶癫痫、肺栓塞、哮喘、甲状腺功能亢进、嗜铬细胞瘤、低血糖反应等。

六、治　疗

一旦患者诊断为焦虑障碍,不论是广泛性焦虑障碍或是惊恐障碍,应进行评估,确定是否需治疗。治疗包括认知行为治疗(cognitive behavioral therapy,CBT)、药物治疗或二者联合。对于轻型的广泛性焦虑障碍和惊恐障碍患者,如果症状未影响生活,可以观察,每 6 个月随访一次,一旦症状恶化或影响生活,可启动治疗。选择药物还是认知行为治疗,应根据治疗可用性和患者偏好决定。目前尚缺乏认知行为治疗和药物治疗头对头的比较研究;meta 分析发现二者的效果相当。

(一)认知行为治疗

用想象或现场诱发焦虑或惊恐,然后进行放松训练,减轻焦虑或惊恐发作时的躯体症状。对认知异常采用认知重建,矫正患者的歪曲认知,纠正躯体感觉和情感体验的不合理解释,让患者意识到这类感觉和体验并非对身体健康有严重损害,从而减少焦虑、惊恐和回避。

只要患者选择认知行为治疗,该治疗就应该进行。治疗后症状部分减轻,通常可以进行更多次的治疗。对于治疗反应较差、症状减轻或功能改善较小的患者,通常会进行重新评估。治疗效果明显者,完成疗程后可进行强化治疗(每月一次)使治疗效果得以维持,预防复发。认知行为治疗不仅可用作单一治疗,对于药物治疗部分有效的患者,联合认知行为治疗效果更好。

(二)药物治疗

1. 一线药物　广泛性焦虑障碍和惊恐障碍患者采用一种选择性五羟色胺再摄取抑制剂(selective serotonin reuptake inhibitor,SSRI)或一种五羟色胺去甲肾上腺素再摄取抑制剂(serotonin norepinephrine reuptake inhibitor,SNRI)。SSRI 和 SNRI 所提供的疗效与安全性最佳,副作用较三环类抗抑郁药及苯二氮䓬类药物小。推荐最低剂量作为初始剂量。不同患者出现效果的时间不同,平均时间约为 4 周,因此初始治疗剂量应维持 4~6 周。如果患者未出现明显临床反应,应每 1~2 周时间增加剂量,直至出现充分改善或达到最大推荐剂量或最高耐受剂量。

2. 二线药物　对于一线药物效果不佳者,可用二线药物强化。广泛性焦虑障碍可采用丁螺环酮和普瑞巴林,惊恐障碍可采用三环类抗抑郁药如丙米嗪或氯米帕明等。在得出药物无效的结论前,应采用最大耐受剂量 4~6 周。

3. 其他药物

(1)苯二氮䓬类药物:对广泛性焦虑障碍和惊恐障碍患者均有效。如果患者对药物有部分反应、无药物滥用史且抑郁症状轻,可使用小剂量苯二氮䓬类药物,如劳拉西泮,分次给药作为辅助治疗或单药治疗。苯二氮䓬类药物可在数分钟至数小时内减轻患者的情绪异常及躯体症状,也可减轻一线用药起始数日内发生的激越和失眠,缺点是药物依赖性和耐受性。

(2)米氮平:是一种具有镇静作用的抗抑郁药,可用于广泛性焦虑障碍的单药治疗或辅助治疗。

(3)抗精神病药:第二代抗精神病药(second-generation antipsychotic, SGA),尤其是喹硫平可有效治疗广泛性焦虑障碍;然而其副作用较大,只有在其他方案无效的情况下才使用,可合用强化一线用药也可单药治疗。

▶　**典型病例 1：**

女 28 岁,过度担心 8 个月。

现病史:8 个月前开始担心自己免疫力太差,随时戴口罩防病毒,担心父亲高血压会发生脑出血,亲自为父亲每天测血压 3 次并监督服药,为此常与父亲发生争执。异常担心家庭经济,每天预算未来开支,抱怨丈夫工资太低。担心儿子被偷走,不允许丈夫单独带儿子外出。整天忧心忡忡,难以自拔。精神高度紧张,疲劳,无法集中注意力工作,有时感觉头脑一片空白。烦躁易怒,经常失眠。头痛、颈肩痛、背痛、腰痛、四肢痛,按摩后明显减轻,要求丈夫每天为她按摩。家庭关系紧张。为明确诊断来全科就诊。

既往史:无甲状腺病史,无抽烟、饮酒、吸毒及物质滥用史。

家族史:无特殊。

体格检查及辅助检查:血压 110/70mmHg,心率 80 次/min,呼吸 15 次/min,血氧饱和度99%。头颅五官无畸形,心律齐,心脏无杂音,肺呼吸音清晰,无啰音及哮鸣音,腹部平软,无压痛,脊柱四肢无畸形,枕部、颈部、背部轻微压痛。神经系统检查无阳性发现。血尿便常规、肝肾功能及甲状腺功能正常。心电图、胸片、腹部彩超正常。抑郁焦虑量表提示轻度抑郁,重度焦虑。

精神检查:定向力正常。神情紧张,双眉紧锁,主动交谈,言语流畅。反复述说多部位疼痛,忧心忡忡,失眠多梦。自知力正常,承认自己担心不该担心的事。无妄想、思维联想障碍及幻觉。

诊断:广泛性焦虑障碍。

双向转诊:广泛性焦虑障碍是社区常见病。社区全科医生可根据典型临床表现做出诊断并启动首选的治疗。当诊断难以确定,治疗效果不佳或患者要求转诊时,全科医生可介绍患者到心身医学科或精神科专科医生处会诊。专科医生会诊后,若明确诊断,应办理特殊疾病认证,并将患者返回社区,全科医生按专科医生建议,完善特殊疾病处方,继续长期管理患者。

▶ 典型病例2:

女59岁,反复胸痛、心悸5年。

主诉:反复胸痛、心悸5余年,加重15天。

现病史:5年前无明显诱因出现发作性胸痛、疼痛位于心前区,压榨样剧烈疼痛,伴心悸、大汗、濒死感,持续数分钟可自行缓解。1年前出现上述症状加重,反复到大医院心内科就诊,考虑为不典型心绞痛,长期按冠状动脉粥样硬化性心脏病治疗。近15天,上述症状发作频率增多,为明确诊断来全科就诊,全科门诊以"胸痛待诊"收入全科病房。

既往史:既往健康,无高血压、糖尿病、高脂血症病史。无烟酒嗜好。

家族史:无特殊。

体格检查:血压102/67mmHg,心率68次/min、呼吸20次/min、甲状腺不大,心律齐,未闻及明显病理性杂音,双肺未闻及干湿啰音,腹软,无压痛、反跳痛及肌紧张,脊柱四肢未见异常。皮肤黏膜未见异常。神经系统未见异常。三大常规、肝肾功能及甲状腺功能正常。心电图、胸片、腹部彩超正常。冠状动脉CTA:左右冠状动脉结构正常。心肌ECT正常。汉密顿焦虑量表得分38分,严重焦虑。简易精神状态检查(MMSE)正常。

精神检查:定向力正常。神情自如,主动交谈,言语流畅。述说胸痛发作时非常可怕,有临近死亡的感觉。自知力正常。无妄想、思维联想障碍及幻觉。

诊断:惊恐障碍。

双向转诊:惊恐障碍是社区常见病。社区全科医生可根据典型临床表现做出诊断并启动首选的治疗。当诊断难以确定,治疗效果不佳或患者要求转诊时,全科医生可介绍患者到心身医学科或精神科专科医生处会诊。专科医生会诊后,若明确诊断,应办理特殊疾病认证,并将患者返回社区,全科医生按专科医生建议,完善特殊疾病处方,继续长期管理患者。

(李 健)

第九节 强 迫 症

强迫症(obsessive-compulsive disorder,OCD)是一种以强迫思维和强迫行为为特征的精神障碍。强迫思维是反复的和持久的想法、冲动、表象,它被感受为侵入性的和不需要的,常引起个体焦虑或痛苦。强迫行为是强迫思维驱使执行的重复性精神活动或行为动作。该病常起病于儿童期或青春期,并持续终身。该病严重和慢性化的疾病性质导致患者功能明显受损。

一、流 行 病 学

　　成年人中强迫症的年患病率估计为1%,终身患病率估计为2%。成年女性强迫症的发生率略高于成年男性,然而男性在儿童期更易患强迫症。约2/3的患者在25岁前发病。强迫症因其起病早、病程迁延,常对患者社会功能和生活质量造成极大影响。世界卫生组织(WHO)所做的全球疾病调查发现,强迫症已成为15~44岁中青年人群中造成疾病负担最重的20种疾病之一。患者常出于种种考虑在起病之初未及时就医,患者可能要在症状严重到无法正常生活后才来就诊,起病与初次就诊间可能相隔十年之久,无形中增加了治疗的难度,因此应当提高对强迫症的重视,早发现早治疗。

二、病因与发病机制

　　神经生物学、遗传学、环境和心理社会学因素在强迫症的病因和发病机制中起主要作用。

(一) 神经生物学因素

　　研究提示在强迫症的病理生理学中,存在皮质-纹状体-丘脑-皮质环路异常。神经-内分泌功能紊乱也可能是致病原因。5-羟色胺、多巴胺等神经递质失衡,无法正常发挥其生理功能可能导致强迫症发生。

(二) 遗传因素

　　双生子及家系研究表明,遗传因素对儿童期起病强迫症的影响大于成年起病强迫症。该领域的研究工作正在进行中,但目前尚未明确参与强迫症发病的特定基因。

(三) 环境因素

　　一些环境因素与强迫症有关,但尚不确定其因果关系。例如:链球菌感染可诱发儿童自身免疫性神经精神障碍,经前期和产后可导致新发强迫症或强迫症恶化,创伤性事件、缺血性脑卒中、创伤性脑损伤后,可出现新发强迫症。

(四) 心理社会学因素

　　强迫症患者个性中常存在追求完美、对自己和他人要求过高,部分患者病前即有强迫型人格,表现为过分的谨小慎微、责任感过强、希望凡事都能尽善尽美,因而在处理不良生活事件时缺乏弹性,难以适应。患者内心所经历的矛盾和焦虑最后只能通过强迫性的症状表达出来。

三、临 床 表 现

(一) 发病特点

　　强迫症通常是渐进性发病,但也有急性起病的报道,并且与感染性病因有关。在成人强迫症患者中,76%的患者一生共患焦虑障碍(如惊恐障碍、社交焦虑障碍、广泛性焦虑障碍及特定恐惧症)。63%一生共患心境障碍,最常见的是重性抑郁障碍(41%)。23%~32%共患强迫型人格障碍(obsessive-compulsive personality disorder,OCPD)。在寻求治疗的强迫症患者中,高达29%的个体一生中共患抽动障碍。该病最常见于儿童期发病的男性强迫症患者。强迫症患者还更常出现:躯体变形障碍、拔毛癖(拔毛障碍)和抓痕(皮肤搔抓)障碍。

(二) 临床症状

　　强迫症患者可出现强迫思维、强迫行为或两者兼有。多数患者同时具有强迫思维和强迫行为。强迫思维和强迫行为的频率和严重程度有所不同,一些患者存在轻至中度症状(如每日在强迫思维或强迫行为上花费1~3小时),而另一些患者几乎持续性存在,可导致严重功能障碍。

1. 强迫思维　强迫思维分为强迫观念,如夸张污染,碰到脏东西会得病,反复怀疑门窗未关紧;强迫情绪,如反复想像有关暴力或恐怖的场景;及强迫意向,如刺伤他人,站在阳台上就有往下跳的冲动等。强迫思维是不愉快、非自愿、侵入性和不必要的,且可导致明显痛苦或焦虑。患者尝试回避或压抑这些强迫思维,甚至用行动或精神活动去中和这些强迫思维,这就是强迫行为。

2. 强迫行为　强迫行为是为了减轻强迫思维产生的焦虑而不得不采取的行动,患者明知不合理,但不得不做。比如反复检查门窗确保安全;反复洗手以保持干净。由于经常重复某些动作,久而久之形成了某种程序,如洗手时一定要从指尖开始洗,连续不断洗到手腕,如顺序反了或是中间被打断,重新开始洗,常耗费大量时间,痛苦不堪。强迫性精神活动如重复计数、反复默念单词等。强迫行为通常是为应对强迫思维而进行的,其目的是减少由强迫思维激发的痛苦,或防止发生担心的事件。这些强迫行为是明显过度的,与所担心的事件之间并无合理的关联。

3. 症状分类　不同个体强迫思维和强迫行为的特定内容差异很大,大致分为以下几类症状。

(1)污染清洗:害怕被污染和仪式性清洗等。

(2)追求对称:对称性的强迫思维,重复计数等。

(3)伤害症状:攻击性、性相关的和宗教性的强迫思维及相关的强迫行为。害怕自己或他人受到伤害的思维或想象,以及反复检查的强迫行为等。半数的强迫症患者曾出现过自杀观念,1/4的强迫症患者存在自杀企图。强迫症患者可能出现害怕自己会伤害他人的侵入性恐惧。

(4)回避行为:强迫症患者回避可引发强迫思维和强迫行为的人群、场所或事物。如担心污染回避公共场合如饭店、公共卫生间;存在伤害他人的侵入性想法的患者可能回避社交互动。回避行为可表现为无处不在,从而严重限制患者的功能。诱发一系列情感反应,如焦虑、惊恐、厌恶感。当实施强迫行为时,患者可能有"未完成"或不安的痛苦感,直至事情"恰到好处"为止。

(5)功能失调性信念:膨胀的责任感和高估威胁的倾向,完美主义和难以容忍不确定性,高估想法的重要性及控制这些想法的必要性。强迫症患者自知力因人而异。同一个患者的自知力在病程中也可发生变化。自知力较差与疾病的远期结局较差有关。少数强迫症患者缺乏自知力,因此他们强迫症状的信念具有妄想性特征,如坚信自己的想法可杀死其他人。

4. 症状特点

(1)症状是患者自己的思维或行为,不是外界强加的。

(2)患者试图抵制至少一种症状,但是徒劳。

(3)症状令患者不快,但如果不实施会产生极大的焦虑。

(4)症状反复出现。

(三)病程经过及危害

强迫症病程通常慢性化,症状时轻时重。部分患者表现为发作性病程,少数患者存在逐渐恶化现象。如不治疗,强迫症缓解率低。即使治疗,只有部分可缓解。强迫症患者可出现生活质量降低，以及严重的社会和职业功能受损。

1. 功能障碍

（1）伤害的强迫思维可使患者感到与家庭和朋友的关系是有危险的，导致回避亲友。

（2）对称性强迫思维无法达到"恰到好处"的标准，无法及时完成学校作业或工作任务，可能导致辍学或失业。

（3）担心污染害怕接触细菌导致回避医生。

（4）由于过度清洗而导致皮肤损伤。

（5）认为药物被污染，导致拒绝服药。

2. 社会危害

（1）当强迫症在儿童期或青少年期起病时，患者可能经历发育困难，无法脱离家庭独立生活。

（2）强迫症患者可能因自己的疾病而试图将规则和禁令施加给家庭成员，例如由于害怕污染，家庭成员不能将亲友带回家。家庭成员被迫适应强迫仪式并参与仪式行为。

（3）家庭的高度适应现象经常与情感的高表达有关。住在一起不仅导致患者的治疗反应差，也给家庭成员带来沉重的家庭负担和较差的生活质量。

四、诊　　断

（一）诊断原则

根据病史、精神检查、体格检查及必要的辅助检查排除器质性疾病及其他精神疾病而引发的强迫症状；患者必须在连续两周中的大多数日子里存在强迫思维或强迫行为，或两者并存；这些症状引起痛苦或妨碍活动并符合临床表现中的四条症状特点。

（二）筛查与评估

怀疑强迫症时，应具体询问是否存在侵入性思想、想象或冲动意念，并询问是否存在重复性行为。强迫思维和强迫行为的频率、消耗的时间及导致患者痛苦或影响其生活的程度，有助于区别强迫症与在普通人群中常见的偶发侵入性思维或重复性行为，如锁门后再次检查。目前最常用的强迫症症状评定量表为耶鲁-布朗强迫症状量表（Yale-Brown Obsessive-Compulsive Scale，Y-BOCS），包括成人版和儿童版，主要针对强迫症各种症状表现和严重性进行评估，总计 10 个条目，强迫思维和强迫行为各 5 项，每一项包括症状检查表和严重性量表 2 个部分多维度进行评估，每个条目 0~4 分，总分 0~40 分。1~7 分为亚临床；8~15 分为轻度；16~23 分为中度；24~31 分为重度；32~40 分为极重度，患者无法生活自理。

（三）诊断标准

DSM-5 与 DMS-4 相比强迫症的诊断标准发生了如下变化：首先，诊断条目 1 将冲动（impulse）改为强烈要求（urge），以区别于冲动控制障碍；其次，条目第 2 条不再要求需判断患者的强迫表现为过度或不合理，这个信息将通过评估患者的自知力程度来收集。

DMS-5 对强迫症的诊断标准如下。

1. 具有强迫思维、强迫行为，或两者皆有。

强迫思维被定义为如下方面。

（1）某些时间段内，感受到反复的、持续的、侵入的和不必要的想法、冲动或意向，引起大多数个体的焦虑或痛苦。

（2）个体试图忽略或压抑此类想法、冲动或意向，或用其他些想法或行为来中和它们

（如通过某种强迫行为）。

强迫行为被定义为如下。

（1）重复行为（如洗手、排序、核对）或精神活动（如祈祷、反复默诵字词）。个体感到重复行为或精神活动是作为应对强迫思维或根据必须严格执行的规则而被迫执行的。

（2）重复行为或精神活动的目的是防止或减少焦虑或痛苦，或防止某些可怕的事件或情况；然而这些重复行为或精神活动与所设计的中和或预防的事件或情况缺乏现实的连接，或者明显是过度的。

注：幼儿可能不能明确地表达这些重复行为或精神活动的目的。

2. 强迫思维或强迫行为耗时（如每天消耗 1 小时以上），引起具有临床意义的痛苦，或导致社交、职业或其他重要功能方面的损害。

3. 此强迫症状不能归因于某种物质（如滥用的毒品、药物）的生理效应或其他躯体疾病。

4. 该障碍不能用其他精神障碍的症状来更好地解释，如广泛性焦虑障碍中的过度担心、躯体变形障碍中的外貌先占观念、囤积障碍中难以丢弃或放弃物品、拔毛癖（拔毛障碍）中的拔毛发、抓痕（皮肤搔抓）障碍中的皮肤搔抓、刻板运动障碍中的刻板行为、进食障碍中的仪式化进食行为、物质相关及成瘾障碍中物质或赌博的先占观念、疾病焦虑障碍中患有某种疾病的先占观念、性欲倒错障碍中的性冲动或性幻想、破坏性、冲动控制及品行障碍中的冲动、重性抑郁障碍中的内疚性沉思、精神分裂症谱系及其他精神病性障碍中的思维插入或妄想性的先占观念及孤独症（自闭症）谱系障碍中的重复性行为模式。

五、鉴别诊断

识别强迫思维和强迫行为之间的关联，明确焦虑或痛苦是由强迫思维导致的，这些信息有助于鉴别强迫症与侵入性思维或重复行为疾病谱中的其他障碍。评估的内容应包括共病精神障碍导致的症状和行为。在诊断强迫症时，应考虑存在重叠特征的其他障碍。

（一）焦虑障碍

焦虑障碍可出现重复想法、回避行为等。

1. 广泛性焦虑障碍　广泛性焦虑障碍存在的反复想法——担心，通常是有关现实生活的担心，而强迫症的强迫思维则不是现实的，担心涉及的内容通常是古怪的、非理性的或貌似具有神奇的性质。强迫症几乎总是存在强迫行为。

2. 特定恐惧症　同强迫症患者一样，特定恐惧症患者可能存在对特定物体或情境的害怕反应。然而特定恐惧症患者害怕的物体通常比强迫症的更局限，并且不以仪式现象为特征。

3. 社交焦虑障碍　在社交焦虑障碍中，害怕的物体或情境局限于社交互动或表演的场合。回避或反复寻求保证的目的在于减少这种社交恐惧。

（二）重性抑郁障碍

重性抑郁障碍中的思维反刍通常与心境一致，无强迫症的侵入性或痛苦性体验。

（三）抽动障碍

抽动障碍是一种突然、快速、反复发生和无节律的运动动作或发声，如眨眼睛、清嗓。抽动障碍通常没有强迫行为那么复杂，并且其目的不是为了中和强迫思维。

（四）精神病性障碍

强迫症患者偶尔出现自知力较差,甚至有妄想性强迫信念。强迫症患者具有强迫思维和强迫行为,缺乏精神分裂症或分裂情感性障碍的其他特征如幻觉及思维障碍,这可将其与妄想性障碍或精神病性障碍相鉴别。

（五）强迫型人格障碍

强迫型人格障碍(obsessive-compulsive personality disorder,OCPD)是一种持久且广泛的过度追求完美和严格控制的适应不良模式,经常导致仪式化行为。OCPD 不是强迫症的一个亚综合征类型,并且也不以强迫思维为特征。OCPD 中的重复行为不是为应对强迫思维而进行的。

（六）其他疾病

根据想法和行为的性质,可将强迫症与其他具有侵入性想法和重复行为的疾病进行区分。在躯体变形障碍中,侵入性想法局限于关注外表。在拔毛癖中,重复行为仅限于拔毛。在神经性厌食中,侵入性想法和重复行为局限于关注体重和食物。其他类似强迫行为的情况包括性行为,如性欲倒错;赌博,如病理性赌博及物质滥用,如酒精滥用。然而这些情况中,个体通常可获得愉快感。

六、治　　疗

强迫症的治疗包括认知行为治疗和药物治疗。患者可采用认知行为治疗或一种选择性 5-羟色胺再摄取抑制剂治疗,或两者联合治疗。对于大多数强迫症患者,建议将认知行为治疗作为一线治疗。如果不能进行认知行为治疗或患者倾向于药物治疗,则选择性 5-羟色胺再摄取抑制剂药物治疗可作为一种合理的备选疗法。大多数强迫症患者,建议采用暴露和反应预防(认知行为治疗的一种类型)进行一线治疗,而不是首先把选择性 5-羟色胺再摄取抑制剂药物治疗作为一线治疗。如果认知行为治疗不可行、没有使用指征或者患者偏好药物治疗,则进行选择性 5-羟色胺再摄取抑制剂药物治疗。对于合并有其他严重疾病需要 5-羟色胺再摄取抑制剂治疗的患者,采用 5-羟色胺再摄取抑制剂对两种疾病进行初始治疗。对于严重强迫症患者或单药治疗效果不佳者,推荐认知行为治疗与一种选择性 5-羟色胺再摄取抑制剂联合治疗。认知行为治疗适用于各种症状严重程度的强迫症,但可能不适用于有认知功能障碍和严重精神障碍的患者。

（一）认知行为治疗

认知行为治疗必须帮助患者纠正导致强迫性恐惧的适应不良性信念和评价,以及减少会妨碍对适应不良性信念自我纠正的回避和寻求安全行为,如仪式动作。因此,认知行为治疗的任务是培养患者将强迫性刺激评估为没有威胁的,不需要进一步的行为,如回避或仪式动作等强迫行为。患者必须逐渐理解,他们的问题不在于令其恐惧结果的出现概率,而是在面对客观上伤害风险很低的刺激时,应如何思考和行动。具有侵袭性强迫思维的患者,必须将他们的问题认为是其对无意义的闯入性想法的过度重视,而不是保证恐惧结果将不会发生。例如,一名具有洗涤仪式动作的患者,经认知行为治疗后会逐渐认识到,并不需要一个成功的方法来预防污染,而是需要改变对污染的评估和反应方式。

1. 方法简介　认知行为治疗是一种以技术为基础的方法,每次治疗会谈都有非常具体的操作规定,并且期望患者会完成分配的“家庭作业”练习,以强化在治疗过程中所学的技能。治疗师起到教练的作用,教患者如何理解其强迫症症状,以及如何使用治疗技术来减少强迫性的恐惧和强迫性仪式动作。对临床医生和患者一个重要的原则是,出现不想要的(强迫性)想法是正常和普遍的。因此,治疗的目的不是消除这些想法,而是改变该患者对这些闯入性体验的理解和反应方式。用于强迫症的认知行为治疗包括:心理教育、暴露与反应预防和认知治疗。

(1)心理教育:在开始积极的治疗前,治疗师就强迫症的概念化模型对患者进行教育。要向患者清楚地解释,认知行为治疗将如何帮助其减轻强迫症。这种教育是治疗的重要步骤,因为它有助于激励患者忍受暴露疗法时常会出现的痛苦。有用的治疗原理还包括一些信息,如长时间暴露时认知行为治疗如何引起痛苦和减轻痛苦。在评估阶段收集信息,随后将这些信息与患者一起计划具体的暴露练习。除了解释和计划一系列暴露练习外,认知行为治疗的教育阶段也必须使患者熟知反应预防程序。重要的是,"反应预防"一词并不意味着治疗师要积极阻止患者进行仪式动作,而是要帮助患者抵抗其仪式性的冲动。常常使用对仪式动作的自我监测来帮助实现这一目标。

(2)暴露和反应预防:这是认知行为治疗用于治疗强迫症时最重要的部分,指在治疗师的指导下,让患者重复并长时间暴露于引起强迫性恐惧的情景,并且不进行强迫行为(反应预防)。该方式可让患者实际地重复面对其恐惧的低风险情景(现场暴露),也可让患者想象面对低风险情景时恐惧的灾难性后果(想象暴露)。如一名患者担心开车时意外撞上行人,可让其练习在有行人的街道上开车,并且不下车检查路边是否有受害者。如果一名患者重复检查门是否上锁,可让其练习迅速关闭和锁上门后离开家。反应预防是治疗的重要部分,因为进行仪式动作可减轻强迫性焦虑,会过早地缩短暴露,使患者不能认识到强迫性的情景并不是真的危险,且焦虑本来就会自行减弱。有效的暴露和反应预防要求患者持续暴露于情景中,直到强迫性痛苦自发减弱,且不试图通过离开暴露情景或通过进行强迫性仪式动作或抵消策略来减轻痛苦。

暴露练习通常遵循等级原则,一开始是暴露于中度痛苦的情景、刺激和想象画面,并逐步达到最痛苦的情景。开始进行练习时引起的焦虑程度较轻,这可增加患者学习管理自己痛苦并成功完成暴露练习的可能。首次暴露练习的成功,会增加患者对治疗的信心,鼓励患者在后续更加困难的练习中坚持治疗。每次治疗结束时,治疗师会指导患者在治疗会谈的间歇期间、没有治疗师陪伴的情况下继续暴露数小时,并在不同的环境中继续暴露。引起最大焦虑情景的暴露,不是留在治疗结束时进行,而是在整个暴露练习计划的中途进行。这让患者有机会重复暴露于不同环境的最困难情景以达到广泛的治疗效果。在后续的治疗会谈中,治疗师要强调继续应用在治疗期间所学的认知行为治疗程序的重要性。

(3)认知治疗:认知治疗技术最好用于增强暴露和反应预防。该疗法能帮助解决针对强迫想法的非常顽固的错误信念,以使患者能够坚持暴露练习并更好地从中获益。认知治疗有多种技术用于帮助患者纠正其错误的信念和评价,如教育性地介绍教育材料和"苏格拉底对话"旨在帮助患者识别和纠正不合理的思维模式;"行为试验"是以患者的恐惧为例,让患者进入并观察使其感到恐惧的情景,这常用于收集信息,帮助患者修正他们对于强迫思维风险程度的判断。用于治疗强迫症的具体认知技术包括以下。

1)饼图法:指如果发生令其恐惧的结果,患者最初将原因归于自身责任的百分比。让患者列出一张名单,写明除患者自己外,还应对恐惧结果有责任的责任方。随后患者和治疗师画一个饼图,饼图中的每个部分代表确定的一个责任方。接下来患者根据每个责任方的责任百分比来标记各责任方所占的部分大小,最后标记代表患者自身责任百分比的部分。在这项练习结束时,患者通常清楚知道所恐惧事件的大部分责任不是他们自己的。

2)认知连续技术(cognitive continuum technique):指针对患者出现的不可接受的闯入性强迫想法(如亵渎神明或有性方面或暴力主题的想法),让患者来评定其感知到自己不道德的程度。接下来,让患者评定其他有不同程度道德问题行为个体(如一名强奸惯犯或虐待儿童的父母)的道德水平。然后让患者重新评定自己,并重新评估他们对于自己仅有闯入性想法的不道德程度。

不应该将认知治疗用于反驳患者强迫想法内容的正确与否,而是用于反驳患者对强迫性思维意义的评价。如对一名有猥亵儿童的强迫性闯入性想法的患者,不要使用认知治疗来评估其是否可能按照这个想法行动,而是用于评估其对这种强迫思维评价的适当方式,正常情况下出现的闯入性想法可能没有意义。

2. 疗效评估　除了非正式地评估治疗进展,治疗结局的评估还应该包括再次进行症状评定。即使进行了一个成功的认知行为治疗疗程,大多数患者会报告有一些残留症状。要向患者强调,"正常的"强迫思维和仪式动作是大多数人日常生活的一部分,因此,此类想法永远不会完全消失。然而治疗的目标是帮助患者以新的、健康的方式来回应强迫性刺激。患者通过继续应用在治疗中所学的技能,可最大程度地减轻痛苦,弥补功能障碍。

3. 治疗时间　根据患者问题的严重程度和计划的约束条件,认知行为治疗可在门诊进行(如每周1次或两次会谈)、以密集形式进行(每日进行门诊治疗),也可住院进行。临床经验表明,当患者在治疗间歇期难以依从暴露和反应预防的指导时,有必要进行更频繁的治疗会谈。强迫症症状存在极大的异质性,因此个体治疗优于小组治疗。最有用的治疗方式是几个小时的评估、制订治疗计划和进行心理教育,之后进行一周2次共计16次的治疗会谈,每次治疗会谈持续90~120分钟,共持续大约8周。根据患者的症状表现和面对实际所恐惧情景的可操作性,治疗会谈包括的实际场景暴露和想象场景暴露数量可能因人而异。认知治疗技术用于反驳患者关于强迫想法的非常顽固、错误的信念,并为暴露练习做好准备。

4. 有效性　治疗后平均症状减少50%~70%。以暴露为基础的认知行为治疗对83%的患者有效,有效是指患者的症状较基线水平至少改善了30%。76%的患者继续表现为症状改善。对认知行为治疗反应较弱相关的因素主要有:自知力差、伴严重抑郁、家属不配合(对家属进行治疗相关的教育很重要)。

(二)药物治疗

1. 药物选择　三类药物可用于单药治疗。5-羟色胺再摄取抑制剂如氟西汀、氟伏沙明、舍曲林、帕罗西汀、西酞普兰和艾司西酞普兰;三环类抗抑郁药如氯米帕明;5-羟色胺-去甲肾上腺素再摄取抑制剂如文拉法辛。推荐将选择性5-羟色胺再摄取抑制剂作为一线治疗。如果充分的选择性5-羟色胺再摄取抑制剂尝试性治疗对患者无效,则应给予另一种单药治疗,如另一种选择性5-羟色胺再摄取抑制剂、氯米帕明或文拉法辛。

2. 给药与疗程　患者应当从低剂量开始用药以提高耐受性。可每周或每隔1周增加剂量。患者应在治疗剂量范围内维持用药至少6周,才能断定该药物有无效果。考虑到常规的调整剂量方案,这通常共需8~12周的治疗尝试。针对强迫症的充分药物治疗尝试为应用患者能耐受的最高剂量进行最少6周的治疗。有一点很重要,医生应告诉患者药物起效会延迟4~6周,以免患者过早地停药。

3. 治疗持续时间　实践指南建议,若一种5-羟色胺再摄取抑制剂对强迫症患者有效,则应当维持该药物治疗至少 1~2 年。如果要停药,指南推荐应当缓慢逐渐减量至停药如每 1~2 个月减少 10%~25%。

▶ **典型病例:**

女 32 岁,过度担心污染,反复洗手 3 年。

现病史:3 年来特别怕污染,每天洗手 10 次以上,每次洗手要用 3 次洗手液,洗手一定从指头开始,然后手心、手背及手腕。对家庭高度责任感。辅导儿子写字时,只要一点不当,全部重写。睡觉前反复检查门是否锁好至少 3 次。在阳台上担心自己会跳下去。担心污染不能去饭店吃饭,不能用公共厕所。一切追求完美,直至事情"恰到好处"为止,为此花费大量时间,每天至少花费 2 小时。经常用威胁要求家人服从自己。患者为此非常痛苦,但不能自拔,工作受到影响,家庭生活质量降低。为明确诊断来全科就诊。

既往史:无甲状腺病史,无抽烟、饮酒、吸毒及物质滥用史。

家族史:无特殊。

体格检查及辅助检查:血压 110/70mmHg,心率 80 次/min,呼吸 15 次/min,血氧饱和度 99%。头颅五官无畸形,心律齐,心脏无杂音,肺呼吸音清晰,无啰音及哮鸣音,腹部平软,无压痛,脊柱四肢无异常。神经系统检查无异常反应。三大常规、肝肾功能及甲状腺功能正常。心电图、胸片、腹部彩超正常。抑郁焦虑量表提示轻度抑郁,轻度焦虑。耶鲁-布朗强迫症状量表提示重度强迫症。简易精神状态检查(MMSE)正常。

精神检查:定向力正常。面戴口罩,穿着整洁,神情紧张,语言流畅,语义清楚,承认自己有洁癖,认为是自己从小养成的性格,为此很痛苦,但无法改变。否认情绪低落。无幻觉、妄想。

诊断:强迫症。

双向转诊:强迫症虽然常见,但多不典型,确诊常常需要专科医生。社区全科医生对可疑患者,介绍到心身医学科或精神科专科医生处会诊。专科医生明确诊断后,应办理特殊疾病认证,并将患者返回社区,全科医生按专科医生建议,完善特殊疾病处方,继续长期管理患者。

(李 健)

第十节 躯体症状障碍

躯体症状及相关障碍是 DSM-5 中的一个新分类,包括躯体症状障碍、疾病焦虑障碍、转换障碍、影响其他疾病的心理因素、做作障碍等。其中最常见的疾病就是躯体症状障碍。躯体症状障碍是一种躯体症状的综合征,指经过恰当检查后,无法完全用一种已知的躯体疾病解释躯体症状,加上对这些症状反应的异常想法、感觉和行为,导致显著痛苦和社会心理障碍。症状可能由焦虑、抑郁和人际冲突引发或加重,且躯体症状障碍、抑郁和焦虑常同时发生。这些患者一般都在全科就诊,是全科医生常见的精神疾病。

一、流 行 病 学

在一般人群中,躯体症状障碍很常见。50% 以上因躯体主诉至门诊就医的患者无躯体疾病。在全科就诊的患者中 17% 患有该病,普通成人患病率为 5%~7%。躯体症状障碍的危险因素包括：女性、受教育程度低、少数民族、社会经济地位较低。全科医学人群研究发现躯体症状障碍患者的失业率及职业功能受损率显著增高。

二、病因及发病机制

躯体症状障碍视为一种精神障碍还是一种不能解释症状的躯体疾病，目前仍存在争议。

（一）遗传因素

躯体症状障碍的遗传学基础尚不清楚。某些研究显示躯体症状障碍存在家族性模式。

（二）环境因素

在成年女性中，儿童期性虐待、近期躯体暴力或性暴力总是与躯体症状障碍有关。当患者难以用言语表达其情感时，躯体症状可能提供一种表达痛苦的方法。

（三）认知因素

躯体症状障碍可能包括对身体健康涵盖过广或不切实际的观念，增加对躯体状况的关注以及对躯体感觉灾难化的解读。

（四）心理社会因素

此类症状可能为患者带来好处，例如社会支持、逃避责任、残疾补偿及内部冲突的妥协。同时这些症状与丧失工作、身份和独立性有关。

三、临 床 表 现

（一）临床症状

躯体症状障碍患者表现为一系列症状。

1. 疼痛症状　包括头痛、背痛、尿痛、关节痛、弥漫性痛、肢体疼痛。

2. 胃肠道症状　包括恶心、呕吐、腹痛、腹胀、胀气、腹泻。

3. 心肺症状　包括胸痛、头晕、呼吸急促、心悸。

4. 神经系统症状　包括晕厥、假性癫痫发作、遗忘、肌无力、吞咽困难、复视或视物模糊、行走困难、排尿困难、耳聋、声音嘶哑或失声。

5. 生殖器官症状　包括性交痛、痛经、性器官烧灼感。

（二）症状特点

无法解释、病史模糊、自相矛盾、潜在痛苦、持续不能言表的需求、无缓解或恶化的因素、缺乏阳性体征，其范围从夸大常见症状至无法缓解的致残性症状不等。患者常使临床医生反感，被看作"麻烦的患者"。

（三）共存精神障碍

1. 焦虑和抑郁　全科躯体症状障碍患者中，58%共病焦虑或抑郁障碍，躯体症状障碍患者患焦虑或抑郁的可能性是其他患者的 6 倍。随着躯体症状数量的增加，焦虑和抑郁的可能性也增加。

2. 人格障碍　61%的躯体症状障碍患者至少存在 1 种人格障碍，最常见的是回避、偏执、自我挫败、强迫观念与行为。

（四）病程

躯体症状障碍呈慢性病程，50%以上治疗缓解，但可复发。

四、诊　　断

（一）诊断原则

对该病的诊断必须首先排除真正的躯体疾病,避免误诊。仔细地收集病史与体格检查比各种检验更为重要,更能帮助全面了解患者,以做出正确的诊断。一旦诊断躯体症状障碍,必须向患者解释没有证据表明其存在致命性疾病,患者存在一种医学上常见但不能完全解释清楚的状况,称为躯体症状障碍,这种情况导致了一系列症状。

（二）筛查工具

全科医生可使用简要工具,例如精神障碍全科评估问卷进行筛查。精神障碍全科评估问卷特别设计用于全科医疗机构,完全由患者自填,敏感性为 75%,特异性为 90%,医生回顾诊断结果的中位时间为 1~2 分钟。

（三）诊断标准

DMS-5 取消了躯体形式障碍的诊断。充分考虑到躯体症状及相关疾病通常就诊在非精神科,对躯体症状障碍列出新的简明扼要的诊断标准如下。

1. 一个或多个躯体症状　使个体感到痛苦或导致其日常生活受到显著破坏。

2. 与躯体症状相关的过度想法、感觉或行为,或与健康相关的过度担心,表现为下列至少一项。

（1）与个体症状严重性不相称和持续的想法。

（2）有关健康或症状的持续高水平的焦虑。

（3）投入过多的时间和精力到这些症状和健康的担忧上。

3. 虽然任何一个躯体症状可能不会持续存在,但有症状的状态持续存在(通常超过 6 个月)。

五、鉴 别 诊 断

躯体症状障碍中出现的症状也可在很多躯体疾病或精神疾病中出现,且躯体症状障碍与这些疾病可同时存在,因此鉴别诊断尤为重要。

（一）躯体疾病

病因不明的症状的患者可能存在多种综合征,包括纤维肌痛、慢性疲劳综合征、经前期烦躁障碍、特发性环境不耐受等、这些综合征包括很多无法解释的症状。很多未分化疾病,如症状涉及多个器官系统且在缺乏躯体体征、结构性异常和实验室检查异常的情况下,可能与躯体症状障碍相混淆。存在不明确的症状和间断性或弥散性疼痛的躯体疾病包括:多发性硬化、系统性红斑狼疮、急性间歇性卟啉病、血色病等。肿瘤性疾病经常存在该病引起的明确症状,但也可能存在不太明确、无法解释的躯体症状。

（二）抑郁障碍

抑郁躯体症状可出现在抑郁障碍时,患者可能同时存在躯体症状障碍和抑郁。然而,抑郁障碍的核心是情绪低落、快感缺乏和持续抑郁。

（三）焦虑障碍

广泛性焦虑障碍个体担心不该担心的事件、处境及活动,也可担心健康,但聚焦点通常不是躯体症状。惊恐障碍惊恐发作可伴多种躯体症状包括心悸、心动过速、胸痛、发汗、寒战、气短、窒息、恶心、腹泻、头晕、感觉异常、寒战、潮红等。其特征是发作性恐惧伴上述 4 种以上症状,10分钟内达到高峰,然后迅速消失。在躯体症状障碍中躯体症状和焦虑持续存在。

(四)物质滥用障碍

在物质中毒和戒毒时均可出现躯体症状。这些症状包括虚弱、乏力、头痛、恶心、胸痛、呕吐、共济失调、震颤、视力模糊、肌束颤动。物质滥用障碍的诊断是通过物质使用史确诊。

(五)其他精神疾病

疾病焦虑障碍、转换障碍、妄想障碍、躯体变形障碍及强迫症等亦可出现相似的躯体症状,需与躯体症状障碍相鉴别。

六、治　疗

(一)治疗原则

全科医生对躯体症状障碍的治疗原则是:安排常规随访,认可症状,整合其他医生的意见,诊断并处理可诊断的躯体和精神疾病,限制检查和转诊,安慰患者已排除严重疾病,提高患者功能和生活质量。心理治疗和药物治疗同等有效。选择心理治疗或药物治疗或二者联合治疗应根据治疗手段的可行性和患者的偏好而定。

(二)心理治疗

认知行为治疗是主要的心理治疗方法。一般推荐一次性精神科医生会诊,包括诊断和特异性治疗建议,并限制不必要的检查。全科医生可以开展心理行为治疗,实践证明全科医生的心理行为治疗是行之有效的。全科医生可以开展心理行为治疗包括放松训练:帮助患者放松;家庭治疗:家庭成员帮助患者治疗;心理教育:心理方面的健康教育;与精神科医生双向转诊:介绍患者给精神科医师会诊。

(三)药物治疗

药物治疗推荐选择性五羟色胺再摄取抑制剂。首选治疗药物推荐氟西汀20mg/d或其他的选择性五羟色胺再摄取抑制剂,每四周调节剂量。也可应用三环类抗抑郁药,例如阿米替林25mg睡前服用,每四周调节剂量。对以疼痛为主要症状的躯体症状障碍,建议同时用去甲肾上腺素能和五羟色胺能药物,并避免使用吗啡类制剂。

▶▶ **典型病例:**

患者女性,32岁,浑身不适5年,加重2年。

现病史:5年前开始腹胀痛,尿频尿痛,大小便难解,有时感心悸气短。于多家三甲医院就诊未发现明显异常。2年前上述症状明显加重,大小便困难,腹部胀痛难忍,夜不能寐。阵发性胸痛,呼吸困难,头晕,四肢麻木,怕冷,盖几床被子都不行。自觉体内有一股气在窜动,窜到哪里,哪里就很不舒服。痛苦异常。不发作时可正常生活。先后在普外科、肛肠科、泌尿科、呼吸科、内分泌科、神经内科就诊多次,均未发现专科异常情况,为明确诊断来全科就诊,要求全面检查,明确诊断。

既往史:无重大疾病史,从小性格偏执。

家族史:无特殊。

体格检查及辅助检查:血压110/70mmHg,心率80次/min,呼吸15次/min,血氧饱和度99%。头颅五官无畸形,心律齐,心脏无杂音,肺呼吸音清晰,无啰音及哮鸣音,腹部平软,无压痛,脊柱四肢无异常。神经系统检查无阳性发现。三大常规、肝肾功能及甲状腺功能正常。心电图、腹部彩超正常,头颅胸腹联合 CT 检查无异常发现。胃镜和肠镜检查正常。膀胱镜检查正常。抑郁焦虑量表提示轻度抑郁,中度焦虑,精神障碍全科评估问卷提示躯体症状障碍。

精神检查:定向力正常。神情痛苦,主动交谈,言语流畅。反复述说多部位症状,哀求医生全面检查,明确诊断。自知力正常。无妄想、思维联想障碍及幻觉。

诊断:躯体症状障碍。

双向转诊:躯体症状障碍虽然常见,但难以认定,确诊常常需要专科医生。社区全科医生对可疑患者介绍到心身医学科或精神科专科医生处会诊。专科医生明确诊断后,应办理疾病认证,并将患者返回社区。全科医生按专科医生建议,继续长期管理患者,尤其做好心理疏导工作。

(李 健)

第十一节 注意缺陷多动障碍

注意缺陷多动障碍(attention deficit hyperactivity disorder,ADHD)又称多动症,是一种在儿童期出现的疾病,病程至少持续 6 个月,以多动、冲动和(或)注意力不集中为主要表现。本病主要影响患儿的认知功能、学业水平、行为表现、情绪状态以及社会功能,但患儿智力正常或基本正常。目前认为成人也存在注意缺陷多动障碍,但较少见,以注意缺陷为主要表现,不在本节讨论。

一、流 行 病 学

注意缺陷多动障碍是儿童期常见的精神疾病之一,常在 12 岁以前发病,以学龄期儿童为多,男性多于女性,国外研究显示儿童注意缺陷多动障碍的患病率为 2%~18%,其中学龄期注意缺陷多动障碍患病率为 8%~10%,我国儿童发病率为 4.9%~6.6%。大部分注意缺陷多动障碍患儿同时伴有其他精神疾病,如对立违抗性障碍、抑郁焦虑障碍、学习障碍和品行障碍等。

二、病因及发病机制

(一)遗传因素
本病可有家族史,研究显示许多基因在注意缺陷多动障碍的发生发展中发挥重要作用。
(二)神经解剖学因素
注意缺陷多动障碍儿童大脑前部区域较正常儿童存在明显差异。
(三)儿茶酚胺代谢
注意缺陷多动障碍患儿的多巴胺转运体密度较正常儿童增加。
(四)环境因素
环境因素与注意缺陷多动障碍的相关性目前存在争议。
(五)膳食因素
研究显示食品添加剂的摄入、必需脂肪酸缺乏和食物不耐受或过敏与儿童的行为异常有一定的关系。

（六）其他因素

产前烟酒与注意缺陷多动障碍的发生具有密切的关系，早产、出生时低体重与本病有一定的关系。

三、临 床 表 现

（一）分型

多动、冲动和注意力缺陷是儿童注意缺陷多动障碍的核心症状，是诊断注意缺陷多动障碍的主要标准。依据儿童主要临床表现的不同可分为多动-冲动为主型、注意力缺陷为主型和混合型。不同类型注意缺陷多动障碍的主要临床表现具有自身的发展过程和规律。

（二）临床症状

1. 多动和冲动　不能静坐或不能约束自己的行为是多动-冲动为主型注意缺陷多动障碍的主要特征。多动症状随患儿年龄增加可逐渐减轻，青春期时多动症状几乎消失，但患儿冲动症状通常持续终身。

2. 注意缺陷　注意力集中能力下降、认知处理和反应速度降低时注意力缺陷为主型的注意缺陷多动障碍儿童的主要特征。注意力缺陷在儿童期随年龄的增加可表现的更明显，常常持续终身。

3. 功能损害　注意缺陷多动障碍患儿的社交活动、职业活动等受到明显的影响。患儿常常被同伴拒绝，难以与他人建立友谊。患儿自尊性差，出现抑郁、焦虑等其他精神疾患的可能性较正常儿童明显增加。

（三）预后

注意缺陷多动障碍患儿的症状随年龄的增长不一定会消失，甚至持续存在，即使我们对患儿进行了相应的药物治疗，但仍有部分患儿的相关症状会持续至成年。注意缺陷多动障碍的患儿与正常儿童相比更易发生故意或非故意的伤害，更易出现冲动行为，其学习能力常常较正常儿童差，更易出现成瘾性物质（如烟、酒、毒品等）的使用。但注意缺陷多动障碍患儿通常在商业、体育、建筑和公众演说方面很成功。

四、诊　　断

（一）评估

对疑似注意缺陷多动障碍的患儿，我们需要从医学、发育、行为、教育、心理社会和相关共存疾病等方面进行综合评估。评估内容包括病史回顾、家族史和社交功能。

1. 医学评估　需详细了解患儿产前暴露情况、有无围生期感染、既往病史、用药情况、家族史和一般情况。医护人员可通过询问家长和老师了解患儿在校期间的表现和行为，并进行相应的体格检查进行综合评估。

2. 发育评估　主要通过患儿发育的重要节点如语言发育等进行评估，了解患儿核心症状出现的时间，发作、发展的过程和对患儿功能的影响。

3. 行为评估　通过行为评定量表评估注意缺陷多动障碍患儿核心症状的具体情况，协助诊断，行为评定量表包括注意缺陷多动障碍专用量表和宽谱量表。

（1）注意缺陷多动障碍专用量表（窄谱量表）：本表直接评估患儿是否存在注意缺陷多动障碍的核心症状，其灵敏度和特异度均高，但易受儿童年龄、所用量表和填表人不同的影响。

（2）宽谱量表：本表不仅局限于对患儿核心症状的评估，同时还可评估患儿有无情绪低落、焦虑、抑郁和攻击性等行为，可用于确定患儿的共存疾病和鉴别诊断，但本表灵敏度和特异度较注意缺陷多动障碍专用量表差，不推荐用于核心症状的评估。

4. 教育评估　主要对患儿在学校学习情况进行评估，了解患儿在教育环境下是否存在注意缺陷多动障碍相关症状。

5. 心理评估　心理测试可以用于患儿相关精神异常的检测，也用于排除其他精神相关疾病。

6. 相关共存疾病的评估　儿童注意缺陷多动障碍常常与对立违抗性障碍、抑郁焦虑障碍、学习障碍和品行障碍等精神障碍共存，这些精神障碍可能是原发也可以是继发于注意缺陷多动障碍。可通过病史、注意缺陷多动障碍相关行为量表或心理测试进行评估。

7. 辅助评估　定量脑电图（quantitative electroencephalography，qEEG）、整夜多导睡眠监测、言语及语言评估等辅助评估不是常规诊断注意缺陷多动障碍必需的辅助检查，主要用于相关鉴别诊断的评估。

（二）诊断标准

DSM-5 中关于儿童注意缺陷多动障碍的诊断标准（表 2-8）是目前世界公认的标准。对于年龄小于 17 岁的儿童，DSM-5 的注意缺陷多动障碍诊断要求患儿具有下列核心症状的 6 项或以上的多动和冲动症状，或具备 6 项或以上的注意缺陷症状。对于年龄大于 17 岁的成年患者则只需满足 5 项或以上的核心症状之一。同时，需要注意的是上述核心症状需满足：在 12 岁之前出现，症状持续超过 6 个月，在至少一种以上的环境中出现，并损害患儿学业、社交或职业活动的功能，同时核心症状的表现与儿童相应年龄的正常表现不相称。

表 2-8　注意缺陷多动障碍患者的诊断标准

核心症状	临床表现
多动和冲动	①过度躁动（如手脚不停拍打、在座位上扭动）
	②不能静坐（当在学校、工作时甚至被要求静坐时也很难保持不离座）
	③坐立不安或不分场合的到处乱跑或攀爬
	④难以安静的玩耍
	⑤经常忙个不停
	⑥多言多语
	⑦难以按顺序排队等候
	⑧回答问题时语速过快，脱口而出
	⑨干扰他人活动或擅拿他人物品
注意缺陷	①不重细节，粗心大意
	②在日常活动中难以维持注意力
	③即使与患儿直接对话，其也表现为似听非听
	④不能坚持完成任务
	⑤工作凌乱，没有条理，做事拖拉

续表

核心症状	临床表现
	⑥回避需要持续脑力劳动的任务
	⑦生活中总是丢三落四
	⑧易受干扰影响而分心
	⑨记忆力差,容易忘事

注:冲动多动为主型的患儿需具备 6 项或以上的多动和冲动症状;注意力缺陷为主型的患儿需具备 6 项或以上的注意缺陷症状;混合型患儿需同时满足上述标准

五、鉴 别 诊 断

(一)发育变异

发育变异包括智力障碍、智力超常和智力正常的儿童,发育变异的儿童不完全符合注意缺陷多动障碍的诊断标准。

(二)神经或发育问题

常见的有学习障碍、语言或交流障碍、神经发育综合征、癫痫发作性疾病、中枢神经系统感染或创伤后遗症、代谢性疾病和运动协调障碍。本病常常可通过病史和辅助检查与注意缺陷多动障碍相区别。

(三)情绪与行为障碍

此类疾病可与注意缺陷多动障碍表现相似或同时存在,可通过宽谱行为量表鉴别。

(四)心理社会和环境因素

与注意缺陷多动障碍相区别的是心理社会和环境因素通常只在一种环境中影响患者行为,如患者在家有症状,但在学校没有或者相反。

(五)临床疾病或损害

此类疾病常由明确的病因,如听力、视力损害、铅中毒、睡眠障碍等,症状常常随病程或药物的影响而波动,与注意缺陷多动障碍症状的持续性和普遍性相区别。

六、治　　疗

注意缺陷多动障碍是一种慢性疾病,其治疗包括行为干预、药物治疗和以学校为基础的干预或心理干预,治疗需要家长、老师和医生的共同参与。根据患儿的年龄不同其治疗策略也存在一定的差别。学龄前的注意缺陷多动障碍患儿首选行为治疗,当行为治疗效果较差时,可考虑加用药物;学龄期患儿建议初始治疗选择兴奋剂药物联合行为治疗以改善患儿核心症状。同时,对于不满足注意缺陷多动障碍诊断标准的患儿推荐进行行为干预。

(一)行为治疗

主要通过调整物理和社会环境以改变患儿行为,包括正性强化法、暂时隔离法、反应代价法和代币治疗法。加强对父母的培训,通过父母开展行为治疗对患儿的行为改善具有十分重要的作用。父母和老师可通过下列行为治疗改变患儿行为:①按每日计划对患儿进行行为治疗;②减少分散患儿注意力的事物;③让患儿将作业、玩具和衣服等物品分类放置在合理的区域;④制订可达成的小目标;⑤对患儿进行适当奖励;⑥减少自身负面的行为;⑦通过图表等使儿专注于任务;⑧寻找患儿可完成活动;⑨采取平静的训练方式。对于某些有破坏行为的患儿可采取正性家长教育、亲子互动、New Forest 教育项目等系统评估过的标准化项目。

（二）药物治疗

1. 前提　注意缺陷多动障碍药物治疗需满足：①必须是诊断明确的注意缺陷多动障碍患者；②学龄期患儿（年龄≥6 岁），学龄前患儿（年龄<6 岁）仅当行为治疗无效时才考虑加用药物治疗；③患儿家属同意药物治疗；④学校方面能配合患儿的治疗；⑤对治疗药物没有过敏史；⑥血压、心率在正常范围内；⑦没有癫痫病史；⑧没有抽动秽语综合征（tourette syndrome，TS）；⑨没有发育迟缓；⑩没有明显的焦虑情绪；⑪患儿及家庭成员没有非法药物使用史和滥用药物史且能坚持配合患儿的药物治疗疗程。

2. 原则　注意缺陷多动障碍药物治疗的原则：①考虑患儿的既往治疗情况和目前身体状况，确定药物的使用顺序；②根据个体化原则，从小剂量开始，逐渐调整，达到最佳剂量并维持治疗；③在治疗过程中，采用恰当的方法对药物的疗效进行评估；④注意可能出现的不良反应。

3. 药物选择

（1）派甲酯：是治疗儿童注意缺陷多动障碍的首选药物，为中枢性兴奋药物，根据其疗效持续时间分为长效和短效两种制剂，常选用短效派甲酯。哌甲酯常见的不良反应有食欲下降、发育迟缓、头晕、失眠/梦魇、情绪不稳定等，异常勃起为少见不良反应。根据患儿年龄，其治疗方案存在一定的差别。学龄期患儿：①短效（盐酸哌甲酯），5mg qd 或 5mg bid 起始，每周逐渐增加 5~10mg，最大剂量不要超过 60mg/d，常用最适量在 0.3~0.7mg/kg，2~3 次/d（每日总剂量范围 0.6~2.1mg/kg）；②长效（盐酸哌甲酯控释片），18mg qd 起始，每周调整一次剂量，最大推荐剂量 54mg/d。学龄前患儿：派甲酯剂量始于 1.25mg bid，并在 1 周内增加至 7.5mg tid，平均最佳日总剂量为（14.2±8.1）mg/d。

（2）托莫西汀：是备选药物，常用于有非法药物使用史的患儿或家属有非法药物使用史、担心滥用家属庭强烈反对使用兴奋剂药物的患儿，其剂量调整基于患儿体重。体重小于 70kg 的儿童及青少年患者：每日初始总剂量可为 0.5mg/（kg·d），最少持续 3 天，随后增加至 1.2mg/kg，可分 1 次或 2 次服用，每日总剂量不超过 1.4mg/kg 或 100mg（取两者中较小值）。体重大于 70kg 患者：每日初始总剂量从 40mg/d 开始，最少持续 3 天，随后可增加至大约 80mg/d，单次或分次服药，每日总剂量不超过 100mg。

（3）α_2 肾上腺素能激动剂：常用于对兴奋剂或托莫西汀治疗反应差、有不能接受的副作用或伴有其他严重精神疾病等共病的患儿。

（三）以学校为基础的干预

持续的学校干预（如课堂上的干预）有益于患儿成绩的提升和症状的缓解。可通过将作业布置在黑板上、让患儿座位靠近老师、允许患儿有更多的时间完成作业、当患儿"走神"时老师可悄悄提醒等方式进行。

（四）心理治疗干预

一般不推荐对患儿进行心理治疗干预，但当患儿存在需要心理干预的共病时，可直接针对患儿进行干预，旨在改变患儿的情绪状态和思维模式。

（五）其他治疗

如膳食干预，对患儿补充必须脂肪酸、补充维生素和矿物质等。但目前缺乏可靠地证据证明有效性，不建议进行常规补充。

➡ **典型病例:**

　　8岁男孩,多动、注意力不集中,管教困难。

　　现病史:患儿自幼好动,从1岁能自主行走后常常跑来跑去,到处攀爬,大喊大叫,特别难管教,不怕生人,喜欢随便开别人的柜子,到处乱翻。1年前患者自入小学后上课、做作业从不专心,不能安静上课,总是做小动作,在座位上扭来扭去,干扰其他同学上课,扰乱课堂秩序,并经常与同学发生冲突,常常有老师或同学来向其父母告状。在家做作业拖拉,边玩边做,需家长在一旁督促,常常不能按时完成作业,作业完成质量差,学习成绩差。平常患儿粗心大意,经常丢失自己的笔、玩具、作业本等,脾气急躁,缺乏耐心,做事有始无终,家属必须满足其要求,否则患儿则大吵大闹。患儿曾于多个医院就诊,治疗效果欠佳,近3月症状较前明显。自幼睡眠较少,精力旺盛,大小便正常。

　　既往史:无重大疾病史,按时预防接种。

　　个人史:患儿系第1胎,足月自然分娩,幼时生长发育正常,1岁左右能走,1岁余开始学语。

　　一般查体和神经系统查体:未见明显阳性异常。

　　精神检查:意识清楚,精力旺盛,情绪活跃,主动交谈,言语流畅。入院后喜动不宁,不停抓拿周边东西,经常打断父母与医生与家长的交谈。承认自己不能静坐,上课喜欢不停地扭动,思想开小差,也想好好学习,就是自己管不住自己。智力粗查正常,自知力存在。无妄想、思维联想障碍及幻觉。

　　辅助检查:脑电图、智力量表检查未见明显异常。

　　诊断:儿童注意缺陷多动障碍。

　　双向转诊:儿童注意缺陷多动障碍虽然常见,但难以认定,确诊常常需要专科医生。社区全科医生对可疑患者可介绍到心身医学科或精神科专科医生处会诊。专科医生明确诊断后,应办理疾病认证,并将患者返回社区。全科医生按专科医生建议,继续长期管理患者,尤其做好家庭和学校的协调工作。

(李　健)

(在此感谢黎源同志在本章节编写过程中提供的帮助)

第十二节　常见精神障碍的治疗原则

　　精神障碍的病因复杂,要以个体化治疗为原则,应采用生物-心理-社会医学模式,采取精神药物治疗、心理治疗、社区康复治疗和家庭治疗等综合性的防治措施进行。本章节主要介绍精神药物的治疗原则,心理治疗、社区康复治疗和家庭治疗详见相关章节。

一、常用的精神药物

　　精神药物是指主要作用于中枢神经系统,并能影响精神活动功能的药物,包括抗精神病药、抗抑郁药、抗躁狂药(心境稳定剂)和抗焦虑药四大类,对缓解症状、促进精神康复都起到积极作用。

　　在临床精神药理学方面,抗精神病药物,又称神经阻滞剂,是药理机制最为复杂的一个药物类别。此类药物自1952年氯丙嗪首先问世,主要药理机制来源于其对多巴胺-2(D_2)受体的阻断作用,这些药物通常被称为第一代药物(传统抗精神病药),有时又被称为典型抗精神病药。目前国内常用的包括:氯丙嗪、奋乃静、三氟拉嗪、氟奋乃静、硫利达嗪、氟哌啶醇、氯普噻吨、舒必利等。从临床角度来说,相对于传统抗精神病药,第二代抗精神病药(又称非典型抗精神病药)很少出现锥体外系反应(EPS),而且对阴性症状有一定的疗效,其药理作用特点分为四类:①5-羟色胺和多巴胺受体阻滞剂(serotonin-dopamine antagonists,SDAs),如利培酮、齐拉西酮;②多受体作用药(multi-acting receptor targeted agents,MARTAs),如氯氮平、奥氮平、喹硫平、左替平(zotepine);③选择性 D_2/D_3 受体阻滞剂,如氨磺必利(amisulpiride);④多巴胺受体部分激动剂,如阿立哌唑。

抗精神病药的治疗作用包括:①抗精神病作用,即抗幻觉妄想作用(改善阳性症状)和激活或振奋作用(改善阴性症状);②非特异性镇静作用(改善激越、兴奋或攻击);③非典型抗精神病药的心境稳定剂作用;④预防复发作用。

抗抑郁药发展迅速,常用品种多达 20 余种。抗抑郁药是一类治疗各种抑郁状态的药物,不会提高正常人情绪。部分抗抑郁药对强迫、惊恐和焦虑情绪有治疗效果。目前将抗抑郁药分为:①三环类抗抑郁药(TCAs),包括在此基础上开发出来的杂环或四环类抗抑郁药;②单胺氧化酶抑制剂(MAOIs);③选择性 5-羟色胺再摄取抑制剂(SSRIs);④选择性 5-羟色胺及去甲肾上腺素再摄取抑制剂(SNRI);⑤其他递质机制的抗抑郁药,如米氮平等。前二类属传统抗抑郁药,后三类为新型抗抑郁药。

新型抗抑郁药的疗效与传统抗抑郁药相当或没有多大差异,但安全性和耐受性相对改善。除 MAOIs 只作为二线药物外,SSRIs、SNRI、其他递质机制的新型抗抑郁药以及 TCAs 均可作为一线抗抑郁药。SSRI、SNRI 类药物现已广泛用于老年抑郁障碍患者。SSRI 及三环类抗抑郁药(TCAs)对老年抑郁障碍的疗效相仿,但老年人对 SSRI 的耐受性远较三环类好。SSRI 最大的优点在于其抗胆碱能及心血管系统不良反应轻微,老年患者易耐受,可长期维持治疗。MAOIs 作为二线药物主要用于三环类或其他药物治疗无效的抑郁症,MAOIs 中毒性肝损害多见,且与许多药物及食物有相互作用而产生高血压危象,临床上不作为首选药物。

心境稳定剂(又称抗躁狂药)是治疗躁狂以及预防躁狂或抑郁发作的药物。主要包括锂盐(碳酸锂)和某些抗癫痫药如丙戊酸盐、卡马西平等。此外,所有的抗精神病药以及苯二氮䓬类药物如氯硝西泮、劳拉西泮等,对躁狂发作也有一定疗效。

碳酸锂是锂盐的一种口服制剂,为最常用的抗躁狂药。锂在肾脏与钠竞争重吸收,缺钠或肾脏疾病易导致体内锂的蓄积中毒。丙戊酸盐(丙戊酸钠和丙戊酸镁)对躁狂症的疗效与锂盐相当,对混合型、快速循环型情感障碍以及锂盐治疗无效者可能疗效更好,肝脏和胰腺疾病者慎用,孕妇禁用。拉莫三嗪主要用于双相情感障碍的复发预防以及双相抑郁的治疗,对严重躁狂发作疗效不确定,不良反应主要药疹,包括剥脱性皮炎和中毒性表皮坏死。卡马西平对治疗急性躁狂和预防躁狂发作均有效,尤其对锂盐治疗无效的、不能耐受锂盐副作用的以及快速循环发作的躁狂患者,可引起白细胞和血小板减少及肝损害,皮疹较多见,严重者可出现剥脱性皮炎。

抗焦虑药主要包括苯二氮䓬类和非苯二氮䓬类(丁螺环酮、坦度螺酮)。此外,部分抗抑郁药和抗精神病药同样具有抗焦虑作用。β 肾上腺素受体阻滞剂,如普萘洛尔,也具有改善焦虑的作用。国内常用的苯二氮䓬类药物包括劳拉西泮、奥沙西泮、阿普唑仑、艾司唑仑、地西泮、硝西泮和氯硝西泮等,特点是抗焦虑作用强、起效快、疗效好,但可产生耐受性,应用数周后需调整剂量才能取得更好疗效；长期应用后可产生依赖性，包括躯体依赖和精神依赖。老年体弱者易出现共济失调、感知障碍、呼吸抑制等。非苯二氮䓬类药物包括丁螺环酮和坦度螺酮，化学结构属于阿扎哌隆类，系 5-HT$_{1A}$ 受体的部分激动剂。临床上较苯二氮䓬类安全，通常剂量下没有明显的镇静、催眠作用，无明显的肌松和抗抽搐作用，产生药物依赖性和耐药性的可能性很低。

二、精神药物的选择

正确的评估和诊断是制订药物治疗计划的基础，对症状、症候群（综合征）的识别，并以此为基础的分析、判断精神障碍的诊断对于精神药物的选择至关重要。

临床上常见的精神障碍依据精神病理学的表现可概括为 6 类症状群。①精神病性症状（幻觉、妄想、行为障碍等）：见于精神分裂症及精神病性障碍、抑郁障碍、双相障碍和脑器质性、躯体疾病所致或物质所致精神障碍，选择抗精神病药治疗；②抑郁状态和躁狂状态：主要见于抑郁障碍、双相障碍，也可见于脑器质性、躯体疾病所致或物质所致精神障碍，选用抗抑郁药（改善抑郁）、心境稳定剂或抗精神病药（改善双相障碍）治疗；③焦虑状态（害怕、焦虑、强迫以及相关的行为紊乱）：主要见于焦虑障碍、强迫及相关障碍、分离障碍、创伤及应激障碍、躯体症状及相关障碍等，多选择抗焦虑药和抗抑郁药治疗；④神经认知障碍（谵妄或痴呆）：见于脑器质性、躯体疾病所致或物质所致精神障碍，可选择促智药、脑代谢药治疗，或对症治疗（抗焦虑药、抗抑郁药和抗精神病药等）；⑤行为症状：如进食障碍、排泄障碍等，可选用抗焦虑药和抗抑郁药治疗；⑥人格偏离表现：缺乏对应药物治疗，如伴有前述症状可作相应药物治疗，通常药物剂量宜偏小。

在选择精神药物时，应认真考虑五个因素，即安全性、耐受性、效能（疗效）、费用和简便性。安全性指的是治疗指数（治疗窗）和药物相互作用（包括药效学和药代动力学）；耐受性是指与药物受体药理学特征相关的不良反应，也与个体差异有关；效能是指药物的整体疗效，独特的作用谱，起效速度，维持治疗与预防治疗的效果；简便是指给药的容易程度。

药物相互作用与肝脏的药物代谢酶（如细胞色素 P450 酶，英文缩写 CYP；有不同的亚型，如 CYP1A2、CYP2C19、CYP2D6 和 CYP3A4 等）有关。细胞色素 P450 酶的活性存在个体和种族差异，会受到某些合用药物的抑制或诱导，因此剂量的个体化和药物间的相互作用是临床实践中值得重视的问题。在联合使用精神药物更需要注意，如抗精神病药可以增加三环抗抑郁药血药浓度、诱发癫痫、加剧抗胆碱副作用；可以加重抗胆碱药的抗胆碱副作用；可以逆转肾上腺素的升压作用。某些选择性 5-羟色胺再摄取抑制剂（SSRIs），如氟西汀、帕罗西汀和氟伏沙明抑制肝脏药物代谢酶，增加抗精神病药的血药浓度，导致不良反应发生或加剧。单胺氧化酶抑制剂与三环抗抑郁剂或选择性 5-羟色胺（5-HT）再摄取抑制剂合用，可以促发 5-羟色胺（5-HT）综合征；抗精神病药、抗胆碱能药和三环抗抑郁药合用，可以引起胆碱能危象。卡马西平通过诱导肝脏药物代谢酶，明显减低氟哌啶醇、氯氮平血浆浓度而使精神症状恶化；或增加氯氮平发生粒细胞缺乏的危险性。同样也要注重精神药物与治疗躯体疾病药物相互作用的影响。抗精神病药、抗抑郁药可以减弱抗高血压药呱乙啶的降压作用，增加 β 受体阻断剂及钙离子通道阻断剂的血药浓度而导致低血压，增加抗凝药（华法林）的血药浓度而导致出血现象。TCAs 加重酒精、安眠药等的中枢神经抑制，与拟交感药合用可导致高血压、癫痫发作。抗酸药影响抗精神病药吸收。卡马西平、酒精、吸烟、口服避孕药、苯妥英、苯巴比妥可诱导药物代谢酶,增加抗抑郁药的代谢,使其血浆浓度下降。MAOIs 临床上不作为首选药物,如果使用应避免摄入富含酪胺的食物,如奶酪、动物内脏、腌制的鱼肉、用酵母发酵后制成的面包以及某些葡萄酒和啤酒。近年开发出的可逆性单胺氧化酶抑制剂,对药物和食物的禁忌少,也不易引起高血压危象。

三、精神药物的不良反应和处理

(一)锥体外系反应

常见于抗精神病药的使用过程中,某些抗抑郁药由于使用不当或个体差异也会出现,是传统抗精神病药最常见的神经系统副作用,主要包括 4 种表现。

1. 急性肌张力障碍 一般在药物使用的早期出现。由于局部肌群的持续性强直性收缩,可出现不由自主、各式各样、奇特的表现,包括眼上翻、斜颈、颈后倾、面部怪相和扭曲、吐舌、口吃、角弓反张和脊柱侧弯等。常去急诊部门就诊,易误诊为破伤风、癫痫、癔病等,新近服抗精神病药史常有助确立诊断。

处理:肌内注射东莨菪碱 0.3mg 或异丙嗪 25~50mg,可即时缓解。有时需减少药物剂量加服抗胆碱能药苯海索(安坦),或换服锥体外系反应低的抗精神病药物。

2. 静坐不能 在治疗 1~2 周后出现。患者主观感到必须来回走动,情绪焦虑或不愉快,表现为无法控制的激越不安、不能静坐、反复走动或原地踏步,易误诊为精神病性激越或精神障碍加重,故而增加抗精神病药剂量,会使症状进一步恶化。

处理:苯二氮䓬类药物(如劳拉西泮、奥沙西泮)和 β 受体阻滞剂(如普萘洛尔等)有效,而抗胆碱能药通常无效。有时需减少抗精神病药剂量来改善。抗精神病药的使用应缓慢加药或选用锥体外系反应低的药物。

3. 帕金森样表现 一般在治疗 1~2 个月后出现。表现为运动不能、肌张力高、震颤和自主神经功能紊乱。最初始的形式是运动过缓,患者表现为写字越来越小。运动不能的发生伴有用于精细重复动作的肌肉软弱无力。体征上主要为手足震颤和肌张力增高。严重者有协调运动的丧失、僵硬、佝偻姿势、慌张步态、面具样脸、粗大震颤、流涎和皮脂溢出。

处理:服用抗胆碱能药物(如苯海索,即安坦),剂量为 2~12mg/日,使用几个月后逐渐停用。抗精神病药应缓慢加药或使用最低有效量。抗胆碱能药物减轻震颤比减轻运动不能更有效。

4. 迟发性运动障碍(tardive dyskinesia,TD) 多见于长期使用者。TD 以不自主的、有节律的刻板式运动为特征。严重程度波动不定,睡眠时消失、情绪激动时加重。TD 最早体征常是舌或口唇周围的轻微震颤。口部运动在老年人中最具特征,肢体运动在年轻患者中较常见。年老的患者更有可能发展为不可逆的形式。

处理:尚无有效治疗药物,关键在于预防、使用最低有效量或换用锥体外系反应低的抗精神病药物。部分病例应用异丙嗪可以改善 TD。抗胆碱能药物会促进和加重 TD,应避免使用。早期发现、早期处理有可能逆转 TD。

(二)抗胆碱能的副作用

表现为口干、视力模糊、排尿困难和便秘等。硫利达嗪、氯丙嗪和氯氮平等抗精神病药以及 TCAs 多见。严重反应包括尿潴留、麻痹性肠梗阻和口腔感染,尤其是抗精神病药合并抗胆碱能药物及 TCAs 治疗时更易发生。

（三）体位性低血压

药物对 α 肾上腺素能阻滞作用,导致直立性低血压、心动过速、头晕等。老年人和患有充血性心力衰竭的患者更多见。直立性低血压在治疗的开始几天最为常见,继续使用可产生耐受。氯丙嗪肌内注射时最容易出现,TCAs 是吩噻嗪的衍生物,对心脏的影响更甚。患者由坐位突然站立或起床时可以出现晕厥无力、摔倒或跌伤。

处理:嘱咐患者起床或起立时动作要缓慢。患有心血管疾病的患者,应缓慢剂量增加。让患者头低脚高位卧床;严重病例应输液并给予 α 肾上腺素受体激动剂去甲肾上腺素、间羟胺等升压,禁用肾上腺素。

（四）过度镇静

许多抗精神病药产生过度镇静,这种镇静作用通常相当快地因耐受而消失。头晕和迟钝常是由于直立性低血压。阿立哌唑、齐拉西酮、利培酮、哌嗪类吩噻嗪和苯甲酰胺类抗精神病药有激活作用,可出现焦虑、激越、失眠等。抗胆碱能作用强的药物如氯丙嗪、氯氮平等较易出现撤药反应,如失眠、焦虑和不安,应予注意。多数 TCAs 同样具有镇静作用,这一作用与其组胺受体结合力相平行。

（五）体重和代谢内分泌的副作用

体重增加多见,与食欲增加和活动减少有关。机制较复杂,包括组胺受体阻断以及通过下丘脑机制中介的糖耐量和胰岛素释放的改变。患者应节制饮食。氯氮平、奥氮平、米氮平等体重增加最为常见,并能影响体内的糖脂代谢,甚至诱发糖尿病,因此需要定期监测血糖。另外,有些患者出现外周性水肿,此时应限制盐的摄入。

性功能障碍也是比较常见的不良反应,女性多见泌乳、闭经和性快感受损,男性多见性欲丧失、勃起困难、射精延迟或抑制。催乳素分泌增加多见于舒必利、利培酮以及高效价传统药物,雌激素和睾酮水平的变化也有报道。α 肾上腺素能阻滞作用导致射精延迟或抑制,抑郁症本身也可以引起性功能障碍,故详细地询问病史很重要,性功能障碍会随抑郁症的好转和药物的减少而改善。

（六）心血管副作用

TCAs 的奎尼丁样作用可能与药物所致心律失常有关,可引起 PR 间期和 QRS 时间延长,引起危险的Ⅱ度和Ⅲ度传导阻滞,因而不可用于具有心脏传导阻滞的患者。SSRI 类的西酞普兰和艾司西酞普兰有与剂量相关的 QT 间期延长现象,使用时应注意药物剂量的选择,需要检测心电图变化。抗精神病药具有程度不一的 QT 间期延长副作用。QT 间期延长在特定条件下可引起尖端扭转性室速,严重者发生室颤,甚至心源性猝死。硫利达嗪和齐拉西酮的 QT 间期延长较为多见,常与剂量相关。这可能是通过改变心肌层中钾通道的结果,即所谓药理学的奎尼丁样作用。

（七）过敏反应

轻度皮疹经过对症治疗可以继续用药;对于较严重的皮疹,应当逐渐减停药物。进一步的治疗应避免使用已发生过敏的药物。偶有粒细胞缺乏发生,该反应属于特异性过敏反应可能性大,一旦出现立即停药,且以后禁用。拉莫三嗪、卡马西平可引起白细胞和血小板减少及肝损害,皮疹较多见,严重者可出现剥脱性皮炎。剥脱性皮炎和中毒性表皮坏死。

（八）恶性综合征

一种少见的、严重的不良反应。临床特征是意识障碍、肌肉强直、高热和自主神经功能不稳定。最常见于抗精神病药（如氟哌啶醇、氯丙嗪和氟奋乃静等）使用过程中，药物加量过快或在交叉换药。实验室检查肌磷酸激酶（CPK）浓度升高是参考指标，但不是确诊的指征。如果期间合并感染，预后不佳。

处理：停用抗精神病药，给予支持性治疗。可以使用肌肉松弛剂丹曲林和促进中枢多巴胺功能的溴隐亭治疗。间隔2周左右可以再次应用抗精神病药。

（九）5-HT综合征

与不规范使用SSRIs、TCAs、MAOIs（如快速增量、联合使用等）、个体差异、共患躯体疾病（如肝肾疾患）等因素有关。多数急性起病，表现为震颤、激越、谵妄或冷淡、昏迷，伴有高热、出汗、心动过速、恶心、呕吐、腹泻等自主神经兴奋症状；可出现肌张力增高、腱反射亢进、肌阵挛、共济失调和癫痫发作。

处理：停用5-HT能药物；支持、对症治疗。早期识别、处理得当，预后一般良好，死亡率为2.4%～12%。因病情需要，要在监测条件下，慎重使用5-HT能药物。

（十）癫痫发作

抗精神病药降低抽搐阈值，多见于抗胆碱能作用强的药物如氯氮平、氯丙嗪和硫利达嗪治疗时。利培酮、氟哌啶醇和氟奋乃静等在治疗伴有癫痫的精神障碍患者中可能是最安全的。TCAs可以诱发癫痫。在癫痫患者或有癫痫病史的患者中，该类药物容易促发癫痫发作，特别是在开始用药，或加量过快和用量过大时。TCAs导致的药源性意识模糊或谵妄，老年患者中易出现并且与血药浓度密切相关。另外，TCAs诱导的脑电图异常也与血药浓度密切相关。TCAs还有诱发睡前幻觉、精神病性症状及躁狂的报道。

（十一）其他不良反应

精神药物对肝脏的影响常见的为谷丙转氨酶（ALT）升高，多为一过性、可自行恢复，一般无自觉症状。轻者不必停药，合并护肝治疗；重者或出现黄疸者应立即停药，加强护肝治疗。粒细胞缺乏罕见，氯氮平、卡马西平发生率较高，氯丙嗪和硫利达嗪有偶发的病例，米安色林有引起粒细胞减少的报道。如果白细胞计数低，应避免使用。药物应用时应常规定期检测血常规。其他罕见的变态反应包括伴发热的哮喘、水肿、关节炎、胆汁阻塞性黄疸和淋巴结病。硫利达嗪曾造成色素性视网膜病和失明。氯丙嗪可造成皮肤色素沉着。

四、精神药物的治疗原则

大多数精神障碍要经历急性发作或恶化、症状复燃与疾病复发的过程，因此多数指南根据疾病过程分为：急性期治疗、巩固期治疗和维持期治疗。各期的治疗目的、用药计划和时间有所不同。①急性期治疗：目的是控制症状，尽量达到临床痊愈，促进功能恢复到病前水平，提高患者生活质量。此期应根据患者的治疗反应和耐受程度调整至适宜的治疗剂量，并观察出现疗效直至症状消失。②巩固期治疗：在此期间患者病情不稳定，复燃风险大，继续使用急性期治疗有效的药物，强调治疗方案、药物剂量、使用方法保持不变，防止症状复燃，促使社会功能的恢复。③维持期治疗：大多数精神障碍是高复发性疾病，因此需要维持治疗以防止复发。有资料表明，以急性期治疗剂量作为维持治疗的剂量，能更有效防止复发。本期的目的是防止复发，提高生存质量，恢复社会功能。对于多次反复、阳性家族史、伴慢性躯体疾病、缺乏社会支持和物质依赖、急性期症状严重且持续时间较长、疗效出现较晚等高危人群，则维持治疗的时间相对要长一些。在维持治疗期，对原治疗药物可以在密切观察下适当减少剂量,并逐渐撤去在急性期治疗和巩固期治疗联合用药的非预防复发的药物。

不同精神障碍指南的药物使用原则大致相当。①早期治疗原则:一旦确定精神障碍的诊断,即开始药物治疗。全面考虑患者症状特点、年龄、躯体状况、药物的耐受性、有无合并症,因人而异地个体化合理用药。根据症状群的表现,可依据药物受体药理学特征选择相应的精神药物治疗。治疗遵循个体化、因人而异的原则。②剂量逐步递增原则:从小剂量起始,逐渐加到有效推荐剂量,药物滴定速度视药物特性及患者特质而定。尽可能采用最小有效剂量,使不良反应减至最少,以提高服药依从性。小剂量疗效不佳时,根据不良反应和耐受情况,增至足量(药物有效剂量的上限)和足够长的疗程(6~8周)。③单一用药原则:急性发作病例,包括复发和病情恶化的患者,根据既往用药情况继续使用,剂量低于有效治疗剂量者,可增加至治疗剂量继续观察;如果已达治疗剂量仍无效者,酌情加量或考虑换用另一种化学结构的非典型药物或典型药物,仍以单一治疗为主。④联合用药原则:经上述治疗疗效仍不满意者,考虑两种药物合并治疗,以化学结构不同、药理作用不尽相同的药物联用比较合适。达到预期治疗目标后仍以单一用药为宜。⑤评价疗效,及时调整治疗方案原则:在治疗过程中要适时评定药物的治疗效果,观察评定药物不良反应,关注共病的治疗问题,并作积极处理和治疗。⑥沟通原则:即医疗过程中必要的医患沟通。治疗前向患者及家人阐明药物性质、作用和可能发生的不良反应及对策,争取他们的主动配合,有助于提高治疗的依从性,能遵嘱按时按量服药。

五、特殊人群用药

(一)女性孕期用药

既要考虑对孕产妇本人无明显不良反应,还必须保证对胚胎、胎儿和出生的新生儿无不良影响。若用药不当,不仅给孕产妇带来痛苦,还会危及胚胎、胎儿,甚至导致胎儿畸形,造成下一代终身残疾。迄今为止,美国食品与药品管理局尚未批准任何一种精神药物可以用于妊娠期。精神药物对胎儿可能的危害主要有先天性畸形、围产期综合征、长期的精神行为后遗症。

值得注意的是,药物对胚胎、胎儿的影响程度与用药时胎儿胎龄密切相关。卵子受精至受精卵着床于子宫内膜前的这段时间为着床期,此期的受精卵与母体组织尚未直接接触,故药物对其影响不大。晚期囊胚着床后至12周左右,是胚胎、胎儿各器官处于高度分化、迅速发育、不断形成的阶段,是药物致畸最敏感的时期。妊娠4个月以后,胎儿各器官已形成,药物致畸的敏感性明显减弱,已不再能够造成大范围的畸形,对有些尚未分化完全的器官,如生殖系统仍有可能造成不同程度的影响。神经系统因在整个妊娠期间持续分化发育,故药物对神经系统的影响可以一直存在。

美国食品与药品管理局(FDA)根据动物实验和临床实践经验对于妊娠期用药分为A、B、C、D、X 5个级别。A级:孕早期用药,经临床对照观察未见对胎儿有损害,其危险性相对低;B级:动物试验中未见对胎仔有危害,但尚缺乏临床对照观察资料,或动物实验中观察到对胎仔有损害,但临床对照观察未能证实;C级:动物试验中观察到对胎仔有损害,但尚缺乏临床对照观察资料,或动物实验和临床对照观察资料皆缺。本类药物只有权衡了对孕妇的好处大于对胎儿的危害之后,方可使用;D级:已有一定临床资料说明药物对胎儿有损害,但临床非常需要,又无替代药物,此时可权衡其危害性和临床适应证的严重程度做出决定;X级:动物实验结果和临床资料说明对胎儿危害性大,一般已超过治疗应用所取得的有利效应,因而禁用于妊娠或即将妊娠的患者。各类常用精神药物的具体等级划分(表2-9)。

表2-9　常用精神药物的等级划分

等级划分	抗精神病药	抗抑郁药	心境稳定剂	抗焦虑药和镇静催眠药
A	—	—	—	
B	氯氮平(不推荐使用)	马普替林、氟西汀、帕罗西汀、舍曲林	—	丁螺环酮、唑吡坦
C	氯丙嗪、三氟拉嗪、硫利达嗪、氟哌啶醇、利培酮、奥氮平	氯米帕明、多塞平、西酞普兰、氟伏沙明、米氮平、曲唑酮、米安色林、MAOIs	卡马西平、拉莫三嗪、加巴喷丁	氯硝西泮、普洛奈尔
D	—	阿米替林	碳酸锂、丙戊酸盐、苯妥英钠、苯巴比妥、	阿普唑仑、氯西泮、地西泮、劳拉西泮
X	—	—	—	

妊娠期一般性用药原则:①没有任何一种药物对胎儿是绝对安全的。因此,在确定治疗方案前,应与患者、患者家属、妇产科医生及儿科医生认真讨论,全面考虑胎儿、婴儿接触药物的可能危害,以及母亲停止治疗或不治疗的后果,权衡利弊,共同做出决定并作记录,以避免不必要的医疗纠纷;②只有药物对母亲的益处大于对胎儿的危险时才考虑孕期用药。应尽量避免选用有致畸风险的药物,尤其在孕初3个月要特别慎重,可用可不用的药物不用,可以推迟治疗的则推迟治疗;③采用对药物代谢有清楚说明的药物。新药和老药同样有效时,应选用老药,因新药临床应用时间短,缺乏对胎儿安全性的可靠依据;④孕期药物代谢比非孕期明显减慢,因此用药时应严格掌握剂量及持续时间,尽可能使用最低有效剂量,用药时间尽可能短。必要时进行血药浓度监测;⑤根据药物可能对胎儿影响程度不同,选择对胎儿影响最小的药物,能单独用药治疗的避免联合用药;⑥药物的剂量应为最小的有效剂量且治疗时间尽可能短。特别是产前应减小剂量,因为药物可能在胎儿体内蓄积,导致新生儿镇静效应。

(二)老年患者用药

老年人用药需要考虑机体老化对药物代谢的影响。总的来说,老年人药物代谢动力学改变的特点是过程降低,绝大多数口服药物(被动转运吸收药物)吸收不变、主动转运吸收药物吸收减少,药物代谢能力减弱,药物排泄功能降低,药物消除半衰期延长、血药浓度增高等。

老年患者用药原则如下。①起始剂量小:由于老年人对精神药物的敏感性明显高于青壮年人,对药物的吸收、代谢、排泄等能力等较低下,血药浓度往往较高,故容易发生严重的不良反应;②加药速度慢:加药速度主要依据患者对药物的耐受性、病情的严重程度等,临床可采取滴定的方法进行加药;③治疗剂量少:一般有效剂量为成人剂量的1/3~1/2。也不否认有些老人需要与年轻患者同样的剂量才能奏效,关键在于用药的个体化和缓慢加量及避免不良反应;④药物的选择:应选择使用不影响心血管系统、肝肾功能和易导致代谢综合征的药物;⑤要注意药物之间的相互作用:老年人罹患躯体疾病的比率高,经常会服用各种治疗躯体疾患的药物,联合用药的比例较高,因此要高度警惕药物之间的相互作用问题,避免出现影响疗效、加重药物不良反应的现象。

(三)患有躯体疾病的患者用药

1. 糖尿病　抗精神病药、某些抗抑郁药(米氮平)对糖代谢存在一定的影响。美国糖尿病学会、美国精神病学会根据现有研究证据,将第二代抗精神病药分为 3 个等级,氯氮平和奥氮平引起体重增加最为显著,导致 2 型糖尿病及血脂异常的危险性证据确凿;利培酮和喹硫平引起体重中等程度的增加,导致 2 型糖尿病及血脂异常的危险程度还有待澄清;齐拉西酮和阿立哌唑引起体重轻度增加或完全没有增加,导致 2 型糖尿病及血脂异常的危险性还查无实据。英国精神医学研究院(IOP)的处方指南建议,对于有 2 型糖尿病史或倾向的患者,只有齐拉西酮、阿立哌唑和利培酮较为适宜。因此我们在治疗伴有糖尿病的精神分裂症患者时,首先要选择适宜的药物,其次要密切观察药物对代谢综合征的影响,再者发现问题要及时换用影响小的药物,以确保患者的用药安全,提高患者的生活质量。

2. 青光眼　尤其是闭角型青光眼,由于抗精神病药和抗抑郁药具有一定的抗毒蕈碱受体效应,可加重闭角型青光眼,因此不得用于闭角型青光眼。抗精神病药阻断毒蕈碱受体的效价由高到低依次为奥氮平、硫利达嗪、氯氮平、氯丙嗪、氟哌啶醇和利培酮。抗抑郁药阻断毒蕈碱受体的效价由高到低依次为阿米替林、氯米帕明、多塞平、丙米嗪、帕罗西汀、舍曲林、米氮平、氟西汀、西酞普兰、氟伏沙明和文拉法辛。此外,苯二氮䓬类药可能有抗胆碱效应,慎用于急性或隐性闭角型青光眼。

3. 肾功能不全　尽量避免或减少使用肾毒性大的药物,如确实需用时,应采取最小有效剂量原则。注意药物的相互作用,尽量避免有肾毒性的药物合用。最好根据患者的具体情况确定个体给药方案,并根据疗效再行调整。肾功能不全而肝功能正常的患者可选用双通道(肝肾)排泄的药物给药。碳酸锂主要经肾脏排泄,肾脏廓清率下降,锂的排除就相应减少。因此,肾损害时使用碳酸锂要正确判断肾损害程度,锂的清除率约为肌酐清除率的20%,应小剂量缓慢应用。

4. 肝功能不全　临床需要应用氧化代谢型的药物,最好应避免那些明显首过效应、高蛋白结合及有活性代谢物的药物。阿片类镇痛剂、苯二氮䓬类药物等影响大脑功能的药物应当慎用,如慢性肝病患者对此敏感性增强,甚至在较小剂量时都可诱发肝性脑病。治疗必须减小剂量,延长给药间隔,不要长期服用。肝功能不全时,药物在体内引起毒副反应的危险性增加。以氧化代谢为主的药物,口服剂量应减至正常剂量的 10% ~ 50%;以结合反应代谢为主的药物,一般可正常剂量。随时注意观察和监测,防微杜渐。应用对肝脏有损害的药物后,首先要注意临床观察,如黄疸、肝肿大、肝区叩痛;其次定期检查肝功能。如抗精神病药、丙戊酸盐类药物的使用,要对患者进行仔细观察和查体,及时进行血药浓度监测和肝功能检查,以达到安全有效的用药目的。

5. 心血管疾病　抗抑郁剂和抗精神病药物对心脏的严重影响主要是由于药物延缓了心室的复极,心室肌复极速度不均一、传导速度不同,产生多发性折返而引起尖端扭转型室速的发作。虽然发生率不高,但由于致死率较高,因此引起人们的广泛关注。此外,精神药物还可以导致体位性低血压、心动过速和心肌收缩力减弱等。碳酸锂禁用于病理性窦房结综合征、传导阻滞和心功能不全患者。碳酸锂有抑制腺苷酸环化酶的作用,也可阻断心脏的β受体-腺苷酸环化酶系统,出现类似普萘洛尔的效应,抑制心脏速率、传导和收缩力,尤其联合使用具有奎宁丁效应的药物对心脏功能的影响更明显。

6. 其他　与其他药物相比,氯氮平引起粒细胞缺乏显著高于其他抗精神病药。有研究报道,氯氮平还可引起急性单核细胞白血病和类白血病反应,故禁用于血液病和造血功能不良者。也有一些个案报道,其他抗精神病药对血细胞也有一定的影响,且传统抗精神病药多于新型抗精神病药,可能与新型抗精神病药使用时间短有关。值得注意的是,2006 年加拿大卫生部公布了 10 年间统计的药物不良事件,在 11 例血小板减少的患者中,有 6 例以喹硫平为唯一可疑的药物。其中 1 例停药 1 月后再暴露,又发生血小板减少。虽然喹硫平导致血小板减少症发生率较低,但病程可长期迁延,甚至导致死亡。因此有专家认为抗精神病药禁止用于患有血液系统疾病的患者。卡马西平也可造成白细胞数量减少,发生率为 10% ~ 12%。碳酸锂可使白细胞数量增加。

（毛佩贤）

第三章

社区心理健康服务

第一节　心理健康

一、心理健康的概念

1946年第三届国际心理卫生大会指出:心理健康是身体、智能以及情感上能保持同他人的心理不相矛盾,并将个人心境发展成最佳的状态。

埃里克森(1903—1994)提出,心理健康是一种持续的心理状态,当事人能够有良好的适应能力,具有生命的活力,能够充分发挥身心潜能。

目前,比较统一的定义是:心理健康是指人在成长和发育过程中,认知合理、情绪稳定、行为适当、人际和谐、适应变化的一种完好状态。其含义包括三个方面:一是指一个人具有积极稳定的情绪、健全的人格和良好的社会适应能力;二是指心理健康工作,采取积极有益的心理教育和措施维护和改进人们的心理状态以适应当前和发展的社会;三是指心理健康学科,运用医学心理学的理论和方法,从纵向和横向来研究人类的心理健康问题,培养、维护、增进人的心理健康。

二、心理健康的标准

世界心理卫生联合会(1946)提出心理健康的标准是:①身体、智力、情绪协调;②适应环境,人际关系中彼此能谦让;③有幸福感;④在工作和职业中能充分发挥自己的能力,过着有效率的生活。

美国人本主义心理学家马斯洛(Maslow)和米特尔曼(Mittleman)1969年提出了心理健康的10条标准:①有充分的安全感;②充分了解自己,对自己的能力做出恰当的判断;③生活目标切合实际;④与现实环境保持接触;⑤能保持人格的完整与和谐;⑥具有从经验中学习的能力;⑦保持良好的人际关系;⑧适度的情绪宣泄与控制;⑨在不违背集体意志的前提下,能够有限度的个性发挥;⑩在不违背社会规范的情况下,个人的基本需求能够恰当满足。

我国的心理学家将心理健康概括为以下几个方面。

1. 智力发展正常　智力正常是指智力正态分布曲线之内及对日常生活做出正常反应的智力超常者。智力正常是一个人正常生活的基本的心理条件,是人适应周围环境、谋求自我发展的心理保证,也是心理健康的首要标准。

2. 情绪乐观　稳定情绪在个体心理健康中起核心作用。心理健康者积极情绪多余消极情绪,能经常保持愉快、开朗、自信的心情,善于从生活中寻求乐趣,对生活充满希望,能主动调控自己的负性情绪以控制外界环境。

3. 意志品质健全　　意志是个体的重要的精神支柱。心理健康者行动目的明确、独立性强,在复杂情况中能迅速有效地采取措施,当机立断,意志坚定。

4. 人际关系和谐　　和谐的人际关系是心理健康必不可少的条件。乐于与人交往有稳定而广泛的人际关系;在交往中能够保持独立、完整的人格,不卑不亢,能客观评价自己和他人,宽以待人。

5. 适应社会环境　　能够适应变化的环境是判断一个人心理是否健康的重要基础。具有积极的社会态度,对社会现状有较为清晰正确的认识,能够顺应社会的变化,能够达到自我与社会的一致。

6. 人格健全完整　　培养健全的人格是心理健康的最终目标,指个体具有自我意识,能够了解自己、接纳自己,客观评价自己,生活目标与理想切合实际,有积极的人生观、价值观。

中国心理卫生协会(2011)根据我国国情提出了心理健康的5条标准与评价要素。

标准一:认识自我、感受安全;评价要素:自我认识、自我接纳、有安全感。

标准二:自我学习、生活自立;评价要素:生活能力、学习能力、解决问题的能力。

标准三:情绪稳定、反应适度;评价要素:情绪稳定、情绪控制、情绪积极。

标准四:人际和谐、接纳他人;评价要素:人际交往能力、人际满足、接纳他人。

标准五:适应环境、应对挫折;评价要素:行为符合年龄与环境、接受现实、合理应对。

三、心理健康的判断原则

(一)差异性原则

不同国家和地区有着不同的文化背景和环境,因此判断个体心理健康应基于特定的文化背景和传统习俗。

(二)动态性原则

心理健康状态随人的成长、知识经验的积累、环境的改变等会发生变化,既可以从健康发展到不健康,也可以由不健康转变为健康。每个人的心理健康水平可以处于不同的等级,难以做出明确的界限判断。

(三)稳定性原则

心理健康指的是在较长的一段时间内保持稳定、良好的心理状态,因此在判断时应结合个体一贯的行为表现进行评定。

(四)整体性原则

心理健康包括智力、人格、情绪等方面,是各个方面的有机结合,某一方面健康并不意味着心理健康。

(五)发展性原则

心理健康不是一个固定不变的状态,而是一个动态变化和发展的过程。心理健康标准是反映社会对个体的一般心理健康要求,不同时期对心理健康的定义会产生一定的变化,在人成长的过程中心理健康状态也会发生变化,因此对心理健康的判断要把握发展性原则。

四、心理健康服务

广义的心理健康服务是指运用一定的原则、手段和方法解决人的心理和行为方面的问题。狭义的心理健康服务是指运用心理学的理论和方法,维护和促进人们的心理健康的活动。心理健康服务包括心理辅导、心理咨询和心理治疗,能够满足从儿童到老年人的各年龄阶段人群的不同的心理需求,涉及范围广泛,不仅包括儿童的个性特点培养、亲子关系技能训练、人际关系技巧训练,还包括职业发展选择和规划、心理咨询、心理疾病和精神疾病的治疗等。

第二节　心理健康管理

一、心理健康管理的概念

心理健康管理指根据心理健康检测结果,对个体或群体提供心理健康训练、心理健康促进、心理问题调适、积极心理开发以及对心理健康风险因子进行预防干预的全面过程。其目的是提高个人或群体的心理健康状况、预防心理问题与疾病发生。心理健康管理是全面健康管理的核心与重要前提基础。

个体心理健康管理指运用健康管理学的理念,使个体能够达到和保持心理活动处于相对较高水平,达到身体、心理和社会适应完好状态的一系列活动。

群体心理健康管理指运用健康管理学的理念,由心理健康政策的制订及实施管理者(政府及相关部门)和心理健康技术实施者(如医生、心理咨询师、基层保健人员、社区工作者等)对全民的心理状态进行管理,以达到全民身心健康、社会和谐稳定的一系列过程。针对群体的心理健康管理一般具有四个基本的要素:①管理主体,即政府及有关部门,回答由谁管的问题;②管理客体,即个体,回答管谁的问题;③管理目的,即心理健康,回答为何而管的问题;④管理手段,即运用健康管理的理念与心理学已有的研究成果和手段,回答怎么管的问题。

二、心理健康管理的范畴

(一)心理健康管理的对象

心理健康问题涉及人们的工作、生活等各个方面,逐渐引起了社会各界的关注。尤其对于大型群体的管理,群体中的个体由于工作学习压力、环境变化、人际交往、危机事件等都容易导致个体产生心理健康问题。心理健康管理可针对不同的人群进行对象的划分。

对于个体而言,人在不同年龄阶段,如青少年、中年、老年等各自有自己的生理特点与心理特点,并且出现与之密切相关的心理问题,心理健康的内容不尽相同。

对于群体而言,不同的群体,如家庭、学校、工厂、矿山、部队,因社会层次、工作环境、生活条件、特殊事件的不同,心理健康的内容也不尽相同。

健康管理的对象大多数处于健康与疾病之间的中间状态。据世界卫生组织的一项全球性调查表明,真正健康的人仅占5%,患有疾病的人占20%,而75%的人处于中间状态。中间状态的人群通过合理的调整可以康复到健康状态,但长期持续则可能恶化为疾病状态。针对这部分人群的健康管理服务最能体现心理健康管理的价值。

(二)心理健康管理的工作内容

1. 心理健康宣传教育　健康管理专家黄建始教授2009年强调了健康科普在健康管理中的重要性,他指出健康管理就是通过提供健康领域的科学信息来调动国民的积极性,确认和去除健康危险因素,维护和促进健康。世界卫生组织研究报告指出:人体三分之一的疾病通过预防保健可以避免;三分之一的疾病通过早期发现可以得到有效控制;三分之一的疾病通过信息的有效沟通能够提高治疗效果。由此可见,心理健康宣传教育对于心理健康管理工作十分重要。

2. 心理健康检测与评估　心理健康检测与评估是通过多维度、多级别心理测评量表,对个体或群体的心理健康状况进行检测与分析,全面了解一个人的心理状态,继而对所收集的个人、群体心理健康与心理疾病相关信息进行系统、综合、连续的科学分析与评价,目的是为诊断心理问题与疾病、维护与促进心理健康、管理与预防心理问题、控制心理健康风险提供科学依据。

心理测量学的技术在心理健康管理中发挥着不可替代的作用。常见心理测验有:韦氏智力量表、艾森克人格测验、MMPI、焦虑量表、抑郁量表、症状自评量表等。投射测验有:罗夏墨迹测验、主题统觉测验等。

心理访谈法:心理访谈是一种社会学的研究方法,称之为定性研究,可以得到问卷调查法难以反映的心理状况,如工作压力、家庭关系、社会支持等。心理访谈法也可以了解服务对象的健康知识、信念。

3. 心理健康风险评估　心理健康风险评估用于分析预测个体未来发生某种心理疾病或因突发事件诱发不良心理后果的可能性,是一种对个体未来心理健康走向及心理疾病、心理伤害危险性的量化评估。它以全面的心理健康测评所获取的相关信息分析为基础,以循证健康心理学为主要依据,结合评估者的观察和经验,对个体当前心理健康状况和未来心理疾病发生风险做出客观量化的评估与分级,为个体心理健康解决方案的制订和心理健康风险的控制提供重要依据并有针对性地开展心理健康服务。

4. 确定心理健康危险因素　心理健康危险因素指对人的心理健康造成危害或不良影响、进而导致心理问题与疾病的因素,包括个人心理素质、积极心理品质、不良习惯、生活状况、成长与生活环境、家族疾病状况等,具有遗传性、潜在性、传播性、聚集性以及可测、可控性等特点。

5. 心理健康调适、心理压力管理与心理危机干预　按照世界卫生组织的预测,进入21世纪,人类健康面对的最大威胁将是精神病与脑神经疾病,心理与行为问题增长的趋势还将继续。据WHO估计,每年自杀未遂者1000万以上,全世界20%的自杀发生在中国,是唯一女性自杀人数超过男性的国家。保守估计在中国有1.9亿人一生中需要专业心理咨询或治疗;1.5亿青少年中有3000万受情绪和压力困扰。因此,可以通过研发压力管理与心理健康维护系列产品,如心理健康减压室、虚拟放松调适室等,促进职业人群心理健康、构建职业人群心理健康策略、提高心理健康素质、有效地疏导精神压力、及时地改善和调理心理亚健康状态。

（三）心理健康管理的效果评估

与健康管理效果评估相应,心理健康管理效果评估是在心理健康管理开展一定时间后的工作成效的鉴定,对于不断总结经验和教训,调整及完善下一步的行为干预方案非常重要。

它主要从下列几个层面评估。

1. 心理健康知识、信念是否改善提高。

2. 不健康的心理问题、行为是否改变。

3. 心理测验指标是否改善。

4. 自觉心理健康状况是否有所改善。

5. 未来心理精神疾病患病、死亡危险性是否降低等。

第三节　压力管理

一、压力源与压力

(一)压力源与压力

1. 压力源　压力源是指被认为是威胁的情境、环境或刺激,也即制造或引发压力的事物或环境。

2. 压力源的分类　压力源可以分为三类:生态生理因素、精神心理因素和社会因素。

(1)生态生理因素:生态生理因素可引发我们不同程度的压力反应。昼夜节律、四季更替等会引起人的压力,一个典型的例子是季节性情绪障碍,在两极附近居住的人因为很长一段时间接触不到阳光,容易产生抑郁情绪。太阳辐射、环境污染、噪声污染、添加剂的使用也容易影响人体内荷尔蒙的释放,造成生理系统的紊乱,从而产生压力反应。

(2)精神心理因素:精神心理因素是造成压力最重要的因素,最容易引发个体的压力。例如个体的认知、信念、自尊、自我成就感等因素会影响个体对压力的知觉和对压力的反应。

(3)社会因素的影响:社会因素对个体压力的影响更加复杂,过度拥挤的城市、经济社会地位低下、经济的不景气等都可能给个体带来压力。某些重大的生活变故或生活事件,如结婚、搬家、亲属的亡故等会给个体带来不同程度的压力。还有一些慢性的压力源,如日常生活琐事的堆积、个体经常不能达到制订的目标等,会给个体带来紧迫感或受挫感,产生压力。

3. 压力　压力是指个体觉知的(真实存在或想象中的)对自身的心理、生理、情绪及精神威胁时的体验,以及所导致的一系列生理性反应及行为适应。

当前对压力至少有三种不同的理解。

第一种,压力指那些直接使人感到紧张的事件、环境刺激或即将可能带来紧张的事物本身。如有一份"压力很大的工作"。

第二种,压力指的是一种身心反应。比如有人说"我要参加演讲比赛,我觉得压力好大",这里他就用压力来指代他的紧张状态,压力是他对演讲事件的反应。这种反应包括两个成分:一是心理成分,包括个人的行为、思维以及情绪等主观体验,也就是所谓的"觉得紧张";另一个是生理成分,包括心跳加速、口干舌燥、胃部紧缩、手心出汗等身体反应。这些身心反应合起来称为压力状态。

最后一种,压力是一个过程。这个过程包括引起压力的刺激、压力状态以及情境。所谓情境是指人与环境相互影响的关系。根据这种说法,压力不只是刺激或反应,而是一个过程,在这个过程里,个人是一个能通过行为、认知、情绪的策略来改变刺激物带来的冲击的主动行动者。面对同样的事件,每个人经历到的压力状态程度可以有所不同,就是因为个人对事件的解释不同,因此应对方式也不同。

(二)压力的种类

并不是所有压力都是对人体有害的,人需要一定的压力保持自身的机体平衡,使身体功能处于最佳的状态。压力可以分为三种类型。①正性压力:正性压力产生于个体被激发和鼓舞的情境中,这种情境是令人愉快的,不被视为威胁;②中性压力:中性压力不会引起后续的感官刺激,无所谓好与坏;③负性压力:负性压力能给个体带来不好的影响,分为急性压力和慢性压力。急性压力快速发生,短时间内带来的压力较大,迅速消退;而慢性压力不是特别强烈,但持续时间长,消退慢,这种压力与疾病相关。

二、压力反应

人在面对压力时身体会出现急性的压力反应,即战或逃反应。在个体感到压力时,要么攻击以保护自己,要么逃走以躲避危险。简单来说,战或逃反应可以分为四个阶段。

阶段一:人感受到外界的压力,来自身体各种感觉器官的刺激信息输送到大脑。

阶段二:大脑对感觉器官输入的刺激进行解读,判断是否对自己产生威胁。如果大脑认为刺激对自己有威胁,大脑迅速激活神经和内分泌系统,激活身体各个部分,为防御或逃走做好准备。

阶段三:身体保持激活、唤醒状态,直到压力的事件或压力情景消失。

阶段四:远离压力的事件、压力情景或压力的事件、压力情景消失后,身体恢复生理上的平静状态。

三、压力与情绪

(一)愤怒

愤怒是一种强烈而真实的情绪,也是普遍的情绪。不论是表达的人,还是承接的人都会非常不舒服。个体对压力的不良情绪表达可分为四种类型。

1. 躯体化　躯体化是指个体不公开表达自己的愤怒的情感,压抑自己的情感,转而用身体的方式表达自己的愤怒情绪,产生躯体化的症状,如肠炎、头痛等。

2. 自我惩罚　自我惩罚会把愤怒转向自己,产生内疚。个体通常采用自我控制、降低自尊的方式来处理自己的愤怒情绪,如自伤、自残等。

3. 爆发　爆发者在面对自身的愤怒情绪时,会采用敌意的行为表达自己的愤怒情绪,比如言语攻击或身体攻击,将自己的愤怒转移到他人身上。

4. 隐藏　隐藏者在面对愤怒情绪时,会在可接受范围内采用小的攻击行为表达自己的愤怒情绪,报复给自己带来愤怒情绪的人,这是在愤怒情绪下一种控制他人的手段。

(二)恐惧

恐惧在人的进化过程中,也是哺乳动物应对外界风险形成的防御机制,有了恐惧人才会保护自己。典型的恐惧来自个体对想控制的具体威胁的觉知,个体不能接近或使用自己的内部资源会导致降低个体的自尊,从而产生恐惧情绪。根据恐惧的刺激源的不同可以把恐惧分为四种类型。

第一种是经常说的社交恐惧,即对于人际、事件、情境的恐惧。比如当众发言的时候会恐惧,开会或者讲课的时候会恐惧,或者面对异性的时候会恐惧等。

第二种就是跟死亡、受伤相关的恐惧。这些也是和生命安全相关的一类恐惧。比如对医院的恐惧,晕血或晕针。

第三种是对环境的恐惧。比如对密闭空间的恐惧、对水的恐惧。

第四种是对动物的恐惧,这类恐惧在生活中比较常见,比如对老鼠、蛇、蜘蛛的恐惧。

根据引起焦虑事件或情境的不同,可以把恐惧分为:对失败的恐惧、拒绝的恐惧、未知事件的恐惧、死亡的恐惧、隔离的恐惧、失去自我控制的恐惧。

四、压力管理的方法

（一）引起压力事件的管理

根据事件的性质、程度和影响情况，分别选择解决、回避、缓冲三种不同的策略来管理引起压力的事件。解决是指个体面对引起自身压力的事件，运用所学知识、寻求他人帮助等方法解决问题。回避是指暂时回避、不接触引起压力感的事件，有助于自身压力的缓解。缓冲是指有些事件无法回避和摆脱，要正视导致压力的事件，接受它，为事件的解决带来缓冲期。

（二）认知方式的管理

有时个体感受到的压力并非是由外部环境直接引起的，而是由自身不良的认知造成的，个体对环境的知觉和解释影响着人们的压力水平。因此，通过改变个体的不良认知，将一种消极、自我击败的态度调整为积极、乐观的态度，可以减轻个体的压力。

美国心理学家埃利斯（A. Ellis）提出了理性情绪疗法，即通过改变与紧张性刺激相关的认知，从而降低个体的压力。

首先找出自己感到压力而出现的情绪困扰和行为不适的表现以及引起自身压力反应的事件，并将这些表现和事件列出来。

其次，对所列的诱发压力的事件、情绪困扰和行为表现进行初步分析。第一，要认识到引起情绪困扰和压力感的不是诱发压力事件本身，而是自身对压力事件的态度、看法和评价等认知内容。第二，要改变的不是引起压力的事件，而是自己不合理的认知，只有改变了认知，才能减轻或消除自己的压力感。第三，要认识到造成压力的原因是和自身有关，自己要对自己负责。

最后，要与自己不合理的信念辩论，认识到什么是合理的信念、什么是不合理的信念，用合理的信念代替不合理的信念，从而改变自己的行为、情绪，减少或消除自己的压力。

（三）情绪的管理

对愤怒情绪的管理可以采用认知应对策略、放松技术和行为矫正策略。Tavris 提出了12 步的自助行为矫正程序帮助缓解个体的愤怒情绪：了解自身的愤怒类型、采用日记等方式监控自己的愤怒情绪、学会采用转移注意力等方式逐步降低自己的愤怒、跳出引起愤怒的环境，思考为什么会愤怒以及如何化解自身的愤怒、与感觉舒服的人相处，学会合理地表达自己的愤怒、提前预测引起愤怒的情境，做出计划，减少自己的愤怒情绪、寻找可以倾诉的朋友，发展自己的支持系统、对他人有合理的期待、学习问题解决的技术、保持良好的生活方式，注重健康、保持乐观、学会化解愤怒，宽以待人，让过去的愤怒成为历史。

对恐惧情绪的管理可以采用行为疗法，如系统脱敏疗法和暴露疗法。个体首先暴露在比较轻微的、可以接受水平的压力源下，通过放松疗法减少自身的恐惧和焦虑，然后系统地逐渐过渡，最终暴露在比较大的压力源下，一步步达到对恐惧事件或环境的控制。

（四）社会支持的管理

调动社会支持是压力管理重要的一方面，社会支持、帮助有助于个体找到更好、更多的解决问题的方法，无论从解决方法上还是情感上都会减轻个体压力的水平。对于慢性压力的患者，可以指导其提高社会交往技巧，改善社会支持程度。并且促进个体参加集体活动，可增加个体的主观支持程度，从而减轻个体的压力。

（五）增加体育运动

无论是有氧运动还是无氧运动,对缓解压力都有显著的效果,在运动时,机体会增加肾上腺素、去甲肾上腺素和多巴胺的分泌,松弛副交感神经,降低肌肉的紧张程度。同时,在运动过程中压力得到释放,内心的紧张感会降低。学者 Jin-PuTai 做了一项研究（1988）,调查太极拳对生理与心理的影响。结果表明,太极对生理和心理的影响效果类似于其他的有氧运动。在研究中,他对 15～75 岁的初学者和爱好者进行了心跳等指标的测量,发现练习后心跳和荷尔蒙强度都有明显的降低,太极达到的效果是降低身体紧张和疲劳,降低生气和焦虑和情绪波动,所以可以得出结论:太极拳能提高放松的效果。

第四节　医患关系及沟通技巧

一、医 患 关 系

（一）医患关系的概念

医患关系是指医疗活动中的人际关系,是人际关系在医疗情境中的一种具体表现形式。

医患关系是一种心理学意义上的人际关系。患者在就医时往往愿意向医生倾诉、寻求医疗帮助,如果医生能够满足患者对医疗服务的需求,就会产生一种积极的情绪体验,患者与医生的心理距离就会拉近,当患者再次就医时,会比较容易建立起一种积极的医患关系,并容易持续下去。相反,如果患者对医疗服务的需求得不到满足,就会产生消极的体验,患者与医生的心理距离就会拉大,当患者生病时就会产生避免就医的行为,难以建立良好的医患关系。

医患关系的主体和客体是医务人员和患者。医患关系的状态取决于医患双方的心理满足程度,医生也是很重要的一方面。医生在与患者交流过程中,也存在心理需求满足的问题,如直接或间接的精神鼓励等。长期忽视医生的需求会导致医生的热情和动力不足,医患关系也会因此受到影响。

（二）医患关系的重要性

1. 医患关系影响患者的就医行为　医患关系是影响患者就医的重要因素之一,患者对医生的技术水平、服务态度等方面的看法会影响到医疗行为以及患者患病后是否就医。例如患者担心医生的生硬态度和不当的言语,生病时宁肯网上找医生也不会去医院就医。

2. 医患关系影响遵医嘱行为　遵医嘱行为也称患者的"依从性",受患者和医务人员双方的因素影响。其中包括患者的知识水平、职业特征等,医生的态度、权威性等因素共同影响。除此之外,医生和患者之间的人际关系也影响着患者的遵医嘱行为,医生和患者的人际关系不良会导致患者不信任医生,因此对医生的用药等医嘱会产生怀疑,因此导致不遵从医嘱的行为。

3. 良好的医患关系是最好的治疗手段　良好的医患关系不仅可以减轻患者由于疾病造成的心理负担和应激,还能够减少患者的消极情绪,从而也能够在一定程度上减轻患者的躯体症状。轻松愉快的医患关系有利于医生更好的发挥医术,提高治疗效果,从患者症状的逐步减轻和良好的交流中医生也会得到心理上的满足。

（三）医患关系的不同模式

1. 医生权威模式　医生权威模式是由医生全权决定患者的治疗、康复模式,在治疗中医生有完全的话语权,患者只能处于被动服从的状态。这种模式对无自知力或处于危重症的患者来说是可行的,但是对于有自知力的患者来说,这种模式忽视了患者尊重的需要。

2. 患者主动模式 患者主动模式与医生权威模式相反,在治疗、康复过程中,患者占据主导地位,治疗方式以患者的意见为主,医生的治疗方案和意见会受到患者的极大影响。一般情况下患者对医疗卫生知识了解得不全面、不系统,采用患者主动模式也会危害到患者自身。

3. 医生-患者互动模式 医生-患者互动模式是最合理的医患关系模式,医生在对患者疾病制订治疗、康复方案时,尊重患者,充分考虑患者的利益,给予患者更多的话语权,与患者进行良好的沟通,共同制订治疗方案,并详细介绍患者的治疗方案和康复方案,同时,患者也充分信任医生、尊重医生。该模式是临床医学上应有的的医患关系模式。

二、医患沟通

(一)医患沟通的概念

医患沟通是在医疗卫生和保健工作中,医生、患者双方围绕伤病、诊疗、健康等主题,以医生为主导,通过各种特征的全方位信息的多途径交流,科学指引诊疗患者的疾病,使医生、患者双方形成共识并建立信任合作关系,达到指引、诊疗患者伤病的目的。

(二)医患沟通的原则

1. 以人为本的原则 以人为本就是要尊重生命、尊重患者的人格和感情,在心理上对患者尊重和关怀。医生要平等地对待所有患者,不分高低贵贱,不能以貌取人、以财取人。

2. 服务治疗的原则 医生在治疗中与患者的沟通要考虑表达的效果,针对不同的患者和患者的不同疾病选择有效的表达方式和表达内容。患者的年龄、性格、文化程度等方面都不同,在交流过程中所表现出对疾病的态度、敏感性等都不一样,因此医生应针对患者的不同特点、不同心理感受,选择患者能够接受、理解的方式表达对病情的诊断和治疗。不仅如此,医生的语言应当谨慎,每一次下诊断、下医嘱都关系到患者的生命健康,而且医生的话语对患者的心理影响极大,医生稍有不慎,就会产生严重的后果。

3. 保密原则 医生在与患者沟通过程中要对患者的隐私保密,这也是基本的医德规范。但是如果患者的某些行为涉及法律,则必须按照有关规定上报。

4. 情感适度原则 情感交流是医患沟通的需要。医生在与患者交流过程中要把握好"度",把自己的情感控制在职业需要的限度内。医生能够关心患者的病情,体会到患者目前的身心状况,对患者的状况表示同情,将情感控制在合理的范围内,不能过度表达情感或共情不足,对患者的状况毫不关心、冷漠对待。

5. 共同参与原则 医生要和患者保持良好的沟通,让患者自己参与到疾病的治疗中去,医生和患者共同协商确定治疗方案以及治疗的目标,这对良好的医患关系也非常重要。

三、医患沟通技巧

(一)言语沟通

1. 倾听 弄懂所听到的内容的意义,对患者所说的话给予注意、解释和记忆。医生应该是为了理解患者去倾听,而不是为了评价患者去倾听,不仅要理解字面的意思,还要理解患者所说话背后的意义,这样在回应患者的时候是针对患者的情绪情感和患者的身体感受。

2. 反应 在复述对方所说的内容的同时,将谈话引向问题症结所在。医生要具有对交谈着所显露的情感做出正确判断的能力,并帮助他们表达病情,控制情绪。

3. 澄清　将一些含糊不清的陈述整理清楚,并就患者所述的不明确的信息提出疑问,力求获得准确的信息。

4. 投入情感引导谈话　医生的态度是影响医患双方交流的重要因素之一。医生耐心倾听患者的主诉,注意、重视患者的谈话内容,也是谈话顺利展开的前提,医生是否具有同情心是患者是否愿意与医生进一步交流的关键。如果医生对患者没有情感的投入,冷漠地面对患者所描述的内容,患者会感觉自己得不到医生的理解,很难把自己的病情进一步描述出来。

5. 采用开放式提问　开放式提问所提出的问题不设任何的限制,尽量诱导、鼓励患者积极表达自己的想法和感情。医生与患者的交谈中要尽量使用开放式的提问方式或回答方式,如:"哪里不舒服?""头是怎么疼的?"等,尽可能减少使用封闭式提问方式,避免患者只用"是"或"否"来回答医生的提问,不让彼此的交流受到阻碍。

6. 合理使用过渡性话语　在患者诉说自己病情的过程中,医生要时常使用过渡性的话语,如:"我明白了""恩,好的"等,能够让患者明白医生在认真倾听自己诉说,理解自己所表达的内容。这对保持良好的医患沟通,以及进一步获得患者的临床症状有重要意义。

7. 善于处理谈话中的沉默　沉默是指交谈过程中的短暂停顿,一般用于沟通中的探讨期和结束期。沉默可能传递出三种信息:①患者可能想表明他有能力应对;②患者可能在探究自己的情感;③患者可能是紧张、恐惧或者质疑。当患者在描述自己病情过程中想要获得医生的反馈而出现暂时沉默,医生应给予一定的肯定或引导,鼓励患者继续说下去。当患者由于羞愧或尴尬,不愿意描述自己的病情时,医生应当对患者表示会对患者所说的内容保密,并排除患者的顾虑,鼓励患者说出病情。

（二）非言语沟通

1. 面部表情　医生要善于运用自己的面部表情,也要仔细观察患者的面部表情。如果在患者表达因疾病导致自己现在非常不舒服、表情很痛苦时,医生应表现出关切、理解的表情。有的患者在手术前非常紧张,医生的一个微笑会给患者很大的鼓励和勇气。

2. 目光接触　眼睛是心灵的窗户,目光接触是非言语沟通的主要渠道。在与患者交流过程中,医生要注视着患者,和患者保持目光的接触,这是对患者的尊重,也是对患者所说内容关心的表现;而飘忽不定的目光表示医生心不在焉,不关心患者所说的内容,不利于良好医患关系的形成。

3. 适当的身体的接触　适当的身体接触会对医患关系产生良好的效果。在患者难过、害怕时,握住患者的手或轻拍患者的肩膀会给患者鼓励和信心,让患者感受到医生的关心。

4. 人际距离　在于患者交流的过程中,医生和患者应该保持一种朋友之间的距离,不能太近,以免给患者造成压力,也不能太远,拉远了医生和患者的心理距离。合适的人际距离有利于加深沟通的深度和广度,促进医生和患者情感的沟通。

第五节　患者角色与患者心理

一、患者与患者角色的概念

（一）患者

患者(patient)患者又称患者,指的是患有各种躯体疾病、精神疾病或心理疾病的人,无论其求医与否,都可以称为患者。

(二)患者角色

1. 患者角色(patient's role)   患者角色又称患者身份,指被医生和社会确认的患病者应具有的心理活动和行为模式。但一个人患病后便会与其他人产生不同,受到不同的对待,人们期望他有与患者身份相符的心理和行为,承担起患者的角色。

2. 患者的角色特征   1951年美国社会学家帕森斯(T. Parsons)提出了患者角色的四种角色特征,概括了患者角色的特定社会规范。①免除或部分免除社会职责:根据患者所患疾病的严重程度,免除或部分免除患者原来的身份或角色所承担的社会职责;②不必对疾病负责:患者并非自愿患病,是否患病也是自身难以控制的,并且患病后是否能够恢复以及恢复的程度如何并不受患者自己的控制,患者不必对自身的疾病负有责任;③寻求帮助:患者患病后,原本的健康状况受到影响,处于一种需要医生、家人帮助的状态,不仅仅是医疗、药物上的帮助,还有情感上的支持;④恢复健康的义务:患者患病后健康受到影响,有医生和家人朋友的帮助,患者自身也要为自己身心的康复做出努力,配合医生的治疗,促进康复。

二、患者患病后的一般心理特点

(一)患者的感知觉、认知特点

在感知觉方面,有的患者可能由于生病的原因,各种感觉器官的感觉阈限升高,患者感觉不灵敏,如食而无味。有的患者生病后高度关注自身的症状或身体的反应,对自身身体的变化极为敏感,这时感觉有时会变得过于敏感。

患者生病后逻辑思维能力也会受到病情的影响,患者的分辨力、判断力下降,在治疗等问题上表现得犹豫不决,不能正常判断自身及周边的事物,对周围环境变化的判断力也会下降。

患者患病后意志力也会出现一定的变化。疾病使患者的自理能力降低,需要医生、护士、家人或朋友的帮助,同时患者也渴望得到家庭的关心与帮助,这种反应是正常的。但是有时患者过度依赖他人,自己力所能及的事也不愿意做,这时就应该对患者进行指导干预。

(二)患者的情绪特点

1. 患者的情绪变化   在许多情况下,患者因为患病会出现情绪的起伏,出现消极情绪的时间会比正常状态下要多。负性情绪影响疾病的痊愈,如果患者有较大的情绪变化,医生应及时进行干预指导。

2. 患者常见的情绪反应   面对疾病,患者经常出现以下情绪反应。

(1)焦虑:焦虑是患者正常的心理反应。患者对自己疾病的预后和过度担心自己的生命就会紧张不安、焦躁,产生焦虑的情绪反应。正常水平内的焦虑会使患者关注自身的治疗,有助于疾病的康复,但焦虑程度过高、时间过长会给患者带来负面影响,不利于疾病的康复。

(2)恐惧:患者认为疾病的治疗对自己有伤害、害怕疼痛等会出现恐惧心理。儿童大多恐惧与亲人分离、陌生的环境、疼痛等。成年人大多恐惧损伤性的监察,康复后是否会留下后遗症影响以后的生活等。

(3)抑郁:患者由于对治疗缺乏信心或者认为治疗的结果与自己期望的结果不一致时会闷闷不乐、压抑、悲观失望,对生活失去兴趣,不利于诊断、治疗的进一步进行,严重者有轻生的想法。

(4)愤怒:当患者对疾病本身完全失去治疗的信心,对治疗结果不满、或者对医患关系和周围医疗环境条件不满时会出现愤怒情绪。有时愤怒情绪指向自己,患者会自责、恨自己,有时愤怒情绪指向外部,出现对他人的攻击行为。

（三）患者的行为反应

1. 依赖行为　患者在患病时会受到医生、护士和家人的关心和照顾,成为大家关注的对象,患者容易沉浸其中,有的患者患病后对自己日常生活起居能力的信心不足,从而依赖别人。

2. 不遵医嘱行为　患者在治疗时,有时会对医生的诊断和用药产生怀疑,不遵循医生的医嘱。在所有类型的患者中,精神障碍患者的不遵医嘱行为的比例更高。

3. 退行性行为　退行性行为是患者患病后的一种常见的现象。有的患者会出现以下退行性行为:①以自我为中心,不能体谅照顾自己的人,对除自身以外的其他事物不关心;②情绪性依赖很强,在情感上依赖照顾自己的人,经常不敢表达自己的情绪;③过度关注自身的机体功能,患者对自己身体的正常代谢和功能非常关注,如每天的排便情况、睡眠时间的长短等。

4. 攻击性行为　患者对治疗结果不满等原因产生的愤怒可能导致攻击性行为。

三、患者的心理需要

（一）安全感和康复的需要

每一位患者都把自己的安全感视为主要的需要,希望早日康复,这也是患者求医的目的。患者因为掌握的医学知识不足,对疾病的诊断、治疗等大多存在疑虑,对药物的使用也会担心和焦虑,也常常担心是否会有后遗症等,这是正常的心理反应。医生应该理解患者的心情,向患者细心解释说明诊断治疗和用药情况,让患者明白诊断结果和治疗过程,降低、消除患者心中的焦虑、紧张和不安全感。

（二）尊重的需要

一般来说每一个患者都有被尊重的需要,希望得到医生的尊重和平等对待、向医生倾诉患病后自身的不适并得到理解和同情,期望得到更多的关注和更好的治疗。医生要以高尚的医德行为,亲切和蔼的态度和精湛的医术满足患者被尊重的需要,倾听患者的病情和内心感受,给予必要的反馈,不能直呼床号或冷漠对待,摆出一副高高在上的样子。

（三）对信息的需要

患者对信息的需要集中反映在对与自身疾病有关的信息的关注上,希望了解与自身疾病相关的知识,如为什么会患这种疾病、如何治疗自己的疾病、在治疗期间需要注意什么问题、如何防止疾病的再次发生等。医生需要耐心地给患者讲解有关疾病的知识,回答患者的提问。这样有利于良好医患关系的形成,患者对疾病了解得越多,越有利于增加患者的遵医嘱行为。

（四）适度的身心刺激需要

患者患病后,因为身体原因或者住院等原因,活动范围受到了限制,患者会与以前熟悉的环境分离,自主权也受到限制,缺少与外界环境和人际上的良好沟通,兴趣也相应地减少,患者会感到寂寞、无聊,自尊不同程度地降低。因此适度的刺激是有必要的,医生或护士可根据患者的不同病情,允许患者做日常的活动、散步、看书、听广播等活动,减少、防止患者出现不良的情绪和行为。

（西英俊）

思 考 题

1. 什么是心理健康,中国心理卫生协会对心理健康的评价标准是什么?
2. 心理健康管理的工作内容有哪些?
3. 简述压力与压力源的区别。
4. 患者患病后有哪些心理特点,作为医生如何进行有效的医患沟通?

第四章

常见躯体疾病相关的心理行为问题

　　基层医疗卫生机构既是社区居民首先求医之处,也是慢性疾病患者维持治疗及康复之地。基层医生的服务强调"以人为本",多数处理的是未分化的、早期的、康复的、需要终身医学照顾的疾病,而这些疾病的发生、发展、康复都与心理、社会因素密切相关。本章从基层最常见的几类慢性疾病入手来阐述心理与躯体疾病之间相互作用,互为因果的联系,侧重介绍心理社会因素在疾病中的发病机制、临床表现、诊断流程以及综合治疗,一方面是为了加深基层医生对心理社会因素在疾病中作用的理解;另一方面是为了给基层医生进行疾病的早期筛查、识别、转诊、治疗与持续性管理提供帮助。每小节后附一案例分析,希望对基层医生的临床工作起到"抛砖引玉"的参考作用。

第一节　概　　述

　　本章讨论的躯体疾病相关的心理行为问题属于"心身医学"范畴。心身医学是一门研究人类疾病发生、发展和治疗过程中躯体与心理、社会因素之间的互动关系的学科。

一、躯体疾病与心理行为问题交互作用的因素与机制

　　不良心理行为因素(比如性格特点、认知方式、情绪表达等)会影响机体递质的释放、神经的调节、激素的分泌等生理功能,从而导致躯体疾病的发生与发展。反之,躯体疾病也可引起神经递质改变、电解质紊乱、造成中枢神经系统功能失去平衡,从而产生一系列精神病性症状。下面分别从心理、社会行为、生理三方面因素来介绍心理行为问题与躯体疾病之间的交互作用机制。

(一) 心理因素

　　1. 人格　人格在日常生活中常用个性或性格的说法来表达。人格是一种十分复杂的心理现象,它包括人的思想、态度、兴趣、气质、情绪、需要、动机等。一个人的人格是在生物遗传、家庭、社会文化、学校教育、生活环境、个人重大经历等因素的交互作用下形成的。20世纪初,精神病学家与心理学家开始将人格与躯体疾病相联系进行研究,发现人格中的气质倾向会引起交感神经反应性加强或副交感神经反应性抑制,从而影响疾病的发生发展。人格与疾病的关系有两种模型,"心-身"模型强调人格为因疾病为果的关系,其代表有 A 型人格与冠状动脉粥样硬化性心脏病和 C 型人格与癌症的研究;"身-心"模型则强调某些疾病为因而产生的人格改变为果,其代表有脑血管障碍所致的人格变化的研究。

2. 认知　认知是人获取知识的智能加工过程,涉及学习、感觉、知觉、记忆、思维、想象、语言等,认知是人最基本的心理过程,它支配着人的情绪与行为,我们俗称认知为想法或观念。认知的形成与家庭环境、个性、成长经历、知识、情绪状态等有关,以上因素既可以单独影响认知也可以是多种因素共同作用影响认知。认知对心理社会刺激引起的应激反应方向、强度起着关键作用,比如同样患上高血压疾病的个体,不同的认知导致不同的行为,有人配合医生规范治疗,有人拒绝治疗,有人自行治疗,在这些不同的认知下,高血压的控制也会呈现不同的效果。

3. 情绪　情绪是个体对事件产生的一种应激行为,是连接意识与身体的纽带。情绪的产生受认知过程、环境刺激、生理反应三种因素相互制约,人类除了有四种基本情绪——喜、怒、哀、惧之外,还有一些微妙的情绪如嫉妒、羞耻、内疚等。我们通常通过观察面部表情、身体动作、语言的节奏、语音语调等来识别他人的情绪。情绪的生理机制是相当复杂的,目前一般认为情绪是大脑皮层和皮层下神经过程协同活动的结果,情绪变化会影响激素与神经递质的合成、释放,从而影响机体生理功能。

(二)社会行为因素

社会行为因素包括社会环境、宗教信仰、生活事件、学习工作状况、人际关系、道德规范等,这些因素对人的作用是强有力的,直接影响着人的认知、情绪与行为。社会行为可以是正性事件,如中奖、提升;也可以是负性事件,如离婚、竞争失败。当生活事件刺激大脑后,会促使机体相应激素分泌增加,使身体处于高功能状态,导致心率、血压、体温、肌肉紧张度、代谢水平等发生显著变化,如糖尿病患者在丧失伴侣后容易出现血糖控制不稳定或焦虑、抑郁情绪。

(三)生理因素

生理是指机体各个器官的机能与活动。生理因素包括年龄、性别、遗传、神经发育、肥胖等。现代心脏病学之父 Braunwald 指出:心血管疾病(CVD)起源于分子病变,而遗传因素在这种病变形成过程中起着关键性的作用。有研究发现,遗传因素在原发性高血压的致病因素中约占 40%;肥胖者容易产生自卑心理及焦虑、抑郁的情绪。生物-心理-社会三因素与人的关系如下(图 4-1)。

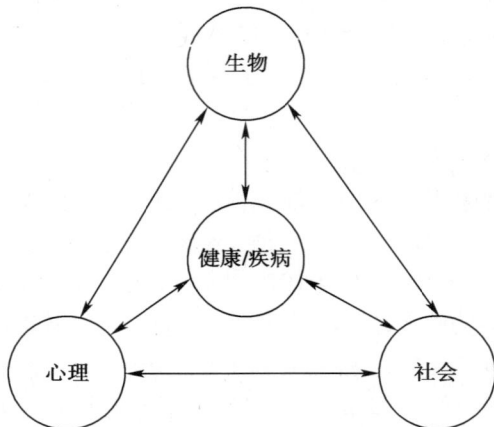

图 4-1　生物-心理-社会三因素与人的关系

二、躯体疾病相关的心理行为问题的主要临床表现

为了在躯体疾病早期对相关的异常心理行为进行有效识别,每一位基层医生都需要对躯体疾病相关的异常心理行为问题有全面的了解。本章节参考《精神疾病诊断及统计手册(DSM-5)》与《国际疾病分类(ICD-10)》。

(一)焦虑症状

临床表现为情绪上可见害怕、紧张、烦躁、恐惧、惊恐等,躯体反应可能有睡眠紊乱、胸闷、气短、心前区不适或疼痛、坐立不安、尿频尿急、心率加快、出汗、脸红、肌肉紧绷、发抖等,认知方面会控制不住地想象可能出现的危险、灾难事件。焦虑症状与所患疾病种类、病情、个体人格特质、认知模式、应对方式等因素均有关。

(二)抑郁症状

临床表现为在情绪方面有悲观、低落、痛苦、绝望、焦虑、恐惧等;在躯体症状方面有失眠、食欲下降、慢性疼痛、性功能减退、乏力、心慌气短等;患者常常是低自尊的自我评价,对未来生活没希望,不时会产生自伤、自杀念头;严重者会无法正常生活,产生自杀行为。常见抑郁症状的初筛口诀为三无:无用、无助、无望;三自:自责、自罪、自杀;三低:情绪低落、兴趣减低、性欲低下。另外,有很少部分抑郁患者可能表现为躁狂或轻躁狂的症状,在临床中不占主导地位。

(三)失眠

临床表现为入睡困难、不能熟睡、多梦、易惊醒、早醒、半夜醒来无法再入睡,同时伴随焦虑、烦躁、低落的情绪和全身不适、头晕头痛、记忆力下降等症状。失眠是许多躯体疾病常见的共病,躯体疾病和失眠具有相互作用、相互影响的关系,躯体疾病会增加发生失眠的风险,同时失眠也会增加患躯体疾病或加重躯体疾病的风险。

(四)人格改变

临床表现为情绪不稳定,对心理社会应激事件产生过激行为,容易情感淡漠、不信任他人或偏执。这里讨论的人格改变是由躯体疾病直接导致的,代表个体与患病之前其基本人格特征相比较的变化。DSM-5将人格改变归为其他人格障碍中的类型。在临床上,中枢神经系统病变、脑血管疾病、内分泌疾病等都可能导致人格改变,因此基层医生要关注躯体疾病是否引起了患者的人格改变。

(五)自杀

自杀一般分为自杀意念、自杀未遂和成功自杀三种形态。患者言语上可能有"我不想活了""我想死""活着没意思"等表达,或者谈论自杀计划、自杀形式等;情绪上可能表现为抑郁、绝望、无助、暴躁、易怒等;行为上可能出现自杀未遂、自残自伤等。医生要重视患者的自杀线索,并结合患者的疾病性质与严重程度、人格特点、认知观念、情绪状况、近期生活事件等综合评估患者的自杀风险。

(六)脑衰弱综合征

临床表现为头部不适、头痛、头晕;虚弱无力;记忆力下降、注意力涣散;情绪不稳、易激惹、焦虑;睡眠障碍;心悸、多汗、食欲缺乏等。脑衰弱综合征临床特异性不大,容易与焦虑、抑郁混淆,区别是脑衰弱综合征有脑器质性病变作为基础。

(七)肺脑综合征

临床表现为注意力涣散、记忆力下降、情绪不稳定、嗜睡、昏睡、谵妄等,最后可能转入昏

迷。诊断时需结合患者慢性肺部疾病伴肺功能衰竭病史、意识障碍、精神症状和神经体征，血气分析显示有高碳酸血症，需排除其他原因引起的精神障碍而诊断。

（八）急、慢性脑病综合征

急性脑病综合征临床表现以意识模糊、嗜睡、谵妄、昏迷等意识障碍为主，起病急、症状鲜明、持续时间较短。慢性脑病综合征以痴呆为主要表现，伴抑郁状态、类躁狂状态等慢性精神病症状，缓慢发病、病程迁延、通常不伴有意识障碍。

三、躯体疾病相关的心理行为问题的诊断流程

在躯体疾病的发生发展中，能够对常见躯体疾病相关的心理行为问题进行有效识别是基层医生迫切需要掌握的重要技能。在临床诊疗过程中，不能只去寻找躯体疾病的症状证据，还需要重视患者的精神状态检查，综合生物-心理-社会三个维度去看待患者和疾病之间的关系。

（一）采集病史

1. 病史采集技巧　躯体疾病相关的心理行为问题的病史采集通常使用访谈法，这里提到的访谈法与传统的临床问诊不同，它侧重于收集患者个人成长经历、创伤事件、人际关系、情绪状况、性格特点等，因此医生需掌握以下访谈原则。

（1）建立良好医患关系：躯体疾病相关的心理行为问题的症状通常缺少客观的诊断标准，在很大程度上依赖详实而全面的病史资料，因此，建立良好的医患关系是最基本最重要的前提。在访谈前，医生要有与患者是平等的、合作性工作关系而不是居高临下的权威模式观念，在访谈中对患者需保持一致性的尊重、真诚、合作、开放的态度，尤其是多应用换位思考的技巧去理解、共情患者。

（2）访谈中的保密性：躯体疾病相关的心理行为问题的病因不是单一的，病因之间也好似蜘蛛网一样的错综复杂，常涉及患者的成长环境、家庭秘密、婚恋情感、人际关系、创伤事件等隐私。所以访谈一开始，医生就要打消患者的顾虑，主动向患者提出保密的承诺，同时需要提供一个安静、安全的空间环境，这样的访谈才能获得更全面、更真实的信息。

（3）注重此时此刻：医生要善于观察访谈中患者的身体状况与非言语反应，通常从患者自愿交谈内容开始。当然医生是访谈流程及进度的主导者，在访谈中，需要适时的启发、引导患者到焦点问题上。

2. 病史采集流程

（1）访谈提纲：精神或心理访谈与一般的医学访谈相似点是两者都要进行主诉、现病史、既往史、家族史等资料的收集，不同点是精神或心理访谈还要进行更为全面的个人史的搜集，包括患者经历的重大生活事件及其感受、患者的人际关系、经济状况、家庭生活等。

（2）访谈流程

1）基本信息：姓名、性别、年龄、民族、出生地、常住地、学历、职业、工作单位、婚姻、联系方式及联系人姓名、关系、联系方式等。

2）主诉及现病史：在接诊时，医生需要与患者讨论确认最主要的问题是什么，逐步引导患者讲述主诉症状的发生、频率、强度、诱发因素、持续时间、缓解或者加重因素等相关信息。

3）既往史：了解患者其他疾病的发生发展情况、治疗经过及其治疗效果。

4）家族史：医生尽可能地收集患者三代以内的家庭成员史，尤其是患病过程中有遗传因素作用的疾病。例如家族精神病史，提问时尽量避免使用患者可能不懂的医学专业名词，比

如询问"你家族中有精神分裂症病史吗?"可以换成"你家族中曾经有人出现过情绪冲动、行为异常吗?"

5)个人史:躯体疾病相关的心理行为问题的个人史采集侧重于从心理及精神方面按照年龄发展顺序收集资料:①患者围生期发生的不寻常事件、童年时期的养育方式、与父母的关系、玩伴质量、童年经历等;②青少年时期的学业情况、同学关系、家庭关系、情感状况、性知识等;③成年期的第一次离家、结婚、养育孩子、工作、失业、经济状况、丧失亲人等。在访谈中,医生了解患者的家族家庭状况与依恋关系以及社会支持系统、关注患者不同阶段的主观情绪体验及情感过程尤为重要。

6)精神状态检查:这是区别于其他学科的特色检查,也是必不可少的检查。精神状态检查内容包括:一般情况、定向意识、语言、动作行为、情绪、思维形式、思维内容、知觉障碍、注意力和记忆、自知力。下面就各项精神状态检查内容进行说明。①一般情况:每次访谈时,都需要观察患者的脸色、衣着服饰、神情、坐姿等,大多数情况下,医生用一句话来概述患者的一般情况。比如:看起来是正常的或衣着服饰不协调。②定向意识:指一个人对时间、地点、人物以及自身状态的认识能力。前者称为对周围环境的定向力,后者称为自我定向力。比如:能正确说出年月日。③语言:语言是人们的交际工具。医生要观察患者语言表达是否流畅、是否有主题思想、语速的快慢、语音的高低等。某些精神障碍会影响语言,比如抑郁障碍者可能会有语速极慢极低的变化。④动作行为:观察患者是否有异常动作,呆板动作,重复动作等。⑤情绪:情绪一般用词语来形容,常见的有快乐、悲伤、愤怒、恐惧、紧张等。访谈时医生观察到的情绪可能与患者自觉情绪吻合,也可能大相径庭,如患者一言不发地流泪不止,医生评估是哀伤情绪,而患者却说是喜极而泣。也有一些情况下,患者缺乏情绪体验,如严重抑郁障碍。⑥思维形式:观察患者的思维速度、思维是否符合逻辑、奔逸还是松弛、迟缓还是贫乏、不连贯还是破裂。如急性意识障碍时会出现"东一句西一句"的思维不连贯。⑦思维内容:观察思维里面有无妄想、强迫及自杀观念。妄想是指患者对其荒诞、不真实的信念坚定不移地认为绝对正确,不允许被质疑或者批评,临床需要把妄想与理想、幻想、迷信、多疑、固执加以区别。强迫观念是指某一种观念反复出现在大脑,患者知道这种想法不必要但无法控制并且为此很痛苦,强迫观念通常伴有强迫行为。另外,医生需要随时关注患者是否有自杀观念。⑧知觉障碍:这里的知觉障碍主要指幻觉,按照不同的感受器分为听幻觉、视幻觉、嗅幻觉、味幻觉、触幻觉及内脏幻觉。幻觉是精神疾病中最主要的症状之一。⑨注意力和记忆:注意力是指人的心理活动指向和集中于某种事物的能力。注意障碍包括注意增强、注意减弱、注意缓慢、注意狭窄、注意涣散、注意转移等。记忆是一种在感知觉和思维基础上建立起来的心理活动,包括识记、保存、再认和再现四个过程。记忆障碍主要包括记忆增强、记忆减退和遗忘等。⑩自知力:自知力指患者对其自身精神状态的认识和判断能力。自知力是精神科用来判断患者是否有精神障碍以及严重程度的重要指征之一。

7)系统回顾:在访谈的同时,医生需要"串联"患者的资料,梳理是否有遗漏的信息,比如患者的性功能、物质使用、主要想法与感受等,这样能更好地完成躯体疾病相关心理行为问题的评估。

(二)体格与辅助检查

体格检查与临床各科体检相同。躯体疾病相关的心理行为问题有时会出现症状和体征不符或不平行现象,还需要通过生化、心电图、脑电图、肌电图、核磁共振等辅助检查确定病变的部位和性质,避免误诊或漏诊。临床医生不能单一地依赖辅助检查结果,还要观察患者在体格检查中有无特殊的心理反应和询问辅助检查时的心理状态。

（三）量表的运用

有时需要运用自评或他评量表协助诊断。常用的自评量表包括 90 项症状自评量表（SCL-90）、抑郁自评量表（SDS）、焦虑自评量表（SAS）、特质应对方式问卷（TCSQ）等。常用的他评量表包括汉密尔顿抑郁量表（HAMD）、简明精神病评定量表（BPRS）等。

四、躯体疾病相关的心理行为问题的治疗原则

（一）生物治疗原则

生物方面的治疗包括躯体疾病的治疗以及精神科治疗。躯体疾病一般采用药物、手术、针灸等方式治疗；对伴发精神症状的患者同时给予精神科药物治疗，控制患者的精神症状，改善和矫正患者的异常行为，促进社会功能的恢复，提高患者生活质量。

（二）心理干预原则

心理干预的原则是尊重、保密、平等、倾听、支持与陪伴，目标是帮助患者调整不合理认知、改善情绪、矫正不良行为、减轻刺激因素对患者产生的影响，它包括个别、团体及家庭心理干预。心理干预的效果与这些因素有关：①医患关系的稳定、信任、真诚、尊重、平等；②基层医生的专业水平与个人素养；③患者的个性、经济能力、心智水平、社会支持系统。注意，当基层医生不能有效地解决患者的心理问题时就需要及时转诊或引入专业的心理帮助。

（三）心身同治原则

躯体疾病伴发相关的心理行为问题时，一般采用心身同治原则，根据具体病情的不同阶段侧重不同。例如高血压危象伴焦虑患者，首先以急症处理血压，挽救患者生命为主，待病情趋于稳定时，再进行心理干预。对于病情稳定的慢性糖尿病患者伴有抑郁、焦虑、失眠等症状时，最佳治疗方法就是心-身同治。

最后，我们将一些常见的与心理行为问题关系较密切的疾病系统分类进行总结，供临床医生诊断参考（表 4-1）。

表 4-1　与心理行为问题关系较密切的疾病系统分类

系统	常见疾病
循环系统	原发性高血压、冠状动脉粥样硬化性心脏病、心律不齐等
呼吸系统	支气管哮喘、慢性阻塞性肺疾病、心因性呼吸困难等
消化系统	胃、十二指肠溃疡、神经性厌食、溃疡性结肠炎、胃食管反流综合征等
皮肤系统	瘙痒症、痤疮、带状疱疹、斑秃、银屑病、慢性荨麻疹、湿疹等
运动系统	痛风、关节退行性病变、类风湿关节炎、腰背疼、肌肉疼痛等
泌尿生殖系统	尿道综合征、原发性性功能障碍、痛经、经前期综合征、产后抑郁等
内分泌系统	糖尿病、甲状腺功能亢进、低血糖等
免疫系统	白塞病、干燥综合征、系统性红斑狼疮、硬皮病等
神经系统	紧张性头痛、脑卒中、癫痫、睡眠障碍等

第二节　冠状动脉粥样硬化性心脏病相关的心理行为问题

冠状动脉粥样硬化性心脏病(coronary atherosclerotic heart disease,CHD),指因冠状动脉狭窄、供血不足而引起的心肌机能障碍和(或)器质性病变,故又称为缺血性心脏病(ischaemic heart disease,IHD)。临床表现为心绞痛、心肌梗死和心源性猝死。随着生活水平的普遍提高,冠状动脉粥样硬化性心脏病已上升成为人类最常见、后果最凶险的心脏病,通常被称为人体内的不定时炸弹。心理、社会生活事件、行为生活方式被认为是冠状动脉粥样硬化性心脏病的重要致病因素。

一、心理社会因素

(一)A 型人格

对 A 型人格和冠状动脉粥样硬化性心脏病、心血管疾病的关系,国内外进行了许多研究。A 型人格的特征为竞争意识强,对他人充满敌意,愤怒,易紧张和冲动等,这些情绪与行为容易引起交感神经系统变得兴奋,促使儿茶酚胺分泌旺盛,导致心血管处于高压状态,尤其是愤怒和敌意,被认为是最有害的成分。有文献报道,85%的心脑血管疾病与 A 型人格有关,也有学者将 A 型人格作为冠状动脉粥样硬化性心脏病的独立危险因素纳入研究中。

(二)负性情绪

研究表明,抑郁、焦虑情绪障碍是冠状动脉粥样硬化性心脏病发生、发展中的一个独立危险因素。焦虑可使交感神经系统、下丘脑-垂体-肾上腺皮质轴激活,诱发急性心肌梗死或心源性猝死,抑郁患者发生冠状动脉粥样硬化性心脏病的风险高于正常人,抑郁发作可引起冠状动脉粥样硬化性心脏病的复发,增加其门诊、住院次数和死亡风险。冠状动脉粥样硬化性心脏病患者发生抑郁的概率为健康人群的 3~5 倍,有些研究把抑郁发作作为预测冠状动脉粥样硬化性心脏病是否发生或是否复发的预警指标。在临床工作中,对患者焦虑、抑郁情绪的关注很重要,及时进行情绪疏导可以降低心血管事件的发生率以及减少焦虑、抑郁障碍的形成。

(三)生活事件

应激性生活事件是指在生活中需要作适应性改变的任何事件,如改变居住地点、失业、家庭成员的分离和亡故等。应激性生活事件常被作为冠状动脉粥样硬化性心脏病发病的危险因素之一,并可提示起病的时间。许多回顾性调查显示,心肌梗死患者出现症状前的 6 个月至 1 年内,通常有大的应激性生活事件发生或应激性生活事件明显增多。

(四)不良行为因素

吸烟、过量饮酒、暴饮暴食、缺乏运动等是冠状动脉粥样硬化性心脏病重要的危险因素,而这些不良行为方式与患者个人成长生活经历、经济状况、工作条件和饮食文化习惯等有关。世界卫生组织资料显示,吸烟者与不吸烟者比较,冠状动脉粥样硬化性心脏病的发病率和病死率增高 2~6 倍。吸烟可使心率增快、心肌需氧量增加、外周血管和冠状动脉收缩,加速动脉血管硬化。

二、生 理 因 素

大量研究表明,高血压是冠状动脉粥样硬化性心脏病发病的最主要危险因素之一,收缩压每升高 10mmHg,发生心肌梗死的风险可增加 31%。控制不稳定的高血压可以加速及恶化冠状动脉粥样硬化病变,导致心绞痛、急性心肌梗死、心脏猝死的发生。而一些临床试验结果也表明,血脂中的低密度脂蛋白(LDL-C)成分与冠状动脉粥样硬化性心脏病事件危险成正相关关系,降低三酰甘油(TG)能减少急性冠状动脉事件的发生。冠状动脉粥样硬化性心脏病的发生还与年龄、性别、糖耐量异常等因素有关。

三、主要临床表现

急性冠状动脉粥样硬化性心脏病发作时的临床表现:突然胸闷胸痛、心慌、胸部压榨感、面色苍白、呼吸急促、大汗淋漓、站立不稳、晕倒、濒死感、休克等,同时伴恐惧、紧张、烦躁情绪及大喊大叫或失语等失控行为。急性心肌梗死发作如果能迅速得到正确诊断与治疗,生理症状就会很快消除。但这样的经历会让患者产生"我的心脏不好啦,我的身体不受我管控了,随时都可能发作死去"的观念并固着于大脑。患上冠状动脉粥样硬化性心脏病的患者在性格、情绪、生活行为上会有很大变化,常常因其他原因或只是感觉胸闷痛不适的反应就会频繁就医,或减少日常活动及人际交往等。

病情稳定的冠状动脉粥样硬化性心脏病患者也常有担心、紧张、恐惧等情绪,对自己的生活与身体失去信心,对未来悲观失望。大多数冠状动脉粥样硬化性心脏病患者容易伴发惊恐障碍、广泛性焦虑、抑郁障碍和人格改变。

四、健康教育和干预

(一)健康教育

确诊为冠状动脉粥样硬化性心脏病的患者,他们对疾病的认知通常有两种反应,一种是抱着无所谓的侥幸心态,不预防、不治疗、不改变不良行为习惯;另一种是过度夸大自身冠状动脉粥样硬化性心脏病的严重程度与危险,导致长期处于恐惧、紧张、担心中并过度医疗,这类患者占多数。冠状动脉粥样硬化性心脏病患者最害怕的是突然死亡,尤其是经历过急诊抢救、吸氧、心电监护、心脏安支架等治疗的患者,他们经常被恐惧焦虑情绪淹没而不被他人理解。医护人员首先要耐心陪伴、倾听、理解他们,让患者感受到被关心被重视;其次针对不同阶段、不同文化层次的患者,给予针对性的健康教育工作,帮助他们科学认识及治疗冠状动脉粥样硬化性心脏病。

(二)心理干预

常用的心理干预有认知行为治疗、精神动力分析和团体心理治疗等。认知行为治疗通过分析患者的思维、行为、情绪三者相生相长关系,找出患者不合理的自动思维与核心信念,重建新的思维观念,并把新观念拿到生活中去检验运用,强化新思维在大脑的存在。如患者曾目睹好友患心肌梗死抢救过程并因抢救无效死亡,她在头脑中就产生了"患心脏病就会死的"的想法,后来,患者在体检中的心电图检查提示心肌缺血就认为自己"得了严重心脏病",于是当晚出现胸闷胸痛,引发了第一次惊恐发作。认知行为治疗师通过矫正患者灾难性的、夸大危险的不合理认知来帮助患者更合理对待自己心肌缺血的症状,从而使患者的情绪也得到很大改善。对于经济较好,时间充裕的患者,可以与患者商量用精神动力分析治疗,陪伴患者一起去看自己的意识、潜意识与疾病发生发展的关系,精神动力分析的心理治疗所需时间较长。另外,针对住院的冠状动脉粥样硬化性心脏病患者,可以采用团体心理治疗,团体心理治疗的普同性让患者不再有"只有我才是这样的"看法,从而降低了孤独、紧张不安的感受等。

目前,对于冠状动脉粥样硬化性心脏病共病心理障碍的识别率并不乐观,基层医生通常更专注于冠状动脉粥样硬化性心脏病的药物治疗,但对其心理致病因素及伴发的心理障碍未引起足够的重视。有研究显示抑郁障碍可使急性冠脉综合征患者的死亡风险增加 3 倍,且死亡风险的大小与抑郁的严重程度呈正相关。因此药物治疗与心理治疗结合才能更好地帮助冠状动脉粥样硬化性心脏病患者恢复健康,减少或减缓冠状动脉粥样硬化性心脏病并发症事件发生。

(三) 不良行为干预

长期吸烟、过量喝酒、缺乏运动、肥胖、不均衡膳食等不良生活行为方式都是冠状动脉粥样硬化性心脏病的重要致病因素。一般情况下,冠状动脉粥样硬化性心脏病患者以老年人居多,但因为社会的高速发展,快节奏的生活方式,过食油腻食物,长时间坐位工作等,年轻人发生冠状动脉粥样硬化性心脏病的风险也有所上升。因此,适当的体力劳动与体育运动,对预防肥胖,促进循环系统的功能均有益处。生活行为习惯改变的四句箴言:戒烟限酒,饮食清淡,适量运动,心态平衡,是预防及治疗心、脑血管疾病的重要措施。

(四) 药物治疗

在冠状动脉粥样硬化性心脏病伴发惊恐障碍、抑郁障碍时,需要联合用 SSRIs 类精神药物治疗。

▶ 典型病例:

基本信息:女,64 岁,退休,汉族。

病史:患者近半年来自觉在活动时有胸闷隐痛或刺痛感,多次因胸闷痛在夜间醒来后无法入睡,每次社区就诊做心电图、心肌酶等检查均未见明显异常,但患者坚信自己得了"冠状动脉粥样硬化性心脏病",持续处于紧张、恐惧、坐立不安中并出现严重失眠。自服大量中西药、保健品,症状仍时有发作,社区医生给与心理疏导也无缓解。1 周前,患者做饭时感胸闷痛,出冷汗,站立不稳,面色苍白,立即前往社区就诊后被急转诊到当地权威医院行冠脉造影检查提示:未见明显狭窄及斑块。心内科住院 5 天,较全面的体格、生化及辅助检查无明显异常,排除冠心病等器质性疾病,转入心身病房。

精神状态检查:意识清晰,瘦小体型,情绪焦虑不安、仍诉胸闷心慌不适,怀疑冠脉造影等检查有失误,总担心医生误诊,反复询问不同的医生自己患上的是什么疾病与严重程度,请求医生尽快把病治好,其他无异常发现。

既往史:无特殊。

诊断:焦虑障碍。

综合分析:患者从小性格争强好胜、急躁、固执、多疑敏感、在四个弟妹面前是权威;在工作中,对同事是指手画脚、挑剔,对领导是愤怒不满;夫妻关系一直紧张;对两个已经独立成家的孩子依然要全面插手管理而导致孩子家庭成员与自己的关系糟糕。1 年前,母亲因冠状动脉粥样硬化性心脏病突发心肌梗死去世,认为家族遗传基因会让自己也患上冠状动脉粥样硬化性心脏病。艾森克人格特质测量属高神经质不稳定性个性特征;Zung 焦虑自评量表标准分值:66 分,抑郁自评量表标准分值:57 分。

治疗目标:根据收集到的患者信息,拟定心身同治大原则。其中,患者在艾森克人格特质测量属高神经质不稳定性特征,说明其受外界暗示影响极高,因此治疗目标包括降低暗示敏感度及调整认知模式,强调心理治疗重要性。

　　心身病房住院 2 周,给予药物治疗:氯硝西泮 1mg qn;盐酸舍曲林 50mg qd;心理治疗 4 次:采用认知行为治疗,帮助患者改变对疾病的不正确认识,重建合理认知。住院期间未再出现躯体症状,睡眠有改善,情绪趋于稳定,出院后转回社区继续心理康复与药物治疗。在社区心理干预 10 次,主要给予支持性访谈、家庭访谈,减轻其心理压力,协助改善与家庭人员关系;同时基层医生每月随访患者服药情况与身体健康状态,连续两年未见异常。

第三节　原发性高血压相关的心理行为问题

　　原发性高血压是以血压升高为主要临床表现伴或不伴有多种心血管危险因素的综合征,是心、脑血管疾病的重要病因和危险因素。通常把原发性高血压简称为高血压,其占高血压人群的 90% 左右。中国高血压指南值定义为收缩压 ≥140mmHg 和(或)舒张压 ≥90mmHg,本书以中国高血压指南值为标准。研究认为原发性高血压与遗传因素、社会心理应激因素、个性特点及情绪障碍等密切相关,其中,社会心理应激因素在原发性高血压的发生发展中起着更为重要作用。

一、心理社会因素

(一)性格因素

　　通常高血压患者具有 A 型性格特点,表现为压抑性的敌意、好胜心强、易激动、总有紧迫感、对自己要求严格、对外界敏感、对现状不满足。中国高血压联盟副秘书长王文教授说:"A 型人格的人经常情绪躁动,或愤怒,或焦躁,这些情绪均会引起交感神经系统变得兴奋,促使升压物质-儿茶酚胺分泌旺盛,当这些人处于情绪变化的应激状态时,体内大部分血管就会处于'紧绷'的状态,天长日久则容易引起高血压"。

(二)社会因素

　　研究认为,社会心理因素与原发性高血压的发生发展有密切关系。常见的社会心理应激因素有:不良家庭环境、患病、伤残、事业失败、经济纠纷、婚姻危机、亲人病故等,这些急性或慢性应激事件会导致人的下丘脑-垂体-肾上腺轴处于高功能状态,引起肾上腺素和去甲肾上腺素分泌增加,使周围血管阻力增高,导致收缩压和(或)舒张压上升,形成高血压。

(三)情绪因素

　　许多实验与文献结论都提到,个体的情绪变化与血压的高低有密切的关系。个体如果长期处于焦虑、紧张、恐惧、愤怒、敌意等强烈的负性情绪状态中,会让中枢神经系统处于持续的高工作状态,指挥大脑皮层、丘脑下部及交感肾上腺系统一直保持高强度运作,逐渐使血管系统的神经调节功能紊乱,开始出现阵发性的血压升高,经过数月、数年的血压反复波动,最终发展为持续性高血压。

(四)不良生活行为

　　流行病学调查发现高血压发病率与饮食习惯、肥胖、缺少运动、睡眠习惯、吸烟及大量饮酒等因素有关。对于高血压患者及易患人群,不论是否已接受药物治疗,均需进行生活方式干预,坚持生活方式改善是高血压治疗的基石。人群中,钠盐(氯化钠)摄入量、体重指数(BMI)与血压水平和高血压患病率呈正相关;腰围男性 ≥90cm 或女性 ≥85cm,发生高血压的风险是腰围正常者的 4 倍以上。

二、生 理 因 素

原发性高血压是遗传易感性和环境因素相互作用的结果,一般认为遗传因素约占40%,环境因素约占60%。高血压患者常有阳性家庭史,通过高血压患者家系调查发现,父母均患有高血压者,其子女今后患高血压概率高达45%;父母一方患高血压者,子女患高血压的概率是28%;而双亲血压正常者其子女患高血压的概率仅为3%。目前发现的原发性高血压易感基因数目已增至数十种。其他躯体疾病也会影响血压,比如疼痛、高脂血症、精神障碍、肿瘤等。

三、主要临床表现

缓慢起病的高血压临床表现:起病隐匿、病程较长、血压逐渐上升,机体因为逐渐适应而在早期就可能无明显不适,大多数是在因其他原因就医或体检时发现血压升高。当被确诊高血压后,一些患者会有适度的担心、紧张,他们会通过改变生活行为方式或接受降压药治疗来控制高血压。突然血压升高的患者在身体方面多表现为头晕、头痛、眼花耳鸣、心悸、乏力感,这些明显而突然的身体症状会使患者出现紧张、担心、恐慌等情绪及坐立不安、来回踱步等异常行为。恶性高血压也称急进型高血压,临床表现可见剧烈头痛、恶心呕吐、肾功能急剧下降、心力衰竭等,同时会出现烦躁、恐惧、多汗、意识错乱甚至昏迷等精神症状。

四、健康教育和干预

(一) 健康教育

对确诊为原发性高血压的患者,要温和耐心地与患者建立起真诚信任的医患关系。应详细了解患者的生活习惯与经历,尤其要了解持续影响着高血压的应激事件、不良行为方式或主要情绪,向患者讲明个体高血压发生的原因与机制,使其对自己所患疾病有正确的认识,消除或减轻患者焦虑不安的情绪,增加患者对自己疾病的掌控感与战胜疾病的信心。

(二) 心理干预

心身同治才是真正全面的治疗。原发性高血压病因复杂,其中社会环境因素致病比例高达60%,因此对患者进行心理干预在原发性高血压的综合治疗中非常重要。常用的心理干预有认知行为治疗、放松疗法、生物反馈疗法、精神动力分析等。其中,认知行为治疗是原发性高血压的主要心理干预方法,与其他疗法相比,具有强大的实证基础,主要聚焦在患者不合理的认知上,通过重构认知来改善患者的负性情绪和改变患者的不良行为。另外,放松疗法具有良好的抗应激效果,尤其对个性急躁,高压力状态的高血压患者来说建议首选。

(三) 不良生活行为干预

高血压的不良生活行为干预是一个持续战,贯穿于高血压的整个治疗过程中,医患双方要以"滴水石穿"的恒心去改变不良行为。比如调整饮食习惯、限盐、加强运动、控制体重、戒烟戒酒、作息规律等。

(四) 药物治疗

在治疗高血压的同时,临床还需要识别出患者是否伴有焦虑、抑郁或其他精神障碍,必要时精神科诊治。

▶ **典型病例：**

　　基本信息：女，46岁，已婚已育，汉族，公务员。

　　病史：高血压疾病2年，近2个月血压波动在160~130/100~80mmHg之间，伴阵发性头痛头晕、心慌胸闷、白天精神恍惚、烦躁不安、夜间入睡困难、多梦，总担心灾难发生。多次社区门诊及三甲医院内科就诊，未检查出其他疾病。

　　精神状态检查：意识清晰，衣着得体，善于表达，反复询问医生血压不稳、失眠、心慌的原因，情绪紧张，担心自己患了心脏病而会突发意外。

　　既往史：无特殊。

　　家族史：无特殊。

　　诊断：原发性高血压。

　　综合分析：患者个性争强好胜、压抑、敏感、自卑，对人对己严苛，不满现状，总感压力很大；情绪以焦虑、紧张、愤怒为多；同时非常在意他人的评价。其长期社会应激事件：工作不如意，单位副科长岗位10多年却因中专文凭没有升职机会；丈夫事业无成而致夫妻关系紧张，对儿子以挑剔批评为主。近期社会应激事件：两个月前儿子要求在半年内为其办理好自费出国留学一事。Zung焦虑自评量表标准分值：60分，抑郁自评量表标准分值：55分。通过对患者养育史、成长经历、家庭状况、疾病史、自评量表等收集，结合该患者的年龄、病程及相应的体格与辅助检查，考虑患者的血压波动、头痛头晕、心慌胸闷、入睡困难、焦虑等症状主要由患者的社会应激事件、个性特点和长期负性情绪等心理社会因素所致。

　　治疗计划：在社区进行高血压治疗和心理干预。

　　药物治疗：美托洛尔（倍他乐克）25mg bid；厄贝沙坦150mg qd；苯磺酸氨氯地平5mg qd；心理干预：放松训练，每天早晚各20分钟的呼吸肌肉放松训练；认知行为治疗：运用认知行为技术帮助患者识别情绪、认知、行为三者对疾病的影响。每周一次50分钟的心理咨询，连续20次。后续3年在社区慢病管理随访中，患者血压控制良好、情绪稳定、心态平和。

第四节　糖尿病相关的心理行为问题

　　糖尿病是一组以高血糖为特征的代谢性疾病，是由于胰岛素分泌不足和（或）其生物作用受损引起。机体长期处于高血糖状态可导致各组织器官受损、功能减退及衰竭。糖尿病诊断标准：空腹血糖≥7.0mmol/L和（或）随机血糖≥11.1mmol/L。糖尿病的产生是遗传、社会环境及心理等因素共同作用的结果。

一、心理社会因素

（一）抑郁情绪

　　国内外有许多关于抑郁情绪与糖尿病互相影响的研究。有报道显示，抑郁情绪是糖尿病发病的重要危险因素，患抑郁障碍的人群患2型糖尿病的比例在增加。患者在抑郁状态时，下丘脑垂体轴改变，皮质醇分泌增加，降低葡萄糖利用，并形成胰岛素抵抗，使血糖升高。其他研究结论显示，30%的糖尿病患者合并有抑郁症状，其中10%为中、重度抑郁障碍。特别是糖尿病患者需长期严格的饮食控制及复杂的治疗方式（血糖监测、口服降糖药、胰岛素注射、运动等），会进一步形成或加重患者的抑郁情绪。

（二）生活事件

一些研究发现生活事件可促发糖尿病的发生或者影响糖尿病患者的血糖控制,如离异、亲人亡故等重大应激事件或长期紧张的工作生活状态将引起交感神经兴奋,使肾上腺素的分泌增加,从而抑制胰岛素的分泌,导致血糖升高。在一项对 121 名糖耐量正常者和 139 名糖耐量减低者进行生活事件测评并开展为期 4 年的血糖监测追踪中发现,糖尿病发病组前两年半时间内发生的工作经济问题及生活事件总频数明显高于未发病组。

（三）不良生活方式

不良生活方式是指暴饮暴食、吸烟酗酒、久坐、熬夜等一系列对身心健康有害的生活习惯,这些不良生活方式既可能是糖尿病发生的诱因,也可能是糖尿病维持与恶化的危险因素。2 型糖尿病患病率的增加与食物摄入有重要关系,长期高糖、高脂、高蛋白饮食会影响胰岛功能,最终诱发糖尿病。长期静坐或缺乏运动的人容易肥胖,脂肪在细胞聚集,降低组织细胞对胰岛素的敏感性,使血糖升高。

二、生　理　因　素

流行病学研究发现,糖尿病具有遗传易感性。有糖尿病阳性家族史的人群,其糖尿病患病率显著高于家族史阴性人群,而父母都有糖尿病者,其子女患糖尿病的机会是普通人的15~20 倍。精神分裂患者发生 2 型糖尿病的风险较普通人群高,可能与精神分裂患者长期服用一些抗精神病药物导致的过度镇静、体重增加、内分泌改变等有关。

三、主要临床表现

1 型糖尿病主要见于儿童、青少年。儿童、青少年正处于身体、心理发育阶段,而该病需严格的饮食生活管理和终身注射胰岛素的治疗特点,会直接影响患儿的人格发展。有研究显示,在儿童诊断为 1 型糖尿病的早期阶段,容易同时诊断有精神问题,常见表现为恐惧、紧张、饮食失调、自卑、自闭、少言少动等。随着患儿的成长与疾病病程的延长,情绪、神经认知功能和工作学习能力下降是其较为突出的问题。他们的个性大多表现为内向孤僻、人际关系冷淡、言行中规中矩;情绪上以压抑、低落、焦虑为主。

2 型糖尿病患者多为成年人,他们容易伴发的心理行为问题是焦虑障碍、抑郁障碍、低血糖脑功能障碍等。产生以上心理行为问题的主要原因包括以下几个方面:①血糖控制不好以及反复住院治疗;②口服降糖药无效,调整为胰岛素注射治疗;③较严格的饮食生活管理带来的痛苦;④糖尿病并发症的产生;⑤持续的内疚自责体验;⑥患者的个性、社会支持、经济状况等。特别注意糖尿病患者的血糖长期控制不好或并发肾功能衰竭时,他们会出现生不如死的极度悲观情绪,容易产生自杀观念与自杀行为。

四、健康教育和干预

（一）健康教育

对绝大多数患者来说,糖尿病是终身疾病,要求患者及家属对糖尿病有较全面的正确了解。健康教育的目的是让患者及家属知道糖尿病的治疗包括药物治疗、情绪管理、科学饮食、健康运动、心态调整等。在社区,要求患者及家属一起参加健康教育活动,通常以糖尿病沙龙、讲座、团体活动、张贴科普图片等形式来进行。

（二）心理干预

糖尿病不能根治的医疗现状,让患者背负巨大心理压力。目前,患者本人及家人对于糖尿病伴发的焦虑、抑郁等精神障碍的认识度不高,而基层医生更专注于糖尿病血糖值的控制,对其心理致病因素及伴发的精神障碍也不够重视。

许多研究证实,认知行为治疗与支持性心理治疗可以比较好的帮助患者控制血糖和减轻心理痛苦。另外,开展糖尿病患者小组心理治疗,可以使他们了解到疾病的普遍性并形成互助,向他人学习有益行为,提高患者的人生价值感,让患者对疾病的治疗充满希望。

（三）不良生活方式干预

2型糖尿病患者的治疗方案中首先应该是生活方式的改变,其中饮食与运动是最重要的两个方面。合理控制饮食是治疗糖尿病最基本的措施,适当的运动能帮助患者降低血糖、保持体重、增强体力,而运动的项目、强度、时间应根据患者的总体健康状况及兴趣来确定。

（四）药物治疗

如果糖尿病患者伴发有精神障碍,在糖尿病药物治疗的同时还需服用精神类药物,在选择精神药物时要尽量考虑对血糖影响较小的药品。

▶ **典型病例：**

基本信息:男,54岁,无业居民。

病史:精神分裂症36年,2型糖尿病5年。长年口服舒必利200mg bid,氯氮平300mg bid,苯海索4mg bid,二甲双胍片1.0g bid,阿卡波糖片50mg tid,其幻觉、被害妄想、攻击行为症状基本控制。每年血糖监测仅1~2次,空腹手指血糖在5.0~8.0mmol/L之间。平时表现为孤僻退缩、情感淡漠、离群独处、但日常生活能基本自理。患者妻子诉患者近半年来多次出现幻觉,自言自语、嗜睡、思维和语言迟钝加重,走路不稳、多次晕倒在路边。医生建议家属带患者社区就诊。体格检查:骨瘦如柴、皮肤苍白、手足颤抖、四肢冰冷;实验室检查:血红蛋白76g/L,红细胞计数$2.8×10^{12}$/L;随机血糖:3.0mmol/L;心电图提示心率110次/min,T波低平,血清钾低于3.3mmol/L。与家属详细交流得知,患者近半年饮食不规律,常常不吃饭菜,但仍然常规服用降糖药治疗,而家属认为患者日益加重的削瘦,嗜睡、晕倒是精神疾病加重的表现。

精神状态检查:精神无法集中、思维和语言迟钝、喃喃自语、坐立不安、自知力不全。

家族史:无特殊。

诊断:精神分裂症,2型糖尿病,低血糖,贫血。

综合分析:家属一味关注患者精神疾病,忽视其糖尿病以及糖尿病的治疗,患者无饮食情况下也仍然给予降糖药物,导致其长期处于低血糖状态。结合患者查体与基本生化检查,该患者出现的幻觉、思维和语言迟钝、喃喃自语、晕倒等症状,既有精神分裂症疾病的表现,也有低血糖所致脑功能障碍的表现。

低血糖引起的脑功能障碍,表现为逐渐的精神不集中、思维和语言迟钝、头晕、嗜睡、幻觉、躁动、异常行为等,而这些症状与精神分裂症症状表现相同,容易混淆与误诊。两者区别在于,低血糖引起脑功能障碍的同时还会发生低血糖症候群,如面色苍白、心悸、四肢发冷、腿软乏力、饥饿感、恐慌与焦虑等,进食后缓解。有糖尿病专家说:如果精神分裂症患者同时患上糖尿病,需要换用对血糖影响较小的抗精神病药物,尽量避免使用氯氮平。

治疗计划:①转诊上级精神专科医院调整精神药物;②社区糖尿病及贫血治疗;③社区

继续糖尿病与精神疾病管理和随访。

精神科治疗:氯氮平更换为利培酮,其他精神药物继续服用,每月精神科门诊复诊一次;社区治疗:暂停所有降糖药,监测血糖,给患者及家属进行精神分裂症及糖尿病的健康教育,教会患者家属自测血糖,要求家庭备血糖检测仪,每周监测血糖,当出现血糖不稳定时,立即就诊;倡导合理规律饮食,改善营养状况。3个月后,患者血糖恢复到正常值,步态不稳、自言自语症状减少,未再晕倒。6个月后,查血红蛋白96g/L,红细胞计数3.8×10^{12}/L,血清钾3.7mmol/L,多次餐后血糖为13.1~15.1mmol/L,给予米格列醇降糖药物治疗。持续1年的随访,患者的精神疾病与糖尿病都维持在稳定状态。

第五节　哮喘相关的心理行为问题

哮喘是一种以反复发作的喘息、气促、胸闷和(或)咳嗽症状为主的常见慢性呼吸道疾病,常在夜间和(或)凌晨发作、加剧,多数患者可以自行缓解或通过治疗缓解。近几年哮喘发病率呈低龄化趋势,儿童哮喘的患病率不断攀升。个体过敏体质、遗传因素和环境因素是哮喘的主要致病因素。

一、心理社会因素

(一)负性情绪

哮喘患者主要伴有焦虑和恐惧情绪,这些情绪对哮喘有诱发或加重作用,其机制是通过边缘系统影响到下丘脑的功能,并引起副交感神经兴奋,促使支气管平滑肌收缩、痉挛、黏膜水肿而导致哮喘。而哮喘发作时的胸闷、呼吸困难、咳嗽等症状又会使患者出现恐惧、焦虑情绪,如此恶性循环,会使哮喘持久不愈。

(二)养育方式与个性特点

精神分析学家认为,儿童青少年时期发作的哮喘,主要是因为特定的潜意识心理冲突导致的。婴幼儿期对母亲强烈的依赖欲望没有被满足,这种未满足的情感又无法通过言语或行为得到恰当的表达,于是本能地用躯体疾病方式来表达对母亲爱的渴望并希望获得关注。比如母亲不在视野范围内的分离引起的恐惧与焦虑情绪会刺激自主神经系统致支气管平滑肌痉挛而引发哮喘发作。据研究表明,哮喘患者个性上有较明显的依赖倾向、易受暗示与过度关注躯体等特点。

(三)应激性生活事件

在人类的临床试验及大样本调查中,有学者发现,平常生活中的应激事件的次数与哮喘的发病率及死亡率呈正相关。其对哮喘的影响机制可能是应激作用于神经中枢及免疫系统,引起某些神经递质和激素的变化导致哮喘发作或使其病情加重。美国911事件后,约有3.2万人患上哮喘。

二、生理因素

大量研究证实支气管哮喘具有明显的家族性遗传倾向。在与哮喘患者有血缘关系的各级亲属中,其发病概率一级亲属>二级亲属>三级亲属。儿童青少年的哮喘多为过敏性哮喘,与幼儿特应性体质有关。9%~15%成人哮喘与职业有关。

三、主要临床表现

哮喘具有反复发作、起病急、病情变化快,可在数分钟内出现气促、咳嗽、胸闷、呼吸困难甚至危及生命的特点,多数患者可自行缓解或通过治疗缓解,但同样会影响患者的心理健康。哮喘发作时因缺氧和二氧化碳潴留会使患者出现精神症状,如紧张、恐惧、躁动不安、异常行为、濒死感等,严重时会出现肺脑综合征,表现为嗜睡和兴奋躁动反复交替发作,最后可能进入昏迷。在中青年哮喘患者中,伴发惊恐障碍与焦虑障碍更多见,老年哮喘患者伴发的精神障碍更多表现为抑郁障碍。

四、健康教育和干预

(一)健康教育

哮喘的健康教育是哮喘管理、防治工作的重要组成部分,有效的教育才能高效的管理。健康教育的内容包括哮喘的发病机制、诱发因素、发作症状、治疗方式等,教会患者识别病情加重的早期征象,学会自我评价和自我管理。对于吸烟的患者,推广戒烟方法,制订戒烟计划,鼓励患者按计划逐步戒烟。

(二)心理干预

近年来人们越来越重视心理健康,在哮喘患者的综合治疗中加入心理干预能更好地帮助哮喘患者稳定病情、促进康复。心理干预可用催眠、放松训练、支持疗法、生物反馈、压力管理、认知行为治疗、团体治疗等。催眠疗法治疗哮喘的目的是通过训练有素的催眠治疗师语言暗示,让患者进入催眠状态,进而减轻或消除患者的恐惧焦虑情绪。当然,个体对催眠的敏感性有较大的差异,因此催眠效果也有个体差异性。一项对 62 例哮喘患者进行放松训练的干预性研究结果显示,接受放松训练的试验组比对照组 FVC、FEV1、PEF 改善更为明显,哮喘发作次数明显减少。

(三)药物治疗

一是消除致病因素的药物治疗;二是急性发作时的对症治疗;三是伴发精神障碍时的精神药物治疗。

▶ **典型病例:**

基本信息:男,27 岁,工程师。

病史:患者 3 天前被领导批评后出现头胀胸闷,呼吸不畅,几小时后开始气喘,心慌,频繁咳嗽,夜间阵发性气紧,发作时无法平卧。在家休息并口服头孢,氨茶碱,止咳药,症状无明显缓解,烦躁不安情绪加重。母亲陪伴来社区就诊,患者同时诉长期睡眠不好,活着太累,压力很大,对未来没有希望。查体:神智清楚,呼吸急促,生命体征正常,双肺闻及广泛哮鸣音。实验室检查:$PaCO_2$ 45mmHg,SaO_2 92%。

精神状态检查:神智清晰、面色蜡黄;情绪紧张、焦虑、坐立不安。

既往史:慢性胃炎 7 年。

家族史:无特殊。

诊断:急性支气管哮喘发作,焦虑状态?

分析:支气管哮喘是一种常见的心身疾病,约 5%～20% 的哮喘发作由心理因素促发。一般此类患者依赖性强、较被动、懦弱而敏感,容易受负性情绪的影响。而该患者从小体弱多病,在 3 岁时父母离异,由母亲一人养育,性格内向、自卑,对妈妈极度依赖。大学毕业半年后才找到现在的销售工作,2 年来很努力但业绩总是不好,3 天前领导谈话提到如果业绩上不去就会被辞退。进行自评量表评估,Zung 焦虑量表标准分 62 分,Zung 抑郁量表标准分 60 分。综合以上资料得出患者急性支气管哮喘发作是由个性、成长史、应激事件这三个主要因素导致的。

治疗计划:首先在社区实施心身综合治疗,随访中病情有加重或变化就及时转诊上级医院。

药物治疗:沙美特罗替卡松气雾剂与硫酸沙丁胺醇吸入气雾剂交替雾化吸入治疗。心理干预上采用焦点解决短期心理咨询技术(在韩国和英国建议繁忙的家庭医生使用焦点解决疗法来帮助患者,因为它是一种应用广泛的、短期的、聚焦的、对医生及家庭风险低的一种心理治疗方法),治疗中把会谈内容聚焦在探讨解决问题上,聚焦于患者可用资源上,通过聚焦在例外状况和奇迹问题上来激发患者的潜能、希望。患者 2 周内 3 次来社区门诊医疗复诊并接受 3 次焦点解决短期心理治疗,症状好转,情绪改善。随后每月电话随访,连续 1 年未再复发哮喘,工作方面患者主动申请把销售工作改为内勤工作,收入虽有下降,但感觉更适合此工作,其情绪上变得开朗,对未来也有计划了。

第六节　肿瘤相关的心理行为问题

肿瘤是以细胞分化异常、增殖异常、生长失去控制为特征的一类疾病。肿瘤分为良性肿瘤和恶性肿瘤两大类,临床通常把恶性肿瘤称为癌症。肿瘤的发生是多因素、多环节、复杂的生物学过程,是生物、心理、行为、社会等因素交互作用的结果。2017 年国家癌症中心发布的中国癌症数据,全国每分钟约 7 人确诊癌症。

一、心理社会因素

(一) C 型行为模式

美国学者 Temoshok 和德国学者 Baltrusch 首先提出 C 型行为模式的人具有癌症易感性。C 型行为模式的人往往对人际关系过分焦虑,过于谦虚,过度依从社会,压抑自己的情绪,回避矛盾。随后的研究显示,C 型行为模式的人肿瘤发生率比一般人高 3 倍以上,同时,癌细胞的转移、恶化速度也比一般人更快。其机制可能与 C 型行为模式的人长期处于压抑状态进而使大脑皮层兴奋与抑制过程失调,影响神经内分泌系统、降低免疫系统识别能力等有关。

(二) 负性情绪

许多关于负性情绪与癌症关系的研究提示,情绪状态和免疫系统之间存在正相关作用。抑郁、焦虑、紧张、压抑等不良情绪会影响免疫球蛋白的形成,抑制免疫功能,在这些情绪的持久作用下,会逐渐降低机体免疫力,罹患癌症的机会将成倍增加。

(三) 负性生活事件

负性生活事件容易造成明显而持久的消极情绪体验,导致机体出现痛苦性感受和病理性改变,从而对人体心身健康产生危害。在一项对恶性肿瘤患者病前生活事件调查研究中,对 35 例恶性肿瘤患者研究分析 65 项生活事件,结论是负性生活事件与疾病的相关性显著高于正性生活事件与疾病的相关性。

（四）不良生活方式

恶性肿瘤的发生与不良生活方式密切相关。20世纪中期,吸烟与肺癌的病因学关系就已经得到验证,吸烟是肺癌最主要的危险因素,吸烟者患肺癌的相对危险度是不吸烟者的8~15倍。饮食习惯也会影响肿瘤的发生,例如我国广东地区是鼻咽癌高发地带,可能与当地居民长期食用腌鱼有关。

二、生 理 因 素

肿瘤的遗传基因日益受到重视,大部分情况下,恶性肿瘤是由复杂的多基因基础和环境因子共同作用导致的,肿瘤具有遗传易感性,不同个体对肿瘤发生具有倾向性的差异。免疫系统与肿瘤的发生也存在相互影响关系,机体的免疫系统对外来入侵的病原微生物、异物和癌细胞有免疫监视、防御、识别、调控、清除的作用。

三、主要临床表现

大部分肿瘤患者会有紧张、恐惧、悲伤、焦虑情绪,同时伴有消瘦、乏力、失眠、食欲下降等躯体症状。国内近几年的研究显示,恶性肿瘤患者的抑郁发病率在50%以上。无论是抑郁发生在肿瘤之前,还是在患肿瘤的基础上产生的抑郁,都会增加肿瘤恶化、转移、复发的风险,降低其生存率。尤其是癌症的化疗、放疗会进一步给患者带来身体不适症状和心理痛苦。晚期肿瘤患者更容易伴发抑郁障碍且其症状突出。

四、健康教育和干预

（一）健康教育

罹患恶性肿瘤对患者及家属都是沉重的打击,因此,健康教育的对象应该包括患者及其家属。刚确诊的肿瘤患者,对疾病可能持"否认"态度,不相信自己患了肿瘤,也不配合医生治疗,针对这类患者,主要给予支持与安慰,帮助患者接受现实,树立生存信心。对于放化疗的患者需做好放化疗前的解释工作,以减轻其心理压力。另外分享成功案例,可以增强患者治疗信心。

（二）心理干预

肿瘤患者的心理反应过程一般分为六个期:体验期、怀疑期、恐惧期、幻想期、绝望期及平静期,患者在不同的治疗时期会有不同的心理需求。对所有肿瘤患者而言,最基础的心理干预方法是温暖的陪伴,倾听,尊重,支持,鼓励。大量研究证明心理行为干预在提高肿瘤患者整体生活质量、改善免疫功能及延长生存期方面具有重要作用。

肿瘤恶性程度不高或病情在早中期的患者,如果发现他们有"癌症等于死亡"的想法时,可以运用认知行为治疗,矫正患者的不合理认知,使他们认识到:①癌症不等于死亡;②癌症是难治之症,不是不治之症;③癌症发展有个过程,治疗正是为了制止或延缓其发展;④科学在发展,治疗方法会越来越多;⑤良好的心态可以帮助疾病康复。

（三）药物治疗

肿瘤患者并发精神障碍时,也需服用精神药物治疗。

▶ **典型病例:**

基本信息:女,48岁,中学语文老师。

病史:两个月前体检发现左侧乳腺单发肿块,患者随即出现焦虑,紧张,失眠,易激惹,哭泣,恐惧不安情绪。进一步检查确诊为乳腺癌 $T_1N_1M_0$ 分期(T_1:癌瘤长径小于等于 2cm; N_1:同侧腋窝触及有肿大淋巴结但淋巴结中未见癌细胞转移; M_0 表示无远位组织血行转移),立即行手术治疗及化疗。在治疗期间,患者情绪进一步恶化,表现为显著的悲观绝望、整日以泪洗面、疏亲远友;同时出现睡眠障碍、全身乏力、恶心呕吐、体重下降等躯体症状,家人及患者均将这些表现归于癌症疾病与化疗副反应,住院治疗 2 月后转回社区康复。家庭医生随访时,患者诉周身疼痛不适,但医学检查无异常,观察其情绪极度低落,交流中发现患者自责自罪,有自杀念头和自杀计划,家庭医生立即启动危机干预,转诊患者至精神专科医院住院诊治。

家族史:无特殊。

诊断:乳腺癌术后,抑郁障碍。

治疗计划:精神科治疗稳定后转回社区康复。

精神科治疗:艾司西酞普兰 20mg。心理治疗方法包括支持性心理治疗、认知行为治疗等,其中认知行为治疗对抑郁发作的疗效已经得到世界公认。患者住院 20 天出院后每月精神科门诊复诊及社区每周一次心理治疗共 20 次。1 年后,患者重新回校当语文老师。之后,在连续 5 年的追踪随访中,家庭医生了解到患者未出现癌复发,正常生活与工作。

治疗体会:结合该患者病历、个性特点、成长史、应激事件等分析她的抑郁障碍发作由以下因素综合导致:“C 型行为模式”的性格特质、乳腺癌疾病的检出、“患癌就等于宣判了死刑”的认知观念等。这位患者在乳腺癌治疗期就伴发有抑郁障碍,如果早筛查,早诊断,早治疗,可以帮助患者及家庭减少许多痛苦并降低自杀风险。有文献报道恶性肿瘤患者抑郁、焦虑情况:抑郁发病率为 41.1%(轻度 14%,中度 11.2%,重度 15.9%),焦虑发病率为 36.4%(轻度 16.8%,中度 14%,重度 5.6%)。遗憾的是我们社会目前对抑郁障碍重视不够,对去精神科看病有深深病耻感,对被诊断精神障碍者感到恐惧与排斥。

(鄢慧妤)

第五章

社区心理咨询

社区心理咨询是运用心理学的原理与技术,对社区居民的心理健康问题进行帮助的一种综合性方法和措施,改变社区居民原有的心理状态,促进形成健康的心理状态。社会心理服务体系建设对社区心理咨询工作提出了更高的要求。因此社区心理咨询工作人员不仅需要掌握基本的心理咨询理论知识,还要掌握必备的咨询实践技能。

第一节　心理咨询概述

一、心理咨询的概念

"咨询"一词最早载于《书·舜典》中,"咨十有二牧""询于四岳"。"咨"为商量之意,"询"为询问之意。

心理咨询的英文为 counseling,原词字面上并无"心理"二字,在中国台湾地区一般译作"咨商",在中国香港特别行政区译作"辅导"或"咨询"。counseling 是一个内涵很广的概念,涉及职业指导、教育辅导、心理健康咨询、婚姻家庭咨询等诸多方面。

综合比较不同心理学者对心理咨询的解释,发现他们强调的心理咨询的特点存在如下共同之处。

(一)心理咨询体现着心理咨询师对来访者进行帮助的过程

这一过程建立在良好的咨访关系基础之上,咨询师运用专业技能及其所创造的良好咨询气氛,帮助来访者学会以更为有效的方式对待自己和周围环境,促进个人的成长与发展。

(二)心理咨询是一系列心理活动的过程

心理咨询师在咨询过程中帮助来访者更好地理解自我,更有效地生活,这其中包含有心理咨询师一系列的心理活动。同时,来访者在咨询过程中需要接受新的信息、学习新的行为、学会调整情绪和解决问题的技能等,使自己在心理、行为方面积极改变,这也都涉及一系列的心理活动。

(三)心理咨询是由专业人员从事的一项特殊服务

心理咨询师必须受过严格的专业训练,拥有这项服务所必需的知识和技能,其中包含对来访者的关注、倾听,对来访者问题的分析与评估以及在心理学有关原理的指导下,能够运用各种心理咨询技术如行为矫正、心理分析等帮助来访者。

(四)心理咨询的服务对象

心理咨询的来访者不是有精神疾病、严重人格障碍、智力低下或脑器质性病变的患者,而是有一些心理问题或在发展过程中需要得到帮助的正常人。

（五）心理咨询有独特的目标

咨询师在咨询过程中要助人自助，帮助来访者认识自己、确定目标、做出决定、解决难题，最终达到充分发挥自身的潜能，更好地适应社会发展的目标。

通过对上述共同点的总结和概括，将心理咨询定义为：心理咨询是指经过严格培训的心理咨询师运用咨询心理学的理论与技术，通过良好的咨访关系，帮助来访者依靠自我探索来解决其心理问题，提高适应能力，促进个人成长以及潜能的发挥。

二、心理咨询的对象及任务

（一）心理咨询的对象

1. 从社会因素和人口统计学变量看 目前许多研究着力于探索来访者的某些社会因素和人口统计学变量对心理咨询的影响，这包括社会地位、经济情况、种族、性别、年龄、婚姻状况等。研究结果表明，这些因素对于判断来访者的求助动机大小有较明显的预测力。如社会地位较高、经济情况较好的人在遇到心理困境的时候，更能主动地寻求心理咨询师的帮助；西方人比东方人尤其是中国人，对于寻求心理帮助更为积极；女性较男性更容易寻求心理帮助。

2. 从心理健康的灰色理论看 目前，仍然有很多人对心理咨询的对象认识很模糊。这主要关系到对心理正常与否的理解。长期以来，人们过于简单地判断一个人的心理状态正常与否，即非黑即白，忽视了正常人与精神异常者之间的连续性。

国内学者张小乔提出一种灰色区的概念，即人的心理正常与否无明显的界限，它是一个连续变化的过程。具体来说，如果将人的心理正常比作白色，精神病患者比作黑色，那么，在白黑之间存在一个很大的中间区域——灰色区，大多数人都散落在这一灰色区域内。这其中包括由于各种原因而产生的心理冲突与障碍者以及更严重一些的人格异常者。灰色区可进一步划分为浅灰色与深灰色两个区域。处于浅灰色区域的人有心理问题，但是其人格结构相对完整，主要表现为其主观感觉自己的心理、行为不适而无人格障碍，如各种一般性心理问题和神经症性格；而处于深灰色区的人其心理问题相对比较严重，人格结构有某些缺陷，主要表现在其人格特征与正常人存在较大差异，且对自己心理问题的自我觉察能力较差，如各种人格障碍。从图5-1中，可以看出心理咨询的对象是处于"浅灰色"和部分"深灰色"的人群。因为浅灰色区与深灰色区之间也无明确界限。

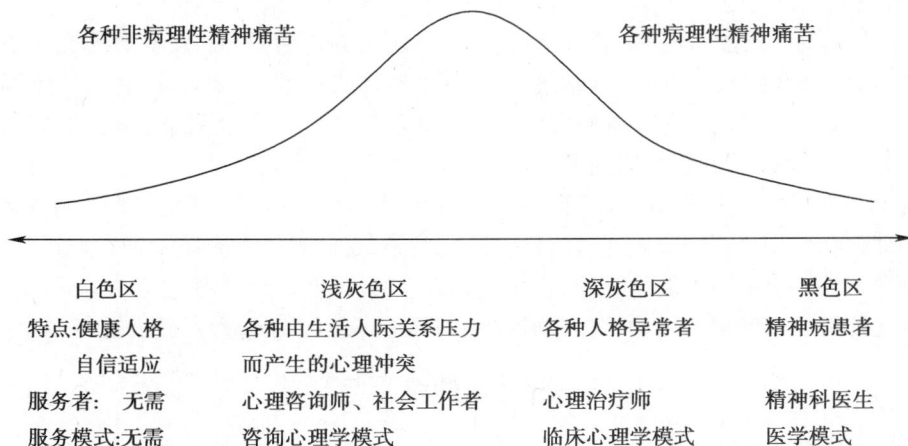

各种非病理性精神痛苦　　　　　　　　　　　各种病理性精神痛苦

白色区	浅灰色区	深灰色区	黑色区
特点:健康人格 自信适应	各种由生活人际关系压力 而产生的心理冲突	各种人格异常者	精神病患者
服务者：无需	心理咨询师、社会工作者	心理治疗师	精神科医生
服务模式:无需	咨询心理学模式	临床心理学模式	医学模式

图 5-1　灰色理论与咨询对象关系示意图

3. 从心理咨询的类型看

(1)心理障碍咨询:指对存在程度不同的非精神病性心理障碍、心理生理障碍者的咨询,以及某些早期精神患者的评估、干预或康复期精神患者的心理指导,帮助来访者挖掘病源、寻找对策、去除或控制症状、预防复发。从事这类咨询的人员需要受过充分的精神医学和临床心理学训练,咨询的地点一般为专门的心理卫生机构、综合性医院下设的心理咨询机构、社区心理卫生机构以及由专业人员开设的私人诊所等。

(2)心理适应和发展咨询:这类心理咨询的对象基本健康,但生活中有各种烦恼、心理有矛盾。咨询的目的是帮助来访者更好地认识自己和社会、减轻心理压力、提高适应能力,充分开发潜能、提高生活质量、促进人的全面发展。咨询的地点一般为非医疗机构,如学校、社区、企业。

需要指出的是:第一,心理障碍咨询与心理发展咨询是相互联系的,去除心理障碍为心理适应和发展奠定了基础,而良好的心理适应和发展将减少心理障碍的发生;第二,在具体实施时,有时很难将两者完全割裂开来,有些咨询既属于障碍咨询,也属于适应和发展咨询。

(二) 心理咨询的任务

心理咨询的任务是帮助来访者发现和处理现有的问题和内心冲突;帮助来访者更全面地认识自我与社会,启发来访者产生新的人生经验或发现曾被忽视的情感体验,逐渐改变消极的应对方式,提高社会适应能力。心理咨询的具体任务包括以下几个方面。

1. 建立和体验新的人际关系　心理咨询过程首先是咨询师和来访者建立一种新型人际关系的过程。这种咨询关系是真诚、相互理解、彼此信任的人际关系。当咨询师以职业的态度去回应来访者时,就为来访者提供了一种体验良性人际关系的机会。这不仅可以促进来访者的自我理解,增进来访者的自尊、自信和独立自主精神,而且能够让来访者把这种人际关系经验逐步地应用于现实生活中的人际关系中去,更有效地处理现实生活中的人际互动问题。

2. 认识内部冲突　许多来访者在寻求心理咨询师的帮助时,往往将导致自己产生心理问题的原因归咎于外部,习惯从别人身上找原因,如来访者的配偶、亲友或同事等。因此,心理咨询的任务之一就是帮助他们意识到心理问题主要源于来访者自身尚未解决的内部冲突。来访者与周围环境之间或与他人之间的问题,正是内部冲突的外部表现。最终,咨询师要让来访者知道解决问题的关键主要在于自己,并且让他们逐渐认识到内部冲突产生的原因,找到解决问题的办法。

3. 纠正不合理观念　很多来访者都会有不同性质的不合理观念,而正是这些不合理观念导致了各种心理问题。来访者常常确信自己对事物的观察和理解是正确的,而实际上并非如此。通过心理咨询,咨询师需要启发和引导来访者进行自我反思,逐步让他们意识到自己的不合理观念导致了生活中的困境,进而形成正确的观念。

4. 采取有效行动　来访者心理问题解决的关键往往在于其是否能把咨询心得有效地付诸行动。咨询师在咨询过程中应该通过启发、鼓励、引导、支持来访者采取未曾尝试过的、有效的行动去改变与外界格格不入的思维、情感和反应方式,并学会与外界相适应的方式。一旦来访者感受到这种新的行动带给他的积极体验,他就真正开始了自助,为自己创造新的生活。

三、心理咨询的过程与形式

(一) 心理咨询的过程

根据咨询实践,一般把咨询划分为开始阶段、中间阶段和结束阶段。心理咨询初期阶段的任务是建立相互信任的良好的咨询关系;中期阶段的任务是帮助来访者解决问题;后期阶段的任务主要巩固、保持、强化来访者已取得的成果,使来访者收益最大化,并对咨询效果进行评估,终止咨询。

1. 开始阶段　开始阶段的主要内容包括建立良好的咨询关系,通过初始访谈、观察、心理测验、他人的反应等收集来访者的相关信息,通过资料的分析解读,明确来访者的问题、问题的原因、问题的严重程度,提出临床假设,通过试探性咨询证实和证伪假设来确立咨询的方向,制订咨询策略和方案,为以后的咨询进程奠定基础。

2. 中间阶段　中间阶段是心理咨询活动的核心阶段,包括调整求助动机、商定咨询目标、商定咨询方案、实施方案等一系列步骤。该阶段的任务是帮助来访者分析和解决问题,改变其不适应的认知、情绪和行为,促进求助者的发展和成长。

3. 结束阶段　结束阶段是咨询的总结、提高阶段,包括每一次咨询的结束阶段和整个咨询过程的结束阶段。对于一次咨询来说,要做好阶段小结,商讨下一步咨询的任务,布置家庭作业,处理咨询失误,不断修正咨询临床假设和判断。对于整个咨询来说,则要做好咨询的回顾总结,巩固咨询效果,引导来访者把咨询中获得的成长应用于日常生活实践。

(二)心理咨询的形式

按照不同的标准可以将心理咨询划分为不同的形式。

1. 以咨询途径为标准划分

(1)门诊咨询:门诊咨询是心理咨询中最常见、最主要的形式。心理咨询师通过与来访者面对面的交流,对来访者的信息进行全面了解,并做出准确的分析、判断和评估,从而能够随时调整对策,深入地为来访者提供有效的帮助。该形式具有针对性强、了解信息全面、保密性强等优点。

(2)电话咨询:电话咨询是心理咨询师通过电话对来访者进行心理学帮助的咨询形式,主要特征为较为方便又迅速及时。电话咨询常被称为"希望线""生命线"。目前,我国许多城市也开设了各种"心理咨询热线",除了处理各种心理危机,也为其他心理问题提供服务。

(3)网络咨询:网络咨询是指心理咨询师借助互联网对来访者进行心理帮助的过程。因为网络有很强的保密性、隐蔽性和快捷性,所以来访者能够通过网络毫无顾忌地倾诉自己的隐私,暴露自己的问题,从而使咨询师能够尽快地掌握来访者的基本情况,做出适时的分析评估,给予及时恰当的引导及处理。这对于那些由于个人身体条件、地域环境的限制而不能直接、方便地求助于心理咨询师,以及由于个人生活风格或认知习惯、不愿意面对咨询师的人们来说,网络咨询显示出其独特的优势。

(4)专栏咨询:专栏咨询是指通过报刊、杂志、广播、电视等大众传媒形式对公众关心的一些较为普遍的心理问题进行专题讨论、答疑和现场访谈。这种咨询形式目前在我国比较普遍。事实证明,一个好的专栏或节目往往受到成千上万人的关注,具有帮助与预防并重的功能。

(5)现场咨询:现场咨询是指心理咨询师深入到基层单位现场,例如学校、机关、企业、部队、城乡社区、家庭等,为广大来访者提供多方面现场服务的一种咨询形式。在我国,由于心理咨询服务尚未构成合理的组织体系,心理咨询专业人员严重不足。为了满足广大群众的需要,扩大心理健康服务工作的影响力,专业人员适当地开展现场咨询是非常必要的。

2. 以来访者人数为标准划分

(1)个体咨询:个体心理咨询是心理咨询最常见的形式。一般情况下,人们提到的心理咨询就是指个体心理咨询,一对一的面谈是心理咨询最主要的方式。当然,个体心理咨询也可以通过电话、信件或互联网等其他途径来进行。个体咨询的优点:一方面保密性好,来访者一般顾虑较少,可以无保留地表达自己的真实思想,倾吐内心的秘密;另一方面针对性强,咨询师能够准确地了解和分析来访者的心态,并给予及时的指导和帮助。

(2)团体咨询:团体咨询,亦称小组咨询,是相对于个体咨询而言的。团体咨询是将具有同类问题的来访者组成小组或较大的团体,进行共同讨论、分享、引导或干预。咨询师可以帮助来访者在团体中发现他在社会中带给自己困扰的思维方式和行为模式,进而通过团体人际交互作用的方式,通过团体动力来促进个体的自我觉察和自我成长。

四、心理咨询的基本原则

心理咨询作为一种特殊的助人活动,要遵循心理咨询工作的规律。许多咨询心理专家在工作实践中反复探索,对得失加以概括,形成了一些原则。心理咨询师能否坚持这些原则决定着咨询工作的成败。

(一) 保密原则

保密原则是心理咨询工作中最为重要的原则,它要求心理咨询师要尊重和尽可能地保护来访者的隐私。需要明确甚至反复说明和解释,使之确信你会替他保守秘密。这既是建立和维持心理咨询信任关系的前提,也是咨询活动顺利开展的基础。因为只有为来访者保密,才能使他们感到心理上的安全,愿意敞开心扉,打消心中顾虑。

(二) 助人自助原则

心理咨询帮助来访者的根本目标是促进来访者成长、自强自立,使之能够自己面对和处理个人生活中的各种问题。咨询师应该相信来访者不仅仅有获得心理健康的愿望,而且本身都具有获得健康的能力。因此,咨询师应该在咨询过程中更多地启发、调动来访者自身的积极性、创造性,激发来访者主动投入心理自助的过程,而不是将来访者看作一个被动的服务对象。

(三) 价值观中立原则

价值观中立原则要求心理咨询师尽量不干预来访者的价值观。具体说来,是指在心理咨询过程中,心理咨询师要尊重来访者的价值观,不要轻易地以自己的价值准则,对来访者的行为进行武断、任意的价值判断,并且迫使来访者接受自己的观点和态度。诚然绝对的价值中立是理想化的追求,但是当来访者的价值观与咨询师自己或社会的价值观相冲突的时候,咨询师应以一种非评判性的态度去理解、接纳来访者。在此基础上,进行分析、比较,引导来访者自己去判断是与非,最终做出自己的理性选择。

(四) 综合性原则

人类心理困扰的形成是多因素作用的结果,帮助人摆脱痛苦需要多元的思考和多方面措施的干预。心理咨询的综合性原则有以下两重含义。

1. 原因的综合　每个人都是生理、心理和社会的综合体,引起来访者心理问题的原因也是这三因素交互作用的结果。心理咨询师要在咨询过程中对来访者之间、来访者与社会环境之间的关系状况和相互影响保持高度的敏感性。心理咨询师对来访者的分析、评估、干预也都应该从这三个角度出发。而且,影响原因就像一个立方体结构,既有横向诸因素的作用,即共时态原因;又有纵向诸因素的作用,即历时态原因,并且这两者是互相交叠的。这就要求咨询员能透过现象看本质,透过表面原因看到深层原因。如来访者目前的心身状态往往导致不良情绪,情绪障碍常常涉及人际交往方面的困难,而目前人际交往方面的问题往往又是来访者原生家庭不良互动模式的重现。

2. 方法的综合　在咨询过程中,心理咨询师综合地运用各种方法通常比单一方法更有效。当然,咨询师要针对特定的来访者,将这些方法有机地结合起来,以发挥它们的最大效能。综合的方法往往针对人心理的各个方面和不同层面的心理需求。比如,面对一个急性应激障碍的来访者,心理咨询师可以在采取支持疗法的基础上,运用叙事疗法和焦点解决的咨询技术;对于某些处于较严重抑郁状态的来访者,请医生配合使用抗抑郁药可以有效地控制症状,使咨询更容易进行。值得注意的是,心理咨询方法的综合运用是建立在做出正确评估和掌握干预技术的基础上的,切忌盲目地轮番使用各种方法。

(五) 灵活性原则

灵活性原则在心理咨询中具有重要意义。它要求咨询师在不违反其他咨询原则的前提下,根据具体情况灵活地运用各种咨询理论、方法,以便取得最佳的咨询效果。

1. 不同的问题应选择不同的方法　根据来访者所求助问题的性质和程度,考虑使用不同的主要咨询方法。如系统脱敏疗法比来访者中心疗法也许更适用于恐惧症;对于神经症,可能最有效的疗法是心理动力学治疗;如果心理问题源于一次未完成事件,则格式塔方法的实施可能会更加快速有效。

2. 不同的阶段可实施不同的方法　来访者在咨询过程中的不同阶段,其心理问题的主要矛盾不同,故应考虑采用不同的方法。如在咨询初期,针对来访者情绪不稳、心理混乱的心理状态,咨询师主要采用心理支持法;情绪稳定后,可开始用心理分析法,探讨心理症状,予以指点;接着便可以采取行为疗法,帮助来访者改善行为方式。

3. 不同的对象采用不同的方法　根据来访者的年龄、性别、个性、文化背景等选择最适宜的方法。如对抑郁个性者,语气要温和、充满同情和关切;对具有强迫症状的来访者,应适时地将咨询的焦点从讨论症状逐渐转移到分析症状背后的原因上;对依赖性过强者,应让对方多发表看法,激发他的自主性。

五、心理咨询从业者的职业素质要求

(一) 专业知识、技能方面的要求

心理咨询是一项专业性很强的工作,需要靠科学的专业知识和技术帮助来访者解决心理困扰,维护其心理健康。因此,心理咨询师必须要达到一定的资格要求,而达到资格要求的途径主要是通过接受专业教育和技能训练来实现的。

我国心理咨询事业起步较晚。国家劳动和社会保障部于 2001 年 8 月颁布了《心理咨询师国家职业标准》,对心理咨询从业人员的任职资格及程序、技能要求、知识水平资格鉴定等都做了明确规定,其中要求掌握的基础知识包括普通心理学、社会心理学、发展心理学、心理健康与心理障碍、心理测验学、咨询心理学、与心理咨询相关的法律知识等。资格鉴定方式包括理论知识综合考试和实际能力考核两项内容,理论知识综合考试采用闭卷笔试,实际能力考核采用专家组面试评定的方式,内容包括心理评估、案例分析、咨询方案制订和交谈技巧等。这些规定和要求如果真正得到执行并且能够与学历教育相衔接,对从业者接近职业要求很有帮助。

(二) 职业道德方面的要求

职业道德规范是鼓励或禁止从业人员从事某些专业活动的根本原则,也是保证从业人

员做好本职工作的必要条件。所有专业都有自己的道德标准体系,规定专业人员与公众及他们之间恰当的行为方式。心理学在逐步走向专业化的过程中也形成了自己的道德原则。

2012 年颁布的《中华人民共和国精神卫生法》第二十三条对心理咨询师的职业道德做出了如下要求。

1. 心理咨询人员应当提高业务素质,遵守执业规范,为社会公众提供专业化的心理咨询服务。

2. 心理咨询人员不得从事心理治疗或者精神障碍的诊断、治疗。

3. 心理咨询人员发现接受咨询的人员可能患有精神障碍的,应当建议其到符合本法规定的医疗机构就诊。

4. 心理咨询人员应当尊重接受咨询人员的隐私,并为其保守秘密。

(三)心理品质方面的要求

综合国内外学者的看法,根据我国心理咨询实践的具体情况,我们认为一个合格的心理咨询师应具备以下心理品质。

1. 较高的心理健康水平 一个有效的心理咨询师应该是一个心理健康的人,他应具有真诚、善良、自信、坚忍、耐心、对人宽容、乐于助人的品格。

2. 敏锐的观察力 具有敏锐观察力的心理咨询师能够察言观色,从来访者细微的表现中发现一般人不易发现或容易忽略的东西,从而会更全面、准确地洞察来访者的内心世界。

3. 敏锐的感受性 一个具有敏锐感受性的心理咨询师能够从与来访者的互动中获取大量的信息。这包括对来访者、心理咨询师自己的内心活动以及发生在双方之间的行为反应所引发的情绪体验。这种感受性包括:理解能力、学习能力、表达能力、人际沟通能力、自我控制能力、自我心理平衡能力以及交往控制能力。

4. 较强的语言表达能力 心理咨询主要通过咨访双方的会谈来进行。因此,具备较强的语言表达能力就显得尤为重要。咨询师需要恰当、准确、适时地表达自己想要沟通的信息,有较为丰富的表达手段,并且便于来访者理解。此外,咨询师要避免使用专业术语,应该用来访者所熟悉和理解的语言习惯来传递信息,用准确、鲜明、形象、生动的语言提高交流的效率。

5. 清晰的自我意识 这主要表现在对自己个性心理品质、需要和兴趣、知识结构、专业技能、人生经验、人性观、价值观、职业道德水准、心理健康状况等方面的自我认识,也要对这些影响因素及它们对心理咨询工作可能产生的积极或消极影响等有着比较清醒、准确的认识。

六、心理咨询与心理治疗的关系

心理咨询和心理治疗是常见并列使用的概念,两者既相似又有区别,明确心理咨询与心理治疗之间的关系,对心理学工作者具有重要意义。《中华人民共和国精神卫生法》于 2013年 5 月 1 日起正式颁布实施。该法规的颁布为我国精神卫生服务范围提出了严格界定,其中对心理健康指导、心理咨询、心理治疗及精神障碍诊疗三级预防体系的服务人员、服务场所及服务种类都提出了明确要求。结合相关文献及专家的观点,将心理咨询与心理治疗的异同点分述如下。

(一)心理咨询与心理治疗的相似之处

心理咨询与心理治疗都注重建立和维持帮助者与求助者之间良好的人际关系;都有相

似的工作目的：都希望通过帮助者和求助者之间的互动,达到求助者的改变和成长。在解决实际问题时,常常会遇到同样问题的求助者,所遵循的理论和方法常常是一致的。

（二）心理咨询与心理治疗的不同之处

1. 工作的对象不同　心理咨询的工作对象主要是正常人、心理问题较轻或已康复的患者；心理治疗则主要是针对症状较重或有心理障碍的患者进行工作。

2. 处理的问题不同　心理咨询所着重处理的是正常人遇到的各种问题。主要问题有日常生活中人际关系的问题、职业选择的问题、教育求学的问题、恋爱婚姻的问题、子女教育的问题等；心理治疗的适应范围则往往是某些神经症、某些性心理障碍、心理障碍、行为障碍、心理生理障碍、心身疾病及康复中的精神病患者等。

3. 所需的时间不同　心理咨询所需的时间较短,一般为咨询一次至数次,少数可达十几次；而心理治疗则往往费时较长,常需数次、数十次不等,有的需要数年方可完成。

4. 涉及意识的深度不同　心理咨询涉及的意识深度较浅,大多在意识层面进行,更重视其教育性、支持性、指导性,焦点在于找出存在于来访者自身的内在因素,并使之得到发展,或在对现状进行分析的基础上促进其成长；而心理治疗会触及到无意识层面的心理病灶,重点在于矫正(消除)患者的症状,重塑患者的人格。

5. 工作目标不同　心理咨询是更为直接地针对某些有限的、具体的目标而进行的工作,其目标往往比较直接、明确；而心理治疗的目标往往是着眼于症状的减轻或消除、行为矫正并聚焦于人格结构方面的工作。

6. 工作场所不同　心理咨询的工作场所相当广泛,包括门诊、学校、社区、职业培训部门等；而心理治疗工作主要在医疗环境或私人诊所进行。

7. 称谓和受训背景不同　在心理咨询过程中,求助者被称为来访者或咨客,帮助者被称为咨询师,他们需要接受咨询心理学、社区心理学或职业心理学的专业培训；在心理治疗过程中,求助者多被称为患者或病人,帮助者则被称为治疗师,他们需接受精神医学和临床心理学的专科训练。

第二节　心理咨询的基本框架与技术

一、心理咨询的咨访关系

咨访关系是指咨询师和来访者在咨询过程中围绕改变来访者所表现的心理行为问题或症状而产生的一种特殊的人际关系,这种关系的建立是帮助来访者以更适宜的方式思考和行事的基础。咨访关系是一个独特、动态的人际互动过程,是一个个体引领另一个个体运用其内部资源获得积极的成长,并为了一个有意义的人生实现个体潜力与价值的过程。良好的咨访关系应该是咨询者与来访者之间相互信任、理解、接纳、卷入的关系,是咨询取得效果的前提条件。

（一）咨访关系的本质

不同理论取向的心理咨询师对于咨访关系持有不同的理解。行为主义学说认为咨访关系是控制与执行的关系。咨询师在咨询过程中起指导作用,而来访者是一个被动服从的、对咨询师的各种操纵机械执行的人,咨询师在咨访关系中处于指导者、命令者、控制者的地位。当代认知行为疗法强调在咨询的过程中要与来访者建立良好的关系,引导来访者发挥主动性,积极参与,重视认知、期待、信念、人格系统的作用。如理性情绪疗法以问题为中心,而不以关系为中心,咨询的根本目的在于推翻非理性观念。人本主义学派认为咨访关系应是一种协助关系,如罗杰斯便持这种观点,强调来访者自我成长的动机、能力和选择的自由。咨询师应当是非指导性的,在咨询中力图使来访者和自己变得更有能力去体验、欣赏,更能表露、发挥个人内在潜能,从而达到人格的成长、发展和成熟。精神分析学派用移情的概念来界定咨访关系。咨访关系中咨询师具有绝对的权威性,他们以专家的身份与当事人相处,与来访者保持一种分离、客观和完全中立的态度。精神分析学派认为移情现象是咨访关系的核心和基础。当然,移情这个概念并不代表咨访关系的全部。阻抗和移情组成了精神分析对咨访关系描述的两大支柱,他们的关系总是你中有我,我中有你。

总之,各种学派都是从自己的理论体系出发来理解咨访关系的。时至今日,咨访关系具有整合化的趋势。

(二) 咨访关系的特征

咨访关系是一种职业的、平等互信的、亲密的、具有治疗功能的心理帮助关系。咨访关系不同于一般的人际关系,具有自己显著的特征。

1. 咨访关系是一种特殊的工作关系   作为一种目的明确、规范化的、正式的人际接触,咨访关系受多重专业的限制。常见的限制包括职责的限度与设置的限制。职责的限度是多方面的,咨询师要弄清哪些是来访者应负的责任,哪些是咨询师应负的责任。咨询师通过专业能力、人际吸引力、可信任性影响来访者,而来访者本身具有的特征也可增强或调节咨询师的影响效果。这种相互影响只在特定的时间、特定的地点发生,一旦咨询终止,这种关系就不存在了。

2. 咨访关系是一种平等互信的亲密的人际关系   通过咨询过程,咨访双方在完全陌生的两个人之间建立起平等互信的亲密的关系。平等性是指来访者与咨询师双方在人格上始终处于平等状态。咨询师要始终保持中立立场,对来访者的人格保持尊重,避免进行道德与价值评判。互信性指双方都能够遵守咨询的设置,共同为解决来访者的个人困惑而付出努力,一方面来访者有解决问题的迫切愿望和对心理咨询师的信任,另一方面是咨询师秉持专业的态度、使用专业知识和技术,为来访者的问题解决提供帮助,二者相互配合,来访者在咨询师的启发和引导下主动思考、获得领悟或行为的改变。亲密性是指在某些情况下,咨访关系的亲密度甚至达到在一定程度上替代亲密关系的程度,但咨访关系比真实的亲密关系更具有支持性和治疗功能。

3. 咨访关系是一种具有保密性的关系   保密既是职业道德的要求,也是咨询工作的需要。咨询过程中,经常会涉及来访者的缺陷或隐私,会涉及单位、家庭内部的矛盾冲突。因为这种关系是在没有任何威胁的情况下小心地建立起来的,咨询的气氛使来访者有安全感,保证了其自我暴露和自我探索的进行。如果这种暴露得不到应有的保护和尊重,咨访关系就会复杂化。

4. 咨访关系以来访者保持一定强度且持续的求助动机为前提   咨访关系的建立和发展是以来访者具有一定强度且持续的求助动机为前提的。咨访关系的建立和继续,是因为来访者遇到了使他无法独自解决或无法通过其他途径加以解决的难题,来访者对自己感到不满,感到他需要特别的帮助或支持。咨询的根本目标是助人自助,那么自助的前提是来访者能意识到自己的困惑或问题,有自我改变的意愿和动机,并积极主动地寻求咨询师的帮助。没有求助动机,咨询效果就无从谈起。另一方面,缺乏来访者的意愿和合作,咨询师也难以与来访者建立良好的咨访关系。

（三）建立良好咨访关系咨询师应具备的基本态度

罗杰斯在《心理咨询中人格改变的充分必要条件》中提出，无条件积极关注、真诚一致以及共情等条件是咨询师应当具备的、有助于形成良好咨访关系的重要态度特点。

1. 共情

（1）共情的概念及其意义

共情，又称为同理心、神入、同感、感情移入、共感，是指从来访者参考框架出发，而不是咨询师自己的参考框架去理解来访者的能力。钱铭怡指出："共情是指咨询师对来访者时时刻刻保持敏感，变换自己的体验，能够理解和分担来访者精神世界中的各种负荷的能力，而不是进行判断和支持来访者的能力。"

共情在咨询中的重要意义主要在于：①由于共情，咨询师能设身处地地理解来访者，从而能更准确地掌握有关信息；②由于共情，来访者会感到自己被悦纳、被理解，从而会感到愉快、满足，这对咨访关系会有积极的影响；③由于共情，促进了来访者的自我表达、自我探索，从而达到更多的自我了解和咨询双方更深入的交流；④对于那些迫切需要获得理解、关怀和情感倾诉的来访者，共情更有明显的帮助、咨询效果，即使就一般而言，共情也被认为是一种治疗因素。

（2）共情的水平

共情有不同的层次水平，代表了不同的共情质量。卡库夫（R. Carkhuff）将共情的层次水平分为五类。①毫无共情反应：即完全忽视来访者的感受和行为；②片面而不准确的共情反应：即理解来访者的经验及行为而完全忽略其感受；③基本的共情反应：理解来访者的经验、行为及感受，但忽视其感受程度；④较高的共情反应：理解来访者的经验、行为及感受，并把握其隐藏于内心的感受和意义；⑤最准确的共情：既准确把握来访者言语传达的表层含义，又把握其隐藏的深层含义及其程度，具体如下。

水平一：没有理解与指导。咨询师的反应仅是一个问题或否认、安慰及建议。

水平二：没有理解，有些指导。咨询师的反应只注重信息内容，忽略了情感。

水平三：理解存在，没有指导。咨询师对内容，同时也对意义或情感都做出了反应。

水平四：既有理解，又有指导。咨询师对来访者做出了情感反映，并指出对方的不足。

水平五：理解、指导、行动都有。咨询师对水平四的内容均做出了反应，并提供了行动措施。

发展共情能力，有三点非常重要：第一是内容，即对来访者所陈述的事实、观点、情况等是否有准确了解；第二是来访者的感受，这是他的情绪或情感的体验，它们可诉诸语言，如用"我觉得悲伤""我好难过"来表达，但更可能是通过来访者的表情、声调和姿势动作来表达；第三是体察来访者感受的程度，即是否全面、准确地把握了来访者的感受。高水平的反应往往显得比来访者表达出来的还全面、准确。

（3）正确使用共情：在咨访关系的建立过程中，咨询师如何才能与来访者达到充分的共情呢？首先，转变角度，换位思考。咨询师要放下自己的参照标准，将自己变成来访者，设身处地地去了解他的思想、情感和行为；尝试从他的立场和处境去感受其喜怒哀乐，经历他所面对的压力，体会他所作决定的原因，尽可能排除自己的价值观念、人格特点、生活背景以及文化传统、社会习俗等影响客观地去接触对方的内心世界，以至到达最大的共感。

其次，善于观察，投入倾听。咨询师在同来访者进行交流时，既要注意他的言语内容（包括语意表述、语调的高低缓急等),又要注意非言语性线索所传递的情感信息(包括面部表情、眼神、手部动作和坐姿等),通过细致的观察和投入的倾听来增进咨询中的共感。例如,抑郁者常常表现为头部低垂、目光呆滞,眼睛会盯着某一点不作移动;焦虑者则会显得坐立不安,或在椅子上扭来扭去,或不断摆弄双手。

第三,充分理解,准确传达。对来访者的充分理解,体现在咨询师不但能正确反映出来访者说话的内容,还能反映其言语中所隐含的情感和内心的矛盾冲突。同时,咨询师对来访者的充分理解需要通过语言表达出来,这就要求咨询师具有丰富的词汇和准确的表达能力。

2. 真诚   真诚是指咨询师应坦诚地面对来访者,开诚布公、直截了当地与来访者交流自己的态度和意见,不掩饰和伪装自己。真诚就是要求咨询师放下种种角色面具(如心理咨询人员等),真诚的核心是表里如一。这实际上也是在鼓励来访者以同样的态度对待咨询,不掩饰、否认、隐藏他们的真实地感受和想法。咨询师只有做到表里如一,才能让来访者感受到真诚,而表里如一的咨询师最大的作用是给来访者提供了一个典范,缩短来访者和咨询师的距离感,帮助来访者认同咨询师。在心理咨询中,达到真诚并不是一件容易的事情。对于咨询来说,真诚并不是实话实说、情感随意发泄,而是要有助于来访者的成长,否则可能产生负面效果。一方面,真诚能导致信任感、安全感和更开放的交流,为双方营造一个安全、自由的交谈氛围,来访者可以坦白表露自己的软弱、失败或过错而无需顾忌。另一方面,真诚提供的榜样作用能产生咨询效果。真诚的咨访关系能让来访者获得切实的感受和体验,并可能去模仿和内化,从而起到促进其改变的积极效果。

真诚至少有五个组成部分。①支持性的非言语行为:传递真诚的非言语行为包括微笑、目光接触和有效倾听;②角色行为:真诚的咨询师是一个让人感觉到舒适的人,而不过分强调自己的角色、权威和地位;③一致性:这意味着咨询师的言行和情感相辅相成,保持一致;④自发性:在没有刻意或做作的情况下自然地表达自己的能力,但以来访者的成长为限度。罗杰斯建议,只有当不利的情况持续不断,或他们干扰了咨询师共情和积极关注时,咨询师才可以表明自己的负面情感;⑤开放性:通过咨询师的自我示范来帮助来访者暴露自己的问题,给来访者带来问题解决的希望,从不同的视角进行自我探索。

3. 积极关注   积极关注意味着把来访者看作是一个有价值和尊严的人,予以赞扬和尊重。在罗杰斯早期的文献中,积极关注被称为"无条件积极关注",是指咨询师以积极的态度看待来访者,对来访者言语和行为的积极面、光明面或长处给予有选择的关注,利用其自身的积极因素促使来访者发生积极变化。

有经验的咨询师会看到来访者本身的积极因素,并予以积极关注。这无疑会对来访者调整自己的视角、摆脱困扰已久的负性情绪起到潜在的指导作用。只有在咨询师提供了一个无条件的积极关注的前提下,来访者才有可能从对自己的"好""坏"的评价中挣脱开来,在咨询师的帮助下真正地开始探索自我、认识自己的内心,从而才有可能获得心理的成长。虽然来访者处于问题困境、带有创伤,但咨询师要接受对方,能容忍甚至接受对方的不同观点、习惯,给予来访者充分的尊重,只有这样才能正视来访者的问题,发现来访者积极的方面,才能对来访者进行"工作修通"。

无条件积极关注包括四个部分。①承诺:意味着咨询师一旦与来访者建立了咨访关系,就必须严格承担作为咨询师的责任。咨询师愿意与来访者一起工作,并对此感兴趣。承诺可转化为具体的行动,如准时赴约、保密等。缺乏时间、缺乏关心是表达承诺的两个障碍。②理解:意味着积极的聆听和准确的共情,咨询师通过有效的聆听和共情把理解传达给来访者,让来访者感受到"咨询师是在努力地理解我"。③非批判的态度:是咨询师在咨询过程中,推迟评判来访者的行为和动机,避免谴责或宽恕来访者的想法、情感和行为,从而给来访者提供一个安全的治疗环境,让其无拘无束地表达自我的各种感受。④能力与关怀:咨询师给予来访者积极的关注和尊重,自身也要接受督导、咨询。当咨询师感到自己无能为力时,要采用符合伦理道德的转介过程。

二、心理咨询的设置

心理咨询的场景是一个非自然的、"人工的"场景,是通过特定的设置,如场所、室内摆设、人物、预约、时间、付费标准等构成的。

(一) 时间设置

心理咨询是一种按时间计费的助人活动,因此时间因素在咨询师与求助者的关系中具有特别的心理意义。明确严格的时间设置可以保证治疗中的双方都能根据预约的日期来安排自己的时间,从而提高咨访双方的工作效率。稳定和清晰的时间设置有助于观察和理解来访者的内心世界,促进咨询关系的建立与维持,具有特别的心理意义。心理咨询的时间设置是指对咨询时长、期长、频率以及与时间相关问题的设定。

1. 时长　时长是指每次咨询的时间长短。一般来说,个体咨询的时间以 1 次 50 分钟为限的设置比较普遍,原则上不能随意延长,但也可根据具体情况加以调整。如婚姻家庭咨询一般为 90 分钟,特别是对于儿童来说,缩短或延长每次会面的时间,或者将每次会面分成不同的小段来进行会有助于咨询师更好地对家庭进行咨询。团体咨询一般多为 90~120 分钟,心理动力学取向的心理咨询对时间设置要求比较严格,一次咨询 50 分钟,不能随意突破。每次咨询接近结束的时候,有 10~15 分钟的总结时间,既可以处理突然出现的急性情绪事件,也可以用来理顺重要的咨询片段或者为接下来的会谈作准备。

2. 周期　周期是指整个心理咨询过程将持续的时间长度,通常用咨询次数表达。咨询周期的长短因来访者心理困难程度、所用咨询方法及咨询目标不同、各种各样条件的不同而有差异,有的可用短程心理咨询,有的则用长程心理咨询。短程心理咨询具有灵活、高效、经济、省时的优点,但对于那些需要较长时间咨询的问题,尤其是人格障碍问题、心理发展问题、儿童期心理创伤以及那些需要深层信任咨询关系的问题,则需要进行长程心理咨询。

3. 频率　咨询频率的设置以每周 1 次或 2 次比较普遍,应根据来访者的精神状态、发展水平、年龄、咨询方法的需要等加以调整。经典精神分析的咨询频率通常是每周咨询四至五次,个别咨询目前以每周一次或两次的设置比较普遍,团体咨询常每周一次,家庭咨询中可以从一星期几次(如果来访者处于深度危机状态)、两周到一月一次的频率,随着家庭的改变,时间间隔可以适度延长,直至最后结束咨询。

4. 突破时间设置的现象　心理咨询的指导原则是尽可能准时。时间的限制也是一种制度和规则,有时间设置,来访者也常常会试图反抗这一规则,争取控制的主动权。这与咨询师以及来访者的时间感以及开展或结束某话题的及时性和延迟性感觉有关。在咨询实践中,咨访双方都可能出现突破时间设置的情形。

如果来访者不遵守约定好的时间,迟到或无故不到,有以下几种可能:第一,来访者对咨询者的阻抗较强;第二,来访者守约的能力不强,行动过于任性;第三,试探咨询者,引起咨询者的关心和注意,以确认咨询者对自己的态度和接纳程度。

如果咨询师迟到,就需要在咨询开始时直接简明扼要地向来访者解释延误或迟到的原因,向来访者道歉并补偿被耽误的时间。从心理动力学的角度看,在意识层面反映着咨询师自身存在不守时或时间观念松懈,或者缺乏咨询的意识和热情等问题。在潜意识层面,一方面意味着咨询师对来访者的排斥和拒绝、对咨询的阻抗,表现为拒绝或更多的关注和爱;另一方面则是对来访者的潜意识反映。其心理动力学原因常常是自身与来访者有类似的心理冲突而不愿意面对。咨询师应当及时反省自己迟到的潜在心理原因,以避免类似事件的再次发生。来访者提前出现,并问有没有时间,除非存在万分危急的情况,咨询师的回答应是没有。

5. 时间设置的心理意义

(1)时间设置使咨询师与来访者都保持一种现实感:时间设置都有助于使咨询师和来访者把强烈的移情关系限制在一种有节制的工作关系当中,两者之间的关系能够始终保持在工作关系这一范畴。

(2)时间设置易使来访者产生安全感:通过时间设置,来访者可以知道自己在特定的时间可以见到咨询师,不会被咨询师所抛弃,重新建立起外部世界是可以预测和理解的认识,并由此体验其内部心理冲突。

(3)时间设置是对咨询师的一种保护:时间设置能使来访者认识到不能随时依赖咨询师,使来访者能够珍惜并有效利用时间,也使咨询者的正常生活秩序不被干扰,与来访者保持一个清楚的界限。

(4)时间设置是一种模拟分离体验:咨询结束时,对来访者都意味着与咨询师的一种短暂的分离,这时来访者往往体验到焦虑、愤怒、失落等负性情绪,同时新的领悟、觉察力需要一段时间才能整合。所以这种暂时的分离体验,可以减少来访者对咨询师的依赖,使来访者慢慢学习独立,增强成长的动力,促进来访者的成长和改变。

(二)场所设置

场所设置指与咨询者相联系的一些象征性、标志性的事物和情景。心理咨询一般严格要求在心理咨询室进行,特定的情境会以不同的方式影响来访者,心理咨询乃是全方位的信息交流。房间的布置,空间大小,家具的颜色,画像的摆挂,阳光的投射等等都具有一定的意义。心理咨询室的设置首先要考虑使来访者安心、放松、舒适、注意力集中和保守秘密。咨询室一般要光线柔和、安静舒适、整洁温馨,以使来访者觉得足够放松,从而能够探索自己的问题。对于一些情况特殊的来访者,咨访双方可以约定到与专业设置要求比较一致的场所进行咨询。

1. 物品配置　咨询室的配置原则是所有的设置都必须为咨询服务,而不能起干扰作用。简单的心理咨询室只需要两个沙发、一个茶几、几把备用椅子、一个钟表就可以了。房间内的布局,如沙发、茶几、花瓶等如何放置,壁画的选择、钟表的悬挂等则需要仔细研究。另外,咨询室内可配备乐器、沙盘、生物反馈仪等专业用具。对于儿童心理咨询,也可准备一些玩具,在游戏中开展有效的心理咨询活动,也可设立独立的儿童咨询室。

2. 座位设置及心理意义　心理咨询是咨访双方互动的过程,咨询师和来访者的位置关系通常会影响咨询关系的建立和双方的动力变化。沙发的摆放、座椅和门的关系都需要注意。一般而言,咨询师会让来访者选择自己的座位,而选择座位的过程也能够投射出很重要的内心信息。两个座位的理想角度一般为90°,采取临边而坐的方式。这种位置关系既避免了对视对来访者造成的紧张不安、焦虑,使来访者获得安全感,又促进了咨访双方的互动交流,容易产生情感共鸣并构成信任关系。两个座位之间茶几的存在,又能缓解来访者的由咨询师注视所造成的心理上的压迫感。

（三）收费设置

收费设置在心理咨询中是一个比较突出的问题，对于心理咨询师和来访者之间的关系有重要的影响。收取咨询费是咨询过程的一个重要环节，明确及合理的收费标准有助于从业人员获取合理报酬，自食其力，促进心理健康服务事业的发展。从心理动力学的角度看，来访者直接付费的行为对于心理咨询的过程有着积极的意义，它在心理咨询与现实世界之间架起了一座桥梁。

1. 收费设置的界定　一旦心理咨询或治疗以小时为计费单位进行收费，来访者就不再只是来访者，同时也是购买心理咨询的消费者。收费首先是一种交换关系。在心理咨询过程中，咨询师和来访者讨论和处理付费包括费用的设置、费用的改变、费用的支付、费用的规则的意义非常重要。费用的设置一般是由咨询师价值所决定的，咨询师一般都应事先定出固定的费用。收费标准一般比较稳定，不会轻易改变。

有的来访者在咨询过程中可能出现打破设置的情况，比如主动提出增加费用或送礼，咨询师对此要保持敏锐的觉察，警觉其背后的心理动机是否有控制方面的内容，与对方认真讨论这一问题，让来访者意识到咨询师接受或拒绝来访者要求的心理学意义。

免费的咨询具有有害的效果。由于不需要付出，来访者很容易陷于对咨询师的依赖，削弱成长的动机，也容易使来访者停留在某个阶段，影响整个咨询进程。

2. 收费设置的心理意义

（1）收费设置体现了专业工作关系：收费可以明确咨询师的责任和义务，同时也明确了来访者的权利和责任。一方面支付费用意味着来访者积极主动地参与到咨询中来，不能半途而废，擅自终止。付费的来访者一般不会迟到或轻易取消会谈，在咨询过程中往往阻抗较小，愿意开放自己的内心世界。另一方面，来访者付费对于咨询师来说也是一种责任的开始。

（2）收费设置体现了来访者自我成长的动力：心理咨询是一项消费较高的心理健康服务，这使得愿意付费接受咨询的来访者大多具有较强烈的治疗动机，有改善不良心理状态的强烈愿望。强烈的求助动机是心理咨询有效性的一个重要保证。

（3）收费设置体现咨访双方的自我价值：收费涉及咨访双方的自我评价、依赖、自主、控制、内疚、亲密关系等，从而直接影响着咨询的效果。对于咨询师来说，收费影响"在场"的动力，影响咨询师和来访者良好咨询关系的建立，比如工作联盟的建立、尊重和共情。对于来访者而言，付费是其自我价值的一种体现。

（4）收费设置有助于咨访双方在亲密感上保持恰当的距离：弗洛伊德认为通过对心理咨询与治疗的服务收取费用，才能有利于来访者，让来访者接触到真实世界中的一部分。收费设置使咨询师和来访者意识到他们是一种单纯的工作关系，收费强化了两者之间的界限，使咨询师和来访者保持恰当的边界。这种亲密关系只是在咨询室里发生，咨询结束，关系终止。

（四）预约设置

1. 预约设置的界定　预约设置是指来访者在咨询之前与心理咨询机构进行的有关咨询时间、地点、咨询师等方面的约定。接待人员要提供一个宽松、欢迎、接纳的环境，简要介绍心理咨询的有关信息，比如：咨询周期的长短由心理问题的性质决定，一次咨询可能无法实现来访者的目标等。同时，要了解来访者的基本情况，包括年龄、性别、文化程度、职业、家庭状况、联系方式等基本信息,以及困扰他们的主要心理问题。

2. 预约设置的目的

(1)选择合适的来访者:通过预约,可以对来访者的求助动机做出初步评估。不是所有的来访者都适宜做心理咨询。接待人员应当明确心理咨询的适宜对象,来访者需具备一定的接受心理咨询的领悟能力或内省力。

(2)为来访者选择合适的咨询师:通过预约,来访者自己可选择同性或异性的咨询师,使来访者明确咨询师能提供什么帮助。同时,一个合格的咨询师的标志之一便是能够清晰地认识到自己能力的局限性。

(3)签订咨访协议或知情同意书,为咨询提供准备:通过预约,双方可就咨询目标取得一致意见,接待人员与来访者确定咨询的具体时间、地点、联系方式、收费标准,并告知将为来访者个人资料保密。在咨询开始前填写个人相关资料时,来访者要签署同意书,其中包括咨询期间不做出危及自身及他人生命安全的重大决定,在特殊情况时(如有自杀意图)容许咨询师通知适当人员予以照顾等重要内容。

三、心理咨询的基本技术

心理咨询是一种助人自助的专业活动,为了有效地促进来访者的成长和改变,需要学会运用一些基本的技术。

(一) 倾听技术

对于心理咨询"抱持环境"而言,听比说更重要。一个好的咨询师首先应该成为一名优秀的倾听者,倾听能够引导来访者讲述出自己的故事,因而具有治疗的功能。咨询师为来访者提供了一个耐心、通感的倾听者,一个善于运用倾听的心灵陪伴者。作为理解求助者的参考框架的一种方式,在咨询中注意倾听的重要意义在于:首先,它表达了对来访者的积极关注与尊重,来访者可因此而获得自尊和对咨询师良好的第一印象,从而有助于建立相互信任的咨询关系;其次,耐心和注意的倾听可以使来访者能有对象地倾诉其内心的苦恼,这种倾诉本身便有情绪宣泄或治疗作用;第三,只有通过耐心倾听,咨询师才能了解来访者的心理问题及其根源,才能同来访者一起找到解决问题的办法,因此倾听是解决问题的第一步。

常用的倾听技术有以下几种。

1. 澄清　是在来访者发出模棱两可或意义隐藏的信息后,向来访者提出问题的反应。通常以疑问句的形式表达,开始于"你是说……?""你的意思是……?"这样的问句。其目的一是让来访者表达的信息更加清楚,并确认咨询师对来访者信息知觉的准确性;二是检查你所听到来访者描述的信息的准确性,特别是在咨询开始阶段,在做出任何结论之前,一定要求证来访者的信息内容。除了准确地澄清来访者信息外,咨询师还要倾听信息中对来访者生活有重大意义的情境,以及生活事件的深层含义,即他们对这些事件的感受。也就是说,在倾听来访者诉说的过程中,一是要听来访者故事的主要事实,二是要听来访者对自己故事的感受。

2. 释义　是咨询师把来访者的主要言谈、思想进行再编排,加以综合整理,再反馈给来访者。它包括有选择地注意来访者信息中的认知部分,并将来访者的主要想法用咨询师的语言表达出来。通过释义告知来访者你已经理解了他们的信息;鼓励来访者对一些关键想法或思想作进一步的阐释,进一步探讨某一个重要的话题;帮助来访者更集中注意具有重要性的特殊环境、事件、思想和行为,而不至于分心。

3. 情感反映　情感反映主要用于对来访者信息的情感部分进行再编排。情感反映最有效的方式是针对来访者目前的而不是过去的情感。情感反映可以鼓励来访者对特殊情境、人物或者事件表达出更多的(积极的和消极的)情感,以了解问题或情况的范围,也可以帮助来访者控制情绪。使用情感反映会使来访者知道咨询师了解他们的感受,并使他们的愤怒强度逐步减弱。如果情感反映使用恰当,会让来访者感到被咨询师理解,他们就会更自由地与尝试理解自己的人进行交流。

4. 总结　通常经过一段时间的会谈,求助者表达出多种信息会暗示出某种主题或模式。这个主题在来访者话题中经常提及。咨询师对来访者主题进行的反应就是总结。总结可以将来访者信息中的多个元素联系在一起,从来访者含混模糊的信息中提取意义,识别出逐渐明晰的主题或模式,可以调整咨询的节奏,为节奏太快的咨询提供一个心理喘息的空间。

(二) 提问技术

提问技术主要有开放式提问和封闭式提问。掌握提问技术也是非常必要的。提问的有效性依赖于问题的类型和提问频率。使用提问技术应注意以下几点:

1. 多用开放式提问　开放式提问常以"什么""怎样""为什么""能不能告诉我……""愿不愿告诉我……"等形式发问。通过开放式提问,咨询师可以了解与问题有关的具体事实、来访者的情绪反应、看法及推理过程等。

2. 适当回应　在互动过程中,咨询师可经常借助一些短语"嗯""噢""是这样""还有吗"或复述来访者谈话中的某些关键词或语气词,或点头、注视等表情动作回应,以支持对方往下说。

3. 不可过度提问　过度提问题易使来访者感到对方主导着会谈,而把解决问题的责任转移给咨询师;来访者往往变得沉默,不问就不说话,停止其自主探索,甚至降低对咨询师的信任度。

4. 慎用"为什么"问题　因为有时来访者对问题的原因并不很清楚或感到难以表达;有时对问题原因的解释可能会触及其秘密和隐私,当咨询关系还不够成熟时,就不能保证其回答的真实性,反而会为以后的咨询或治疗带来困难。

5. 避免判断性提问　带有判断性的提问往往包含着咨询师对来访者的某种评价,来访者就会认为咨询师不理解他,必然会对后面的咨询带来不利。

(三) 表达技术

表达技术是心理咨询技术的重要组成部分,是指心理咨询师把咨询过程中的思维所得通过言语或非言语等方式反馈给来访者的一种技术。表达技术是以促进来访者成长为目的,以言语或非言语为工具,以来访者为接收对象的重要心理咨询技术。它主要包括:鼓励、解释、面质、一般化、即时化及自我开放等具体技术。

1. 鼓励　是指心理咨询师通过言语或非言语等方式对来访者进行鼓励,促使其进行自我探索和改变的技术。

2. 解释　是指心理咨询师运用一种或几种心理学理论对来访者思想、情感、行为和事件之间的联系或其中的因果关系的阐述。解释是最重要的,它的重要性体现在能帮助来访者超越个人已有的认识,以一种新的视角重新看待他们自身的问题,从而对问题有更好的理解,甚至还可能使他们的世界观产生认知性的改变。

3. 面质　又称对质、对峙,是咨询师运用言语描述在来访者的感受、想法和行为中存在的明显差异、矛盾冲突和含糊的信息。

4. 一般化　是指心理咨询师根据来访者所述提供相关的专业信息,让来访者看到他的问题具有普遍性,其他一般人也会遭遇,以减少心理压力。在很多情况下,人之所以失去心理平衡,是因为认为自己受到了不公平的待遇或遭遇,觉得自己的问题是独特的,自己的痛苦是别人没有的,自己是最倒霉的。"为什么偏偏是我?"让人不易摆脱烦恼,为了消除这样的想法,一般采用一般化技术。

5. 自我开放　是指心理咨询师向来访者公开自己与其类似的经历、体验,并与来访者分享感受,又称为自我暴露。自我开放技术在咨询中十分重要。原来只强调来访者的自我开放,以后逐渐认识到咨询师的自我开放和来访者的自我开放有相等的价值。

6. 即时化　是指心理咨询师在咨询中描述此时此刻发生事情的一种言语反应特点。咨询师即时化:在咨询过程中,当咨询师的情感或想法出现的时刻,咨询师要把他们表达出来。来访者即时化:咨询师将来访者正在表现出的行为和情感告诉他们,给来访者反馈。关系即时化:咨询师表达出当前对咨访关系的看法和情感,涉及"此时此地"的相互作用和咨访关系的发展情况。

第三节　心理咨询的方法

在咨询心理学理论体系的形成和发展过程中,不同发展阶段的心理学家对心理咨询的含义、原理、方法等有不同的理解,有关心理咨询的治疗方法也就被分成了不同流派,其中精神分析、行为主义、人本主义和认知学派被认为是咨询心理学的经典疗法。

一、精神分析疗法

精神分析疗法由弗洛伊德于十九世纪末创立,是现代心理治疗的基石。弗洛伊德认为,心理疾病的根源在于早年心灵创伤以及由此遗留下来的压入潜意识的心理冲突。精神分析疗法主要应用于各种神经症来访者,某些人格障碍者、心境障碍患者以及心身疾病的某些症状。精神分析治疗建立在其庞大的理论体系之上,其基本技术有以下几种。

(一) 自由联想

自由联想是精神分析的基本技术之一,是精神分析的基本手段。通过自由联想技术,弗洛伊德发现患者的记忆都回到儿童时代,而那些回忆起来的被压抑经验涉及的都是性的问题。治疗师的工作是辨识哪些是压抑在潜意识里的素材。治疗师要求患者毫无保留地说出他所要说的一切,包括本人近况、童年记忆、思想和感情等,要求患者打消一切顾虑,不要由意识去指导思维,要不加选择地把心中想的毫无顾忌地倾诉出来,甚至自认为是一些荒谬怪诞的想法。在进行联想时,要以患者为主,不要随意打断他的话,必要时医生可以适当地加以引导。医生要鼓励患者尽量回忆从童年时期起所遭受的一切挫折或精神创伤,从中发现与病情有关的心理因素。

(二) 梦的解析

弗洛伊德认为,梦是通往潜意识的一个十分重要的途径。梦不是偶然形成的联系,而是被压抑的欲望伪装的、象征性的满足。弗洛伊德认为,通过梦的解析,可以发现精神病患者被压抑的欲望,可以成为治疗的一种有效方法。梦的工作十分复杂,有"移置""凝缩""象征"和"润饰"。这四个方面说明了意愿和愿望如何不知不觉地结构化和组织化。梦对做梦者而言,总是具有特殊意义的,但其含义并不能从表面的内容直接得出,而是隐藏在表面内容的底下。只有通过梦的解析揭露出潜意识的动机,才能被患者真正地自我了解,达到治疗的目的。

(三)阻抗

阻抗是自由联想过程中患者在谈到某些关键性问题时表现出来的自由联想困难的情况。在自由联想时,弗洛伊德发现,患者的联想并不"自由"。具体表现有说话缓慢、中断或表现为局促不安;自称没什么可说的,回避一些问题,甚至与治疗师争论,不相信治疗师的解释;或迟到、记错治疗时间等。他把这类现象称为患者对治疗的阻抗,并发现有些阻抗是有意识的,但根源却是潜意识中本能地有阻止被压抑的心理冲突重新进入意识的倾向;有些阻抗是无意识的。咨询师在消除阻抗时采用的做法主要是:①咨询师提醒患者,哪些现象意味着出现了阻抗;②咨询师可以对没有说出的内容做出推断,使联想继续进行。

总之,消除阻抗往往是一个长时间的工作。它使来访者感到痛苦、令咨询师感到沮丧,对双方都是一个挑战。

(四)移情

弗洛伊德认为移情是全部的人际关系,移情反应在本质上是过去客体关系的再现,其最初的客体来源是儿童早年中重要人物,而这个过程一般是在潜意识中完成。患者的潜意识通过移情在治疗中展现出来,从而通过移情的分析就可以理解患者的潜意识冲突。这样,移情的分析就成了通往患者潜意识的另一条途径。移情实际上是患者把自己早年生活中对某个人(通常是父母)的情感和态度转移到治疗师身上,而在幼年的时候,由于顾虑或不允许,这种感情被潜抑下来。由于精神分析治疗涉及了患者潜意识的某一环节,使患者在咨询师身上重温自己的感情历程。

通过成功的移情分析,咨询师可以为来访者提供早年感情经验的线索,有助于来访者对自身问题形成正确、深入的理解,从而达到对自身问题的领悟。

二、行 为 疗 法

行为主义心理学于20世纪初期诞生在美国,它彻底放弃了传统心理学主张研究意识等主观性概念,认为所有行为都是外部环境因素引起的,主张研究可观察的行为。行为治疗又称为行为矫正或学习疗法,是建立在学习理论的实验研究基础上的心理治疗方法。行为治疗方法从经典的条件化作用和奖惩刺激逐渐扩展到强调行为改变中的意识和认知作用。应用范围包括神经症、心身疾病、人格障碍、性功能障碍、性功能障碍、性行为偏离、各种疾病的康复期、弱智教育及各种不良行为的矫正。

(一)系统脱敏疗法

系统脱敏法由南非心理学家沃尔普创立,是建立在经典条件学习理论基础之上的一种行为疗法,它实际上是使适应不良的条件反应消退的过程。该疗法是诱导患者逐步地暴露于导致焦虑(恐惧)的情境中,并通过心理放松状态来对抗这种焦虑(恐惧)的情绪,从而达到矫正心理或行为障碍的目的。

系统脱敏法包括放松训练、建立焦虑等级和脱敏训练三个阶段。

1. 放松训练 来访者通过放松训练学会放松,使之在出现不良反应时进行对抗。作为焦虑状态的拮抗过程用于治疗。主要目的是使来访者学会很快进入放松状态。

2. 建立焦虑等级 把引起来访者焦虑或恐怖的刺激情境按照程度由弱到强顺序排列,

焦虑等级一般在 10 级左右,不宜太多。

3. 脱敏训练　向来访者描述层次最低的引起焦虑的情境,让来访者想象,同时让其放松,如果能够放松下来,说明已有脱敏发生,这时可以进入害怕层次较高的等级,同时让来访者放松。就这样循序渐进,最后完全适应。系统脱敏疗法主要用于治疗恐惧症、强迫症。

（二）满灌疗法

满灌疗法又称冲击疗法,由斯坦普夫尔于 1975 年首创。他认为一旦体验到最可怕的恐惧,但看到自己仍然平安无恙时,恐惧会自然地减弱并消失,其原理是条件反射。在实施前,医生反复讲解冲击疗法的原理、过程及效果。需要来访者及其家属已经充分了解,并愿意接受冲击疗法。治疗过程中来访者将受到强烈的精神冲击,经历不快甚至是超乎寻常的痛苦体验。为了确保治疗的顺利完成,必要时咨询师可强制执行治疗计划。这些治疗计划包括所有的细节都应该是经来访者及其家属事前明确认可的。如果来访者家属在治疗的任何阶段执意要求停止治疗,治疗应立即终止。

具体的方法是将引起来访者焦虑的情境刺激反复重现,或反复想象,让来访者重新充分体验全部不愉快、恐惧的情绪,没有任何强化措施,只是反复重现条件刺激物使引起症状或行为的内部动因减弱,以达到治疗的目的。一般每次 1.5~2h,治疗初期可安排每日 1~2 次,而后逐渐延长治疗间隔时间,总疗程 1 周左右。满灌疗法成功的关键在于找出来访者最恐惧的事物或情境。在具体实施之前,一定要注意仔细检查来访者的身体情况,有癫痫、高血压、心脏病和体质衰弱的患者禁用。满灌疗法在临床上最适用于恐怖症,如恐高、广场恐怖等。

（三）厌恶疗法

厌恶疗法是通过给予不愉快刺激(如点击或服用催吐剂),使来访者的某些不受欢迎的行为减少,以至消失。此疗法对治疗不良行为效果良好,这些不良行为包括酗酒、吸毒、性变态等。厌恶疗法还可以治疗心因性呕吐、肥胖等问题。使用厌恶疗法要向来访者解释清楚并征得他们的同意。

（四）代币券法

是运用行为强化的原理,以“代换券(正性强化物)”作为二级强化物,对良好行为进行强化,以建立来访者的适应性行为,使新建立的正常反应代替原有的变态反应。此法主要应用于精神患者和儿童的行为矫正,同时也应用于教育管理方面。

（五）放松训练

又称松弛训练,它是按一定的练习程序,学习有意识控制或调节自身的心理生理活动,以达到降低机体唤醒水平,调整那些因紧张刺激而紊乱了的功能。古今中外属于此类的方法很多,其共同特点是松、静、自然。目前采用比较多的是渐进性放松训练。这是美国心理学家雅格布森根据在有意识松弛肌肉的同时,情绪亦感轻松的心身整体反应现象所创立的一种放松方法。它是通过对肌肉反复的紧-松循环练习,促进肌肉放松和大脑皮层唤醒水平下降。

（六）生物反馈疗法

生物反馈疗法是生物反馈技术在医学中的应用,是人借助仪器认识自身在一般情况下不能被感知到的生理的微弱信息变化,并学会有意识的调节(控制)它的一种技术。简言之,就是通过学习来改变自己的内脏反应。运用生物反馈疗法,就是把来访者体内生理机能用现代电子仪器予以描记,并转换为声、光等反馈信号,因而使其根据反馈信号,学习调节自己体内内脏机能及其他躯体机能,达到防治身心疾病的目的。

三、人本主义心理治疗

人本主义心理学于 20 世纪 60 年代初在美国兴起,人本主义理论被称为心理学的"第三势力"。人本主义心理学对人性持乐观的看法,认为人类本性是善良的,而且人类的本性中蕴藏着无限的潜力。因此人本主义心理学的研究不仅是了解人性,而且更进一步,主张改善环境以利于人性的充分发展,从而达到自我实现的境界。其代表人物主要有马斯洛、罗杰斯等。

人本主义的疗法有多个分支,咨询者中心疗法、格式塔疗法是人本主义疗法的代表。

(一)询者中心疗法

询者中心疗法又称为"非指导性治疗",是美国心理学家罗杰斯 20 世纪 40 年代创立的一种心理咨询和心理治疗方法。罗杰斯认为,有机体都有一种天生的基本趋势,要以各种方式去发挥他的潜在能力,来推动有机体的生长、前进、成熟。罗杰斯强调患者应自己找出更好的应付现实矛盾的途径和解决现实生活问题的方法。治疗师应设身处地地理解患者的内心世界和愿望,将自己的注意力集中在患者的自我观念上。

询者中心治疗的基本目标是提供一个适宜的气氛或环境,使患者在这个气氛和环境中能成为一个有作用的人。在治疗过程中,治疗师应有的态度是:①无条件的积极尊重和接纳;②通情或设身处地的理解;③真诚和谐。

询者中心治疗的方案和过程不由治疗师决定,而是由患者自己决定。具体实施步骤是:①建立一种平等的医患关系,创造一种良好的、适宜的会谈气氛;②倾听求助者无所顾忌、不加防卫的叙述;③帮助求助者宣泄其内心的情感,加深自我认识;④帮助求助者自己寻找解决问题的最佳方法和途径。

(二)格式塔疗法

格式塔疗法又称完形疗法,由皮尔斯(Frederick S. Perls)创立于 20 世纪 60 年代,这种疗法是一种非解释性、非分析性的心理治疗方法。皮尔斯认为,如果人要达到成熟,就必须寻找在本身的生活方式中自己所应负起的责任。该疗法的基本假设是个人能有效地处理生活上所发生的问题,特别是能够完全察觉发生在自己周遭的事情。当事人的基本目标是去察觉他们正体验到什么及自己做些什么。通过这种察觉达成自我了解,并得到足以修正自我的知识,从而学习到如何对自己的情感、思维和行为负责。该疗法要求当事人将其有关的过去与可能的未来带入此刻,然后直接去体验它们。来访者受到治疗师的鼓励,在此时此刻直接体验与过去未完成事件的抗争。如果患者能够觉察被阻断的能量并完成体验循环,那么他就能恢复健康。常用的技术有空椅技术、预演游戏、反转技术、家庭作业等。

四、认 知 疗 法

认知疗法是 20 世纪 60~70 年代在美国发展起来的一种新兴的心理治疗方法,治疗的关键在于纠正错误的认知过程和因此形成的错误观念。认知疗法强调任何情绪和行为都有认知因素的参与,认为人类的一切有目的的行为和一般的情绪是由认知发动和维持的。"认知疗法"将来访者的不良情绪和行为看成是不良认知和思维方式的结果。不良认知是指歪曲的、不合理的、消极的信念或思想,它们往往会导致情绪障碍和适应不良,治疗的目的是通过改变人的认识活动来矫正不良的行为。其代表人物有贝克和艾利斯。

(一)贝克认知治疗基本技术

贝克(Beck)认为,人的情绪障碍"不一定都是由神秘的、不可抗拒的力量所产生的,相反,它可以从平凡的事件中产生"。因此每个人的情感和行为在很大程度上是根据自身认知外部世界、处世的方式或方法决定的,也就是说一个人的思想决定了他的内心体验和反应。贝克把认知过程中常见的认知歪曲总结为 5 种形式:①任意的推断:即在证据缺乏或不充分时便草率地得出结论;②选择性概括:即仅根据个别细节而不考虑其他情况便对整个事件得出结论;③过度引申:指在一件事的基础上得出关于能力、操作或价值的普遍性结论;④夸大或缩小:对客观事件的意义做出歪曲的评价;⑤"全或无"的思维:即要么全对,要么全错,把生活往往看成非黑即白的单色世界,没有中间色。贝克认为人的情绪障碍及不良行为正是这些不良认知存在的结果。贝克认为心理障碍治疗的重点应该是减轻消除功能失调性活动,同时帮助建立和支持适应功能,鼓励患者监察其内在因素,即导致障碍的认知行为和情感因素,改变其不良认知模式。

1985 年贝克归纳了认知治疗的五种基本技术。

1. 识别自动思维   自动思维是介于外部事件与个体对事件的不良情绪反应之间的那些思想,大多数来访者并不能意识到在不愉快情绪之前会存在着这些思维,并已经构成他们思维方式的一部分。来访者在认识过程中首先要学会识别自动思维,尤其是识别那些在愤怒、悲观和焦虑等情绪之前出现的特殊思维。治疗者可以采用提问、指导来访者想象或角色扮演。

2. 识别认知性错误   有焦虑和抑郁情绪的患者往往采用消极的方式来看待和处理一切事物,他们的观点往往与现实大相径庭,并带有悲观色彩。多数来访者比较容易学会识别自动思维,但要他们学会识别歪曲的认知却相当困难,因为有些认知错误很难评价。因此,为识别认知性错误,治疗师应该听取和记录来访者诉说的自动思维以及不同的情景问题,然后要求来访者归纳出一般规律,找出共性。

3. 真实性检验   识别认知错误以后,紧接着同来访者一起设计严格的真实性检验,即检验并与错误信念辩论,这是治疗的核心,否则不足以改变来访者的认知。在咨询中鼓励来访者将其自动思维作为假设看待,并设计一种方法调查、检验这种假设,结果他可能发现,95%以上的调查时间里,他的这些消极认知和信念是不符合实际的。

4. 分散注意   大多数抑郁和焦虑的来访者感到自己是人们注意的中心,一言一行都受到人们的注目和评论,所以认为自己是脆弱无力的。如有的来访者认为自己的发型稍有改变,就会引起每个人的注意。治疗师可建议来访者不要像以往那样,可稍加改变,然后要求它记录不良反应发生的次数,结果他发现几乎很少有人注意他。

5. 监测患者的焦虑水平:许多慢性甚至急性焦虑来访者往往认为他们的焦虑会一成不变地存在着,但实际上,焦虑的发生是波动的。如果人们意识到焦虑有一个开始、高峰和消退过程的话,那么人们就能够比较容易地控制焦虑情绪。因此,鼓励来访者对自己的焦虑水平进行自我检测,促使来访者认识焦虑波动的特点,增强抵抗焦虑的信心是十分重要的。

随着治疗方法的发展,认知矫正技术已从过去简单地识别和检测自动思维等技术发展到数十种已受肯定的心理咨询治疗技术。

（二）合理情绪疗法（rational-emotive therapy，RET）

合理情绪疗法是美国临床心理学家艾尔伯特·艾利斯（Albert Ellis）在 20 世纪 50 年代提出的心理治疗方法。在 RET 理论发展后期，在其原来的基础上整合了行为主义疗法中的各种技术，现在又称为合理情绪行为疗法（rational-emotive behavior therapy，REBT）。

艾利斯将治疗中有关因素归纳为 A-B-C-D-E，A 即诱发事件（activating event）；B 指个体在遇到诱发事件后，对该事件的看法、解释和评价，即信念（belief）；C 指由诱发事件引起的情绪和行为反应或结果（consequence）；D 即辩论（dispute）；E 即效应（effect）。

人对诱发事件（A）的反应（C）可以是正常的也可以是异常的，但 C 并不是 A 的直接结果，A 不直接地决定 C，在反应过程中受中介因素 B 的影响，B 的不同影响了 C 的不同，要想改变 B 就必须找到 D，也就是用正确的世界观或人生观以科学的知识和科学的认知方法去阻止非逻辑的思维及非理性的东西。治疗师对不合理信念（B）的辩论（D）一般采用有针对性的、直接的以及有系统的提问方式，逐渐使来访者认识信念（B）是引起情绪或行为反应的直接原因，从而使来访者向非理性观念挑战，不断发展理性的人生观，对不合理的信念产生动摇，进而取得疗效（E）。

合理情绪疗法在临床上一般分为四个阶段进行：①心理诊断阶段：确认问题的性质以及患者的情绪反应，制订治疗所要达到的情绪及行为目标；②领悟阶段：让患者认识自己不适当或症状性的情绪和行为表现，认识到这些症状是由自己造成的，寻找并认识这些症状的根源，找出造成这些症状的不合理信念；③疏通阶段：这是合理情绪疗法的主要阶段，主要是通过与来访者争辩，使其放弃导致症状的不合理信念，调整认知结构；④再教育阶段：探查是否存在其他的不合理信念，强化合理的思维方式，使其成为习惯而加以巩固。

合理情绪疗法主要适用于治疗情绪抑郁的患者，尤其是单相抑郁的成年患者效果较好。另外还适用于焦虑症、社交恐惧症、过度焦虑、情绪激怒、偏头痛及慢性疼痛的患者，对神经性厌食、性功能障碍、酒精中毒也有疗效。

五、其他疗法

（一）森田疗法

森田疗法是由日本学者森田正马在 1920 年创立的一种心理治疗方法。森田认为神经质患者都是在一定的素质倾向基础上发展起来的，这种素质他称之为疑病素质。他认为疑病素质是一种精神上的倾向性。森田认为精神交互作用是神经质的发病机制。患神经质的人大多先天就有一种疑病素质。而神经质者把注意力集中在自己的这种不适上，而且认为自己的这种感受是非常独特的，是不应当有的，因此力图排斥它、否定它。结果由于他们对自己感受的过分注意，这种敏感的感觉又会促使注意进一步加强，使感觉和注意相互作用，使不安发展为慢性神经质症。森田称这一现象为"精神交互作用"，治疗的关键在于打破精神交互作用的恶性循环，顺其自然，为所当为。

1. 门诊森田疗法　门诊治疗主要适用于那些神经质症状既不是很轻，又不是很重的人。他们的正常社会生活受到了影响，但还没完全达到需要住院治疗的程度。门诊森田疗法的适应证是那些经诊断确实无器质性疾病的带有轻度和中度强迫倾向，并伴有症状固着性的患者。

2. 住院治疗　对症状较重,不适合做门诊治疗的患者应住院治疗。住院治疗分为四期:绝对卧床期、轻作业期、一般作业期和生活训练期。

第一阶段,绝对卧床期。把患者隔离起来,禁止患者与他人会面、谈话、读书、吸烟及其他消遣的活动。除进食大小便外几乎绝对卧床。持续大约1周左右。

第二阶段,轻作业期。禁止交际、谈话、外出,卧床时间限制在7、8小时,白天一定到户外接触新鲜空气和阳光,晚上写日记,晨起及入睡前朗读古诗词等。持续3~7天。

第三阶段,一般作业期。患者可随意选择田间劳动、打扫卫生、手工操作等。但禁止交际、游戏、共同作业、无目的散步、体操等,只是自己做事或读书。持续1~2周。

第四阶段,生活训练期。进行适应外界变化的训练,为回到实际的日常生活中做准备。

(二)家庭心理咨询

家庭心理咨询是一种不以个体而是以家庭环境和家庭成员间的互动关系为关注焦点的独特的咨询技术。早期的婚姻家庭心理咨询认为,人们所遇到的所有人际冲突和社会关系问题,都可以在家庭关系中找到基础和缩影。萨提亚的经验性家庭治疗认为家庭问题的产生原因和影响因素是情感的压力,强调家庭中有四种不良的沟通方式:指责、讨好、打岔和超理智,这些沟通方式都是以压制感受、掩盖情感和愿望为目的的。鲍恩的家庭系统治疗学派提出代际传递的观点,认为家庭成员出现的问题会借着与其他家人的联结关系而持续下去。

1. 倾听与共情技术　在家庭心理问题的咨询过程中,可能存在同时有多位家庭成员在场并参与讨论的情况,此时咨询师要保持良好的倾听和共情态度,多注意倾听家庭成员在讲述中"无意间"使用的情感词汇,分析非语言信息所透露出的情感信息。在这个过程中,反复对每位家庭成员的信息及时予以反馈不但可以让家庭成员感到被倾听和关注的尊重感,也可以验证咨询师的回应是否正确而有效。

2. 提问技术　婚姻家庭心理咨询中常用的提问方式可分为:直线式提问、循环式提问、策略式提问。

(1)直线式提问:直线式提问是推理式的,就事论事的观点,但由于家庭问题的复杂性,这种提问方式所获得的信息是很有限的。

(2)循环式提问:循环式提问是探索式的,提问的目的是探究、强调家庭成员间的联系。循环提问的效果不仅仅在于要向家庭中各成员提问并验证咨询师对家庭中问题的设想,而在于咨询师的提问本身对家庭具有很强的扰动作用,是为了让被提问者在不知不觉中重新审视自己的问题以及家庭中的关系和规则。

(3)策略式提问:在家庭心理咨询中,也常采用策略式提问,如前馈提问、例外提问、假设提问等,这种提问方式经常在某一特定方向上提出新的可能性,激发求助者及其家人的责任感并最终为自己负责,转变视角,让求助者更清楚地认识自己和家庭关系。

(三)家谱图

家谱图也称作家庭代际图,是指用特定的图示方式描述家庭的发展、变化过程。通过家谱图可以收集有关的家庭信息,分析家庭结构和家庭关系模式。同时家庭成员可以通过绘制家谱图更清楚地了解自己家庭的内部关系,发现问题。

(四)去诊断与重新建构

去诊断是将求助者从病态标签的压抑下解放出来,解除"患者"角色。重新建构是指对当前的症状,系统地从积极的方面重新进行描述,这个观点从家庭困境所具有的积极方面出发,并将家庭困境作为一个与背景相关联的现象来加以重新定义。两者的意义就在于帮助家庭成员转换视角,看到问题症状存在的意义。

（张 辉 高新义）

思 考 题

1. 咨访关系的本质是什么？它具有哪些特征？
2. 结合心理咨询实践,思考设置对心理咨询的心理意义。
3. 在社区心理咨询中,有哪些常用的心理治疗方法？

第六章

严重精神障碍的社区管理服务

第一节　社区精神卫生管理服务体系及职责

一、管　理　体　系

（一）建立省(市)、区(县)精神卫生工作领导与协调制度

国务院防治重大疾病工作部际联席会议(以下简称"联席会议")制度是全国精神卫生工作领导与协调平台,由国家卫生健康委员会等30个部门和单位组成,办公室设在国家卫生健康委员会。主要职责是在国务院领导下,统筹协调全国精神卫生工作,进行宏观指导;研究确定精神卫生工作方针政策和年度重点工作,并协调落实;指导、督促、检查精神卫生工作。联席会议制度各有关部门和单位按照《中华人民共和国精神卫生法》和相关政策要求,切实履行责任,形成工作合力,确保工作落到实处。

县级及以上卫生健康行政部门要主动配合当地人民政府建立精神卫生工作领导小组或部门协调工作机制,研究制定辖区精神卫生政策和相关制度,统筹协调解决综合管理、救治救助、人才培养、机构运行、保障等问题,负责组织辖区精神卫生工作的开展与督导。探索建立精神卫生专业机构、社区康复机构、社会组织和家庭相互支持的精神康复服务模式,完善医院康复和社区康复相衔接的服务机制。县级及乡镇(街道)卫生计生部门要与综治、公安、民政、人社、残联等部门建立信息共享机制,定期交换患者相关信息。

乡镇(街道)医疗卫生机构要主动配合当地政府建立由综治、卫生健康、公安、民政、司法行政、残联、老龄等单位参与的精神卫生综合管理小组。村(居委员)医务人员主动配合村(居)民委员会建立由综治网格员、基层医疗卫生机构负责精神疾病防治的工作人员(简称精防人员)、派出所民警、民政干事、残疾人专职委员、家属、志愿者等组成的患者关爱帮扶小组,定期召开例会,各部门根据工作实际通报重点工作情况。

（二）各主要相关部门分工及职责

1. **卫生部门**　负责制定精神卫生工作的规划、规范、技术标准;依照有关法律、法规规定实施精神卫生专业机构、精神卫生专业人员的准入和管理;组织精神疾病预防、治疗和康复工作的监督、检查、评估和技术指导;开展精神疾病调查和信息收集;指导医疗卫生机构按照国家、省(市)有关政策规定开展精神卫生工作。做好精神障碍患者的诊疗工作,掌握全省(市)社区登记在档精神障碍患者的基本信息,对社区登记在档的精神障碍患者定期访视,做到"四清楚"(底数清、去向清、治疗情况清、精神状态清),做好患者的分期分级管理,加强对重点患者访视、用药及参与社区精神障碍患者康复的技术指导等工作。

2. 公安部门　依法处置疑似严重精神障碍患者肇事肇祸事件;对有肇事肇祸行为或倾向的疑似严重精神障碍患者可以送医疗卫生机构进行诊断;对诊断结论表明需要住院治疗的,可以由公安机关协助医疗机构采取措施予以实施。

3. 民政部门　指导社区居(村)委会开展与精神卫生相关的工作;负责社会救助家庭中的精神障碍患者和服役期间患精神疾病的复员退伍军人的救助工作;依法做好城市生活无着的流浪乞讨人员中的精神障碍患者的救助工作,及时联系医疗卫生机构,按照相关规定做好救治工作;主动或协助相关部门推动开展社区精神卫生工作和开展针对精神残疾人员日常生活、职业技能的康复工作。

4. 省(市)委社会工委　将加强精神卫生体系建设纳入本市社会建设规划,将心理健康纳入社区基本公共服务指导目录,协助相关部门,开展社区心理健康知识宣传教育和心理健康咨询服务,推进精神卫生相关的社会组织、社会工作人才队伍、志愿者建设工作。

5. 残联部门　贯彻落实国家残疾人事业发展纲要,协调"社会化、综合性、开放式"精神疾病康复工作的实施;协助开展精神残疾康复工作,推动精神疾病康复机构和社区康复设施建设,促进精神残疾者平等参与社会生活;依法维护精神残疾者权益,协助相关部门做好贫困精神障碍患者救助工作;宣传普及精神卫生知识,提高公众精神健康意识。

6. 综治部门　将严重精神障碍患者管控工作纳入社会管理综合治理考核内容,并加强督导检查。

7. 街道、乡镇　根据本地区的实际情况,组织开展预防精神障碍发生、促进精神障碍患者康复等工作。负责指导村民委员会、居民委员会开展社区心理健康指导、精神卫生知识宣传教育活动,创建有益于居民身心健康的社区环境,提高居民的心理健康水平;对社区卫生服务机构、乡镇卫生院、村卫生室开展精神障碍康复、建立严重精神障碍患者健康档案、定期随访在家居住的严重精神障碍患者等工作给予指导和培训,为生活困难的精神障碍患者家庭提供帮助,为精神障碍患者融入社会创造条件。

二、服务体系

建立以精神卫生专业机构为主体,综合医院为辅助,基层医疗卫生机构和精神疾病社区康复机构为依托的标准化、规范化社区精神卫生工作服务体系。

县级及以上卫生健康行政部门应在辖区内指定一所具备条件的精神卫生专业机构设置精神卫生防治管理机构(简称精防机构),承担精神疾病和心理行为问题的预防、医疗、康复、健康教育、信息收集等培训与指导,负责严重精神障碍管理治疗工作的业务管理。暂不具备条件的,可委托同级疾病预防控制中心或有关机构承担管理任务,并应同时指定一所精神卫生专业机构承担技术指导任务。各级精防机构设立防治办公室,具体负责精神卫生工作组织实施与日常管理。国家、省、市、县级精防机构组成业务技术管理网络。

(一)建立省(市)、区(县)级精神疾病预防控制中心(所)

省(市)、区(县)两级精神卫生预防控制机构是公共卫生与精神卫生专业机构组成的行政业务复合型的技术业务领导机构。因此应保障人员、经费及基础设施的配置;并建立完善的工作机制和社区精神疾病防治网络。

各级精神疾病预防控制机构在各级公共卫生行政部门的领导下,按照各级精神卫生工作规划制订各级相关文件的实施方案,并组织实施;负责各级严重精神障碍患者信息系统的建立、管理、维护,保障系统正常运转;全面掌握各级精神卫生工作医疗资源、疾病信息;负责各级严重精神障碍患者信息收集、审核、整理、分析和报告;制定有严重精神障碍管理治疗工作规范、管理制度、工作流程;制定市、区(县)各级精神卫生工作制度、工作职责、细则;制定社区精神疾病管理治疗措施、康复服务措施;负责对各级精神卫生工作组织管理、工作任务的质量管理和控制。

(二)建立省(市)、区(县)级精神疾病防治专家工作组

由省(市)卫生主管部门的相关处室牵头,组成省(市)、区(县)精神疾病专家、公共卫生专家、护理专家(原则上要求正高或副高职称)专业技术业务小组,负责疑难病例诊治、会诊;执行国家及本市精神疾病防治工作规范、技术标准;落实市、区县精神疾病防治工作实施方案等相关实施方案或培训方案;开展精神疾病防治工作的业务技术指导、对基层医务人员系统培训精神卫生防治相关知识和操作技能;负责各级各项工作资料收集、效果评价;负责各级严重精神障碍患者信息的审核、整理、分析和报告。

(三)建立省(市)、区(县)级精神疾病防治督导工作组

由省(市)卫生主管部门的相关处室牵头,组成省(市)、区(县)社区精神疾病防治专家督导工作组,参与制定省(市)、区(县)精神疾病管理治疗工作考核标准、质量控制方案,定期对区县精神疾病防治工作进行督导。组织安排严重精神障碍管理治疗工作督导工作,督导检查严重精神障碍管理治疗工作完成情况。落实严重精神障碍管理治疗工作各项具体要求和指标的完成,安排督导人员培训,督促严重精神障碍管理治疗工作进度,保证严重精神障碍管理治疗工作按期完成,并做好严重精神障碍管理治疗工作评估工作。

(四)建立社区精神卫生服务网络

由区(县)卫生局牵头,各社区卫生服务中心(乡镇卫生院)、各社区(村)卫生服务站专兼职精神卫生防治人员负责本辖区内社区精神疾病的三级预防工作任务;收集与报告本辖区内严重精神障碍患者信息;负责本辖区严重精神障碍患者的管理并建立档案;对本辖区严重精神障碍患者进行随访管理;实施严重精神障碍防治健康教育等。

(五)建立省(市)、区(县)级精神障碍患者突发事件应急处置队

区(县)公安机关、卫生行政部门应当联合成立精神障碍患者突发事件应急处置队,负责指导、协调精神障碍患者突发事件的处置工作,负责精神障碍患者肇事肇祸重大事件的现场处置。

三、社区精神卫生防治人员职责和工作制度

(一)社区精神卫生防治人员职责

1. 社区精神卫生防治人员(简称"精防人员")要按照社区精神卫生管理相关文件要求负责本地区精神卫生防治工作,配合其他部门做好本地区社区登记在档患者管理工作,并接受上级有关部门的工作检查或督导。社区精防人员要认真按绩效考核标准进行工作。

2. 掌握本地区人口学基本资料,包括户籍人口数、常住人口数、流动人口数、人户分离数等。

3. 全面掌握本地区严重精神障碍患者的动态,加强患者动态的管理,对辖区患者做到底数清、去向清、治疗情况清、精神状态清。

4. 社区精防人员为新确诊的严重精神障碍患者登记建档,纳入社区管理。按上级有关部门要求做好社区精神障碍患者信息化管理工作。

5. 掌握本辖区精神卫生管理网络人员名单,与本地区其他部门密切配合,加强对重点患者管理和治疗工作,发现问题及时上报。

6. 按照规定参加省市及区县组织的培训及例会,做到年初有计划,年终有总结。有相应的会议记录,做到不迟到、不早退、不无故缺席。

7. 尊重患者的人格,注意语言、工作方式。不以任何借口、任何形式嘲讽或污辱患者。有义务为患者的隐私保密。

8. 认真听取患者和家属或监护人提出的意见和建议,解决好服务中的问题。

（二）社区精防人员工作制度

1.《社区精神卫生个人健康档案》管理制度

（1）在本辖区内常住的严重精神障碍患者均需补充居民个人健康档案-个人基本信息表（表6-1）和填写严重精神障碍患者个人信息补充表（表6-2）（以下简称《档案》）,并将患者的一般资料及每次访视变更的内容录入到国家精神卫生信息网络管理系统中,做到信息专人收集、专人管理。

表 6-1　居民个人健康档案-个人基本信息表

姓名：_____　　　　　　　　　　　　　　　　编号□□□-□□□□□

性别	1 男　2 女　9 未说明的性别　0 未知的性别□		出生日期	□□□□□□□□
身份证号			工作单位	
本人电话		联系人姓名	联系人电话	
常住类型	1 户籍　2 非户籍□	民族	01 汉族　99 少数民族_____□	
血型	1. A 型　2. B 型　3. O 型　4. AB 型　5. 不详/RH：1. 阴性　2. 阳性　3. 不详　　□/□			
文化程度	1. 研究生　2. 大学本科　3. 大学专科和专科学校　4. 中等专业学校　5. 技工学校 6. 高中　7. 初中　8. 小学　9. 文盲或半文盲　10. 不详　　□			
职业	0. 国家机关、党群组织、企业、事业单位负责人　1. 专业技术人员　2. 办事人员和有关人员　3. 商业、服务业人员　4. 农、林、牧、渔、水利业生产人员　5. 生产、运输设备操作人员及有关人员　6. 军人　7. 不便分类的其他从业人员　8. 无职业　　□			
婚姻状况	1. 未婚　2. 已婚　3. 丧偶　4. 离婚　5. 未说明的婚姻状况　　□			
医疗费用 支付方式	1. 城镇职工基本医疗保险　2. 城镇居民基本医疗保险　3. 新型农村合作医疗　□/□/□ 4. 贫困救助　5. 商业医疗保险　6. 全公费　7. 全自费　8. 其他_____			
药物过敏史	1. 无　2. 青霉素　3. 磺胺　4. 链霉素　5. 其他_____　　　　　□/□/□/□			
暴露史	1. 无　2. 化学品　3. 毒物　4. 射线　　　　　　　　　　　　　　□/□/□			
既往史	疾病	1. 无　2. 高血压　3. 糖尿病　4. 冠心病　5. 慢性阻塞性肺疾病　6. 恶性肿瘤_____ 7. 脑卒中　8. 严重精神障碍　9. 结核病　10. 肝炎　11. 其他法定传染病　12. 职业病_____　13.其他_____ □ 确诊时间　　年　月/□　　确诊时间　　年　月/□　　确诊时间　　年　月 □ 确诊时间　　年　月/□　　确诊时间　　年　月/□　　确诊时间　　年　月		
	手术	1. 无　2. 有:名称①_____时间_____ / 名称②_____时间_____　□		
	外伤	1. 无　2. 有:名称①_____时间_____ / 名称②_____时间_____　□		
	输血	1. 无　2. 有:名称①_____时间_____ / 原因②_____时间_____　□		

续表

家族史	父亲	□/□/□/□/□/□_____	母亲	□/□/□/□/□/□_____
	兄弟姐妹	□/□/□/□/□/□_____	子女	□/□/□/□/□/□_____
	1. 无　2. 高血压　3. 糖尿病　4. 冠心病　5. 慢性阻塞性肺疾病　6. 恶性肿瘤　7. 脑卒中　8. 严重精神障碍　9. 结核病　10. 肝炎　11. 先天畸形　12. 其他_____			
遗传病史	1. 无　2. 有:疾病名称_____			□
残疾情况	1. 无残疾　2. 视力残疾　3. 听力残疾　4. 言语残疾　5. 肢体残疾　6. 智力残疾　7. 精神残疾　8. 其他残疾_____			□/□/□/□/□/□
生活环境*	厨房排风设施	1. 无　2. 油烟机　3. 换气扇　4. 烟囱		□
	燃料类型	1. 液化气　2. 煤　3. 天然气　4. 沼气　5. 柴火　6.其他		□
	饮水	1. 自来水　2. 经净化过滤的水　3. 井水　4. 河湖水　5. 塘水　6. 其他		□
	厕所	1. 卫生厕所　2. 一格或二格粪池式　3. 马桶　4. 露天粪坑　5. 简易棚厕		□
	禽畜栏	1. 无　2.单设　3. 室内　4. 室外		□

填表说明

1. 本表用于居民首次建立健康档案时填写。如果居民的个人信息有所变动,可在原条目处修改,并注明修改时间或重新填写。若失访,在空白处写明失访原因;若死亡,写明死亡日期和死亡原因。若迁出,记录迁往地点基本情况、档案交接记录。0~6 岁儿童无须填写该表。

2. 性别:按照国标分为男、女、未知的性别及未说明的性别。

3. 出生日期:根据居民身份证的出生日期,按照年(4 位)、月(2 位)、日(2 位)顺序填写,如 19490101。

4. 工作单位:应填写目前所在工作单位的全称。离退休者填写最后工作单位的全称;下岗待业或无工作经历者需具体注明。

5. 联系人姓名:填写与建档对象关系紧密的亲友姓名。

6. 民族:少数民族应填写全称,如彝族、回族等。

7. 血型:在前一个"□"内填写与 ABO 血型对应编号的数字;在后一个"□"内填写与"RH"血型对应编号的数字。

8. 文化程度:指截至建档时,本人接受国内外教育所取得的最高学历或现有水平所相当的学历。

9. 药物过敏史:表中药物过敏主要列出青霉素、磺胺或者链霉素过敏,如有其他药物过敏,请在其他栏中写明名称。

10. 既往史

(1)疾病填写现在和过去曾经患过的某种疾病,包括建档时还未治愈的慢性病或某些反复发作的疾病,并写明确诊时间,如有恶性肿瘤,请写明具体的部位或疾病名称,如有职业病,请填写具体名称。对于经医疗单位明确诊断的疾病都应以一级及以上医院的正式诊断为依据,有病史卡的以卡上的疾病名称为准,没有病史卡的应有证据证明是经过医院明确诊断的。可以多选。

(2)手术填写曾经接受过的手术治疗。如有,应填写具体手术名称和手术时间。

(3)外伤填写曾经发生的后果比较严重的外伤经历。如有,应填写具体外伤名称和发生时间。

(4)输血填写曾经接受过的输血情况。如有,应填写具体输血原因和发生时间。

11. 家族史:指直系亲属(父亲、母亲、兄弟姐妹、子女)中是否患过所列出的具有遗传性或遗传倾向的疾病或症状。有则选择具体疾病名称对应编号的数字,可以多选。没有列出的请在"其他"中写明。

12. 生活环境:农村地区在建立居民健康档案时需根据实际情况选择填写此项。

表 6-2　严重精神障碍患者个人信息补充表

姓名：＿＿＿＿＿　　　　　　　　　　　　　　　编号□□□-□□□□□

监护人姓名			与患者关系	
监护人住址			监护人电话	
辖区村(居)委会联系人、电话				
户别		1. 城镇　2. 农村		□
就业情况		1. 在岗工人　2. 在岗管理者　3. 农民　4. 下岗或无业　5. 在校学生　6. 退休　7. 专业技术人员　8. 其他　9. 不详		□
知情同意		1. 同意参加管理　0. 不同意参加管理 签字：＿＿＿＿＿　签字时间：＿＿＿＿年＿＿＿月＿＿＿日		□
初次发病时间		＿＿＿＿年＿＿＿月＿＿＿日		
既往主要症状		1. 幻觉　2. 交流困难　3. 猜疑　4. 喜怒无常　5. 行为怪异　6. 兴奋话多　7. 伤人毁物　8. 悲观厌世　9. 无故外走　10. 自语自笑　11. 孤僻懒散　12. 其他　□/□/□/□/□/□/		
既往关锁情况		1. 无关锁　2. 关锁　3. 关锁已解除		□
既往治疗情况	门诊	1. 未治　2. 间断门诊治疗　3. 连续门诊治疗 首次抗精神病药治疗时间＿＿＿年＿＿＿月＿＿＿日		□
	住院	曾住精神专科医院/综合医院精神专科＿＿＿次		
目前诊断情况		诊断＿＿＿＿确诊医院＿＿＿＿确诊日期＿＿＿＿		
最近一次治疗效果		1. 临床痊愈　2. 好转　3. 无变化　4. 加重		□
危险行为		1. 轻度滋事＿＿＿次　2. 肇事＿＿＿次 3. 肇祸＿＿＿次　4. 其他危害行为＿＿＿次 5. 自伤＿＿＿次　6. 自杀未遂＿＿＿次 7. 无　　　　　　　　　　□/□/□/□/□/□/		
经济状况		1. 贫困,在当地贫困线标准以下　2. 非贫困		□
专科医生的意见 (如果有请记录)				
填表日期		年　月　日	医生签字	

填表说明

1. 对于严重精神障碍患者,在建立居民健康档案时,除填写个人基本信息表外,还应填写此表。在随访中发现个人信息有所变更时,要及时变更。

2. 监护人姓名:法律规定的、目前行使监护职责的人。

3. 监护人住址及监护人电话:填写患者监护人目前的居住地址及可以随时联系的电话。

4. 初次发病时间:患者首次出现精神症状的时间,尽可能精确,可只填写到年份。

5. 既往主要症状:根据患者从第一次发病到填写此表之时的情况,填写患者曾出现过的主要症状。

6. 既往关锁情况:关锁指出于非医疗目的,使用某种工具(如绳索、铁链、铁笼等)限制患者的行动自由。

7. 既往治疗情况:根据患者接受的门诊和住院治疗情况填写。首次抗精神病药治疗时间,尽可能精确,可只填写到年份。若未住过精神专科医院或综合医院精神科,填写"0",住过院的填写次数。

8. 目前诊断情况:填写患者目前所患精神疾病的诊断名称,并填写确诊医院名称和日期。

9. 临床痊愈:精神症状消失,自知力恢复。

10. 危险行为:根据患者从第一次发病到填写此表之时的情况,若未发生过,填写"0";若发生过,填写相应的次数。

轻度滋事:是指公安机关出警但仅作一般教育等处理的案情,例如患者打、骂他人或者扰乱秩序,但没有造成生命财产损害的,属于此类。

肇事:是指患者的行为触犯了我国《治安管理处罚法》但未触犯《刑法》,例如患者有行凶伤人毁物等,但未导致被害人轻、重伤的。

肇祸:是指患者的行为触犯了《刑法》,属于犯罪行为的。

11. 经济状况:指患者经济状况。贫困指低保户。

12. 专科医生意见:是指建档时由家属提供或患者原治疗医疗机构提供的精神专科医生的意见。如没有相关信息则填写"不详"。

(2)纸质《档案》包括主档和随访档,每个患者在建档时要填写一次纸质主档和随访档,并以社区为单位分类保管,设有文件夹及文件柜。

(3)对新发病、新发现患者要及时建立《档案》,并上报区县精神卫生防治管理机构。

(4)迁入、迁出、死亡患者档案变动时要及时将时间、地点、原因注明。

(5)在每次录入随访资料时,要对《档案》及时核对,避免漏项、错项。

(6)保护患者的隐私,做好《档案》保存工作,保证信息安全,不得随意泄露患者的信息。

2. 随访制度

(1)凡本辖区登记在档患者,各级精神卫生防治机构在征得患者本人、监护人或近亲属同意并签署《参加严重精神障碍管理治疗网络知情同意书》后,均应按要求随访,以掌握患者变动情况及加强分类管理。因拒访或住院等不能随访的应注明原因,至少有两人签字证明(精防人员、社区民警、居村委会干部或残联专干)。

(2)随访方式以入户访视为主,视具体情况也可包括电话随访、门诊、街头见面或向居委会、家属或监护人了解情况,但要做好随访方式的分类统计及相应的记录。

(3)随访时间对未住院治疗的病情不稳定患者每两周随访不少于一次,基本稳定每月访视,稳定的患者每季度访视一次。

(4)在接到出院患者的出院通知单后10工作日内随访,督促患者复查、服药。

(5)症状活跃,患者、家属或监护人拒绝住院或拒服药治疗者,需及时随访了解掌握患者情况,查明拒治原因,动员其家属送患者接受治疗。

(6)重大活动时期前应对重点精神障碍患者进行随访,提出治疗意见,配合公安部门及居村委会解决患者治疗及管理问题。

(7)遇有疑难病例,应及时介绍患者家属或监护人带患者到上级医院就诊,尽快解决患者的诊断和相关治疗问题。

(8)按信息化管理要求完成随访档案的录入工作。

3. 资料收集及相关资料记录制度

(1)有专用的工作记录本,主要记录有关个人参与精神卫生工作的内容,如参加培训、组织患者及其家属的集体活动等工作均应有记录,并将资料妥善保管,以备统计上报、存档查阅和总结工作之用。

(2)记录内容包括访视时患者的信息变动情况,如用药变动、副作用处理、目前危险度分级等。

(3)对进行过应急处置的患者要进行登记,按要求填写应急处置登记表,除包括一般资料外还应有用药记录,有无副作用及处理措施、效果等。

（4）按季度向区县精神卫生防治管理机构上报统计报表，并留底备案。统计资料或数据主要以录入的《档案》资料为准。对计算机不能自动生成的采集项目应按要求进行手工填报。数字增减要有文字说明解释其来源及变动原因，以保持数据统计的科学性、连续性、真实性。

第二节　国家基本公共卫生服务严重精神障碍管理治疗项目要求

一、国家基本公共卫生服务项目启动及内容变迁

实施国家基本公共卫生服务项目是促进基本公共卫生服务逐步均等化的重要内容，是我国公共卫生制度建设的重要组成部分。国家基本公共卫生服务项目自 2009 年启动以来，在城乡基层医疗卫生机构得到了普遍开展，取得了一定的成效。国家基本公共卫生服务内容自实施以来，从 2009 年的 9 类到 2011 年 10 类，2017 年的 14 类，人均基本公共卫生服务经费补助标准由每年 10 元提高至 50 元，先后增加了卫生监督协管服务、中医药健康管理服务、结核病患者健康管理服务、免费提供避孕药具和健康素养促进等项目。

为进一步规范国家基本公共卫生服务项目管理，原国家卫生和计划生育委员会组织专家先后制订了《国家基本公共卫生服务规范（2009 年版）》《国家基本公共卫生服务规范（2011 年版）》和《国家基本公共卫生服务规范（第三版）》（以下简称《规范》）。

2017 年国家基本公共卫生服务项目 14 类的服务内容分别是：建立居民健康档案、健康教育、预防接种、儿童健康管理、孕产妇健康管理、老年人健康管理、慢性病（高血压、糖尿病）患者健康管理、严重精神障碍患者管理、肺结核患者健康管理、传染病和突发公共卫生事件报告和处理、卫生计生监督协管、免费提供避孕药具、健康素养促进。

《规范》是乡镇卫生院、村卫生室和社区卫生服务中心（站）等基层医疗卫生机构为居民提供免费、自愿的基本公共卫生服务的参考依据，也可作为各级卫生计生行政部门开展基本公共卫生服务绩效考核的依据。基层医疗卫生机构开展国家基本公共卫生服务应接受当地疾病预防控制、妇幼保健、卫生计生监督等专业公共卫生机构的相关业务指导。其他医疗卫生机构提供国家基本公共卫生服务可参照本《规范》执行。地方各级卫生计生行政部门可根据本《规范》的基本要求，结合当地实际情况制订本地区的基本公共卫生服务规范。

各地在实施国家基本公共卫生服务项目过程中，要结合全科医生制度建设、分级诊疗制度建设和家庭医生签约服务等工作，不断改进和完善服务模式，积极采取签约服务的方式为居民提供基本公共卫生服务。

二、严重精神障碍患者管理服务规范具体内容

国家基本公共卫生服务项目自 2009 年启动，严重精神障碍患者管理服务规范是重要内容之一，主要由乡镇卫生院、社区卫生服务中心（站）等城乡基层医疗卫生机构负责组织实施，并免费向社区居民提供相关服务内容。自 2013 年，人均新增费用向严重精神障碍患者筛查和管理工作倾斜，2017 年《规范》（第三版）将"重性精神疾病患者"改为"严重精神障碍患者"，将原版中的"考核指标"改为"工作指标"，并删除"重性精神疾病患者管理率"和"重性精神疾病患者稳定率"两个指标。

（一）服务对象

辖区内常住居民中诊断明确、在家居住的严重精神障碍患者。主要包括精神分裂症、分裂情感性障碍、偏执性精神病、双相情感障碍、癫痫所致精神障碍、精神发育迟滞伴发精神障碍。

（二）服务内容

包括患者信息管理、随访评估和分类干预及健康体检。

1. 患者信息管理　在将严重精神障碍患者纳入管理时，需由家属提供或直接转自原承担治疗任务的专业医疗卫生机构的疾病诊疗相关信息，同时为患者进行一次全面评估，为其建立居民健康档案，并按照要求填写严重精神障碍患者个人信息补充表。

2. 随访评估　对应管理的严重精神障碍患者每年至少随访 4 次，每次随访应对患者进行危险性评估；检查患者的精神状况，包括感觉、知觉、思维、情感和意志行为、自知力等；询问和评估患者的躯体疾病、社会功能情况、用药情况及各项实验室检查结果等。

3. 分类干预　根据患者的危险性评估分级、社会功能状况、精神症状评估、自知力判断以及患者是否存在药物不良反应或躯体疾病情况对患者进行分类干预。

（1）病情不稳定患者：若危险性为 3~5 级或精神症状明显、自知力缺乏、有严重药物不良反应或严重躯体疾病，对症处理后立即转诊到上级医院。必要时报告当地公安部门，2 周内了解其治疗情况。对于未能住院或转诊的患者，联系精神专科医师进行相应处理，并在居委会人员、民警的共同协助下，2 周内随访。

（2）病情基本稳定患者：若危险性为 1~2 级，或精神症状、自知力、社会功能状况至少有一方面较差，首先应判断是病情波动或药物疗效不佳，还是伴有药物不良反应或躯体症状恶化，分别采取在规定剂量范围内调整现用药物剂量和查找原因对症治疗的措施，2 周时随访，若处理后病情趋于稳定者，可维持目前治疗方案，3 个月时随访；未达到稳定者，应请精神专科医师进行技术指导，1 个月时随访。

（3）病情稳定患者：若危险性为 0 级，且精神症状基本消失，自知力基本恢复，社会功能处于一般或良好，无严重药物不良反应，躯体疾病稳定，无其他异常，继续执行上级医院制订的治疗方案，3 个月时随访。

（4）每次随访根据患者病情的控制情况，对患者及其家属进行有针对性的健康教育和生活技能训练等方面的康复指导，对家属提供心理支持和帮助。

4. 健康体检　在患者病情许可的情况下，征得监护人和（或）患者本人同意后，每年进行 1 次健康检查，可与随访相结合。内容包括一般体格检查、血压、体重、血常规（含白细胞分类）、转氨酶、血糖、心电图。

（三）服务流程

详见图 6-1 严重精神障碍患者管理服务流程。

（四）服务要求

1. 配备接受过严重精神障碍管理培训的专（兼）职人员，开展本规范规定的健康管理工作。

2. 与相关部门加强联系，及时为辖区内新发现的严重精神障碍患者建立健康档案并根据情况及时更新。

3. 随访包括预约患者到门诊就诊、电话追踪和家庭访视等方式。

4. 加强宣传，鼓励和帮助患者进行社会功能康复训练，指导患者参与社会活动，接受职业训练。

（五）工作指标

自 2017 年起，国家基本公共卫生服务项目主要目标任务要求严重精神障碍患者管理人

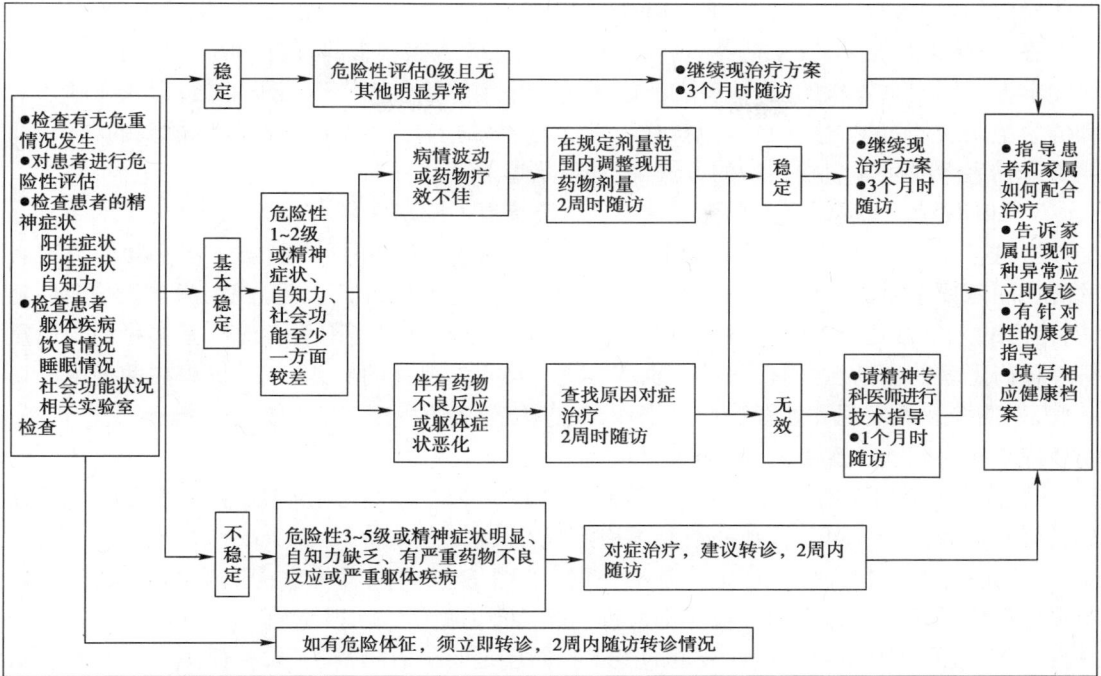

图 6-1　严重精神障碍患者管理服务流程

数稳步提高,规范管理率达到 75% 以上。

严重精神障碍患者规范管理率=年内辖区内按照规范要求进行管理的严重精神障碍患者人数/年内辖区内登记在册的确诊严重精神障碍患者人数×100%。

年内辖区内登记在册的确诊严重精神障碍患者人数(人)是指历年到统计时间点,辖区内登记在册的确诊严重精神障碍患者人数。登记在册人数是指严重精神障碍信息系统中,建档患者人数减去死亡患者人数。

年内辖区内按照规范要求进行管理的严重精神障碍患者人数(人)是指从年初到统计时间点,辖区内按照规范要求进行管理的严重精神障碍患者人数。其中按规范要求的界定:第 N 季度报指从年初到统计时间点完成严重精神障碍患者个人信息补充表,随访 N 次及以上即认为规范管理;第一、第二次年报指从年初到统计时间点完成严重精神障碍患者个人信息补充表,4 次随访和 1 次健康体检即认为是规范管理。

三、相关问题解读

1. 住院的精神障碍患者需要纳入社区管理吗?

答:《国家基本公共卫生服务规范(第 3 版)》(以下简称《规范》),明确严重精神障碍患者管理服务对象是指辖区内常住居民中诊断明确、在家居住的严重精神障碍患者。因此住院患者不属于服务对象。一旦患者出院,承担治疗任务的专业医疗卫生机构必须将疾病诊疗相关信息转给基层医疗卫生机构并纳入社区管理。但在实际工作中,乡镇卫生院和社区卫生服务中心仍然保留住院患者档案,待患者出院后继续实施管理。上级部门在检查督导基本公共卫生服务项目时,所抽查的患者档案应排除住院患者档案。

2. 关于严重精神障碍患者的免费体检,要求征得家属和本人同意。如家属和本人不同意体检应如何处置？可否提供知情体检告知书？

答：按照正常安排，首先把免费体检通知发给患者或家属，经过健康指导及说服，如果家属和本人还不同意体检的话，让患者或家属签署拒绝体检告知书以留下证据，记录在随访表和健康记录表档案里，这就是规范操作。关于提供知情体检告知书，各地有很多的办法，如明确告知患者或家属免费体检的方法等，均可借鉴。

3. 如何把握"不稳定、基本稳定、稳定"三类患者的随访间隔？

答：这三类患者中，稳定的每三个月随访一次，不稳定的每两周随访一次。此两类患者的随访间隔要求是固定的，不存在疑义。对于基本稳定的患者，《规范》规定为首先是两周随访，稳定的三个月随访，如果不稳定的一个月随访。这样规定是因为考虑到基本稳定的严重精神障碍患者的病情已经有了变化，也许有进一步复发恶化的可能，从而提出在两周内随访一次，以便于及时发现和处置病情。当然，经过两次随访发现患者还是处于基本稳定状态，那就应该每月随访一次了。

4. 有些长期居家的患者以懒散、孤僻精神症状为主，除社会交往、学习能力评估较差外，其他方面都较好，可认为他病情基本稳定吗？

答：是的，这种情况应该评定为基本稳定。如果随访时患者每次情况基本一致，随访内容可以简便处理。如几次随访情况都大致如此，可考虑为"衰退"患者，进行电话随访，一个月打一次电话。当然，对于慢性衰退的患者我们还是要予以康复指导，督促患者参与社会活动，这也是《规范》所要求的。

随访包括预约患者到门诊就诊，电话追踪和家庭访视3种方式。我们强调不稳定的患者尽量家庭访视也就是面访。

5. 很多患者被关在房屋里，算是关锁吗？

答：凡限制了患者的人身自由，不管是任何方式都属于关锁。

6. "首次抗精神病药治疗时间"应如何界定？如果患者第一次就诊，就直接收住院，首次治疗时间要不要填写？

答：需要填写。表格中"首次抗精神病药治疗时间"虽然列在门诊，实际上是要反映患者首次抗精神病药物使用的时间。确实有些患者第一次治疗就是直接住院，是在病区第一次用药，所以不管是在门诊还是在住院病房的第一次抗精神病药物使用的时间都是"首次抗精神病药治疗时间"。

7. "严重精神障碍患者随访服务记录表"共列了11项症状，其中具备几项就可以算精神症状明显？

答：《规范》对此没有一个严格的限定。一般理解为如果患者有多项症状，就说明症状比较明显，如仅1~2项，可能症状不太明显。但实际上即使只有一项严重症状，也可能导致严重后果，如杀人放火。所以不能单纯以数量多少判断，还需要从专业角度来综合判断。可以结合症状的数量和影响程度（严重程度）两者来判断，即症状数量多或者影响程度大，为精神症状明显；症状数量相对少或者影响程度小，则为精神症状不明显。

8. 对于病情不太稳定的患者，基层医生是否可以联系上级专科医师进行药物调整？

答：可以，也是应该的。首先应排除病情波动或药物疗效不佳，还是伴有药物不良反应或躯体症状出现了变化等，应分别采取在规定剂量范围内调整现用药物剂量，并查找原因进行对症治疗。

《规范》要求，相关基层医务人员应该接受严重精神障碍患者管理服务培训与考核。对基层人员重点进行严重精神障碍患者的临床诊疗技术指导等,培训他们掌握一定的专业知识,比如药物剂量的范围,大致在什么情况下基层医生可以掌握调整药物剂量等,在此基础上可进行一定程度授权。所以基层医生联系上级精神卫生专科医师进行药物调整,可以归纳为三种方式:现场指导、远程指导(如电话、微信、视频等)和一定程度授权。

第三节　国家重大公共卫生服务严重精神障碍管理治疗项目要求

一、国家重大公共卫生服务项目启动及任务目标

2004 年 12 月开始的"中央补助地方重性精神疾病管理治疗项目",因第一年获得中央财政专款项目经费 686 万元被简称为"686 项目"是为了贯彻《国务院办公厅转发原卫生部等部门关于进一步加强精神卫生工作指导意见的通知》文件精神和落实《中国精神卫生工作规划(2002—2010 年)》的工作目标,在全国 30 个省 60 个示范区启动的精神卫生项目。该项目由原卫生部疾控局主管,北京大学精神卫生研究所/中国疾控中心精神卫生中心承担具体管理工作,2014 年起更名为"严重精神障碍管理治疗项目"。该项目 2015 年启动了全国精神卫生综合试点工作,建立了 40 个试点地区。截至 2017 年底,"686 项目"在 31 个省、直辖市、自治区和新疆建设兵团,共登记建档了 580 万例严重精神障碍患者。"严重精神障碍管理治疗项目"是我国消化吸收近几十年来精神科在疾病诊疗和服务设置上的发展成果的产物,从中提炼的经验为我国制定精神卫生政策奠定了实践基础。严重精神障碍管理治疗项目的实践,是落实中国精神卫生工作规划中重点疾病控制的实践,是中国快速追赶当今世界先进精神卫生服务理念和技术的过程。安全有效的药物种类增加、规范化治疗、多功能服务团队、综合性社会心理干预等手段带来了患者依从性的提高和预后的改善。示范地区建立的医院社区一体的工作机制和网络形成了具有中国特色的精神卫生服务模式。严重精神障碍管理治疗项目的主要目标是:建立综合预防和控制严重精神障碍患者肇事肇祸行为的有效机制;提高治疗率、降低肇事肇祸率;普及精神卫生知识。项目的主要内容是:登记、评估严重精神障碍患者;随访有危险倾向患者;为贫困患者提供免费药物治疗;提供免费应急处置;为贫困患者提供免费住院治疗;解救关锁患者;精神病防治知识宣传和家属护理知识培训。

二、严重精神障碍管理治疗项目具体内容

(一)患者的发现、诊断、登记和报告

1. 患者早期发现的有四种途径

(1)精神卫生专业机构:居民自行到各级各类精神卫生专业机构就诊或咨询时,对疑似严重精神障碍者,接诊医师应尽可能明确诊断。非患者本人到医院咨询时,接诊医师应建议患者本人来院进行精神检查与诊断。

(2)基层医疗卫生机构:基层医疗卫生机构人员配合综治、公安等部门,每季度与村(居)民委员会联系,了解辖区常住人口中重点人群的情况,参考精神行为异常识别清单(表6-3),开展疑似严重精神障碍患者筛查,并填写"严重精神障碍线索调查登记表"(表 6-4),将发现的疑似患者报县级精防机构,并建议其至精神卫生专业机构进行诊断。

表 6-3　精神行为异常识别清单

指导语:为促进公众健康,我们需要了解您身边的人(居委会的居民、村里的人,家中的人)是否曾经出现以下情况,不论何时有过,现在好没好,都请您回答我的提问。我们保证对您提供的信息保密,谢谢您的帮助。现在请问您,有没有人发生过以下情况:

1.	曾在精神科住院治疗。	有	没有
2.	因精神异常而被家人关锁。	有	没有
3.	无故冲动,伤人、毁物,或无故离家出走。	有	没有
4.	行为举止古怪,在公共场合蓬头垢面或赤身露体。	有	没有
5.	经常无故自语自笑,或说一些不合常理的话。	有	没有
6.	变得疑心大,认为周围人都针对他或者迫害他。	有	没有
7.	变得冷漠、孤僻、懒散,无法正常学习、工作和生活。	有	没有
8.	有过自杀行为或企图。	有	没有

注:1. 本线索清单用于精神障碍发现和宣传工作,由基层医疗卫生机构的医生或经过培训的调查员(如护士)在对知情人调查提问时填写,或用于精神障碍相关知识的大众健康教育

2. 调查提问时逐条向知情人解释清楚,使知情人真正了解问题的含义

3. 每个问题答为"有"或"没有"

4. 当知情人回答有人符合任何一条中任何一点症状时,应当进一步了解该人的姓名、性别、住址等情况,填写《严重精神障碍线索调查登记表》

填表机构名称:＿＿＿＿　填表人:＿＿＿＿　填表时间:＿＿＿＿年＿＿＿＿月＿＿＿＿日

表 6-4　严重精神障碍线索调查登记表

＿＿＿＿省(自治区、直辖市)＿＿＿＿市(地、州、盟)＿＿＿＿县(市、区)＿＿＿＿街道(乡、镇)＿＿＿＿社区(村)

编号	姓名(1)	性别(2)	年龄(3)	工作单位及职业(4)	家庭详细地址和电话(5)	监护人姓名(6)	与监护人关系(7)	符合"精神行为异常识别清单"第几条(8)	诊断(9)	精神科执业医师签名及日期(10)	诊断复核(11)	精神科执业医师签名及日期(12)

注:1. 本表由社区卫生服务中心和乡镇卫生院填写(1)至(8)项后,报县(区)级精神卫生中心

2. 精神科执业医师对确定严重精神障碍诊断的,在第(9)项"诊断"栏中填写疾病名称;对不能确定诊断的,在"诊断"栏中填写"待核查";对排除诊断的,在"诊断"栏中填写"排除",并签名

3. 不能确定诊断的,请上级精神卫生专业机构的精神科执业医师进行检查诊断,在第(11)项"诊断复核"一栏中填写疾病名称并签名

4. 本表原件保存在县(区)级精神卫生中心,复印件反馈社区卫生服务中心和乡镇卫生院

填表机构名称:＿＿＿＿填表人:＿＿＿＿电话:＿＿＿＿填表时间:　年　月　日

诊断机构名称:＿＿＿＿主管人员:＿＿＿＿电话:＿＿＿＿填表时间:　年　月　日

诊断复核机构名称:＿＿＿＿主管人员:＿＿＿＿电话:＿＿＿＿填表时间:　年　月　日

（3）基层多部门疑似患者发现：县级精防机构参考精神行为异常识别清单，对乡镇（街道）办事处、村（居）民委员会、综治、公安、民政、残联等部门人员开展疑似患者筛查培训，上述人员在日常工作中发现疑似患者，应及时与基层医疗卫生机构人员联系和报告。

（4）其他途径转介：各级各类医疗机构非精神科医师在接诊中，心理援助热线或网络平台人员在咨询时，应根据咨询者提供的线索进行初步筛查，如属疑似患者应建议其到精神卫生专业机构进行诊断。监管场所内发现疑似患者可请精神卫生专业机构指派精神科执业医师进行检查和诊断。

2. 患者诊断　精神科执业医师对符合诊断标准的严重精神障碍患者应及时明确诊断。对连续就诊半年以上仍未明确诊断者，应请上级精神卫生专业机构进行诊断或复核诊断。不具备诊断条件的地区，可由卫生健康行政部门组织精神科执业医师协助当地开展疑似患者诊断。

3. 登记报告与建档

（1）精神卫生专业机构：对门诊治疗的严重精神障碍确诊患者，精神卫生专业机构应及时填写《严重精神障碍患者报告卡》（表 6-5）；对住院治疗的严重精神障碍患者，确诊后应填写《严重精神障碍患者报告卡》，出院时补充填写《严重精神障碍患者出院信息单》（表 6-6）。填表后 10 个工作日内录入信息系统，并转至患者所属基层医疗卫生机构；不能确定所属基层医疗卫生机构的，转至患者所属县级精防机构。

表 6-5　严重精神障碍患者报告卡

卡片编号：＿＿＿＿＿＿＿＿＿＿

患者信息完整性：1. 完整　2. 不完整
患者姓名：＿＿＿＿＿（监护人姓名：＿＿＿＿　电话：＿＿＿＿　与患者关系：＿＿＿＿）性别：1. 男　2. 女
身份证号码：＿＿＿＿＿＿＿＿＿＿＿＿＿＿＿＿＿＿＿＿
出生日期：＿＿＿＿年＿＿＿＿月＿＿＿＿日
户籍地：＿＿＿＿省（自治区、直辖市）　　市（地、州、盟）　　县（市、区、旗）
＿＿＿＿乡（镇、街道）　　　村（居委会）　　　（详至门牌号）
现住址：＿＿＿＿省（自治区、直辖市）　　市（地、州、盟）　　县（市、区、旗）
＿＿＿＿乡（镇、街道）　　　村（居委会）　　　（详至门牌号）
就业情况：1=在岗工人，2=在岗管理者，3=农民，4=下岗或无业，5=在校学生，6=退休，7=专业技术人员，8=其他，9=不详
两系三代严重精神障碍家族史：1.有　　2.无　　9.不详
婚姻状况：1=未婚，2=已婚，3=丧偶，4=离婚，5=未说明的婚姻状况，9=不详
民族：1=汉族，2=少数民族，9=不详
文化程度：1=文盲，2=半文盲，3=小学，4=初中，5=高中或中专，6=大专，7=大学，8=大学以上，9=不详
户别：1.城镇　2.农村
初次发病时间：＿＿＿＿年＿＿＿＿月＿＿＿＿日
是否已进行抗精神病药物治疗：1 否　2 是，首次抗精神病药治疗时间：＿＿＿＿年＿＿＿月＿＿＿日
送诊主体（可多选）：1. 家属　2. 所在机构　3. 公安机关　4. 患者本人　5. 其他＿＿＿＿＿

续表

确诊医院：_____ 确诊日期：_____年_____月_____日

疾病名称：_____ ICD-10 编码：_____

危险行为：1. 已发生危害他人安全的行为 2. 存在危害他人安全的危险 3. 已发生自杀自伤行为

4. 存在自杀自伤的危险 5. 无上述危险行为或风险

危险性评估分级：_____级

知情同意：

1＝同意参加社区服务管理，

2＝不同意参加社区服务管理，但同意定期前往精神科门诊复诊

3＝不同意参加社区服务管理，也不同意前往精神科门诊复诊

填卡医师：_____ 填卡日期：_____年_____月_____日

报告单位及科室：_____ 联系电话：_____

填表说明：

1. 符合精神分裂症、分裂情感性障碍、偏执性精神病、双相（情感）障碍、癫痫所致精神障碍、精神发育迟滞（伴发精神障碍）等 6 种严重精神障碍诊断的确诊患者在首次确诊或更改诊断时由责任报告单位填写此表。

2. 卡片编号：由责任报告单位根据报告顺序自行填写。

3. 患者信息完整性：根据患者入院时提供的信息完整情况区分，信息不完整的患者指实际情况中确实无法获得患者详细信息，例如流浪患者，填写能够获得信息的条目。信息完整的患者，此报告卡上所有条目均为必填项。

4. 初次发病时间：患者首次出现精神症状的时间。

5. 危险性评估分级：

0 级：无符合以下 1~5 级中的任何行为。

1 级：口头威胁，喊叫，但没有打砸行为。

2 级：打砸行为，局限在家里，针对财物，能被劝说制止。

3 级：明显打砸行为，不分场合，针对财物，不能接受劝说而停止。

4 级：持续的打砸行为，不分场合，针对财物或人，不能接受劝说而停止（包括自伤、自杀）。

5 级：持械针对人的任何暴力行为，或者纵火、爆炸等行为，无论在家里还是公共场合。

表 6-6 严重精神障碍患者出院信息单

卡片编号：_____

患者姓名		性别	1. 男 2. 女	出生日期	_____年_____月_____日
身份证号	_____				
联系人姓名		联系电话		民族	
户籍地	省（自治区、直辖市） 市（地、州、盟） 县（市、区、旗） 乡（镇、街道） 村（居委会） 详至门牌号）				
现住址	省（自治区、直辖市） 市（地、州、盟） 县（市、区、旗） 乡（镇、街道） 村（居委会） 详至门牌号）				
初次发病时间	_____年_____月_____日				
入院日期	_____年_____月_____日		出院日期	_____年_____月_____日	

既往治疗情况	门诊	1. 未治 2. 间断门诊治疗 3. 连续门诊治疗		
	住院	曾住精神专科医院/综合医院精神科_____次(含此次住院)		
病案号	门诊:_____		住院:_____	
出院诊断		确诊日期	_____年_____月_____日	

危险行为:1. 已发生危害他人安全的行为 2. 存在危害他人安全的危险 3. 已发生自杀自伤行为
　　　　　4. 存在自杀自伤的危险 5. 无上述危险行为或风险危险性评估分级:_____级

住院用药	药物1:	用法:早　　mg;中　　mg;晚　　mg
	药物2:	用法:早　　mg;中　　mg;晚　　mg
	药物3:	用法:早　　mg;中　　mg;晚　　mg
住院疗效	1. 痊愈 2. 好转 3. 无变化 4. 加重	

下一步治疗方案及康复建议:

药物治疗	药物1:	用法:早　　mg;中　　mg;晚　　mg
	药物2:	用法:早　　mg;中　　mg;晚　　mg
	药物3:	用法:早　　mg;中　　mg;晚　　mg
康复措施	1. 生活劳动能力训练 2. 职业训练 3. 学习能力训练 4. 社会交往训练 5. 其他____	
其他注意事项		

经治医师(签字):_____ 联系电话:_____ 医院名称:_____ 签字日期:____年____月____日

填表说明:

1. 符合精神分裂症、分裂情感性障碍、偏执性精神病、双相(情感)障碍、癫痫所致精神障碍、精神发育迟滞(伴发精神障碍)等6种严重精神障碍诊断的确诊患者以及符合《精神卫生法》第三十条第二款第二项的患者,每次出院时由责任报告单位填写此表。

2. 卡片编号:与该患者《严重精神障碍患者报告卡》的卡片编号一致。

3. 初次发病时间:患者首次出现精神症状的时间。

4. 既往治疗情况:根据患者接受的门诊和住院治疗情况填写。

5. 危险性评估分级:

0级:无符合以下1~5级中的任何行为。

1级:口头威胁,喊叫,但没有打砸行为。

2级:打砸行为,局限在家里,针对财物,能被劝说制止。

3级:明显打砸行为,不分场合,针对财物,不能接受劝说而停止。

4级:持续的打砸行为,不分场合,针对财物或人,不能接受劝说而停止(包括自伤、自杀)。

5级:持械针对人的任何暴力行为,或者纵火、爆炸等行为,无论在家里还是公共场合。

6. 填写用药情况时,如空间不够可加页说明。

7. 其他注意事项:如填写某药物过敏,需要注意的重要躯体情况等。

　　精神卫生专业机构应主动向患者本人和监护人告知社区精神卫生服务内容、权益和义务等,征求患者本人和(或)监护人意见并签署《严重精神障碍社区管理治疗服务知情同意书》(表6-7)。

　　(2)基层医疗卫生机构:基层医疗卫生机构在接到《严重精神障碍患者报告卡》《严重精神障碍患者出院信息单》后的5个工作日内接收。对本辖区患者,及时建立或补充居民个人

表 6-7　参加严重精神障碍管理治疗服务知情同意书

患者姓名:_____ 性别:_____ 出生年月(公历):_____年_____月_____日

现住址:_____省(自治区、直辖市)_____市(地、州、盟)_____县(市、区、旗)

_____街道(乡、镇)_____社区(村)_____号诊断:_____

知情同意书签字人姓名:_____与患者关系:患者本人　　　监护人　　　亲属

知情同意书签字人现住址:_____省(自治区、直辖市)_____市(地、州、盟)_____

县(市、区、旗)_____街道(乡、镇)_____社区(村)_____号

联系电话:_____

本人(代表患者)同意下列事项:

1. 为有利于今后得到连续性的治疗和康复,同意接受居住地的严重精神障碍管理治疗服务,并接受社区卫生服务中心和社区卫生服务站(或者乡镇卫生院和村卫生室)的随访和康复指导。

2. 同意由社区卫生服务中心和社区卫生服务站(或者乡镇卫生院和村卫生室)收集相关信息,并录入相关信息管理系统。同意医院将住院期间诊疗情况、治疗方案及在社区/乡镇康复措施建议等事项,以《严重精神障碍患者出院信息单》的书面形式,转至居住地的精神卫生中心以及社区卫生服务中心和社区卫生服务站(或者乡镇卫生院和村卫生室)。

3. 患者登记加入严重精神障碍管理治疗服务,有权接受居住地精神卫生中心以及社区卫生服务中心和社区卫生服务站(或者乡镇卫生院和村卫生室)的随访和康复指导。

4. 患者登记加入严重精神障碍管理治疗服务,其个人信息以及有关严重精神障碍的治疗、康复、随访等信息将受到隐私保护,所有信息只用于提供服务。

以上《参加严重精神障碍管理治疗服务知情同意书》内容,本人已仔细阅读并理解,获得了充分的知情同意权。为此,本人自愿做出以下选择,并签字。

(　　)同意参加社区服务管理

(　　)不同意参加社区服务管理,但同意定期前往精神科门诊复诊

(　　)不同意参加社区服务管理,也不同意前往精神科门诊复诊

签字人(签名):_____　　签字时间:_____年_____月_____日

健康档案-个人基本信息表和严重精神障碍患者个人信息补充表,10 个工作日内录入信息系统。对于住址不明确或有误的患者,5 个工作日内联系辖区派出所民警协助查找,仍无法明确住址者将信息转至县级精防机构。

(3)县级精防机构:县级精防机构在接到《严重精神障碍患者报告卡》《严重精神障碍患者出院信息单》后的 5 个工作日内接收。10 个工作日内落实患者现住址,并将信息转至患者所属基层医疗卫生机构。必要时请县级公安机关协助,仍无法明确住址者将信息转至上级精防机构及公安部门。

(4)其他情况:暂不具备网络直报条件的责任报告单位,可由所在地的县级精防机构代报。若网络、信息系统故障,无法通过信息系统完成信息流转时,应通过传真、快递等方式在规定时限内完成患者信息流转,精神卫生专业机构、基层医疗卫生机构、县级精防机构记录纸质档案转出及接收时间。待网络、信息系统恢复正常时及时完成信息补报。

(二)随访管理与指导

与国家基本公共卫生服务项目中的严重精神障碍患者管理服务工作相结合,由基层医疗卫生机构精神疾病防治人员在精神科医师的指导下,对辖区内有固定居所并连续居住半年以上的患者开展随访服务。鼓励有条件的精神卫生专业机构,承担辖区患者社区随访服务。

1. 知情同意 对已建档患者,精神疾病防治人员应向患者本人和监护人宣传参与严重精神障碍管理治疗服务的益处,讲解服务内容、患者及家属的权益和义务等,征求患者本人和(或)监护人意见并签署参加严重精神障碍管理治疗服务知情同意书。对于同意参加社区服务管理者,由精神疾病防治人员定期开展随访服务。对于不同意参加社区服务管理的患者,精神疾病防治人员应报告关爱帮扶小组给予重点关注并记录;关爱帮扶小组应对患者信息予以保密。

精神疾病防治人员和(或)精神疾病防治人员精神疾病防治人员符合《中华人民共和国精神卫生法》第三十条第二款第二项情形的患者,告知后直接纳入社区管理。首次随访及病情需要时,由精神疾病防治人员与村(居)民委员会成员、民警等关爱帮扶小组成员共同进行,并充分告知患者本人和监护人关于严重精神障碍管理治疗服务的内容、权益和义务等。

2. 随访形式 随访形式包括面访(预约患者到门诊就诊、家庭访视等)和电话随访。精神疾病防治人员应综合评估患者病情、社会功能、家庭监护能力等情况,选择随访形式时原则上要求当面随访患者本人。随访要在安全地点进行,注意保护自身安全,同时注意随访时的方式方法,保护患者及家庭隐私。

3. 随访内容 包括危险性评估、精神症状、服药情况、药物不良反应、社会功能、康复措施、躯体情况、生活事件等。随访结束后及时填写《严重精神障碍患者随访服务记录表》,并于10个工作日内录入信息系统。

基层医疗卫生机构应按照国家有关要求,每年对患者进行1~2次健康体检,必要时增加体检次数。

4. 不同类别患者随访要求 根据患者危险性评估分级、社会功能状况、精神症状评估、自知力判断,以及患者是否存在药物不良反应或躯体疾病情况对患者开展分类干预,依病情变化及时调整随访周期。

(1)病情稳定患者

要求:继续执行精神卫生专业机构制订的治疗方案,3个月时随访。

(2)病情基本稳定患者

要求:首先了解患者是否按医嘱规律服药,有无停药、断药现象。其次判断是病情波动或药物疗效不佳,还是伴有药物不良反应或躯体症状恶化,精神疾病防治人员应联系精神科医师,在其指导下分别采取在规定剂量范围内调整现用药物剂量和查找原因对症治疗的措施,2周时随访,若处理后病情趋于稳定者,可维持目前治疗方案,3个月时随访;未达到稳定者,应建议其到精神卫生专业机构复诊或请精神科医师到基层医疗卫生机构面访患者,对精神疾病防治人员提供技术指导,并调整治疗方案,1个月时随访。

(3)病情不稳定患者

要求:精神疾病防治人员在做好自我防护的前提下,对患者紧急处理后立即转诊到精神卫生专业机构。必要时报告当地公安机关和关爱帮扶小组,2周内随访了解其治疗情况。对于未能住院或转诊的患者,联系精神科医师进行应急医疗处置,并在村(居)民委员会成员、民警的共同协助下,至少每2周随访1次。

如患者既往有暴力史、滥用酒精或药物、被害妄想、威胁过他人、表达过伤害他人的想法、有反社会行为、情绪明显不稳或处在重大压力之下等情况,精神疾病防治人员人员应在村(居)民委员会成员、民警的共同协助下,开展联合随访,并增加随访频次。

5. 失访患者判定及处理　失访患者包括走失患者,因迁居他处、外出打工等不知去向的患者,家属拒绝告知信息的患者,正常随访时连续 3 次未随访到的患者(根据不同类别患者的随访要求,在规定时间范围内通过面访或电话随访未随访到患者或家属,2 周内应再进行 1 次随访,超过 1 个月的时间内连续 3 次随访均未随访到)。

对失访患者,精神疾病防治人员应立即书面报告综治、公安等综合管理小组协助查找,同时报告上级精神疾病防治人员机构,并在严重精神障碍患者随访服务记录表(表 6-8)中记录上报。在得知危险性评估 3 级以上和病情不稳定患者离开属地时,精神疾病防治人员应立刻通知公安机关并报告上级精神疾病防治机构。

表 6-8　严重精神障碍患者随访服务记录表

姓名:＿＿＿＿＿＿＿＿　　　　　　　　　　　　　编号□□□-□□□□□

随访日期	＿＿＿＿＿年＿＿月＿＿日	
本次随访形式	1. 门诊　2. 家庭访视　3. 电话	□
若失访,原因	1. 外出打工　2. 迁居他处　3. 走失　4. 连续 3 次未访到　5. 其他	□
如死亡,日期和原因	**死亡日期**　＿＿＿＿＿年＿＿＿＿月＿＿＿＿日	
	死亡原因　1. 躯体疾病①传染病和寄生虫病　②肿瘤　③心脏病　④脑血管病　⑤呼吸系统疾病　⑥消化系统疾病　⑦其他疾病　⑧不详	□
	2. 自杀　3. 他杀　4. 意外　5. 精神疾病相关并发症　6. 其他	□
危险性评估	0.0 级　1.1 级　2.2 级　3.3 级　4.4 级　5.5 级	□
目前症状	1. 幻觉　2. 交流困难　3. 猜疑　4. 喜怒无常　5. 行为怪异　6. 兴奋话多　7. 伤人毁物　8. 悲观厌世　9. 无故外走　10. 自语自笑　11. 孤僻懒散　12.其他 □/□/□/□/□/□/□/□/□/□/□/□	
自知力	1. 自知力完全　2. 自知力不全　3. 自知力缺失	□
睡眠情况	1. 良好　2. 一般　3. 较差	□
饮食情况	1. 良好　2. 一般　3. 较差	□
社会功能情况	个人生活料理　1. 良好　2. 一般　3. 较差	□
	家务劳动　1. 良好　2. 一般　3. 较差	□
	生产劳动及工作　1. 良好　2. 一般　3. 较差　9. 此项不适用	□
	学习能力　1. 良好　2. 一般　3. 较差	□
	社会人际交往　1. 良好　2. 一般　3. 较差	□
危险行为	1. 轻度滋事＿＿＿＿次　2. 肇事＿＿＿＿次　3. 肇祸＿＿＿＿次　4. 其他危害行为＿＿＿＿次　5. 自伤＿＿＿＿次　6. 自杀未遂＿＿＿＿次　7. 无	□
两次随访期间关锁情况	1. 无关锁　2. 关锁　3. 关锁已解除	□
两次随访期间住院情况	0. 未住院　1. 目前正在住院　2. 曾住院,现未住院 末次出院时间:＿＿＿＿年＿＿＿＿月＿＿＿＿日	□
实验室检查	1. 无　2. 有＿＿＿＿＿＿	□

续表

用药依从性	1. 按医嘱规律用药　2. 间断用药　3. 不用药　4. 医嘱勿需用药			☐
药物不良反应	1. 无　2. 有_____　9. 此项不适用			☐
治疗效果	1. 痊愈　2. 好转　3. 无变化　4. 加重　9. 此项不适用			☐
是否转诊	1. 否　2. 是 转诊原因: 转诊至机构及科室:			☐
用药情况	药物1:	用法:每日(月)　　　次	每次剂量　　　mg	
	药物2:	用法:每日(月)　　　次	每次剂量　　　mg	
	药物3:	用法:每日(月)　　　次	每次剂量　　　mg	
用药指导	药物1:	用法:每日(月)　　　次	每次剂量　　　mg	
	药物2:	用法:每日(月)　　　次	每次剂量　　　mg	
	药物3:	用法:每日(月)　　　次	每次剂量　　　mg	
康复措施	1. 生活劳动能力　2. 职业训练　3. 学习能力　4. 社会交往　5. 其他			☐/☐/☐/☐
本次随访分类	1. 不稳定　2. 基本稳定　3. 稳定			☐
下次随访日期	_____年_____月_____日	随访医生签名		

填表说明:

1. 目前症状:填写从上次随访到本次随访期间发生的情况。

2. 自知力:是患者对其自身精神状态的认识能力。

自知力完全:患者精神症状消失,真正认识到自己有病,能透彻认识到哪些是病态表现,并认为需要治疗。

自知力不全:患者承认有病,但缺乏正确认识和分析自己病态表现的能力。

自知力缺失:患者否认自己有病。

3. 危险行为:填写从上次随访到本次随访期间发生的情况。若未发生过,填写"0";若发生过,填写相应的次数。

4. 实验室检查:记录从上次随访到此次随访期间的实验室检查结果,包括在上级医院或其他医院的检查。

5. 用药依从性:"规律"为按医嘱用药,"间断"为未按医嘱用药,用药频次或数量不足;"不用药"即为医生开了处方,但患者未使用此药;"医嘱无须用药"为医生认为不需要用药。

6. 药物不良反应:如果患者服用的药物有明显的药物不良反应,应具体描述哪种药物,以及何种不良反应。

7. 本次随访分类:根据从上次随访到此次随访期间患者的总体情况进行选择。

8. 是否转诊:根据患者此次随访的情况,确定是否要转诊,若给出患者转诊建议,填写转诊医院的具体名称。

9. 用药情况:填写患者实际使用的抗精神病药物名称、用法和用量。

10. 用药指导:根据患者的总体情况,填写医生开具的患者需要使用的抗精神病药物名称、用法和用量。

11. 康复措施:根据患者此次随访的情况,给出应采取的康复措施,可以多选。

12. 下次随访日期:根据患者的情况确定下次随访时间,并告知患者和家属。

补充说明:

1. 目前症状

(1)幻觉:在客观现实中并不存在某种事物的情况下,病人却感知有它的存在。如无人在现场时,病人听到有责骂他的声音。

(2)交流困难:指交谈的正常流畅性下降,伴有淡漠,缺乏意志,或认知缺损。

(3)猜疑:指不现实或夸大的被害观念,表现在不信任态度,多疑的高度戒备,防范他人或是认为他人对其有伤害的非常明显的想法。

（4）喜怒无常：情绪的相对稳定性差，因一点小事而喜怒；或是认知过程与情感活动之间丧失一致性，如听到某个能引起一般人感到悲痛的事件时却表现得非常愉快。

（5）行为怪异：指不自然的动作或姿势，以笨拙、夸张、紊乱或古怪表现为特征。

（6）兴奋话多：兴奋指活动过度，表现在动作行为加速，对刺激的反应增强，高度警觉或过度的情绪不稳。话多指言语量增多，常伴有说话快，声调高。

（7）伤人毁物：对他人进行人身攻击，或是毁坏公私财物。

（8）悲观厌世：情绪低沉，整日忧心忡忡，愁眉不展，唉声叹气，重则忧郁沮丧，以致生趣索然，出现自杀观念或自杀行为。

（9）无故外走：未告知家人、没有原因、没有目的的离家出走。

（10）自语自笑：独自一人时说话，像是与人在交谈，无故哭笑。

（11）孤僻懒散：孤僻指因被动、淡漠、缺乏精力或意志力使社会交往的兴趣和主动性下降。懒散指对于一切都懒于料理，常独处一隅，整日呆坐不动或卧床不起，平时行动缓慢，严重时对于日常生活也不能自理。

2. 社会功能情况：依据对知情人的询问和随访者的观察进行评定。良好指自己完全有能力完成；一般指有些困难，需要在他人帮助下自主完成；较差指自己无法完成，需要他人替代完成。

（1）个人生活料理良好：指能够保持个人身体、衣饰、住处的整洁，大小便习惯，进食等；一般：生活自理差；较差：生活不能自理，影响自己和他人。

（2）家务劳动　良好：指能够正常完成应承担的家务劳动；一般：指家务劳动的数量不足和/或质量差；较差：几乎不承担家务劳动。

（3）生产劳动及工作　良好：指有工作和职业活动的能力、质量和效率，遵守纪律和规章制度，努力完成生产任务，在工作中与他人合作等，能够发展新的兴趣或计划；一般：水平明显下降，出现问题或需减轻工作，对进步和未来不关心；较差：无法工作，或在工作中发生严重问题，完全不关心进步和未来，没有主动性，对未来不考虑；此项不适用：指不是因为工作能力问题，而是其他特殊原因而不需劳动或工作。

（4）学习能力不限于在校学生的学习能力。良好：指有学习新事物和参与相关活动的能力、成绩和效率，在学习环境中与他人友好的相处等，了解和关心单位、周围、当地和全国的重要消息和新闻；一般：学习能力、成绩和效率明显下降，出现问题，不大关心周围和时事；较差：无法正常学习，以至于对新事物的了解显著不足，完全不问不闻周围和时事。

（5）社会人际交往良好：能够得体、主动地和他人交往。能够参与家庭及社会的活动；一般：确有回避他人的情况，经说服仍可克服，不主动参加某些应该且可能参加的；较差：严重退缩，不参加任何家庭或社会活动。

3. 用药依从性：指精神科治疗药物的使用情况。

4. 本次随访分类：根据从上次随访到此次随访期间患者的总体情况进行选择。精神发育迟滞伴发精神障碍患者的随访分类主要依据危险性评估、精神症状、药物不良反应和躯体疾病等。

（1）病情稳定：指危险性评估为 0 级，且精神症状基本消失，自知力基本恢复，社会功能处于一般或良好，无严重药物不良反应，无严重躯体疾病或躯体疾病稳定，无其他异常的患者。症状基本消失指没有精神症状，或残留个别症状且长期稳定、严重程度轻，不影响患者的生活；自知力基本恢复包括自知力完全或自知力不全；社会功能处于一般或良好指社会功能 5 个方面功能都没有选择较差这一项。

（2）病情基本稳定：指危险性为 1～2 级或精神症状、自知力、社会功能状况至少有一方面较差的患者。精神症状较差指精神症状对患者生活有一定的影响；自知力较差指自知力缺失；社会功能状况较差指个人生活料理、家务劳动两个方面中任一项评为较差或生产劳动及工作、学习能力、社会人际交往中有 2 项及以上评为较差。

（3）病情不稳定：指危险性为 3～5 级，或精神病症状明显、自知力缺乏、有严重药物不良反应或严重躯体疾病的患者。精神病症状明显指精神症状明显严重影响患者的生活。自知力缺乏指自知力缺失。

6. 随访常见问题及处置　对首次随访和出院患者，应在获取知情同意或获得医院转介信息后的 10 个工作日内进行面访。所有患者每半年至少面访一次。电话随访时，要按照随访服务记录表要求，向患者或家属详细了解患者精神症状、服药依从性、不良反应、躯体情况、危险行为、病情是否稳定等情况，如发现患者病情有波动时要尽早面访，并请精神科医师给予技术指导。

精神疾病防治人员要定期与村（居）民委员会成员、综治网格员、派出所民警等关爱帮扶小组成员交换信息,并做好工作记录,特殊情况时随时交换信息。对于有暴力风险、家庭监护能力弱或无监护、病情反复、不配合治疗等情况的患者,应书面报告关爱帮扶小组。属于公安机关列管对象,或既往有严重伤害行为、自杀行为等情况的患者,精神疾病防治人员需与民警共同随访。乡镇卫生院(社区卫生服务中心)精神疾病防治人员要及时汇总辖区严重精神障碍患者管理信息,并填写乡镇(街道)患者管理信息交换表,在召开精神卫生综合管理小组例会时与相关部门人员交换信息,并共同签字盖章。

对于不同意接受社区管理或无正当理由半年以上未接受面访的患者,精神疾病防治人员应报告关爱帮扶小组,协同宣传有关政策和服务内容,并加强社区关注和监护。

对于精神病性症状持续存在或不服药、间断服药的患者,精神疾病防治人员应请精神科医师共同对患者进行当面随访,必要时调整治疗方案,开展相应的健康教育,宣传坚持服药对于患者病情稳定、恢复健康和社会功能的重要性。

对于家庭贫困、无监护或弱监护的患者,在常规随访的基础上,关爱帮扶小组应每半年至少共同随访 1 次,了解患者在治疗、监护、生活等方面困难及需求,协调当地相关部门帮助患者及家属解决问题。对近期遭遇重大创伤事件的患者,关爱帮扶小组应尽快共同随访。必要时可请精神科医师或心理健康服务人员帮助。

对于病情稳定、社会就业、家庭监护有力、自知力较好的患者,患者和家属不接受入户访问的,精神疾病防治人员要以保护患者隐私、不干扰其正常工作和生活为原则,可预约患者到门诊随访或采用电话随访。

对于迁居他处、外出务工等不在辖区内生活且知晓去向的患者,精神疾病防治人员应通过信息系统将患者信息流转至患者现居住地基层医疗卫生机构。患者现居住地基层医疗卫生机构应及时接受患者信息,并按照有关规定对患者进行随访管理。在患者信息未被接收前,患者原居住地基层医疗卫生机构精神疾病防治人员应继续电话随访,并与现居住地精神疾病防治人员定期沟通。

7. 对口帮扶与双向转诊　省级、市级、县级卫生计生行政部门要统筹协调精神卫生专业机构和基层医疗卫生机构建立对口帮扶制度、双向转诊制度,精神科医师与基层精神疾病防治人员建立点对点技术指导。

精神卫生专业机构每季度对帮扶的基层医疗卫生机构开展技术指导和培训,实行精神科医师与精神疾病防治人员结对指导、技术指导和培训。内容包括:辖区居民精神卫生科普知识讲座,患者症状识别及诊断,治疗药物调整,药物不良反应识别及处理,病情不稳定患者随访,患者个人信息补充表、随访服务记录表填写及检查和指导等。精神科医师应至少每季度与对口帮扶地区的精神疾病防治人员召开座谈会,由精神疾病防治人员分别介绍其随访患者情况,精神科医师给予指导,并共同面访重点患者。有条件地区可每月开展 1 次。

精神疾病防治人员随访发现病情不稳定或经社区初步处理无效需要转诊的患者,经患者或监护人同意后,填写社区至医院的转诊单提交至精神卫生专业机构,精神卫生专业机构应开通绿色通道优先收治基层医疗卫生机构转诊的患者。患者病情稳定后,精神科医师应填写医院至社区的转诊单,转回患者所在的基层医疗卫生机构。

（三）应急处置

应急处置包括对有伤害自身、危害他人安全的行为或危险的疑似或确诊精神障碍患者,病情复发、急性或严重药物不良反应的精神障碍患者的紧急处置。

各地卫生计生行政部门要协调相关部门建立由精神疾病防治人员、民警、村（居）民委员会成员、综治网格员等关爱帮扶小组成员和精神科医师、护士等组成的应急处置队伍，组织危险行为防范措施等相关培训，定期开展演练。患者家属或监护人也应参与应急处置。

承担应急处置任务的精神卫生专业机构应建立绿色通道，接收需紧急住院或门急诊留观的应急处置患者；设立 24 小时有人值守的应急处置专用电话，实行 24 小时轮班；配备快速起效药物、约束带等应急处置工具包。参加应急处置的精神卫生专业人员应为具有丰富临床经验的精神科执业医师和注册护士。

1. 应急处置工作流程

（1）伤害自身行为或危险的处置：包括有明显的自杀观念，或既往有自杀行为者，可能出现自伤或自杀行为者；已经出现自伤或者自杀行为，对自身造成伤害者。

获知患者出现上述行为之一时，精神疾病防治人员应立即协助家属联系公安机关、村（居）民委员会及上级精神卫生专业机构，由家属和（或）民警协助将患者送至精神卫生专业机构或有抢救能力的医院进行紧急处置，如系服药自杀，应将药瓶等线索资料一同带至医院，协助判断所用药物名称及剂量。

（2）危害公共安全或他人安全的行为或危险的处置：发现患者有危害公共安全或他人安全的行为或危险时，精神疾病防治人员或其他相关人员应立刻通知公安民警，并协助其进行处置。精神疾病防治人员应及时联系上级精神卫生专业机构开放绿色通道，协助民警、家属或监护人将患者送至精神卫生专业机构门急诊留观或住院。必要时精神卫生专业机构可派出精神科医师和护士前往现场进行快速药物干预等应急医疗处置。

（3）病情复发且精神状况明显恶化的处置：得知患者病情复发且精神状况明显恶化时，精神疾病防治人员在进行言语安抚等一般处置的同时，应立即联系上级精神卫生专业机构进行现场医疗处置。必要时，协助家属或监护人将患者送至精神卫生专业机构门急诊留观或住院。

（4）与精神疾病药物相关的急性不良反应的处置：发现患者出现急性或严重药物不良反应时，精神疾病防治人员应及时联系上级精神卫生专业机构的精神科医师，在精神科医师指导下进行相关处置或转诊至精神卫生专业机构进行处置。

2. 常用处置措施

（1）心理危机干预：根据现场情形判断现场人员的安全性，如果现场人员安全没有保障时，应退至安全地带尽快寻求其他人员的帮助。处置时应与患者保持一定的距离，观察好安全撤离路线。使用安抚性言语，缓解患者紧张、恐惧和愤怒情绪；避免给患者过度的刺激，尊重、认可患者的感受；同时对现场其他人的焦虑、紧张、恐惧情绪给予必要的安慰性疏导。

（2）保护性约束：保护性约束是为及时控制和制止危害行为发生或者升级，而对患者实施的保护性措施。经家属或监护人同意，协助民警使用有效的保护性约束手段对患者进行约束，对其所持危险物品及时全部搜缴、登记、暂存，将患者限制于相对安全的场所。

（3）快速药物干预：根据病情精神科医师可采用以下药物进行紧急干预：①氟哌啶醇肌内注射，可联合异丙嗪注射，必要时可重复使用；②氯硝西泮肌内注射，必要时可考虑重复使用；③齐拉西酮注射；④奥氮平口崩片口服。用药后，注意观察药物不良反应。

（4）急性药物不良反应对症处理：见抗精神病药物和心境稳定剂不良反应及处理。

3. 处置记录　对患者实施应急处置前或应急处置过程中，参加处置人员应与患者家属或监护人签署《严重精神障碍应急处置知情同意书》（表6-9）。患者家属或监护人无法及时赶到现场时，应由现场履行公务的民警或其他工作人员签字证实。

表 6-9　严重精神障碍应急处置知情同意书

接受应急处置人员姓名：_____　性别：_____　年龄：_____　　　现住址：_____省（自治区、直辖市）_____市（地、州、盟）_____县（市、区）_____街道　　（乡、镇）_____社区（村）_____号

应急处置单位（全称）：_____

1. 根据目前所掌握的资料，现对患者提出如下意见（在相应处填写或划"√"）：

①该人员为（疾病名称）_____疾病的（患者　疑似患者），由于（已经　可能）出现（自伤自杀行为　危害公共安全或他人行为精神状况明显恶化　严重或急性药物不良反应　　其他　　　），（已经　将给）本人或他人的身体、财物造成损失，需要通过应急措施予以制止或避免。

②根据现场情况判断，必须立即对该人员采取（现场临时性应急处置　精神卫生专业　机构治疗）措施。一旦病情得到控制，对本人或他人的危险基本消除，这种措施将予以解除。

2. 以上意见送达情况（在相应处填写或划"√"）：

①已送达该人员的（监护人　　　家属）；

②不能立即送达该人员监护人/家属（注明原因：_____），由公安机关现场执行公务的人员签字证实。

监护人（家属）意见：_____　监护人（家属）签名：_____

联系电话：_____　时间：_____年_____月_____日_____时

告知人：_____　单位：_____

联系电话：_____　时间：_____年_____月_____日_____时

参与现场处理的公安机关名称（全称）_____　公安机关公务人员签字：_____

警号：_____　联系电话：_____　时间：_____年_____月_____日_____时

执行应急处置任务的精神疾病防治人员或精神卫生专业人员，应在应急处置完成后24小时内填写《严重精神障碍应急处置记录单》（表6-10）一式三份。其中，一份交本级精防机构，一份留存基层医疗卫生机构，一份留应急医疗处置机构。

表 6-10　严重精神障碍应急处置记录单

应急处置单位：_____

姓名	性别	年龄	身份证号
第一处置地点			
报告人		报告时间	
报告途径		报告人身份（划√）	监护人　亲属　目击者　警察 社区管理者　其他
处置开始时间		处置结束时间	

续表

现场情况简要描述（包括患者当时的表现、人员财产损失、大致处置过程等情况）	
处置人员	精神病防治人员：_____　精神科医师：_____　精神科护士：_____ 公安机关名称：_____　签字人：_____
处置缘由（划"√"）	①自伤自杀行为　②存在自杀自伤行为的危险　③危害公共安全或他人安全的行为　④存在危害公共安全或他人安全的危险　⑤病情复发,精神状况明显恶化　⑥急性或严重药物不良反应　⑦其他：
主要处置措施（划"√"）	①现场临时性处置　②精神科门诊/急诊留观　③精神科紧急住院　④会诊 ⑤其他：_____
诊断	①确定诊断：_____ ②疑似诊断：_____
处置效果	①有效　②部分有效　③无效
接受处置人员类别	①当地常住,已经纳入管理 ②当地常住,未纳入管理 ③非本地常住居民

填表人：_____　　填表时间：_____年_____月_____日

基层医疗卫生机构对已纳入管理的患者应在 5 个工作日内通过信息系统上报。对未纳入管理的患者,在确诊后的 5 个工作日内登记建档录入信息系统。符合《中华人民共和国精神卫生法》第三十条第二款第二项情形的患者直接纳入社区管理,其他患者在征得本人和（或）监护人同意后纳入社区管理。

（四）精神康复

精神康复是改善精神障碍患者社会功能,帮助患者回归家庭和社会的重要环节,包括院内康复和社区康复。院内康复由精神卫生专业机构承担,精神科医师对患者进行药物治疗同时应制订康复计划。社区康复由民政、残联等设立的社区康复机构（如日间康复中心、中途宿舍、职业康复机构等）承担,两者应有机衔接。

康复服务人员与患者及家属共同制订个体化康复计划,开展康复技能训练。对住院患者,以帮助其正确认识疾病,学会按时服药和提高个人生活自理能力为主。对居家患者开展服药、生活技能、社交技能等方面的康复训练,同时指导患者家属协助患者进行相关康复训练,进一步提高患者服药依从性、复发先兆识别能力,逐步具备生活、社交和职业技能,改善患者生活质量,促进其回归社会。具备条件的地区,可建立患者个案管理团队,针对患者情况进行个案管理。

康复服务内容包括:服药训练、复发先兆识别、躯体管理训练、生活技能训练、社交能力训练、职业康复训练等。具体操作详见第七章。

1. 服药训练　目的是教育患者正确认识疾病,养成遵照医嘱按时服药的习惯。培训内容包括药物治疗重要性和严重药物不良反应的识别,熟悉所服的药物名称、剂量,了解药物不良反应及向医师求助的方法。住院患者应在医护人员指导下进行模拟训练,学会自觉遵医嘱按时服药。居家患者应在社区精神疾病防治人员指导和家属帮助下开展服药训练，逐步提高服药依从性，能按时复诊和取药，坚持按医嘱服药。

2. 复发先兆识别　目的是预防复发。由医护人员和社区精神疾病防治人员通过组织专题讲座、一对一指导等形式开展。内容包括帮助患者和家属掌握复发先兆表现，以及如何寻求帮助。如患者病情平稳后又出现失眠，食欲缺乏，烦躁不安，敏感多疑，遇小事易发脾气，不愿与人沟通，不愿按时服药，近期有重大应激事件导致患者难以应对等，患者和家属应及时与精神疾病防治人员联系，或尽早至精神卫生专业机构就诊。

3. 躯体管理训练　目的是采取针对性措施，提高躯体健康水平。严重精神障碍患者由于精神症状、药物不良反应等因素影响，存在活动减少、体能下降、体重增加、血糖血脂升高等问题。制订个体化的躯体管理计划，如对药物不良反应采取针对性干预措施，提升服药依从性；对超重患者制订训练计划，控制体重等。

4. 生活技能训练　目的是提高患者独立生活能力。包括个人生活能力和家庭生活技能。通过模拟训练与日常实践相结合的方式进行，家属应积极参与和督促患者实施。个人生活能力包括个人卫生、规律作息、女性患者月经料理、家务劳动、乘坐交通工具、购物等。家庭生活技能包括履行相应的家庭职责，如与家人一起吃饭、聊天、看电视，参与家庭事务的讨论，关心和支持家人等。

5. 社交能力训练　目的是提高患者主动与人交往及参加社会活动的能力。可通过角色扮演等模拟训练的方式，在社区康复机构或精神卫生专业机构中开展。包括主动问候，聊天，接打电话，遵守约会时间，合理安排闲暇时间，处理生活矛盾，学会如何面试等。

6. 职业康复训练　目的是提高患者的学习和劳动能力。包括工作适应性训练、职业技能训练等。住院患者以工作适应性训练为主。居家患者应在康复机构中以模拟形式进一步开展职业技能训练。有条件地区可继续在保护性和过渡性就业场所中开展有针对性的、循序渐进的实践训练。

（五）人员培训

1. 培训对象和目的

（1）各级政府和精神卫生相关部门的行政管理人员：通过开展多层次多部门培训，使其了解开展严重精神障碍管理治疗工作的目的、意义、工作内容、相关法律法规及政策等。

（2）各级专业机构和防治机构业务骨干：通过开展精神卫生专业知识和技能培训，使精神卫生专业机构和防治机构业务骨干具备指导下级工作人员的能力，形成分级指导的师资队伍。

（3）精神科执业（助理）医师、注册护士等精神卫生专业人员：通过开展培训、继续医学教育等，使其掌握严重精神障碍管理治疗相关法规、工作要求、工作程序和诊疗规定，以及全程服务所需的治疗、康复、评估和健康教育技术。

（4）基层医疗卫生机构人员：由卫生计生部门组织培训，使其掌握必要的严重精神障碍管理治疗、康复、家属教育、社区宣传、大众健康教育等知识和技能、相关工作要求和规定，能够开展乡镇（街道）管理。

（5）基层多部门人员：由精神卫生工作领导小组组织开展包括村（居）民委员会、综治、公安、民政、残联等综合管理小组/关爱帮扶小组成员以及社会工作者、志愿者等社区其他相关人员的培训，使其了解严重精神障碍管理治疗工作的目的和意义，掌握必要基本技能，主动配合、协助开展工作。

2. 培训内容　包括严重精神障碍管理治疗工作的法规、要求、管理规定、救治救助政策;社区精神卫生工作协调、培训组织管理及评估;精神症状识别、风险评估与自我保护技术、应急处置;患者规范化治疗、不良反应管理、长期治疗策略、疗效评估;随访管理技术、精神康复技术、家属支持技术、心理咨询技术及信息化管理;大众心理健康、精神障碍预防、大众宣传教育技术等。随着工作进展,培训内容可根据当地情况及需求进行调整。

（六）健康教育与宣传

通过开展多种形式的健康教育和科普宣传,提高大众尤其是重点人群对精神卫生、心理健康的重视程度,对精神障碍的识别能力和就医意识,普及"精神障碍可防可治"的知识与理念,营造接纳、理解和关爱精神障碍患者的社会氛围。具体详见本书第九章和第十章。

1. 大众健康宣传　各级卫生计生行政部门要组织协调医疗卫生机构、健康教育机构、媒体、其他有关部门及社会资源,充分利用传统媒体和各种新媒体(广播、电视、书刊、影视、动漫、公益广告、网站、微信、微博、手机客户端)开展多种形式的精神卫生宣传活动。普及《中华人民共和国精神卫生法》和精神卫生相关政策,增进公众对心理健康及精神卫生服务的了解;宣传心理健康和心理保健知识,提高自我心理调适能力。精神卫生专业机构要长期开展精神障碍防治知识宣教,并指导基层医疗卫生机构开展严重精神障碍防治知识的普及宣传,提高知晓率,促进社区常住及流动人口精神障碍的早期识别,及早诊治。

基层医疗卫生机构应与村(居)民委员会共同开展社区心理健康指导、精神卫生知识宣传教育活动,创建有益于居民身心健康的社区环境。积极倡导社区居民对严重精神障碍患者和家庭给予理解和关心,平等对待患者,促进社区和谐稳定。

2. 重点人群健康教育

(1)患者和家属健康教育:医疗机构可通过健康知识讲座、家属联谊会、义诊、现场宣传活动等多种形式对患者和家属开展健康教育。健康教育要贯穿于治疗随访服务中。精神卫生专业机构对首次确诊患者在进行临床治疗的同时应开具健康教育处方。基层医疗卫生机构可结合日常随访、康复活动、健康体检等开展,提高患者和家属对于严重精神障碍的应对能力、治疗依从性,降低患者及家属的病耻感,预防向慢性和残疾转化。

1)精神障碍知识宣传和护理教育:各级医疗机构要广泛开展精神障碍相关知识的科普宣传,如严重精神障碍的主要表现、常用药物知识等。教育患者和家属了解所患精神障碍的名称、主要症状、复发先兆识别和应对,所服药物名称、剂量、常见不良反应以及如何应对,体重管理,镇静催眠药物合理使用等。

2)意外事件预防:教育家属尽早发现患者自伤、自杀和危害公共安全及他人安全的企图,及时与社区精神疾病防治人员、民警、村(居)民委会成员等联系。精神发育迟滞伴发精神障碍者,要教育家属防止患者走失、自伤、被拐骗和受到性侵害;同时教育家属识别风险,自我保护等。癫痫所致精神障碍者,要教育家属防止癫痫发作时受伤致残。

3)救治救助信息宣传:广泛宣传严重精神障碍患者救治救助相关政策,各部门及相关组织关于患者医疗及生活救助的信息和申请渠道,提供社区康复机构及相关活动信息,发生各类应急事件时相应的帮助机构及联系方式。向患者及家属告知关爱帮扶小组成员的联系方式,教育家属在患者病情变化或遇到困难时及时向关爱帮扶小组求助。

(2)青少年健康教育:根据严重精神障碍多在青壮年发病的特点,精神卫生专业机构应配合学校开展有针对性宣传教育活动,提高青少年对心理健康核心知识和精神障碍早期症状的知晓率。

三、质量控制

(一)质控内容

患者信息的真实性和准确性,信息上报和流转是否及时和规范;精神疾病防治人员随访间隔和方式是否合理和规范,对患者危险性评估、病情分类判断、治疗及康复指导等是否恰当,对异常检查结果、药物不良反应处理是否及时;是否及时开展应急处置、记录是否完整等。

有无对口帮扶、双向转诊、培训和健康教育等相关工作制度和工作记录。核查精神卫生专业机构对基层医疗卫生机构点对点技术支持的频次、指导病例数等。双向转诊及时性,精神卫生专业机构是否开放绿色通道等。检查培训、健康教育的对象、频次、内容及效果等。

(二)质控方式和要求

质控方式包括信息系统质控和现场质控。

数据质控员通过信息系统每月随机抽查不少于30例患者信息,至少对1~2个反映辖区工作的指标进行数据质控。业务管理员每月通过系统核查用户和权限分配的规范性、用户活动及机构变化情况等。

医疗质管员协调相关人员,通过电话核实、面访患者、与基层人员共同入户等方式,每次现场查看不少于10名患者的健康档案及随访记录,并当面核查不少于5名患者。

第四节 社区严重精神障碍服务管理中的随访技巧

一、随访工作要求

1. 常用的随访方式包括面对面随访、电话随访。
2. 负责随访的工作人员应具备高度的责任心、同情心,衣着庄重大方。
3. 随访前应熟记随访表中各项内容。
4. 随访前,首先与监护人联系,介绍自己的身份,说明来意,征求监护人意见后采取适当的随访方式。
5. 随访过程中,熟练掌握沟通技巧,以社区健康指导员的身份与患者及家属进行交谈沟通,避免直击症状,保护隐私。
6. 随访过程中对随访重点信息做笔记本小记。
7. 对危险行为要准确记录发生的时间、地点、经过、后果。
8. 随访后及时录入患者变动的信息。

二、随访工作指导

(一)与患者接触沟通

有效的沟通可提高患者对治疗的依从性,有助于提高社区精神卫生工作者的临床技能和自信心,提高患者的满意度,并可以提高卫生资源的使用效益和改进卫生服务的质量。

1. 言语性沟通 指精神科专业性交谈。

(1)正式交谈:指事先通知患者,进行有目的、有计划的交谈。

(2)非正式交谈:指社区精神卫生工作者在日常与患者随便而自然的交谈,此时应让患者感到是闲聊,但是社区精神卫生工作者却可以从中了解到患者的真实想法和心理状态。

2. 非言语性沟通 在沟通时所发生的一切非言语形式的交流称为非言语性沟通,包括表情、姿势、动作、手势、触摸、音调、音量等。

3. 在与患者接触沟通前,应熟悉病情,全面了解患者的生理、心理、社会、文化等方面情况,如患者的年龄、职业、文化程度、兴趣爱好、个性特征、生活习惯、家庭经济状况及成员关系、学习或工作情况及与患者发病有关的心理紧张刺激事件等。

(1)工作学习中的问题:待业、无业;开始就业;高考失败;扣发奖金或罚款;突出的个人成就;晋升、提级;对现职工作不满意;工作学习中压力大;与上级关系紧张;与同事邻居不和;第一次远走他乡;生活规律重大变动;本人退休离休或未安排具体工作。

(2)社交与其他问题:恋爱或婚姻;恋爱失败、破裂;结婚;怀孕;流产;家庭增添新成员;与爱人父母不和;夫妻感情不好;因夫妻不和分居;性生活不满意或独身;因工作需要夫妻两地分居;配偶一方有外遇;夫妻重归于好;超指标生育;本人或配偶做绝育手术;配偶死亡;离婚;子女升学就业失败;子女管教困难;子女长期离家;父母不和;家庭经济困难;欠债;经济情况显著改善;家庭成员重病或重伤;家庭成员死亡;本人重病或重伤;住房紧张;被人误会、错怪、诬告、议论;介入民事法律纠纷;被拘留、受审;失窃、财产损失;意外惊吓、发生事故、自然灾害。

(二) 初次接触

访视的目的是与患者及其家属建立一种关系,通过访视了解患者的一般状况、治疗情况,随时动态观察患者病情的变化,评估治疗效果,为患者及其家庭提供治疗和康复指导及心理支持,促使患者更好地康复。

初次访视要让他们了解访视目的,以取得他们的理解和配合。由于患者没有确定医生想要干什么,为此常遭到拒绝。如果有可能,最好能事先进行沟通,可以通过电话、书信或者告知居委会人员,简单地介绍一下访视的目的并提示将拜访他们。初次接触时,可以先询问患者居委会人员是否已打过招呼,为与患者及家属打开话题提供一个开头,同时告知他们你是谁及访视的重要性。

在与患者初次接触的开始几分钟内,必须向他们讲明以下内容:你是一个专业的工作者(医生、居村委会干部、民警等,你的姓和名);并表示出友好,但不要过于热情;介绍你来自一个合法的机构;说明患者及家庭的参与对患者的康复是至关重要的;说明你将定期拜访他们,每月或者每三个月一次。

整个过程要有自信,有礼貌,并有一定的判断力;要理解患者为何拒访,并拒绝提供重要的信息。如果患者及其家属表现出不耐心或厌烦的样子,你应该用客气的语言明确向他表明你来访的目的。谈话中可用自己的话重述患者的回答,以便让他们知道你听明白了他们的意思。用自己富有亲和力话表述使患者觉得你是和他或她站在一边的。此时不一定直入主题,可以从患者的衣着、精神状态谈起。说话时尽量与患者保持平视,能理解患者的问题和解释,并用自己的话给予说明。

（三）记录患者及其家属关注的问题

如果以前曾访视过患者,有必要记录他们所关注的是什么的内容。说明你自己和你所在的单位,向他们解释你不是在推销什么物品,并且说明有关患者所有的资料将保密。注意不要过多地讨论患者关注的内容,尽快把注意力转到访视工作的方面,如果最初访视,患者仍不明确访视的目的,可为患者或其家属留下办公电话和地址。方便其直接打电话查询,并向患者说,你不用回答你不想回答的问题,但你提供的任何信息对我们都是有用的。如果患者说:"我现在不舒服,不想回答问题",那么则应回答:"很遗憾听说您今天身体不舒服,要不我们推迟几天,我再和您电话预约具体时间,或我们给您一个电话,您联系我们,可能过几天您就会感觉好一点。谢谢您今天接见我们。"在争取得到患者同意下,继续预约患者,再次讲明访视的重要性,安排患者给出一个具体接受访视的时间,并为患者制订一个访视预约表。

三、访视技巧

（一）一般技巧

1. 专心倾听　这是最重要、最基本的一项技术,是发展医患之间良好关系最重要的一步。社区精神卫生工作者必须尽可能花费一定的时间耐心、专心地倾听患者的诉说,并表示理解和关心。让患者有较充裕的时间描述自己的身体症状和内心痛苦,唐突地打断有可能在刹那间丧失患者的信任。因此,要尽可能不要打断他的谈话,至少在谈话初期不要插话;可以适时表示对其同情和理解,尽可能应用鼓励性短语。这有利于患者解除过分的警戒心理、增加信任感。在倾听时应神情专注,思考、分析、综合,筛选出患者谈话的中心内容及"弦外之音",掌握患者的真实思想。如果患者离题太远,社区精神卫生工作者可以通过提醒帮助患者回到主题。

2. 敢于接受　无论患者是怎样的人,社区精神卫生工作者不能有任何拒绝、厌恶、嫌弃和不耐烦的表现,肯定患者感受的真实性。尽管患者有大量的病态信念或幻觉体验,我们可以向患者表明我们理解他所叙述的感觉,这种接纳绝不是对患者持简单否定的态度,否则不利于相互之间的沟通。

3. 温和诚恳　社区精神卫生工作者要以端庄的仪态、温和的态度、诚恳的言语对待患者,善于体会患者的心情,谈话要针对性强和目的明确,以安慰鼓励为主。即使有不同意见,应采取婉转的方式尽量使患者乐意接受。对患者的承诺应兑现,办不到的事情应耐心解释以取得患者谅解。

4. 澄清事实　就是弄清楚事情的实际经过,以及事件从开始到最后整个过程中患者的情感体验和情绪反应。尽量不采用刨根问底的问话方式,以避免患者推卸责任或对社区精神卫生工作者的动机产生猜疑。多用封闭式提问,即只需用"是""否"或"好""不好"做出选择,如"你今天心情好吗?"让患者完整地叙述事件经过,并了解患者在事件各个阶段的感受。

5. 善于提问　首先可以就患者最关心、最重视的问题开展交流,随后自然地转入深入交谈。一般尽量采用开放式提问,有利于了解更多信息。尽量避免暗示性提问,如"你是不是今天心情不好?"这种提问方式有可能产生误导,获得不准确的信息。

6. 代述总结　把患者说的话用不同的措辞和句子加以复述或总结,但不改变患者说话的意图和目的。重构突出的重点话题,也向患者表明社区精神卫生工作者能够充分理解患者的感受。有些想法和感受患者不好意思说出来，或者是不愿明说，然而对患者又十分重要，社区精神卫生工作者可以帮助代述。这样可以大大促进医患之间的沟通。

7. 善于启发　提示或引导交谈的方式应灵活，对不同对象应采用不同的交谈方式。有的患者在表述自己的感受或经历时，会偏离主题或出现思路停顿，应给予适当的启发或引导，使患者完整地谈出想说的内容；在接触多疑、敏感的患者时，不要因其荒谬的思维与之争辩或强行指正其病态，否则将会阻碍患者的表述或引起患者猜疑，甚至成为患者妄想的对象；对忧郁、情绪消极的患者，引导患者回忆其以前的成绩；对精神衰退或思维迟缓的患者，应耐心地帮助其重复主题，启发诱导患者按主题思路进行交谈和沟通；避免边询问，边翻阅有关表格，使交谈检查经常中断，影响与患者进行思想情感交流的气氛；对表现出强烈焦虑、抑郁和愤怒等恶劣情绪或是行为明显紊乱的患者，暂时不宜交谈。

8. 多维沟通　社区精神卫生工作者要重视非言语交流的作用，自己的仪表姿态，如表情、姿势、眼神、手势等，在情感交流与思想沟通中有重要作用。有时在交谈中，适当的沉默可给双方以思考、调整思路的时间。如患者谈及痛苦体验而哭泣时，短暂的沉默也许会让患者逐渐停止哭泣。总之，针对不同症状的患者，恰当地选择和运用倾听、转换话题、回避主题、认同、沉默，或者重复主题、追加询问、澄清等方式，才会达到与患者的有效接触和沟通。

9. 专业敏感　保持高度的专业敏感性和稳定的情绪，交谈时要防止仅仅注意强调精神因素而忽视躯体因素；防止注意阳性症状而忽视阴性症状、早期症状和轻度异常；防止注意情感反应和行为异常，而忽视思维和内心体验的异常；精神障碍患者随时都可能有异常思维和行为，与其接触时，必须时刻防止患者冲动或自伤等行为的发生。同时要注意加强自身专业修养，无论遇到患者不合作、冲动、误解甚至非礼，均能以冷静稳定的心态予以说服制止或全身而退。

10. 技巧交谈　对怀疑有抑郁障碍的患者进行精神检查时，一定要善于发现患者的情绪症状。由于许多患者在就诊时往往否认自己有情绪症状，反而主诉许多躯体症状，对此应给予足够的警惕。在检查过程中，医师不要过于性急，要尽可能让患者自己主动诉说症状，不给予诱导。一般说来，由患者主动诉说出相关的症状对诊断意义更大。在交谈中，医师要向患者表达对他的关心、同情、尊重，同时显示一定的职业与专业能力，以建立相互信任和良好的医患关系，使患者能够坦诚地和医师进行交谈。医师则要注意在精神检查中确定患者的主要症状。对一些含糊不清的回答，医师须耐心反复询问，直至能够准确地了解患者的回答。如果时间允许，应给予患者一定时间让其自由谈话，并兼用开放式询问和封闭式询问，以帮助了解更多的信息。对一些通常认为难以回答或让人难堪的问题（如关于自杀的问题，与性有关的问题等），医师不要回避询问，但在询问的时候要注意方式，并尽量放在谈话的后期进行。需要注意的精神检查结束之前，应让患者有提问的机会并对一些主要问题做出解答，对患者的病情，医师应表示相当的自信与把握，对患者的担忧给予劝慰。

（二）针对不同病情患者的接触技巧

1. 对兴奋躁动患者　口气平和，安抚为主，等待药物起效后再沟通。

2. 对抑郁自责患者　态度和蔼，耐心解释，减压为主，应强化疾病的不可自控性，以缓解患者的压力。

3. 对依赖型患者　让他先做决定，用启发式谈话与其保持距离。

4. 对要求多的患者　坚持原则，话到为止，适度软中带硬。

5. 对易激惹患者　出言谨慎，连哄带夸。

6. 对有幻觉妄想的患者　相信其感受的真实性，只关心，不反驳。

7. 对有躯体化的患者　淡化他的不适感，多用正性暗示。

8. 对敏感多疑的患者　不厌其烦地解释和保证。

9. 对有自杀观念的患者　敢于讨论自杀，加强看护。

（三）与患者接触沟通的注意事项。

1. 注意环境安静，避免外界干扰，家属与亲友不宜在场。

2. 注意对患者要尊重、同情、理解、安慰及保证反馈，如注意对不同性别、年龄患者的尊称。使患者感到亲切、体贴而敢开心扉进行交谈。

3. 注意交谈方法　一般先进行开放启发式交谈，然后再作针对性询问式交谈。询问式交谈往往涉及一些较为特殊的问题，目的在于得到更具体和更详尽的资料，如对严重抑郁的患者要询问有关自杀的问题。

4. 注意讲话清晰、平和、中肯，尽量中性语言，避免笼统使用术语。

5. 注意评论指导　指社区精神卫生工作者对患者的情况选择恰当时机做出判断和给予指导。一般随着交谈的深入和交谈次数的增加，其比重会逐渐增加。

6. 注意增进沟通　应当坚决避免一些不良的接触沟通方式，如敌意性应答。

7. 注意恪守职业道德　尊重精神障碍患者的隐私权，不议论对患者羞于启齿的言行或遭遇。不可任意谈论病情表现或议论患者的缺陷、家事和不良预后等。对患者谈话内容应注意保密，未经患者许可不得泄露给予其治疗康复工作无关人的员。不得在公众场合讨论病情。

8. 注意综合总结　当交谈完一个主题或整个交谈结束前，应与患者一起分析总结交谈的主题，复述重点、解答问题，让患者明白社区精神卫生工作者已理解他所表达的意思，如果有误解，可及时澄清和纠正。并且在结束交谈前，应向患者说明此次沟通即将结束，需填写有关记录，争取患者合作，使有关项目填写得客观全面，避免遗漏。如患者知情同意，必要时可一边检查交谈，一边听录音或看录像。

（四）拒访对策

1. 耐心做好解释工作　遇到受访者不愿意接受访视时，访视者就要找到一些话题，如访视时间，访视的重要性与患者讨论。用这种方法争取打动患者，进一步了解患者拒绝的真正理由，以便对他们做出特殊的处理。当明白他们犹豫的原因时，要采取一些应对拒访人的建议。要记住访视者有询问患者资料的权利，就像患者也有拒绝回答的权利。在很多情况下，访谈尝试在一天内的不同时段受欢迎的程度是不一样的。所以要掌握好时机，患者可能会为你提供一些以前他们不愿意表达或者你没有问到的内容。不要特意地征求家属是否愿意接受访视，应直接说明访视的目的和重要性。要表现出耐心，努力劝说拒访者，对其拒访要表示理解，并对由此产生的误解表示歉意。

帮助患者家属正确对待精神疾病，消除自身存在的错误认识，尽快接受现实，争取获得患者及其家属的配合或帮助。同时，还应该把精神障碍防治（简称"精防"）工作的目的和意义向患者和家属宣传，争取他们在思想上对精防工作产生认同感。另外，要向社区群众大力宣传精神卫生知识，促进社区居民多去了解关心精神障碍患者，使社区群众降低恐惧并认识接纳患者，争取社区中更多的人理解精防工作，支持精防工作。

2. 采用适宜的、容易接受的服务方式消除患者及其家属他们的顾虑有些患者或其家属拒绝接受服务,是由于担心别人知道他们的情况,对他们产生歧视。社区工作者可以采取循序渐进的方法,使他们逐步接受服务。最初可以告诉他们为患者保守秘密,不向别人讲起患者的情况。如果患者或其他家属仍然心存顾虑,也可以采用电话随访的办法,或由他们提出上门家庭访视的时间和要求等。只要他们答应与社区工作者接触,相信绝大多数患者和其家属会随着时间的推移和接触的不断深入转变认识,接受精防服务。

3. 社区工作者应与患者及家属建立良好的关系 这是争取他们的支持、接受服务的关键。在与患者及其家属的接触中,要以热心、诚心和爱心对待他们,不能给人一种"居高临下"的感觉,持之以恒才能够建立稳定、良好的关系。在最先接触比较困难的情况下,也可先通过与他们关系密切的人"搭桥",彼此先熟悉了解,便于以后协商解决其他问题。

(五)访视中的安全问题

1. 访视前要尽可能收集患者的一般资料 了解是否有过暴力倾向或其他的违法行为,对其居住环境的安全程度进行评估。安排与同事或其他人员一同探访。向同事或上级说明你探访的地址、电话,设法让患者亲友留在家中。在入屋之前,评估周围家居环境,如光线是否充足。如果感觉被威胁或不安全的,不要进入屋中;进屋后,尽可能不要锁门,站在门口并与被访者保持安全距离。不要直接进入患者的个人空间,要注意与其保持至少一米的距离;不要总是保持一个姿势,令患者觉得走投无路。当出现患者生气的情况时,可问他"为什么这样生气?",这样能显示出你聆听及关注他的感受。显示你想帮助解决他的困难或问题,但不要做出任何不能做到的承诺。注意要显示诚意,不要威胁,行动和说话要平和、表现有自信心。

2. 对有暴力倾向的患者要保持警觉 留意已经出现的暴力迹象、患者情绪失控的征兆,不要直接批评患者,要保持自我控制及避免直接对峙。如患者发生了吵闹或冲动事件,要保持镇定。如果情况许可,尝试巧妙地立即离开,并设法寻求别人协助,必要时报警。事后应向上级报告事件的陈述,并做工作记录。

3. 暴力征兆的判断 患者过分要求不需要的服务或引起别人注意,表现为不高兴、坐立不安或显得紧张和恼怒;,提出一些看起来是无理由的要求或特许的治疗,或对过去接受的治疗不满,表现为脸红、面孔抽动或呼吸急促,说话声音越来越大,使用非常激进的行动和语言,说出失控的话,不断开合双手或用手指指向别人,眼球快速活动,四处张望。

第五节 社区严重精神障碍服务管理中的个案管理

一、概 述

以患者为中心的协调服务称为个案管理。这是一种基于社区的长期照料服务,能有效协调各种服务资源,适应服务对象和服务内容变化的管理。它是由一个多学科精神卫生服务团队对精神障碍患者提供以医疗保健为主的综合、持续、协调的服务。

其原则是使患者得到尽可能恰当的治疗和支持。通过正确的评估,制订合理的个体服务计划,正确的康复目标和策略,及时地监测和回顾,联系和协调各种服务。个案管理者要对患者的病情变化和不同的需求做出反应,不断调整自己的角色,如治疗者角色、指导角色、协调角色。其任务是注重与患者的关系为中心,与患者家庭保持联系,与其他部门的相关人员的保持联系,尽早建立治疗联盟,为患者制订个体服务计划并付诸实施,定期对患者进行精神状况和康复状况的评估,心理教育,药物管理和监督。各环节中需要明确患者、家属和个案管理员的责任。

（一）个案管理目标

预防复发,帮助患者康复,回归社会,重建正常生活。

（二）组建多学科精神卫生服务团队

团队成员有共同的使命、有共同的目的、协作性的工作方法。有关人员包括精神病学家、心理学家、内科医生、社会工作者、职业治疗师、初级卫生保健人员、护士、社会工作者（居委会或村委会、助残员、警察）和其他人员。各自承担一定的患者管理任务,为精神障碍患者探讨相关的治疗选择,各负其责,相互协作,共同完成个体服务计划（individual service plan, ISP）。因此,个案管理者应是称职的专业人员,具有责任心、同情心,有坚定的使患者康复的信念,是灵活的、有亲和力的人、擅长激励的人、擅长人际沟通的人、有角色调整能力,并有一定的团队运作能力的人。

（三）个案管理工作模式

服务时间无限制,每个患者都被指定一名来自服务团队的个案管理员（精神科护士和社会工作者担任）对患者的精神状况进行连续监测并帮助实施个体服务计划。

（四）个体服务计划

是以患者为主体的与个案管理者之间的服务协议,动态地记录患者的需要及其程度,告知为患者服务的方向,采取一致同意的方式改善他们的状况,使患者在与照顾者及其他小组成员的合作中得到康复,建立回归社会的实际通道和阶段路标。

个体服务计划环节:现况评估→明确问题→确定改进目标→确定成功的指标→确定达到目标的策略→各环节中患者、家属和个案管理员的责任→进展检查的时间表。

1. 现况评估　通过多个渠道收集的信息,对患者的精神状况、躯体状况、危险性、社会支持、社会功能、经济状况等进行全方位的连续评估,找出精神康复方面的主要问题,侧重发掘可用的资源和患者的潜能,为日后实施康复策略提供依据。

2. 明确问题　分类列出问题清单,由易到难,首先找出有可能解决的问题。

3. 确定改进目标　制订具体的、可测量的、可达到的、相关的、及时的近期和远期目标,明确"我们想改变什么?"。最好先设定总目标,再分步设定阶段目标,每一阶段的目标都不能过多。

4. 确定成功的指标　制订切合实际,可操作性强的客观指标来检验康复的效果。因此指标要量化、可考评,注意循序渐进。

5. 确定达到目标的策略　保证策略可行,是患者愿意采纳的。明确"什么是我们要做的? 我们将如何做?"。

6. 明确各环节中患者、家属、个案管理员的责任　患者、家属、个案管理员必须共同工作,协商完成。分工要明确,设定之后不要轻易改变,识别人们对实行每个目标的责任,明确"涉及谁? 谁在做什么?"。

7. 进展检查的时间表　设定每个目标完成的时间及回顾日期,根据患者特点确定检查时间表,可以数周或数月检查一次进度,评估效果;回顾发生了什么并设定新目标,评估"什么有效?",明确"我们需要改变什么?"。以鼓励为主,先考评是否完成,患者完成了 ISP 时要及时鼓励或奖励,肯定成绩,然后进入下一个 ISP 的制订。

二、个案管理中需要注意的问题

(一)制订计划

在精神科执业医师指导下,个案管理组负责全面评估和制订患者个案管理计划。其中,医疗计划由精神科执业医师制订。计划分医疗计划、生活职业能力康复计划两个部分。

如果患者病情不稳定,要及时寻找可能的原因,予以相应处理,包括提高治疗依从性措施、调整药物剂量、种类或者用药途径、按要求为患者体检等等。同时为患者制订切实可行的生活职业能力康复计划。

(二)动态管理

社区医师应掌握患者的病情动态变化,随时调整患者分期分级管理的类别。

对于"病情稳定患者"的个案管理计划,以生活职业能力康复为主,针对性地提出具体康复措施,发掘患者潜能,改善和提高患者的社会和职业能力。

对于"病情基本稳定患者"的个案管理计划,首先应该从医疗计划开始。有条件的地方,逐步增加生活职业能力康复计划。

对于"病情不稳定患者"的个案管理计划,以医疗计划为主,旨在改善患者精神症状和服药依从性,降低危险行为的发生。

(三)心理支持

发现患者和家属存在对疾病的不良心理反应,要提供心理支持以及家庭教育,与家属建立良好关系,积极争取家属参与个案管理。

(四)康复指导

发现患者的功能缺陷,提供具体的康复指导和训练,介绍其到康复机构接受系统康复训练。对于已经恢复工作学习者,提供连续性支持,处理压力和治疗等相关问题。

第六节　社区精神卫生工作指标的评估

2010 年原卫生部办公厅印发了《关于印发精神卫生工作指标调查评估方案的通知》,制订了《精神卫生工作指标调查评估方案》(简称《评估方案》)和《精神卫生工作指标调查问卷》,要求各级卫生行政部门可以结合当地情况,依照《评估方案》自行对《规划》的部分或者全部指标的落实情况开展评估。精神卫生工作指标调查评估方案,包括调查问卷、评分标准、样本和抽样方法以及调查方法等,详细内容可查阅国家卫生健康委员会官网。问卷内容简述如下。

一、普通人群心理健康知识和精神疾病预防知识知晓率

心理健康知识和精神疾病预防知识知晓率采用 3 个调查问卷进行测量。

调查问卷 1 为知识问卷,共 20 个条目,主要来源于原卫生部办公厅印发的《精神卫生宣传教育核心信息和知识要点》(卫办疾控发〔2007〕84 号)。

调查问卷 2 是病例测验问卷,由 5 个病例组成。前 2 个病例是核心问卷,必须进行测验;有条件的可以进行全部 5 个病例的测验。这 5 个病例依次为抑郁症、阳性症状为主的精

神分裂症、躁狂症、阴性症状为主的精神分裂症、强迫症。

调查问卷 3 是关于精神疾病的态度问卷,有条件的地区可以选做。

二、学生心理保健知识知晓率、儿童青少年心理行为问题发生率、儿童青少年精神疾病总患病率

(一)心理保健知识知晓率

在校学生的心理保健知识知晓率采用调查问卷进行测量。主要调查学生是否知道哪些问题属于心理问题,该在何时、到何处、向何人寻求帮助。

(二)儿童青少年心理行为问题发生率

采用儿童长处和困难问卷(Strength and Difficulties Questionnaire,SDQ)家长版。SDQ 由美国心理学家 Goodman 于 1997 年编制,先后被 40 个国家和地区引进应用。家长版适用于 3~17 岁儿童青少年情绪和行为问题的评估。我国近年开始引进和使用 SDQ 家长版,在上海、浙江等地应用,具有良好的信度效度,并总结出了上海地区常模的初步数据。建议参照上海地区常模判断被试者是否具有情绪或行为问题,有条件的地区可以自行建立地区常模。

(三)儿童青少年精神疾病患病率

应采用儿童青少年精神疾病流行病学调查工具进行调查。

三、孕产妇常见心理行为问题识别率

采用病例分析题进行调查,包括两个病例,第一个为产后抑郁症,第二个为精神分裂症。采用考试的方式测验调查对象对孕产妇常见心理行为问题的识别率。

四、老年期常见精神疾病症状和预防知识知晓率

采用老年期常见精神疾病的症状和预防知识问卷进行调查,调查对象包括两类:老年人、老年人的家庭成员和(或)其照料者。前者指 55 岁及以上的居民,后者指和老年人生活在一起,且负责照料老年人日常生活的家庭成员或照料者。作为调查对象的老年人及其照料者必须排除老年痴呆或其他影响认知的神经系统疾病或精神疾病。

五、精神分裂症治疗率

(一)相关概念的定义

精神分裂症采用 DSM-5、CCMD-3 或 ICD-10 的诊断标准。

1. 精神卫生专业机构　指精神专科医院、有精神科(不包括临床心理科、心身医学科等)的综合医院。

2. 终身就诊率　自精神分裂症起病以来,曾经至少一次因该病就诊于精神卫生专业机构的患者比例。

3. 终身住院治疗率　自精神分裂症起病以来,曾经至少一次因该病在精神卫生专业机构住院治疗的患者比例。

4. 终身治疗率　曾经在精神卫生专业机构接受过抗精神病治疗(包括抗精神病药物和 ECT 治疗)的患者比例。

5. 一年治疗率　病程在一年以上的患者中,调查前 1 年内在精神卫生专业机构接受过抗精神病治疗的患者比例。

6. 一年系统治疗率　病程在 1 年以上的患者中,调查前的 1 年内,遵医嘱定期去精神卫生专业机构就诊,并遵医嘱系统地接受了抗精神病治疗的患者比例。

7. 时点治疗率　在调查之前 1 周内接受过抗精神病治疗的患者比例。

（二）调查工具

建议采用 SCID-Ⅰ 等定式诊断工具进行精神分裂症的诊断。没有条件时可以由高年资精神科医生(主治医生及以上)用 CCMD-3 进行临床诊断。参加调查的精神科医生必须接受相关工具的培训,并测试其诊断精神分裂症的一致性。

用精神分裂症就诊和治疗情况调查表对确诊的精神分裂症患者进行调查。该表是精神分裂症患者求医行为问卷,较为复杂,适合大规模流调发现精神分裂症患者以后进行详细调查时采用。该工具既可以全部使用,也可以结合当地实际情况,删除部分内容后使用。

六、抑郁症识别率和治疗率

（一）人群中抑郁症治疗率

采用类似"精神分裂症治疗率"的调查工具。

（二）医院中抑郁症识别率和治疗率

建议采用住院患者专家再评估的方式进行测量。测量的工具建议采用 SCID-Ⅰ 中"重性抑郁症"部分。

七、老年性痴呆的早期发现率和干预率

（一）定义

早期发现,即在老年性痴呆尚未造成严重和全面认知功能损害之前诊断。

早期干预,即对早期发现的老年性痴呆患者进行合理的干预,主要指乙酰胆碱酯酶抑制剂。

根据我国张振馨等对北京城乡老年人的流行病学调查的结果,55 岁及以上的人群中,早期老年痴呆(定义为 GDS-4)患病率约为 0.9%。

（二）测量方法

建议由老年性痴呆防治试点报告其老年性痴呆的早期发现率和干预率。

粗略估算方法为:

早期发现率=该试点诊断的所有早期老年痴呆患者数/(该地区 55 岁及以上人群数×0.9%)×100%

早期干预率=该试点地区诊断的早期老年痴呆患者中接受乙酰胆碱抑制剂药物治疗的患者数/该试点诊断的所有早期老年痴呆患者数×100%

八、精神卫生专业人员培训率

（一）培训形式

包括参加专业学术会议、进修、各种继续教育(以获得继续教育学分为准)、住院医师培训班等。

（二）评估方式

各地报告其精神卫生专业人员的培训方式、培训内容和培训覆盖面。

（闫　芳）

思 考 题

1. 危险性评估分为几级,具体是什么?
2. 何为病情不稳定患者,随访要求是什么?
3. 如何计算规范管理率?
4. 何为个案管理? 个体服务计划实施步骤如何?

第七章

社区精神康复

第一节　社区精神康复概述

随着社会的发展,人们对精神疾病的认识水平逐渐提高,对其预防、治疗、康复的需求逐渐加大,如何才能有效地为生活在社区的精神障碍患者提供康复指导和服务呢? 下面我们将向大家介绍精神康复的理论基础、康复评估、主要技术以及近年来多用的个案管理和主动式社区服务。

一、精神康复的相关概念

精神康复是康复医学中的重要组成部分,更是精神疾病全程治疗中的重要环节。药物治疗与社会心理康复的有机结合才能使疗效达到最好。重性精神疾病尤其是精神分裂症具有患病率高、复发率高、病程长、治愈率低、病残率高的特点。慢性期患者多数会出现不同程度的对事物提不起兴趣、缺乏动力、表情发呆、思维行动缓慢、社交退缩等,甚至出现丧失工作能力、学习能力和自我照料能力。精神康复是重性精神疾病治疗的必要措施,是重性精神病患者重返社会的重要环节。

(一) 精神康复的概念

精神康复是通过生物、社会、心理的康复措施,使由于精神疾病导致的精神活动缺损和社会功能缺损得以恢复。换言之,服务于精神疾病患者的康复措施称为精神康复,即针对患者不同程度精神症状和不同的社会功能缺损,采取综合措施,以训练技能为主,配合必要的教育、心理干预以及综合协调、环境支持,使患者尽可能恢复正常社会功能或重新获得技能,具有独立生活的能力,最终重返社会。

精神康复根据患者的病情分为三个阶段:急性治疗期的康复措施、巩固治疗期的康复措施、维持治疗期的康复措施三个方面。每个阶段康复的重点不同,当然,无论哪个阶段,抗精神病药物治疗控制症状是康复的先决条件。

急性治疗期的康复措施:指患者突出的精神病症状被控制以后,给予的以恢复"人际交往能力"为主的技能训练,鼓励参加集体活动。

巩固治疗期的康复措施:指患者在进入巩固治疗阶段后,给予的以恢复"独立生活技能"和"药物治疗自我管理"为主的能力训练。

维持治疗期的康复措施:指患者在巩固治疗期结束,进入维持治疗阶段(缓解期)后,给予的以提高"症状自我监控""回归社会技能""工作基本技能"等以社交技能为主的能力训练。

（二）精神康复治疗师

康复医学是 20 世纪中期出现的一个新的概念。康复医学和预防医学、保健医学、临床医学并称"四大医学"，它是一门以消除和减轻人的功能障碍，弥补和重建人的功能缺失，设法改善和提高人的各方面功能的医学学科，也就是功能障碍的预防、诊断、评估、治疗、训练和处理的医学学科。运动疗法、作业疗法等是现代康复医学的重要内容和手段。

康复治疗师是在康复医疗机构工作、为患者进行康复治疗的专业技术人员。主要职责是在综合康复治疗中，为患者进行物理治疗和作业治疗，促进其康复。

精神康复治疗师是在精神专科医院和社区康复机构为精神病患者进行康复治疗的专业技术人员，主要职责是在综合康复治疗中，用日常生活活动训练、手工艺治疗、认知训练等作业治疗手段对患者进行细致功能、认知功能、家居及社会生活能力等的评估和治疗训练，促进身心康复，重返社会，改善生活质量。精神康复治疗师与精神科医生在工作上是并列关系，两者之间有联系也有区别，精神康复是精神科治疗的延续。

精神康复治疗师负责康复评定、制订康复治疗处方（计划），对病患者进行功能恢复等相关治疗；注意观察病情、治疗效果及反应，如有反应及时处理；并及时与临床医师讨论治疗方案，提出建议，指导康复护士对患者的康复护理。

我国精神康复治疗师发展尚在起步阶段，没有形成完整的人员培养、成长培训以及培训的理论体系。目前从事精神康复工作大多为医务人员转岗或兼职。他们挂着医护人员的职称，干着精神康复治疗师的工作，没有得到资质认定，没有临床理论支持，影响精神康复事业的发展。相关部门应规范精神康复治疗师的管理，尽快建立完善精神康复治疗师的体系。

（三）精神康志愿者

精神康复志愿者是把康复效果好的患者和有积极性的家属纳入精神卫生服务体系，作为志愿者为其他患者和家属提供服务。

精神康复志愿者在精神卫生中心及社区卫生服务中心发挥重要的作用。患者在精神康复志愿者协助下在机构中进行治疗康复。他们回答患者和家属提出的问题，协调解决患者和家属的需求。简单说，精神康复志愿者是医生和患者之间的润滑剂，当然不仅仅起的是润滑作用还起到促进作用。

国内的实例：某区成立精神康复志愿服务协会，组建精神康复志愿服务队，在区内社区日间精神康复站、精神康复居住机构、精神专科医院住院部开展精神康复志愿服务。服务内容有：志愿者门诊导诊和陪伴患者；志愿者参与住院精神康复者的康复项目的技术辅导；志愿者参与家庭居住式场所的管理；志愿者组织社区日间康复站康复活动。精神康复志愿者为精神病患者提供全程的多种服务形式，使不同状态的精神病患者得到适合自己的服务，在适宜的环境中康复，在社会中很好的生活。

二、精神康复的三大原则

精神康复的原则是：通过对精神病患者开展综合性的功能训练，使其躯体、心理及社会功能方面全面康复最终重返社会。具体包括：功能训练、全面康复和重返社会。

（一）功能训练

精神康复的方法与手段。通过多种形式的功能训练，恢复功能活动，如躯体运动、心理活动、言语交流、日常生活、职业活动和社会生活等。

（二）全面康复

精神康复的准则和方针。是指躯体、心理及社会功能方面实现全面的、整体的康复，又称整体康复或综合康复。也同指在医疗康复、教育康复、职业康复、社会康复四大领域中全面获得康复。因此，康复应不仅针对功能锻炼，而且要使之恢复成为能融入社会的整个人。

（三）重返社会

精神康复的目标与方向。通过功能改善和环境条件改变而促进康复对象重返社会是康复的最终目标。促进康复对象能够成为独立自主和能够实现自我价值的人，能重新参与社会生活并履行应负责任。包括尽可能在社区建立过渡式的康复设施（日间康复站、居住式康复站、职业康复站、庇护工场等），以促进逐步地、较理想地回归社会。

三、精神康复的基本内容

精神残疾和其他残疾一样，其核心是社会功能的缺陷。精神康复的目标就是提高或恢复其原有的社会功能，使其能较好地完成其社会角色。因此社会功能训练、再训练或重建成为精神康复的主要内容。

（一）个人生活能力的康复

个人生活自理能力丧失是精神病患者社会功能缺陷最严重的情况，一个人连生活都不能自理，那么其家庭职能、社交职能及职业职能均将全部丧失。如何调动他们的始动性将是一个主要的康复内容。个人生活自理能力包括个人卫生（如刷牙、洗脸、洗澡、理发、洗衣服、刮胡子及更换衣服等）、住处卫生情况、进餐及二便日常料理情况以及梳妆打扮、衣着整洁及作息是否有规律等一系列情况。

康复的目的在于通过各种干预措施，尽快尽好地恢复其生活自理能力，这样也将为进行其他社会功能训练打下基础。

（二）家庭生活技能康复

家庭生活技能是保持患者家庭职能的重要技能。主要包括以下两个方面：

1. 家庭生活能力　指精神患者在家庭日常生活中，是否能做到他们应该做的事情，例如分担部分家务劳动，参与家庭卫生打扫，与家人在一起吃饭、聊天、看电视、听音乐等，参与家务事情的讨论，给家庭必要的经济支持等。

2. 对家人的关爱与责任心　对自己的子女、配偶、父母有无亲密的情感活动，对他们的健康、生活、事业和工作是否关心，是否能与他们相互交往、交流意见等给予情感上或生活的关心与支持。如已为父母者对子女的身心健康、学习或工作、前途等是否关心，对子女的抚养教育是否尽职尽责，能否关心家庭成员的进步与前途，是否关心家庭生活今后的发展与安排等。未婚患者还应了解他们对择偶的态度和具体打算，恋爱中的患者还应了解与恋爱对象相处情况。

采取各种家庭干预措施，对于恢复患者的家庭生活技能是至关重要的，这也能为进一步进行社会交往技能康复及职业康复打下坚实的基础。

3. 程式化康复技能训练　程式化康复技能训练是近年引进的精神康复技术，在多地发展较快并逐步显现良好效果的心理社会干预手段。训练有一定的模式结构和内容的程式化。包括以下3种技能训练。

（1）药物治疗的自我管理：药物治疗的自我管理是通过对患者进行半定式的技能训练，

解决用药问题,对防止复发有显著疗效。

训练程式分六部分:人际交往基本技能的训练;介绍药物治疗自我管理程式;传授有关抗精神疾病药物的知识;讲述正确的自我用药方法;教患者如何识别药物不良反应;传授患者向医生求助的技能。

通过上述步骤,目的明确,收效显著,可以达到维持用药剂量和降低复发率的目的。

(2)症状自我监控程式化训练:症状自我监控程式化训练是通过对识别、监控复发先兆症状以及处理持续症状的训练,以防止精神疾病的复发。

训练程式由四部分组成:识别病情复发先兆症状的知识和技能;监控和先兆症状的技能,使患者掌握将先兆症状及早控制的技能;处置持续症状的技能训练;在日常交往过程中拒绝饮酒和吸毒的技能。

(3)回归社会技能程式化训练:经过药物自我处置程式化训练和症状自我监控程式化训练后患者进入回归社会技能程式化训练。目的是为患者能够顺利重新融入社会做准备。

训练内容包括四部分:正确处理来自社会压力的能力;正确渡过出院后闲暇时间的技能;正确进行约会和遵守约会的技能;寻找工作机会的技能培训。

4. 社交能力训练　社交能力是表达自己的情绪及需求而达到人际交流目的的所有行为,每个人在社会上均充当一定的角色,都要与人们交往,因此社交能力是人们重要的社会功能。社交技能主要表现为与人们交往及社会活动情况(包括对同事、亲友、同学、邻居以及与生活工作需要接触但不一定熟悉的人们接触交往情况等,对于走访亲友情况,是否主动逛商店、购物及主动参加各种文体活动或其他集体活动情况等)。

部分患者社交能力障碍亦与缺乏社交活动始动性有关,他们有能力参加各种社会活动,如交往朋友、走亲访友、书信来往、外出购物、寻求工作等社会能力,但他们从不主动去进行社会交往活动,而是需要督促或命令才能行动。因此在社会能力康复实施过程中,提高患者社交能力方面主动性同样是一个重要组成部分。

5. 职业能力训练　精神病患者病情稳定,经过上述各种训练后,大多数人有参与工作的需求,为此将针对患者职业需求开展职业康复训练。职业康复训练包括工作技能评估、工作适应性训练、职业技能训练、庇护性就业、过渡性就业、工作安置、职业保持等阶段。通过职业康复训练可以使患者修复或重建职业技能,恢复其为社会作贡献的能力,以实现他们的人生价值和人格尊严。社区和患者家庭应承担对患者职业康复任务。

职业康复不能以营利为目的,也不能让患者长期从事机械、简单、枯燥的劳动,而应有计划和有目标地通过有针对性、循序渐进的康复训练,使患者恢复和建立一定的职业技能。当患者掌握了一些职业技能时,必须解决他们的就业问题,这样才能达到真正的康复目的。有良好技能、病情迅速控制的患者往往就进入了康复最后阶段。

6. 心理干预　精神分裂症是在易感素质、环境中不良影响及生活中的应激因素相互作用下发生的。心理应激在引起精神分裂症复发中的作用尤为重要。因此,在精神康复过程中,要了解与发病有关的生活事件。了解患者在病情好转阶段对疾病的态度、顾虑,协助患者消除家庭生活中的急慢性应激,给予相应的心理干预十分重要。

康复期精神分裂症患者的复发与复杂的心理、社会因素密不可分。主要因素有:长期住院治疗使经济负担日益加重,患者担心出院后经济收入减少;社会上对精神病患者的偏见和歧视由来已久,使得患者有"病耻感",承受巨大的心理压力;患者的病态行为对家属、社会产生的不良影响,使其感到愧疚;精神卫生知识缺乏,进入康复期后心理活动复杂,顾虑重重,从而感到紧张、孤独、茫然等;担心疾病不能根治,会遗传、复发等,影响家庭生活。

通过运用鼓励、奖赏等阳性强化;批评、惩罚等矫正不良行为等心理学方法,鼓励、强化患者独立面对生活、正确对待疾病、建立康复信心、勇敢面对现实、积极学习劳动等。使患者的心态调整到积极向上,用于克服困难的良好状态。

第二节　社区精神康复的评估

康复评估是精神康复治疗的基础,没有评定就无法有效地规划治疗和评价治疗。评估可以帮助康复者和治疗师检验康复效果和调整个体康复计划。精神康复评估是精神障碍患者(下称康复者)在参加康复之前、康复进行过程中以及康复结束时需要由精神科医师(或受过训练的精防医生)、护士、康复治疗师等借助问卷、量表或临床观察等不同方法对康复者精神症状及功能维度进行评估。

入组前评估是在患者参加康复前进行。并根据康复者评估结果选定有针对性地康复项目,制订康复指导计划。入组后,每个季度对康复者进行一次包括精神症状、社会功能、风险情况的评估,根据评估结果修改评估计划。在康复者决定结束康复时,将会对康复者进行结束评估。

常见的精神康复评定包括:临床症状评定、躯体健康评定、认知功能评定、社会功能评定、风险评定。

一、临床症状评定

简明精神病评定量表(Brief Psychiatric Rating Scale,BPRS)(表7-1)是在精神科广泛应用的专业评定量表之一,共18项。按5类因子进行记分,并将量表协作组增添的两个项目(工作和自知力)也包括在内。

1. 适用范围　BPRS是一个评定精神病性症状严重程度的量表,适用于具有精神病性症状的大多数重性精神病患者,尤其适宜于精神分裂症患者。

2. 评定注意事项　①量表主要评定最近一周内的精神症状及现场交谈情况;②有的版本仅16项,即比18项量表少第17项和18项;③评定员由经过训练的精神科专业人员担任;④评定的时间范围:入组时,评定入组前一周的情况。以后一般相隔2~6周评定一次;⑤一次评定大约需要20分钟的会谈和观察,主要适用于精神分裂症等精神病患者。

表 7-1　简明精神病量表(BPRS)

序号	内容	得分						
1	关心身体健康(依据口头叙述) 指对自身健康过分关心,不考虑其主诉有无客观基础	1	2	3	4	5	6	7
2	焦虑(依据口头叙述) 指精神性焦虑,即对当前及未来情况的担心,恐惧或过分关注	1	2	3	4	5	6	7
3	情感交流障碍(依据检测观察) 指与检查者之间如同存在无形隔膜,无法实现正常的情感交流	1	2	3	4	5	6	7

续表

序号	内容				得分			
4	概念紊乱（依据口头叙述） 指联想散漫,零乱和解体的程度	1	2	3	4	5	6	7
5	罪恶观念（依据口头叙述） 指对以往言行的过分关心内疚和悔恨	1	2	3	4	5	6	7
6	紧张（依据检测观察） 指焦虑性运动表现	1	2	3	4	5	6	7
7	装相作态（依据检测观察） 指不寻常的或不自然的运动性行为	1	2	3	4	5	6	7
8	夸大（依据口头叙述） 即过分自负,确信具有不寻常的才能和权力等	1	2	3	4	5	6	7
9	心境抑郁（依据口头叙述） 即心境不佳,悲伤,沮丧或情绪低落的程度	1	2	3	4	5	6	7
10	敌对性（依据口头叙述） 指对他人(不包括检查者)的仇恨,敌对和蔑视	1	2	3	4	5	6	7
11	猜疑（依据口头叙述） 指检查当时认为有人正在或曾经恶意地对待他	1	2	3	4	5	6	7
12	幻觉（依据口头叙述） 指没有相应外界刺激的感知	1	2	3	4	5	6	7
13	运动迟缓（依据检测观察） 指言语,动作和行为的减少和缓慢	1	2	3	4	5	6	7
14	不合作（依据检测观察） 指会谈时对检查者的对立,不友好,不满意或不合作	1	2	3	4	5	6	7
15	不寻常思维内容（依据口头叙述） 即荒谬古怪的思维内容	1	2	3	4	5	6	7
16	情感平淡（依据检测观察） 指情感基调低,明显缺乏相应的正常情感反应	1	2	3	4	5	6	7
17	兴奋（依据检测观察） 指情感基调增高,激动,对外界反应增强	1	2	3	4	5	6	7
18	定向障碍（依据口头叙述） 指对人物,地点或时间分辨不清	1	2	3	4	5	6	7

说明:主要评定最近一周内患者的精神症状及现场交谈情况,分为7级评分,根据症状强度、频度、持续时间和影响有关功能的程度,选择出最适合患者的答案(1:无症;2:很轻;3:轻度;4:中度;5:偏重;6:重度;7:极重)

二、躯体健康评定

躯体健康评估使用的工具为《躯体健康状况评估表》(表7-2),评估周期为一周,评估者依据患者实际情况填写相应的信息。其中若血压≥140/95mmHg、高血脂、身体质量指数≥25、男性腰围≥100cm、女性腰围≥90cm,存在上述情况之一者,安排参加运动康复小组。

表 7-2　躯体健康状况评估

入院第　　周　　　　　　　　　　　　　　　　　　记录日期：　　年　　月　　日

基本资料	目前用药	
	躯体疾病及治疗	
	烟酒嗜好	
	爱好	
躯体评估	身高	
	体重	
	腰围	
	身体质量指数	
	血压	
	脉搏	
	生化指标	

三、认知功能评定

瑞文推理,即瑞文标准推理测验(Raven's Standard Progressive Matrices)是英国心理学家瑞文 1938 年设计的非文字智力测验。瑞文标准推理测验是纯粹的非文字智力测验,属于渐近性矩阵图,整个测验一共有 60 张图组成,按逐步增加难度的顺序分成 A、B、C、D、E 五组,每组都有一定的主题,题目类型略有不同。从直观上看,A 组主要测知觉辨别力,图形比较,图形想象力等;B 组主要测类同比较,图形组合等;C 组主要测比较推理和图形组合;D 组主要测系列关系,图形套合,比拟等;E 组主要测互换、交错等抽象推理能力。可见各组要求的思维操作水平也是不同的。测验通过评价被测者这些思维活动来研究他的智力活动能力。每一组中包含有 12 道题目,也按逐渐增加难度的方式排列。每个题目由一幅缺少一小部分的大图案和作为选项的 6~8 张小图片组成。测验中要求被测者根据大图案内图形间的某种关系——这正是需要被测者去思考去发现的,看小图片中的哪一张填入(在头脑中想象)大图案中缺少的部分最合适,主要用于智力的了解和筛选。

标准型推理测验(Standard Progressive Matrices,SPM)是由全国修订协作组于 1986 年修订后的中国城市版。该测验限在 40min 内交卷,能做多少即做多少,测验进行到 20min 及 30min 各报一次时间。结果为二级评分,答对给 1 分,答错为 0 分。原始分进行转换后得出 IQ 分。结果采用离差智商计算法。

四、社会功能评定

(一) 日常生活能力量表

日常生活能力量表(Activity of Daily Living,ADL)共有 14 项(表 7-3),包括两部分内容。

一是躯体生活自理量表,共6项:上厕所、进食、穿衣、梳洗、行走和洗澡;

二是工具性日常生活能力量表,共8项:打电话、购物、做饭菜、做家务、洗衣、使用交通工具、服药和自理经济。

评分分4级:1级,自己完全可以做;2级,有些困难;3级,需要帮助;4级,根本没办法做。

原量表评估周期为2周,评估者就患者实际的生活自理情况给出具体的分值,最后各项累计之和大于等于16则需进入生活自理训练小组。

表7-3　日常生活能力量表

序号	内容	得分			
1	使用公共车辆	1	2	3	4
2	行走	1	2	3	4
3	做饭菜	1	2	3	4
4	做家务	1	2	3	4
5	吃药	1	2	3	4
6	吃饭	1	2	3	4
7	穿衣	1	2	3	4
8	梳头、刷牙	1	2	3	4
9	洗衣	1	2	3	4
10	洗澡	1	2	3	4
11	购物	1	2	3	4
12	定时上厕所	1	2	3	4
13	打电话	1	2	3	4
14	处理自己财物	1	2	3	4

(二)社会功能缺陷量表

社会功能缺陷量表(Social Disability Screening Schedule,SDSS)(表7-4)主要用在社区中生活的精神病患者,特别适合于慢性病患者。评定依据重点基于对知情人的询问。评定员以受过评定训练的专业人员担任。一次询问平均需时5~8分钟。有些受检者若干项目可能不适用,如未婚者的第2和第3项评定,可记(9),不计入总分。原规定评定时范围为最近一月,一次评定需5~10分钟。共包括10个项目。每项的评分为0~2分:0为无异常或仅有不引起抱怨或问题的极轻微缺陷;1为确有功能缺陷;2为严重的功能缺陷。

统计指标为总分和单项分,如总分大于或等于2分,为有社会功能缺陷,需要进行社会功能康复训练。如果单项分大于1分,需要重点进行此项功能训练。

表 7-4　社会功能缺陷量表

序号	功能	描述
1	职业和工作	指工作和职业活动的能力、质量和效率,遵守劳动纪律和规章制度,完成生产任务,在工作中与他人合作等 (0)为无异常或仅有不引起抱怨或问题的极轻微缺陷 (1)水平明显下降,出现问题,或需减轻工作 (2)无法工作,或在工作中发生严重问题,可能或已经被处分
2	婚姻职能	仅评已婚者。指夫妻间相互交流,共同处理家务,对对方负责,相互间的爱、支持和鼓励对方。 (0)为无异常或仅有不引起抱怨或问题的极轻微缺陷 (1)有争吵,不交流,不支持,逃避责任 (2)经常争吵,完全不理对方,或夫妻关系濒于破裂
3	父母职能	仅评有子女者,指对子女的生活照顾,情感交流,共同活动,以及关心子女的健康和成长 (0)为无异常或仅有不引起抱怨或问题的极轻微缺陷 (1)对子女不关心或缺乏兴趣 (2)根本不负责任,或不得不由别人替他照顾孩子
4	社会性退缩	指主动回避和他人交往 (0)为无异常或仅有不引起抱怨或问题的极轻微缺陷 (1)确有回避他人的情况,经说服仍可克服 (2)严重退缩,说服无效
5	家庭外的社会活动	指和其他家庭及社会的接触和活动,以及参加集体活动的情况 (0)为无异常或仅有不引起抱怨或问题的极轻微缺陷 (1)不参加某些应该且可能参加的社会活动 (2)不参加任何社会活动
6	家庭内活动过少	指在家庭中不干事也不与人说话的情况 (0)为无异常或仅有不引起抱怨或问题的极轻微缺陷 (1)多数日子至少每天有 2 小时什么也不干 (2)几乎整天什么都不干
7	家庭职能	指日常家庭活动中应起的作用,如分担家务,参加家庭娱乐,讨论家庭事务等 (0)为无异常或仅有不引起抱怨或问题的极轻微缺陷 (1)不履行家庭义务,较少参加家庭活动 (2)几乎不参加家庭活动,不理家人
8	个人生活自理	指保持个人身体、衣饰、住处的整洁,大小便习惯,进食等 (0)为无异常或仅有不引起抱怨或问题的极轻微缺陷 (1)生活自理差 (2)生活不能自理,影响自己和他人
9	对外界的兴趣和关心	了解和关心单位、周围、当地和全国的重要消息和新闻 (0)为无异常或仅有不引起抱怨或问题的极轻微缺陷 (1)不大关心 (2)完全不问不闻
10	责任心和计划性	关心本人及家庭成员的进步,努力完成任务,发展新的兴趣或计划 (0)为无异常或仅有不引起抱怨或问题的极轻微缺陷 (1)对进步和未来不关心 (2)完全不关心进步和未来,没有主动性,对未来不考虑

（三）现有能力水平评估表（表7-5）

表7-5　现有能力水平评估表

项目	评估内容	0 正常	1 轻度	2 中度	3 较重	4 重度	9 无法评分
讲究卫生能力	1. 大小便料理						
	2. 衣着整理						
	3. 梳洗						
	4. 做室内卫生和整理床铺						
	5. 饮食卫生						
	6. 卫生能力综合评分						
生活能力	7. 合理用钱						
	8. 饮食安排						
	9. 及时增减衣物						
	10. 空闲时间的利用						
	11. 对自身健康关心						
	12. 服药依从性						
	13. 户外活动						
	14. 时间观念						
	15. 生活能力综合评分						
工作情况	16. 工作的主动性						
	17. 工作的持久性						
	18. 工作的合作情况						
	19. 工作质量						
	20. 完成定量如何						
	21. 工作的复杂程度						
	22. 对工作、学习的态度						
	23. 工作情况综合评分						
关心和兴趣	24. 看电视或书报						
	25. 知道当代国家重要人物						
	26. 知道最近重要消息						
	27. 关心亲人						
	28. 有今后学习和工作的安排						
	29. 对文体活动的兴趣						
	30. 关心和兴趣综合评分						
社交能力	31. 集体活动减少						
	32. 交往程度						
	33. 语言交流						
	34. 互相帮助						
	35. 礼貌						
	36. 社交能力综合评分						
总分							

注：原量表使用要求入组时进行第一次评估，第一个月末和第三个月末进行第2、3次评估，以后每3个月进行一次评估。累计分＝每个分量表中前几项相加的总分

五、风险评定

根据国家卫计委《重性精神疾病管理治疗工作规范（2012 版）》中的风险评估方法进行评定,共分 6 级。

0 级:无符合以下 1~5 级中的任何行为。

1 级:口头威胁、喊叫,但没有打砸行为。

2 级:打砸行为,局限在家里,针对财物,但被劝说制止。

3 级:明显打砸行为,不分场合,针对财物,不能接受劝说而停止。

4 级:持续的打砸行为,不分场合,针对财物或人,不能接受劝说而停止,包括自伤、杀人。

5 级:持械针对人的任何暴力行为或者放火、爆炸等行为。无论在家里还是在公共场合。

风险评估在 1 级以下者可以选择参加康复治疗项目,并定期进行康复评估。2 级以上者需接受医疗干预后才能进入全面康复。

第三节 常用社区精神康复的技术

精神康复随着精神医学的发展和社区精神卫生服务的不断完善而逐渐发展初具规模。社区精神康复技术的应用使患者在出院回家后在药物治疗的基础上接受生物心理社会干预,更好地融入社会。现将常用的心理社会干预技术介绍如下。

一、生活技能训练

生活技能训练的开展目的是使患者恢复原有的生活技能,适应家庭与社会环境。生活技能训练包括下列几方面内容:督促生活懒散的患者晨起后洗脸、刷牙、漱口、饭前便后洗手、不随地吐痰、保持个人卫生,及时进行头发梳理整理,男患者要督促其刮胡子,每周洗澡,及时更换衣裤、床单、被套、枕套、按时修剪指甲,每天晚上睡前洗脚;按照气候、季节的变化更换衣服,按照不同的场合选择衣服;做一些力所能及的劳动,如打扫院子及室内卫生;帮助患者建立良好的生活制度,如有规律地起床、睡眠、进餐等;学会利用公共设施,如打电话、乘公车等;掌握一些基本的社交礼仪,如见面打招呼等;帮助患者学会合理地理财,简单的炊事作业等,使患者得到快乐,享受生活。

（一）操作流程

训练者:康复治疗师(或康复护士)一名。

训练形式:以小组形式进行。

入组标准:生活自理差,不能保持个人卫生及周围环境卫生,且不具备简单生活技能的患者。

排除标准:有严重躯体疾病的患者;无法进行有效沟通的患者。

训练方式:共九项训练内容,每组 5~6 人,每周 3 次小组活动,前两次内容为学习,第三次为强化练习,每次 40 分钟左右。

材料准备:针对每次训练内容准备所需的不同材料。

训练程序:明确本次训练目的——操作步骤——课后作业。

注意及其他:可提前告知组员下次课的学习内容,以便患者有所准备。

（二）课程部分

生活自理能力训练的内容很多,主要以小组训练进行。通过讲述、学习与训练开展提高患者的生活自理能力。

1. 介绍生活技能小组　因疾病造成了大家不同程度的功能缺损,不能很好地自理生活,生活自理小组可以让大家具备最基本的生活自理能力以及日常生活中常用的简单技能。

2. 训练内容及方式

（1）训练内容包括:洗漱、洗衣服、整理内务、理财（安全存放金钱、制订消费计划、利用银行服务）、利用公共设施（看站牌、乘用交通工具）、基本的社交礼仪（见面打招呼、交流技巧）、求助（求助电话、部门、人员）、接打电话的基本礼仪、合理着装等共九项内容。

（2）训练方式:每周3次小组活动,前两次内容为学习,第三次为强化练习,每次课程40分钟左右。

3. 小组规则　准时参加,积极热情地参与到互动活动中来;多实践。

4. 注意事项　一是实践操作不少于30分钟;二是治疗师要准备训练所要的相应材料;三是组员操作后要谈谈生活技能中遇到的常见问题和注意事项以及对参加小组活动的理解与活动的意义,康复师要记录下来并进行讨论。

二、自主服药技能训练

（一）操作流程

1. 服药技能训练原则　早期介入、鼓励自主、循序渐进、执行统一、相信患者。

2. 训练前准备

（1）评估患者对服药的认识。

（2）了解参加训练的患者病情。

（3）向患者介绍服药技能训练的内容计划。

（4）分级制的要求,升降级的准则。

3. 训练形式

（1）服药依从性训练:采用小组方式,再辅以个别辅导,小组每周2次,每次30~40分钟,共持续2周）。目的是获得有关抗精神病药物的知识。

（2）服药习惯训练:学会正确的自我药物管理。

（二）课程部分

服药技能训练课程的主要内容为:为什么急性期、恢复期和维持期都需要药物治疗;按时服药的重要性;服药时的注意事项;常见药物不良反应的识别、处理及求助。

按照患者自主服药的不同程度,将服药技能训练分为五级,从第一级到第五级,患者由护士紧密督促协助其服药到完全能够自己保管药物、自主服药。其中详细的阶段划分如下。

第一级:药物由患者家属管理,家属摆好药物后让患者服药。每次服药时由家属告诉患者药物的剂量、性状（两周）。目的是协助患者认识药物的性状,剂量。

第二级:药物由患者家属管理,家人摆好药物后,患者按指定的时间服药（两周）。目的是协助患者养成按时服药的习惯。

第三级:药物由患者家属管理,患者在家人帮助下摆药,并按指定的时间在家人面前服药(4周)。目的是协助患者学会药物的自我管理。

第四级:药物存放在家庭药柜内,患者定时取药服药,无需在家人面前服药。目的是协助患者学会药物的自我管理(日间)。

第五级:患者自行定时服药,无需家人督促。如服药过程或精神状态出现问题,患者会被降回第三级。目的是协助患者学会药物自我管理。

(三)评级准则

通过第一级训练要求的患者可升至第二级,即患者能连续一周准确认出每次所服药物的名称、性状和剂量以及没有拒服药物的行为,病情稳定;通过第二级训练要求的患者可升至第三级,即患者在第二级训练过程中一个月内没有出现3次及以上无原因不能按时服药以及没有拒服药物的行为,病情稳定;通过第三级训练要求的患者可升至第四级,即没有3次及以上未能按时服药或取错药的情况记录,以及没有拒服药物的行为,病情稳定;通过第四级训练要求的患者可升至第五级,即在持续三次药物清点中(每周一次),药量的差距在正、负2日以内,以及没有拒服药物的行为,病情稳定。

(四)监察制度

1. 第三级　患者的药物由家人保管,并需由家人直接检查和督导患者能否建立一个良好的服药习惯(即是否逾时服药,忘记服药、取药错误,和漏服某些药物等);为了方便记录患者的服药行为,每名患者均设有一张《服药记录卡》(表7-6)。若家人观察到患者在服药时出现问题,便会及时在表上做出记录;若患者在训练过程中在《服药记录卡》上一个月内有3次及以上未能按时服药或取错药的记录,继续留在第三级。

表7-6　服药记录卡

姓名_____　　　　　　　　　　　　　　　训练开始日期_____

训练阶段:□第二级第_____周　□第三级第_____周　□第四级第_____周

天数		第一天	第二天	第三天	第四天	第五天	第六天	第七天
训练情况								
服药	早							
	中							
	晚							
摆药								

填表说明:√ 准时且剂量正确　× 不准时、需提醒　○ 取错药/无药

注:第二级患者不需要填写摆药情况

2. 第四级　家人每日定时检查药柜《完成服药颜色卡》,查看是否有患者忘记服药。如果有,予以提醒,要求患者补服药物;如果没有,提醒患者将颜色卡翻转,并做详细记录。若患者经常称已服药但又忘记翻牌,家人要注意时时抽检药,以确定患者是漏服还是忘记翻牌;如发现患者在适应上有困难或欠缺自信,家人须给予相应的帮助及督导。因不易准确、实时观察患者的一系列服药行为是否符合要求,所以药物清点只以患者余下的药物数量是否准确作为评估准则;药物清点按以下标准进行:持续三次药物清点中(每周一次),药量的差距在正、负2日(两日服用药物剂量)以内,而该名患者又能维持良好的服药习惯。

3. 第五级　为了鼓励患者培养自行按时服药的习惯,减少对家人的依赖,家人不会直接监察患者的服药情况,但会随机地以间接的方法观察,在患者自定的服药时间观察患者是否主动服药;患者须接受家人每周清点药物一次;药量的差距在正、负1日以内(以差距最多的一种药物为准),则患者可继续制订服药安排及维持一周一次的药物清点;药量的正、负误差在1日以上至2日以内,会对其服药行为重点观察,点药周期改为每3日一次。

若在随后两次的药物清点过程中出现以下情况则做相应的处理。

(1)药量的正、负误差仍维持在1日以上至2日以内,则该名患者被降回第四级别。

(2)药量的正、负误差在1日或以内,则继续每周清点药物一次,以重新对其评估。

(3)药量的正、负误差在两日以上,则患者被降回第三级别的服药行列。

(4)即使患者能通过家人的定期药物清查,维持药量误差在1日或以内,但只要家人有理由评估患者有发病的可能,或服药可能出现问题,则视情况将其药物清点周期缩短至3日一次,甚至将其降至第三级别服药。

（五）课后训练(供患者使用)

此部分内容的设置目的是更好地帮助患者参加并通过服药技能训练。通过本次训练,做到规律服药,以达到病情稳定、减少复发的目的,还可以了解服药的其他相关知识。包括以下内容:遵医嘱服药意义,培训内容,入组标准,课程安排。

1. 关于课程的相关知识

(1)遵医嘱服药,可以减少疾病复发;达到最佳治疗效果;血药浓度稳定可减少副反应。

(2)参加服药技能训练,我们可以学到:药物常见副作用的识别;常见副作用的应对方法;如何正确处理治疗和副作用之间的关系;养成按时、按量服药的良好习惯,为出院后自己服药做准备。

(3)什么样的患者适合参加服药技能训练:愿意接受药物治疗与服药训练。

(4)如何才能取得理想的训练效果:准时参加训练;按阶段要求完成所有训练项目;学习细节步骤、反复练习;除了在训练课上学习,课下也要注重实践和总结。

(5)服药技能训练的安排:依从性练习:采用小组的方式,每周2次,每次30~40分钟,共持续2周,获得有关抗精神病药物的知识。

(6)服药技能训练的原则:早期参与、鼓励自我、循序渐进、执行统一,相信自己。

2. 药物治疗相关知识

(1)急性期治疗:有效地控制症状(如幻觉、妄想、精神运动性兴奋、抑郁、焦虑等精神病性症状或情绪症状);减少患者的痛苦,防止自杀和因症状支配对他人的不良影响。

(2)恢复期治疗:防止已缓解的症状反复,进一步控制症状、提高疗效;便于医生进一步观察药物疗效和副反应,以做出及时调整;使患者能更好地融入社会。

3. 维持期治疗　精神障碍的药物治疗和一些慢性躯体疾病治疗一样,症状控制并不意味着就可以停药。维持治疗的目的主要是减少疾病的复发。有证据表明,精神分裂症、双相情感障碍等如果不坚持足够长时间的药物治疗,复发率高达80%以上。

维持期治疗还可以减少残疾发生率。精神分裂症的致残率很高,而反复发作是高致残率的重要原因之一;复发减少了,患者的自信就会提升,生活质量也会提高,最终重新回归社会。

4. 服药时注意事项　药物经医生调整后患者应按时按量规范服药;每日在同一时间服

药,习惯成自然,防止漏服药物。按时服药可以使血药浓度比较恒定,一方面提高治疗效果,另一方面可以减少副反应的发生;在服药期间禁止饮酒,尽量不饮刺激性的饮品,如咖啡、浓茶等;禁止从事高空作业、开车等工作;妊娠期、哺乳期女性要在医生指导下服药;熟练掌握常见药物不良反应的识别及应对;根据所服药物不同进行个体化的指导等可促进患者服药的依从性。

三、社交技能训练

精神疾病患者普遍存在社交功能缺陷,社交功能缺陷表现为:不会主动发起谈话、难以表达自身情感和解决现实问题的能力差等多个方面。社交技能缺陷影响了精神疾病患者建立和维持社会关系、独立生活和就业,严重影响了他们的生活质量和社会功能。

(一)理论基础

1. 社交技能的定义　每个人都生活在一定的社会环境中,行为也受着社会文化的制约。社交技能是指符合社会规范,得到社会认可的人际行为能力。社交技能包括衣着得体、谈吐得当、合理地表达感受、保持恰当的人际交往距离等内容,还包括能在不同场合能做出相应的恰当行为。大多数精神分裂症患者都不同程度地表现出社交技能缺陷,有的患者是由于开始患病时年龄小,没有学习过社交技能;有的是由于疾病严重或长期住院等原因丧失了这种能力。社交技能的缺陷使得许多患者难以建立和维持社会关系、难以成功地扮演社会角色(例如在公司里扮演员工的角色、在家庭里扮演配偶的角色等)、难以满足自身各种需要。通过提高社交技能,能使患者更多地利用婚姻、友谊、工作等有力的社会支持资源,减少挫折感,降低复发风险。

2. 社交学习理论

(1)示范:很多患者很难通过他人的言语反馈来改变自己的行为,但他们却能够在观察小组工作员的技能示范后改变自己的行为。

(2)强化:在每一项社交技能训练中,工作员都要从头到尾对学员运用社交技能的行为给予足够的正性强化,同时还要引导小组其他成员也做出正性强化。高强度的正性强化、严格避免贬低或批评,能使学员感觉参加社交技能训练是一件相当愉快且没有任何顾虑的学习经历。

(3)形成:精神分裂症患者在社交技能上取得的进步往往是一点一滴积累起来的。这要求工作人员留意学员行为中那些极其微小的、看上去微不足道的改变。对这些微小的改变给予强化,学员就会有进一步的改善。

(4)过渡学习:在社交技能训练中,学员在小组中以角色扮演的形式反复练习社交技能,小组结束后,还要以家庭作业的形式练习。目标是为学员们提供尽可能多的机会进行练习,使他们形成习惯,能在恰当场合运用这些技能。

(5)推广:有效的社交技能训练要求既能够让学员学会特定的社交技能,又能够让他们在生活中使用这些社交技能。社交技能能否得到推广是社交技能训练的最终检验标准。因此,社交技能训练在设计上就要最大限度地将学员在训练中学到的技能推广到训练之外的情景之中。学员在训练中学习了一种技能,训练结束后要完成家庭作业,在日常环境中练习技能。接下来进行的训练中还要复习家庭作业。工作人员或其他有关人员要鼓励学员在日常生活环境中使用目标技能。偶然出现一种情况时,也可以鼓励学员使用技能。鼓励社交技能的推广是社交技能训练的关键组成部分,经常还会要求与学员直接接触的其他人员也参与进来,以保证目标技能出现时能得到强化。

(二)课程部分

具体的社交训练课程旨在训练四项基本技能(倾听、表达积极的感受、提要求、表达不愉快的感受)和会谈技能、有主见技能、处理矛盾技能、交友约会技能、职业技能和维护健康技能共 6 方面的常用技能。

工作人员首先需要熟悉理论基础部分的内容并熟练掌握,然后把这些理论应用此部分的授课过程中。课程的具体持续时间可以据实际情况而定。

1. 四项基本技能　倾听、表达积极的感受、提要求、表达不愉快的感受四项基本社交技能是有效人际交往的基石。这些社交技能包括倾听(还要让对方知道你在倾听)、以明确而有策略的方式向别人提出要求、向他人表达自己的感受(包括正性的和负性的)。对于很多社交场合来说,这些技能都是很重要的,不限于亲密的人际关系。因此所有参加社交技能训练的患者都能从学习这些基本技能中受益。

这四项技能为组员提供了掌握其他更复杂技能所必需的练习和方法,所以称它们是基本技能。如要成功掌握诸如妥协和协商、表达不同意见这样更复杂的技能就必须先学会倾听的技能;同样,掌握了提出要求的技能就可以帮助组员学习询问信息和提出约会的技能。另外,指导者还可以使用基本技能帮助组员熟悉社交技能训练的方法。

2. 会谈技能　会谈技能包括以友好的、令人满意的、符合社交习惯的方式发起、维持和结束同他人的会谈。人类是社会动物,轻松而不焦虑的谈话能力对于保持自我的良好感觉和同他人进行社交交往的感觉都很重要。精神分裂症患者通常缺乏充分的会谈技能,部分是由于处理信息的速度缓慢,难以确定感兴趣的主题,结果在社交交往中经常表现得很糟糕。良好的会谈技能对于建立友谊和其他亲密关系非常重要,对于在工作场所和同事搞好关系也非常重要。对于很多精神分裂症患者来说,会谈技能训练的目的不仅包括增加人际交往的频率,也要改善人际交往的质量。良好的会谈技能要求能追踪对方的主题变化和非语言暗示,并做出自然的反应,因此要达到满意的会谈技能经常需要几个月的训练。对于很多人来说,要想同他人交谈得比较舒服需要大量的训练,但是他们也有很多机会同广大不同的人来练习会谈技能。

3. 有主见技能　有主见技能是指能坦率地说出自己的要求、表达自己的感受(尤其是负性感受)、拒绝做自己不愿意做的事。多数人都发现,至少是在某些场合有主见(或者"维护自己的利益")是很有挑战性的,而精神分裂症患者这方面的技能更加欠缺。造成这种情况的部分原因可能是想要讨好别人、不想惹麻烦、不知道自己真正想要什么,或者就是不知道怎么说"不"。因此,教授有主见技能要包括帮助患者认识在特定的社交场合,自己在做什么、不希望做什么。

精神分裂症患者经常需要通过大量的练习有主见技能才能在别人面前轻松地表达自己的意思。患者一般遇到的需要良好的有主见技能的场合包括处理和朋友、家人、医生(及其他治疗团队成员)、同事以及主管之间的关系。学习有主见技能,患者经常最得益于讨论什么真正是别人对你的希望或要求,什么不是。不知道什么时候有主见才合适的患者,会受益于对一般社交场合的讨论和从其他学员那里得到的反馈。最后,可能还有必要告诉其他与患者接触的人,比如治疗团队成员或者家庭成员,告诉他们患者在训练有主见技能,以便这些人能支持适当的有主见社交技能,而不是打消患者的积极性。

4. 处理矛盾技能　解决同他人的矛盾技能复杂而重要,要达到满意的生活,有很多方面都要用到这项技能,包括从他人的亲密关系中获得乐趣,以及使工作富有成效。处理矛盾技能和有主见技能存在部分重叠,精神分裂症的患者经常会有处理人际矛盾的困难,这项技能对他们很有帮助。对矛盾的一般反应包括躲开出现矛盾的环境,或者简单地否认存在矛盾。这样的应对方式可以带来暂时的解脱,但矛盾并没有得到解决,从长远来看反而常常会使问题更严重。

教授处理矛盾技能很重要的一部分是教患者如何理解他人的观点,如何回应他人的观点,同时也要教他们如何表达自己的观点。让他人知道你明白他的观点,这意味着对他的理解和尊重,这样可以减少双方的愤怒和敌对。积极的倾听技能,如换一种说法重复对方所说的话,对解决矛盾有非常大的帮助,这种技能可以通过经常的练习来掌握。患者会遇到很多存在潜在矛盾的社交场合,这些场合可以作为技能训练的焦点。这些场合一般包括和家人、朋友相处,同医生或者其他治疗团队成员协商治疗决定,在工作场所处理和同事或者领导的矛盾,同住院或宿舍的工作人员打交道等。除了从患者处了解的情况外,经常接触患者的其他人提供的信息对于了解患者在哪些场合产生矛盾可能有价值。

5. 交友约会技能　对于大多数人来说,生活质量很重要的一个方面是亲密的人际关系。但是精神分裂症患者经常会在与别人建立和维持亲密关系的时候遇到明显的困难。同时,改善人际关系也是很多患者的目标。改善人际关系可以提高他们的生活质量,也可以对他们的病情有积极的影响。因此,很多患者都对学习这些技能有很大的兴趣。

交友约会技能要求至少有基本的会谈技能。没有恰当地发起、维持、结束谈话的能力,想要直接发展友谊进行约会简直是不可能的事。进行交友约会技能训练的时候,也可以在会谈技能上再多下一点功夫。会谈技能对于发展和他人的亲密关系很重要,但还有两个领域的技能对于提高亲密关系的质量、长时间维持亲密关系非常关键:有主见技能和解决冲突技能。

6. 职业技能　多数精神分裂症患者没有工作,有工作的一般也会有很多困难。就业率低不代表他们不想找工作,他们很希望能有一份自己可以胜任的正规工作,得到相应的报酬,尤其是希望能和没有精神障碍的人一起工作。职业技能包括找到工作、保持工作和处理在工作中出现的问题。

有一系列与工作有关的社交场合需要进行训练。很多学员可以受益于面试的技能训练,尤其是当他想要找工作而没有专门的职业咨询师帮助时。在工作中他们难免和同事、客户、领导进行交流,这就需要有效的社交技能。这些技能包括我们已经学习的会谈技能、有主见技能和处理冲突技能,所以拥有这些技能有助于适应工作环境。但还是有一些与工作有关的比较特殊的社交场合,需要对学员进行训练。

7. 健康维护技能　处理与健康有关问题技能,包括了解自己的疾病和所服药物、到医疗机构求治的能力。但很多人都会对医疗机构产生恐惧心理。自己到医疗机构求治要用到几种技能,包括有主见技能、集体生活技能、解决冲突技能(如妥协和协商)。不难想象,即使是症状最轻的患者,能做到既了解自己的疾病,又能主动到医疗机构求治已经很不容易,更不用说症状严重的患者了。对于精神分裂症患者来说,他们的疾病复杂,而且伴有注意范围狭窄、处理问题缓慢、认知功能紊乱等问题,要做到这几点更是难上加难。

精神分裂症患者往往需要在有主见、处理冲突等技能上进行全面的训练。此外,还要让他们了解积极参与维护自身健康的重要性。许多患者需要有关精神症状方面和药物如何改善精神症状方面的知识,同时也需要可能出现的其他身体疾病和症状方面的知识。最后,由于患者多少都会有过一些和看病有关的负性经历,很重要的一点就是帮助他们克服恐惧,说出自己的问题。

（三）操作流程

1. 明确为什么要学习技能　小组工作员可以带有倾向地提问技能有什么重要性,通过这种方式来引导学员发现为什么要学习新的技能。学员得出了原因之后,下一步最好再提问不运用某种技能的不利之处。在某些小组,学员没有能力自己想出为什么要学习技能,工作员可以直接告诉他们原因。为了检查学员们的理解情况,工作人员要鼓励他们换一种说法来复述根本原因。这样,正确的理解可以得到强化,错误的解释可以得到纠正。

2. 讨论技能步骤

（1）技能步骤需要写下来并张贴在房间里固定的位置,让所有参与的人都能够看到。给学员们分发用大字体印刷的技能步骤（做成学员手册）,以角色扮演的方式示范技能,然后和学员回顾扮演的过程。

（2）小组两名工作员,一个人演示技能,另一个人做搭档。在开始角色扮演之前,工作人员先要告诉学员,他将要演示这项技能,而大家的任务是观察工作员都运用了技能的哪些步骤。

3. 进行角色扮演

（1）工作人员角色扮演结束后,工作人员立即和学员们回顾该技能的每一个步骤,逐个步骤地引导他们说出这个步骤有没有表演出来。在回顾各个步骤之后,要求学员们从总体上评价与工作人员进行的交流是否是有效的。

（2）角色扮演开始和结束要有明显标志:要有专门进行角色扮演的位置,一般是学员围坐一圈,中心是表演区,开始角色扮演时,表演者进入表演区,工作员说"现在开始角色扮演"。结束的时候,工作员说"停",表演者离开表演区。这样可以增加角色扮演的戏剧性,吸引没有什么兴趣的患者或存在认知损害的患者的注意力。

（3）基本技能角色扮演,要持续 15~45 秒,其他更复杂技能需要的时间则更长。

4. 请学员进行角色扮演

（1）工作人员要解释:他希望每一个参与小组的人都有机会练习这项技能。接下来就由一位学员和一位工作员进行角色扮演。

（2）学员的第一次角色扮演练习,要用工作员演示过的同一个场景。

（3）要从合作的并且技能水平比较高的人开始进行角色扮演,这样做有利于小组中技能水平比较低的成员在随后的角色扮演中模仿水平较高的成员。

（4）用要求的口气邀请学员参加角色扮演,如"我希望你来做角色扮演",而不要让他们自己主动参加。这样能更有效地请到学员。

5. 给予肯定的反馈

（1）在学员们进行角色扮演后,总是要马上告诉他们具体什么地方做得好,必须要找到真正的优点。可以由工作员给予肯定的反馈,也可以是工作员引导其他学员给予。可以问"你们觉得××使用了这项技能的哪些步骤?"。

（2）工作人员要注意保证这一阶段所有的反馈都是积极和肯定的,消极或纠正的反馈出现后要马上打断。如果某个学员的表现实在太差,工作员担心其他人找不到他值得表扬的地方,可以引导他们注意目光交流、语气、手势等等非语言的方面。工作人员要避免使用"还可以""还不错"等不是很肯定的评价。

（3）给予肯定反馈的时间是半分钟~两分钟。

6. 给予纠正的反馈

（1）纠正反馈应该是简短的、非批评性的、中肯的，越针对具体的行为越好。

（2）由工作人员单独给予纠正反馈更为合适，因为这样能使学员最大限度地把注意力集中到关键点上。

（3）纠正反馈不需要详细罗列学员的所有问题，而应该集中到技能的一、两个最关键点上。

（4）可以这样说："你的角色扮演做得很好，要是……就会更好"。

7. 安排同一个学员用同样的场景再进行一次角色扮演

（1）要求学员再次用同一场景进行角色扮演，要根据纠正反馈做出一、两处小的变动。

（2）再次进行角色扮演之前要给予参与者指导。

（3）指导要具体，要限定在一、两处较显著、而且学员有很大可能改进的方面。

（4）指导要用提要求的方式（"我希望你能这样做……"）。

8. 给出进一步的反馈

（1）第二次角色扮演后也要给出肯定的和纠正的反馈。

（2）针对进步做肯定的反馈：如果学员没表现出工作人员所希望的进步，也要对别的表现得好的方面做出肯定的反馈。

（3）还是要把纠正反馈限制在一、两个方面，点到为止反而效果最好，眼光要放得长远，过多的纠正会使学员失去信心。

9. 安排其他学员进行角色扮演并做出反馈

（1）每一次角色扮演、适用于每一个学员的原则是都是同样的：针对具体行为的反馈和针对每一次微小进步的充分赞扬。

（2）除了第一个进行角色扮演的学员要求是比较合作，水平比较高的，安排其他学员进行角色扮演不要有固定的顺序。

10. 布置课下作业并在下一次训练的开始进行复习

（1）社交技能训练成功的关键是要在现实环境中使用技能，所以课下作业很重要，无论怎么强调都不为过。

（2）布置作业的例子："你们已经在小组中通过角色扮演练习过这项技能了，但你们还要在各自日常生活中再试着运用技能，这很重要。下次课要告诉我你们成功地运用了哪些步骤，还有哪些问题和困难。"

（3）作业布置得越清楚越具体越好，而且要在学员的能力范围之内。

（4）发给学员作业纸，让他们记录作业完成情况，下次课开始的时候收回。

11. 分享作业

（1）每次训练开始的时候先分享上次的作业。

（2）分享作业时让学员说出他在什么场合使用了什么技能，或者说说自己觉得当时可以使用什么技能但没有用。

（3）如果学员成功地使用了技能，就询问他的目的是否达到。要指出运用技能的积极结果，这样参与者能感受到使用技能的努力得到了认可。

（4）如果某个学员使用了技能，但是却没有取得成功，工作人员可以发起一个简短的讨论，看看在这种场合可不可以用其他的方式来达到目的。

（5）对于没有完成作业的成员，要帮助他们确定什么场合适合使用技能。并在下一次布置作业的时候问他们有没有困难，帮助他们解决困难。

四、精神康复中的心理治疗与干预

精神分裂症是一种慢性迁延性疾病，恢复期的患者伴随着疾病的好转，自知力的逐渐恢复，患者会对自己疾病表现以及给社会家人带来的影响感到羞耻、不安，继而产生自卑、抑郁、悲观、回避社交等消极心理。同时家庭、社会对患者的接纳程度也直接影响了患者的自尊心与自信心。因此，康复期治疗的重点不应仅停留在单纯药物维持治疗的水平上，更应兼顾患者社会功能的恢复和心理问题的疏导。实践证明单纯药物治疗只能缓解或减轻精神症状，难以消除精神上的残疾和功能上的衰退。我们应该给予他们更多的生活上的关心和治疗上的督促，更重要的是精神上的支持和理解，如同情体贴、鼓励安慰、关心照顾、帮助指导、安排力所能及的社会活动和提供处理问题的方法与要诀。同时积极宣传精神疾病有关知识，帮助患者增强药物依从性，防治疾病复发、促进功能恢复。

对于精神疾病照护者我们也要给予相应的心理支持与援助。因为他们承受着其他慢性疾病照护者一样的精神压力。患者疾病反复造成家庭经济负担增加，影响家庭日常生活、家庭关系、娱乐活动，同时家庭还承受着由疾病带来的心理社会歧视等问题。我们可通过对患者家属进行集体心理治疗和心理健康教育减轻他们的焦虑、抑郁情绪增加他们对精神疾病的了解，减轻由于不正确的认知而产生的烦恼痛苦及社会羞耻感，学会如何与精神病患者相处，教会家庭成员如何向患者提供家庭的情感温暖，理解、支持和鼓励的方法，共同提高生活质量。

精神康复者的心理健康促进可以通过心理健康教育、个别心理治疗、集体心理治疗等方式，同时还可以提高康复者对疾病的认识，促进自知力的恢复、度过危机与防止复发。心理治疗是一类应用心理学原理和方法，由心理治疗师或接受过规范化的心理治疗培训的精神科执业医师，有计划实施的治疗疾病的技术。它是精神疾病治疗中很重要的一种非药物治疗方法。心理治疗人员通过与患者建立治疗关系与互动，积极影响患者，以减轻痛苦，消除或减轻症状为目的，帮助患者健全人格、适应社会、促进康复。

（一）理论基础——常用的心理治疗技术

1. 支持性心理治疗　　支持性心理治疗是心理治疗中最常用的一种方法，适用于各类心理治疗的服务对象。它是心理治疗人员在医疗情境中基于治疗的需要，在伦理、法律、法规和技术性规范的指导下，与患者积极互动而形成的支持性、帮助性工作关系。治疗关系不等同于日常发生的社会行为，是心理治疗操作技术的有机组成部分，其本身具有向患者提供心理支持的作用，在精神卫生领域的临床工作中是各种心理治疗的共同基础性技术。

注意事项：

（1）使用支持、保证的技术时，要尊重患者的自主性、注意自我保护，承诺须适当，不做出过分肯定、没有余地的担保与许诺。

（2）在鼓励患者尝试积极行为时，避免根据治疗人员自己的价值观代替患者做出人生重大决定。

（3）治疗时需要根据不同疾病及不同患者的特点，在具体方法及内容上要各有侧重。原则是帮助患者认识了解疾病，使患者主动与医生配合，防治疾病复发、鼓励患者有勇气生活下去，抵御可能存在的不良环境。

2. 解释性心理治疗 解释指对心理、行为及人际情景中的关系或意义提出假设,促使患者用新的词汇、语言及参照系来看待、描述心理和行为现象,以帮助患者澄清自己的思想和情感、以新的观点看待和理解病理性问题与各种内外因素的关系,获得领悟、学习自己解决问题。

注意事项:

(1)根据患者的接受能力,避免说教式的单项灌输;避免过多的指责与批评。

(2)对于心理分化程度低,自我强度弱,缺乏主见,暗示性、依赖性高的患者,引导、干预力度较高的解释宜配合其他旨在促进自我责任能力的疗法使用。

3. 行为治疗 行为治疗是运用行为科学的理论和技术,通过行为分析、情景设计、行为干预等技术,达到改变适应不良行为、减轻和消除症状、促进患者社会功能康复的目标。常用的方法包括:放松训练、系统脱敏、冲击疗法、厌恶疗法、阳性强化、自信训练、模仿与角色扮演、行为技能训练等。

注意事项:

(1)根据不同疾病不同表现,在知情同意的前提下,选择患者能够适应的治疗方法。

(2)准确辨认目标行为,根据行为改变情况给予强化,治疗过程循序渐进,逐步递增,激活并维持动机。

4. 认知治疗 认知治疗源自理性-情绪疗法和贝克认知疗法。焦点是冲击患者的非理性信念,让其认识到当前困难与抱持非理性观念有关;发展有适应性的思维,教会他们更有逻辑性和自助性的信念,鼓励他们身体力行,引导产生建设性的行为变化,并且验证这些新信念的有效性。

注意事项:

(1)有明显自杀倾向、自杀企图、严重精神病性症状和人格障碍等的患者不适合认知治疗。

(2)认知治疗要求良好的治疗性的合作与积极参与,注意在治疗初期建立良好的治疗关系。

(3)有教育意义,但是要避免说教或倾谈清淡。

(4)可以配合行为治疗和家庭作业。

5. 家庭治疗 家庭治疗是基于系统思想,以家庭为干预单位,通过会谈、行为作业及其他非言语技术消除心理病理现象,促进个体和家庭系统功能的一类心理治疗方法。

家庭治疗的特点:不着重于家庭成员个人的内在心理构造与状态分析,而是将焦点放在家庭成员的互动与关系上,从家庭系统角度去解释个人的行为与问题,个人的改变有赖于家庭整体的改变。

家庭参与对于精神疾病患者的康复是极为重要的,因为家庭与患者有不可分割的关系,而且又是患者的终身支持。与家庭保持接触的患者,他们的工作和整体功能都优于没有家庭保持接触的患者,家庭成员的情感表达会影响到患者疾病的复发率。

注意事项:

(1)建立良好的治疗关系,注意家庭治疗过程中的动力学变化,咨询师要处理好多重人际关系。

(2)注意由于患者疾病而带来的家庭成员的负性情绪的处理。

6. 危机干预 危机干预是对处于困境或遭受挫折的人予以关怀和短程帮助的一种方

式。常用于个体或群体性灾难的受害者、重大事件目击者,尤其是自杀患者和自杀企图者的心理社会干预。强调事件紧迫性和效果,在短时间内明确治疗目标并取得一定成效,即围绕改变认知、提供情感支持、肯定当事人的优点,确定其拥有的资源及其已采用过的有效应对技巧,寻找可能的社会支持系统,帮助患者恢复失衡的心理状态。

注意事项:

(1)不适合兴奋躁动、激越、严重意识障碍者。

(2)可以配合抗焦虑或抗抑郁药使用。

(二)常用的心理治疗形式

1. 心理健康教育　　心理健康教育是一种旨在为患者及其家属提供与疾病相关的信息、改善他们的应对策略的心理治疗方式。心理健康教育的对象可以是不同人群,包括患者及其家庭成员。心理健康教育的内容可以包括疾病和症状的知识、症状的自我监控、药物的自我管理、疾病的预防与复发、情绪管理、功能恢复等方面。通过健康教育可以有效地帮助患者及家属识别疾病、预防复发、改善家庭及社会功能,促进患者全面康复。心理健康教育可以采取集中授课方式、也可以穿插在个体或团体心理治疗时进行。集中授课频率以每个月1~2次,每次讲座时间1~1.5小时为宜。

2. 个体心理治疗　　治疗师与来访者通过个别交谈,了解来访者疾病发生的过程与特点,帮助来访者掌握自己疾病的情况,对疾病有正确的认识,消除紧张不安的情绪,接受治疗师提出的治疗措施,并与治疗师合作,与疾病作斗争。个别心理治疗是一种普遍应用的心理治疗方式。每次交谈以半小时或一小时为宜,可以每周1~2次交谈。有时1~2次即可解决问题,有时则需要反复进行多次。

3. 团体心理治疗　　团体心理治疗是在团体、小组情景中提供心理帮助的一种心理治疗形式。通过团体内人际交互作用,促使个体在互动中观察、学习、体验,认识自我、探讨自我、接纳自我,调整和改善与他人的关系,学习新的态度与行为方式,发展生活适应能力。

团体心理治疗可由1~2名心理治疗师担任组长,数个或十几个人为宜。根据组员问题的相似性组成治疗小组,根据康复者的认知程度采用结构式或非结构式进行活动。可以间隔每周1~2次,每次1.5~2小时,根据活动目标不同可以开展几次或十余次。

团体心理治疗的优点是接受治疗的人数多、时间短、患者之间展开友爱帮助,还可以起到相互启发教育和相互产生良性暗示的效果。缺点是只解决一些共性的问题,对患者个体特殊问题不能较快解决。有时个体深层次的问题不易暴露,个体差异难以照顾周全,个人隐私事后可能无意中泄露,给当事人带来不便。团体治疗后辅以个体心理治疗效果更好。

4. 危机干预　　当精神康复者及其家属面临严重、紧迫的处境而产生伴随着强烈痛苦体验的应激反应状态时,我们应该立即采取危机干预。危机干预的目标是通过交谈,疏泄被压抑的情感;帮助认识和理解危机发展的过程及与诱因的关系;教会问题解决技巧和应对方式;帮助建立新的社交网络,鼓励人际交往;强化新习得的技巧及问题解决技术,同时鼓励病人积极面对现实和注意社会支持系统的作用。

危机干预步骤如下:

(1)评估问题或危机:尤其是评估自杀危险性,评估周围环境、家庭和社区。

(2)制订治疗性干预计划:针对即刻的具体问题,考虑社会文化背景、家庭环境等因素,制订适合当事者功能水平和心理需求的干预计划。

（3）治疗性干预：首先需要让有自杀危险的当事人避免自杀的实施，认识到自杀不过是一种解决问题的方式而已，并非将结束生命作为目的。

（4）危机的解决和随访：度过危机后，应及时结束干预性治疗，以减少依赖性。同时强化、鼓励应用新习得的应对技巧。

心理治疗是精神疾病治疗中很重要的一种非药物治疗方法，通过个别心理治疗及集体心理治疗，提高康复者对疾病的认识，促进自知力的恢复、防止复发。常用的内容有如下方面：

（1）坚持服药的重要性。

（2）复发的征兆及应对方法。

（3）如何调节自我情绪、预防疾病复发。

（4）如何应对心理冲突和如何进行心理自救。

（5）能过集体心理治疗体现自我价值。

拟达到的目标：减少精神病性症状引起的不良后果，减少负性情绪的发生，促进康复者积极主动地预防复发和提高社会功能。

五、体 能 训 练

体能训练共包含有三方面的内容：体育小组操作流程，主要内容有体育小组所有活动的基本形式、要求和原则、患者的入组和排除标准等；各项体育活动的具体操作课程，主要内容有活动目的、操作步骤、课程小结、课后作业、"小贴士（一些可能出现的情况及应对策略的建议）"等；相关体育知识介绍，供治疗师扩增体育知识。

在具体操作每节课程时，由于场地（室内和室外）、人员配备等因素的不同，使用者可能会遇到不同的情况。这时候，可根据具体情况合理调整课程各部分内容的时间和侧重点。

（一）操作流程

组织者：由一名康复治疗师和一名助手（另一名康复治疗师或者一名医生）组织患者完成本项活动。

组织形式：以小组的形式进行，在具体参加人员的条件等方面，治疗师需要和医生一起协商评定。

入组标准：

1. 爱好体育的患者　由于某些疾病原因（如阴性症状等）导致缺乏动力但是需要参加体育活动的患者。

2. 没有严重躯体疾病或者虽然有躯体疾病但是不影响运动的患者　某些有躯体疾病的患者虽然可以承受一定量活动但是该疾病所处的时期不适宜活动，不可以入组。

3. 有一定的身体条件基础，能够坚持完成一节课的体育锻炼。

活动场所：以体育馆和室外篮球场为主，必要的理论知识讲解可以在康复办公室内进行。

注意事项：

1. 课前要提前告知队员下一节课程内容，让每个队员预习相关知识；每节课后要进行活动记录表的填写，由康复治疗师完成。

2. 本部分内容主要涉及一些在操作中可能出现的普遍的问题，并给出建议以供参考。在各节中还另有具体的相关内容。

3. 在组织篮球(或其他)活动时,有时候会遇到一部分患者不想打篮球,而特别想打羽毛球的现象。对于此类现象,可以先讲解完篮球的知识,让所有人有一个基本的了解。如果不想打篮球的人数比较少,可以试着劝说他们尝试一下,如果经过了一些基本的步骤,他们还是不愿意,则可以让他们去做自己喜欢的运动。如果明确表示不想打篮球的人很多,可根据具体情况换课程内容,这需要提前告知患者下节课内容,根据他们的反应来定。

4. 夏天时,由于白天的时间比较长,有一些患者会愿意在饭后进行一些剧烈程度较低的活动,比如踢毽子、打羽毛球等。这时候可以根据情况,饭后半小时之后,组织一次临时的活动,尤其是比较温和的运动。

5. 如果参加小组的女性患者以及岁数较大的患者较多,通常情况下他们会对比较温和的运动,如羽毛球、乒乓球、跳绳等更感兴趣,而对足球、篮球等剧烈的运动相对没兴趣,而年轻的男性患者有时候会相反。这时候也应该适当地调整内容的侧重度。

6. 对于性格比较偏执的患者,在参加如篮球等需要配合的活动时,有时候会出现指责队友或者贬低对方的行为和言语,应该及时地制止;如果提前有所了解,可以在活动开始前和所有人说清楚,以做好提前应对。参加活动不可避免地增加伤病的风险,最重要的是预防。在开始活动前,如果准备活动充分的话,会大大降低发生伤病的概率。参加篮球等剧烈运动时尤其重要。各项运动发生受伤的常见部位会有所不同,可以提前告知每一位组员应该注意哪些情况。

7. 小组时常会面临着成员的"进进出出",不仅人数常常会超出 15 人;而且先来的成员会有所懈怠。但每节课相互独立,所以不影响各个章节的实施。对于小组的开放性,需要在第一节课的时候和所有成员说清楚。有时候还可以让先来者带动后来者,或者相互配对。

(二)课程部分

1. 参加体育小组的意义。

2. 活动地点为康复小组办公室(前 30 分钟)和户外场地(后 30 分钟)。

3. 本节课的目的是使患者对体育小组有初步的了解;参加体育小组;小组注意事项的宣教;体育馆及设施的参观和熟悉。

4. 操作步骤

(1)讲解开设体育小组的意义及注意事项等内容。

(2)带领患者到篮球馆参观,并熟识各种体育用品。

5. 课后作业　每个队员写出自己的体育爱好和对体育运动的了解。

6. 小贴士

(1)参加体育小组过程中,需要听从康复治疗师的安排,不得擅自行动。

(2)做好参加前的准备。如穿运动服、运动鞋等,如果在室内体育馆活动,不能穿皮鞋。

(3)运动前,充分做好准备活动,防止运动过程中造成运动损害。

(4)体育运动有一定风险,如运动损害,意外伤害等难免发生。所以在参加运动过程中,一定要集中注意力,注意个人安全。

(三)常用体育训练项目

适合精神康复的运动项目有篮球、足球、乒乓球、羽毛球、跳绳、踢毽子、太极拳等。每项活动要考虑场地和康复者的能力进行设置。

（四）案例：有氧运动

1. 活动地点　户外场地或社区活动室。

2. 本节课目的　了解什么是有氧运动,掌握几种比较常见的有氧运动;讲解慢跑的技术要领,带领患者进行慢跑练习。

3. 操作步骤

（1）所学重点理论知识和主要运动技术要领,概述本节学习安排。（5分钟）

（2）相关知识讲解。（10分钟）

（3）身体准备活动:活动四肢及腰腹、胸背,重点是下肢的膝关节和踝关节。（5分钟）

（4）动作示范,技术要领讲解,安排组员实践。（30分钟）

带领患者排队围绕场馆场地慢跑两圈,然后快步行走一圈,再慢跑两圈。坚持活动20分钟左右,休息5分钟;将患者分成小组,每组3~4人,每组围绕场地慢跑3圈。观察组员的跑步姿态,给予纠正、技术指导。

4. 课程小结（5分钟）

（1）总结当天所学内容。

（2）强调重点的理论知识和运动技术要领。

（3）总结患者运动中存在的问题及改正建议。

5. 课后作业

（1）每天早晨慢跑或步行约700米。

（2）每天吃完晚饭半小时后,步行15~20分钟。

6. 小贴士

（1）跑步练习时,如有患者身体条件较差,跟不上队伍,可以跟随其他组员行走,不可强行劝其坚持跑步。

（2）由于条件限制,最易操作的有氧运动是慢跑、步行、快走、打太极拳、跳绳等,后面两项由于在以后的课程中会讲到,所以本节课重点内容讲解慢跑、快走等。

（3）由于慢跑等的技术要求不是很高以及大家多是第一次参加活动,所以带领大家做好热身准备和跑完后放松练习是很重要的。

六、职业技能训练

职业技能康复是精神障碍患者康复的一个重要内容和目标,是帮助康复对象进行计划和设想、给予职业咨询和职业训练、改善工作环境以及解决与就业有关的问题等的过程。另外,通过职业康复,可帮助康复者找回在工作生活中失去的信心和勇气,逐步恢复劳动能力,实现自我价值。

（一）入选标准及作用

职业技能的训练对象是病情相对稳定、有学习和就业要求的患者。目前全国各地开展职业康复项目的种类很多,常见的有:加工类、洗车、超市收银、网话吧、复印、种植等等。

（二）职业技能训练的特点

这些训练的目的在于提高患者职业技能水平,而不在于有多少经济效益。当然如果既能保证患者职业能力的提高,又能使患者有些经济收益,这对调动患者参加康复活动的积极性也是很重要的。

在职业康复工作进行中可以有效地融入多种康复技能,如生活技能中的理财、洗衣、个人卫生的保持、对动物的养殖和关爱等;社交技能中的语言表达、角色扮演、礼仪服务意识、遇事解决和处理等训练,以及兴趣爱好和体能训练等。将各种康复训练融入康复者的生活、工作当中,不断学习、强化,有利于康复者接受和掌握。

注意:在职业康复训练过程中要详细制订康复工作流程、康复者工作制度。按所制订的流程和制度完成训练并进行评估。

七、其他康复技能训练

可将兴趣爱好、生活娱乐、参观交游、定期回归家庭短期生活等各种丰富多彩的康复手段融入康复者的生活中,使康复者生活、训练交叉融汇,逐渐掌握逐渐进步。

兴趣爱好:康复者可以根据个人爱好,如养花、书法、下棋、跳舞等,做自己喜欢做的事。

生活娱乐:可以定期组织康复者玩电脑游戏、打牌、唱歌、看电影等。康复园之间定期"串门",一起组织活动。

郊游远足:根据天气情况,定期组织康复者外出游玩。也可以一个或几个康复园一起外出,加强康复者间的沟通。

回家短住(度过周末):有条件的家庭,可以在周末或节假日接康复者回家短住,如果家庭同意,康复者可以在约定的时间自己回家或返回。通过短期回归家庭,康复者可以享受家庭的温暖并回归家庭中实习自己的康复成果。

第四节 社区精神康复的类型

社区精神康复作为精神康复体系中的重要组成部分,在社区承担着为大多数患者提供适宜服务的任务。欧美国家、中国香港特别行政区及中国台湾地区开设日间医院或社区精神卫生中心、中途宿舍等,为慢性患者提供社区照顾服务。近年我国的一些地区在院内精神康复的基础上,纷纷探索适合国情的社区精神康复,建立了居住式康复站(中途宿舍)、日间照料站(精神卫生康复站),开展居住式康复训练、日间康复训练、居家康复训练。下面就常见的几种类型做简单介绍:

一、居住式康复训练——居住式康复站

(一)主要任务

针对康复者在 60 岁以下,躯体情况较好,具有一定的职业康复能力和需求。在居住生活的基础上,集生活技能、社交技能、兴趣爱好、体育锻炼、职业技能培养于一体,通过康复训练使康复者能够独立从事一些家务及工作,培养生活自理能力,锻炼生活适应能力。另外,通过职业康复训练,可培养康复者自主康复意识,逐渐恢复社会功能及工作能力,从而达到回归社会的需求、减少出院后病情复发的康复效果。

(二)房屋设置

1. 房屋 建筑面积为 $120\sim150m^2$,建议选址为居民社区内的三室两卫或四室两卫简装房屋,楼层为 3 层以下(超过 4 层有电梯),可容纳 $5\sim7$ 人同时居住,内部必要生活设施齐全。设立在农村、工厂等地的,建筑面积不限,生活设施齐全。

根据房屋大小,每个卧室住 $2\sim3$ 名康复者,室内陈设全部按照家庭模式设计,在这个特

殊的家庭内,工作人员与康复者生活在一起。

2. 环境　选择在环境优美、周边配套设施齐全、交通便利、购物便利的社区或厂区内。

（三）人员配置及人员要求

1. 人员构成

（1）项目负责人1人:负责居住式康复站的全面管理。应具备丰富的精神科专业知识和一定的组织、协调、沟通的能力。

（2）职员1人:负责各居住式康复站日常运行管理及各种协调。应具备精神科专业知识及组织协调能力。

（3）心理工作者（有资质的社区医生兼职）:负责康复者个别及集体心理治疗、康复者心理健康教育与促进。应有心理咨询师资格,具备独立开展个别、集体心理治疗的能力。

（4）医疗管理员（精神科医生兼职）:负责各康复者病情的监控,定期随访。应具有精神科执业医师资格。

（5）康复管理员1人（兼）:负责各居住式康复站日常康复活动的推进、监督。应具有精神科专业知识及精神康复经验。

（6）护理管理员1人（兼）:负责各居住式康复站护工培训、管理及调配。应具有精神科专业知识及护理经验。

（7）社会工作者1人:负责康复者与家属、监护人、单位、社区的各种协调工作。应具有社工专业知识,有爱心和奉献精神。

2. 人员配备

（1）住5~6名康复者的居住式康复站

1）1名负责人（护士）:具备精神科专业知识,有丰富的精神科护理工作经验及管理能力,有一定沟通、协调能力。

2）1名护理员:具有爱心和奉献精神,能从事家务工作,责任心强。

（2）康复者超过7人的居住式康复站

1）1名负责人（护士）:具备精神科专业知识,有丰富的精神科护理工作经验及管理能力,有一定沟通、协调能力。

2）1名康复护士（超过15名康复者配备2~3名康复护士）:具备精神科专业知识,有精神科护理及康复工作经验。

3）2名护理员（超过15名康复者配备3名护理员）:具有爱心和奉献精神,能从事家务工作,责任心强。

（四）配套设施

根据所租房屋内部已有物品,进一步完善日常生活必需品。主要设施有:

1. 生活设施　家具、家电（电脑、电视、冰箱、洗衣机、空调、消毒柜等）、厨卫设施。

2. 娱乐设施　卡拉OK、游戏机、健身器等。

3. 医疗设施　血压计、血糖仪、体重秤。

（五）日常运转

1. 家庭式管理和自然的生活状态　采用模拟家庭的自然生活环境、居家生活设备及居家生活规律,每日康复者与工作人员一起做家务,一起料理琐事、一起购物、一起散步、一起娱乐,生活在一起,生活气氛开开心心、其乐融融。在这个特殊的家庭里,康复者充分享受着家的温暖和康复训练带来的成就感。

2. 自我管理、分工合作、责任到人　家庭成员的责任分工明确、公开透明,有值日生、采买记账员和监督员等,让每一位康复者都参与其中。

推选"家庭"主管(康复者):协助工作人员管理家庭事务。

每周一次家庭会议,建议、问题、意见等在会上商讨决定。有效地培养家庭成员的责任意识和提高思考与独立生活的能力。

3. 自然的家庭居住方式　在这个模拟的家庭里,家庭成员之间没有血缘关系、没有亲属关系,但相互帮助、相互照顾,工作人员与康复者生活在一起,要面临与邻里、房东、物业、居委会、厂区厂长等之间的沟通和协调,所有问题的出现都是自然的,是正常家庭所面临的。

二、日间康复训练——日间照料站(精神卫生康复站)

(一)主要任务

将精神病学、康复学、心理学、社会学等学科有机组合,根据严重精神障碍患者情况组织各种形式的康复活动,促进精神疾病患者的社会功能改善。社区康复主要以社区为主,在社区康复站的基础上,在精神卫生专业人员的指导下为康复者开展有目的的康复活动和技能训练,如社交技能训练、症状自我监控技能训练、自我解决问题的技能训练、认知矫正训练、社区生活模拟训练、体能训练、个案管理、心理治疗及促进。

(二)日常运转

工作人员要为每一位参加康复训练的康复者制订个体的康复计划,参加适合自己的康复活动。康复医师(社区精防医生)每季度对康复效果进行阶段评估,指导开展进一步康复,形成一个拓展应用 PDCA 循环理念:即 P(计划 PLAN)-D(实施 DO)-C(检查 CHECK)-A(处理 ACT)的康复管理模式。

日间照料站的常规康复活动每周 4 次。活动要以患者的整体康复为出发点,提高各项活动的技术含量,通过"代币制度"鼓励患者参与。活动内容包括生活技能、兴趣爱好、体能游戏、社交技能、认知功能、职业技能。此外还可开展专业的程式化训练:药物干预技能,症状监测技能等。

康复活动要采取多种形式,内容要丰富多彩,如体育活动、互动小游戏、歌曲联动、康复者讲堂、身边的故事、兴趣小组活动、享受自由等。此外还可以,每季度举办一次康复者集体生日,每月组织一次户外运动和两次健康讲座等。

在日间照料站的管理方面主要围绕以下原则和要点开展具体工作。

1. 康复对象定期开展评估　定期评估其社会功能状态,及时了解他们功能受损情况。

2. 制订康复方案　在明确诊断和初步综合评估之后依据社会功能的缺损程度制订属于个人的康复治疗计划,该计划须由家属或监护人共同参与实施完成。选择性地开展个案管理的模式促进康复治疗。

3. 培训康复管理人员　参与康复训练的管理人员组成包括精神科医师、心理医师或心理咨询工作者、精神科专业护理人员、社会工作者等,另外还包括精神康复志愿者。主要培训其精神疾病的常识、基本药物的使用、常见不良反应的处理等。

4. 开展支持性心理促进　国家认可的心理咨询师团队在社区康复站开展心理健康促进的工作,为参加康复的患者提供专业的心理疏导与促进。

5. 实行"六位一体"化康复治疗　精神药物治疗+心理健康促进+行为技能训练+工娱体育治疗+职业康复训练+健康教育。

（三）房屋设置

日间照料站使用面积需保障在 150m² 以上，需配有精神保健室、工疗室、心理咨询室、健康教育室、办公室等。根据社区的具体情况，可利用社区的残联康复机构、社区卫生服务中心、文化广场等地。日间照料站必须具有病情监测、心理咨询、工娱治疗等项目功能，使用率不低于每周 3 次，参加康复的患者不低于 10 人，并要逐年递增。

（四）人员配置及要求

1. 人力标准　由专、兼职人员和其他人员组成。其中专、兼职人员 2 人，包括精神康复医生、康复护士各 1 人。其他人员包括精神康复志愿者 1~2 人，社会工作者 1 人（负责组织协调康复活动）、康复治疗师 1 人（负责带领康复者开展音乐、舞蹈、书法、绘画等康复活动）。

2. 基本物资配备　电视机 1 台、卡拉 OK 点唱机 1 台、音响设备 1 套、电脑 2 台、打印机 1 台、笔记本电脑 1 台、电动自行车 1 辆、办公及文体用品等。

第五节　社区个案管理和主动式社区服务

近年来，随着我国精神卫生的发展，多地纷纷开展多种形式的社区卫生服务，其中以社区个案管理和主动式社区服务最受业界的认可，下面分别介绍这两种管理服务方式。

一、社区个案管理

（一）概述

1. 精神科"个案管理"的起源与发展　个案管理在社区精神卫生服务中的应用主要起源于 20 世纪 50~60 年代工业发达的欧美国家的"去机构化运动"，当时急剧关闭了大量的大型精神病院以缩减床位，大量的慢性精神病患者被转移至社区，在日间医院或社区精神卫生中心治疗，接受社区照顾服务。但是由于社区精神卫生服务体系不完善，各种社区服务脱节，无法满足患者的治疗和社会需求，导致了诸如社区歧视和排斥，一些患者无家可归、露宿街头，患者犯罪增多，再入院率急剧上升等一系列问题。为了应对上述问题和需求，20 世纪 70 年代末，个案管理作为一种基于社区的协调性服务模式应运而生，其目的是避免各种社区服务的脱节，提高社区精神卫生服务质量，以满足患者的多元化需求。几十年来，个案管理作为精神疾病全程干预模式在欧美发达国家盛行，由一个多学科的个案管理服务团队为社区患者提供长期连续、全面综合和个体化的优质精神卫生服务，对降低精神疾病患者的复发率、提高其生活质量、稳定社会等方面有着积极的作用。因其独特的多学科团队的科学照顾模式，各个国家及地区越来越重视个案管理在重性精神疾病患者中的有效实施，且不同的个案管理模式在有效性研究上取得了一定成果。

目前已有的成熟个案管理模式有以下几种。

（1）经纪人模式：这是最早的精神疾病个案管理模式，由个案管理员在患者和各种服务提供者之间起到衔接作用。该模式的功能主要为：需求评估、制订计划、联络服务、监测和倡导。个案管理员并非临床医生，不直接为患者提供服务，这也是该模式的局限性。

（2）临床个案管理模式：该模式中个案管理员不仅起到联结服务的作用，还要以临床医生的角色直接为患者提供服务。临床个案管理员的服务主要包括 4 个方面：最初阶段（约定、评估、计划）；环境干预（联结社区服务资源、与家庭和服务供方进行讨论、社会支持系统的维持和扩展、与医生和医院的合作);患者干预(间歇的个体心理治疗、独立生活技能训练、心理教育);患者-环境干预(危机干预、监测)。

(3)优势个案管理模式:传统的个案管理模式往往从病理角度出发,过分强调精神疾病所带来的缺陷和功能损害,而忽视了患者的个人才能,而优势个案管理模式则比较关注患者的才能和社区支持。优势个案管理模式的原则归纳为:有精神疾病的人是可以康复及改变生活的,他们有能力去学习、成长和改变;聚焦于个体优势而不是病症;在康复过程中将患者作为主导;社区是资源的绿洲;工作的主要地点是在社区,而不是在办公室;个案管理员与患者建立的关系是最主要和最基本的。

(4)康复个案管理模式:该模式开始强调康复技能训练的重要性,促进社会功能的康复和个人目标的实现。康复个案管理模式也认为,个案管理服务过程中要考虑患者的愿望和目标,而非专业角度所定义的康复目标,这一点与优势模式类似。

(5)密集型个案管理模式:该模式是在主动式社区治疗(ACT)的基础上演变而来的,ACT模式主要由精神科医生、护士、职业治疗师、社会工作者以及个案管理员组成,各自分工不同,因此也被称为基于团队式服务的个案管理模式。但密集型个案管理模式强调小工作量(通常要求服务对象少于20名)和高强度的投入,个案管理员通常除了承担个案管理服务职责以外,还是治疗师,可以直接提供服务。

2. 个案管理在中国的发展　近年来,精神卫生问题不仅成为我国重大的公共卫生问题,也是突出的社会问题,政府也开始重视个案管理在社区精神卫生服务中的应用。在我国,对社区精神病患者实施个案管理模式干预仍处于探索阶段,并在各地方试点实施,意在建立适合中国国情的个案管理模式。中国疾病预防控制中心精神卫生中心2009年初的数据显示,我国各类精神障碍患者人数在1亿人以上,而公众对精神障碍的知晓率却不足五成,就诊率则更低。近年来,国家对这一问题的重视程度逐年提高,在全国范围内开展了个案管理模式的"重性精神疾病管理治疗项目",并将重性精神疾病纳入基本公共卫生均等化服务,2012年又颁布了《重性精神疾病管理治疗工作规范》。2012年10月26日,《中华人民共和国精神卫生法》颁布,其中第25条关于"自愿住院"一则预示着会有更多的精神病患者选择住在社区,而据估计有20%的重度精神病患者,即"有最大需要的患者",难以通过传统精神病服务系统得到服务,需要在社区接受治疗与康复。但是目前在中国,尤其是在一些经济不发达地区,绝大多数精神卫生服务还是由医院住院部或专科门诊提供,患者被关锁在家或长期住院,甚至终身在精神病院内受到监护的情况仍很普遍。我国社区精神卫生服务还普遍存在着经费短缺、服务能力不高、专业人员缺乏、监管能力低等问题,精神障碍患者所面临的躯体、心理、经济、社会压力给患者家庭和社会带来了沉重的经济负担和安全隐患。因此,借鉴国外社区精神卫生服务的经验,发展和完善适合中国特色的社区精神卫生服务体系非常必要。

多年以来,我国在初级卫生保健层面进行了许多探索,努力发展中国特色的精神病社区服务,建立了日间医院、社区精防小组,以及长期家庭护理病床等新形式,也发展了"上海模式""山东模式"等个案管理的社区服务模式。近年来,长沙开设了国内首家康复会所并通过了国际认证。以北京为代表的各级地方政府也开始积极推进为病患者建立社区档案,设立社区精神卫生康复站,以及社区居委会干部与残疾人协管员、民警、精防医生联动、入户随访等管理模式,形成"海淀特色康复链条"。上述创新和改良都极大地丰富和发展了我国的精神卫生社区服务。

3. 个案管理的相关概念

（1）个案管理的定义：澳大利亚和美国个案管理协会制定的个案管理实践标准对个案管理的定义是：个案管理是一个协作的过程，包括评估、规划、引导、协调、评价和服务倡导，通过沟通交流，合理选择可用资源，以满足患者全面综合的健康需求，需要通过沟通和可用的资源，以改善医疗服务质量，提高成本效益。美国护理协会将个案管理定义为：一种灵活的、系统合作性的方法，提供给特定人群并协调其医疗护理的服务。原卫生部重性精神疾病管理治疗工作规范（2012 版）对个案管理的定义为：个案管理指对已经明确诊断的患者，根据患者的病情、社会、经济状况和心理社会功能特点与需求，通过评估患者的精神症状、功能损害或者面临的主要问题，有针对性地为患者制定阶段性治疗方案，以及生活职业能力康复措施（也称"个案管理计划"）并实施，使患者的疾病得到持续有效的治疗，生活能力和劳动能力得到恢复，帮助患者重返社会生活。尽管国内外对个案管理的定义不完全一致，但其内涵基本相同：通过评估需求，针对需求制订全面的个体服务计划，通过多学科团队实施个体服务计划，提供综合性的社区精神卫生服务，监督评价服务，对患者进行随访和效果评估。可见，个案管理服务模式注重团队成员的沟通与协调，强调充分合作，共同应对问题，旨在使患者所接受的精神卫生服务更加全面、协调、连续和高效。

（2）个案管理的目的：针对精神疾病的特点需要、精神疾病患者的需求及社会管理的需要，开展个案管理，旨在对社区登记在档的重性精神疾病患者实施精细化管理，从而为社区精神疾病患者服务，预防患者病情复发，较少住院，帮助患者康复，回归社会，重建正常生活，有效改善患者的结局，提高精神康复水平，是较为经济的管理模式。

（3）个案管理人员的组成：个案管理工作按照属地管理原则，由乡镇人民政府或街道办事处负责组织实施，并指定人员担任个案管理组组长。实施患者个案管理的人员包括：精神卫生专业执业医师和护士、社区精神卫生防治医务人员（含全科医务人员、防保医务人员）、民政部门工作人员、民警、残疾人康复协管员、居（村）民委员会成员、志愿者、患者家属等相关人员，有条件地区增加社会工作者、心理治疗师等。个案管理组成员根据各自的专业特长，分工合作。

（4）个案管理员的特点

1）可获得性：一旦紧急情况出现，病人和家属都能随时找到个案管理员。

2）灵活性：服务人员应对患者和家属不断变化的需要做出反应，而不是机械地遵循某一特定的理论或服务模式。

3）保持乐观：带动患者积极地投入到康复过程当中。

（5）个案管理的原则：个案管理是全面的服务，是基于社区的长期照料服务；是连续的服务，照顾到患者的流动性；是综合的服务，协调各种资源的服务；是灵活的服务，适应变化的服务。

个案管理正确的评估，使患者得到尽可能恰当的治疗和支持；优质的照顾，即有成效及高效率的照顾；制订合理的个体服务计划、正确的康复目标和策略，及时地监测和回顾，联系和协调各种服务；个案管理者要对患者的病情变化和不同的需求做出反应，不断调整自己的角色：治疗者角色、指导角色、协调角色等等。

（6）个案管理的任务：以与患者的关系为中心，与患者家庭保持联系，与其他部门的相关人员联系，尽早建立治疗康复联盟。任务包括个体服务计划的制订和实施，精神状况和康复状况的评估,心理教育,药物管理和监督。

4. 个案管理实践案例

(1)多学科团队的建立与个案管理员的培训

多学科团队,指通常由两个以上相关学科的工作人员形成的相对稳固的工作组,针对某一系统疾病,通过定期、定时、定址的会议,提出诊疗意见的临床治疗模式。近年来,我国多地纷纷摸索多学科团队如何为患者提供全程全面的服务。

多学科团队的工作目标是为患者提供全程、全面的服务。服务场所不仅仅局限于医院内部,还向社区扩展;服务对象不仅仅面对患者,还包括家属;治疗措施不仅仅包括药物治疗,还关注患者的社会功能恢复。多学科团队成员包括:精神科医生,主要承担领导多学科团队、主持例会和精神疾病的诊断和治疗;精神科护士,主要承担个案管理员职责,具体负责个体服务计划的实施并对个案进行随访,指导患者恢复自知力、提高药物依从性、预防复发;职业治疗师,承担个案管理员工作,重点负责对个案的生活、社交及职业技能的训练和指导;社会工作者,承担个案管理员职责,充分挖掘、协调各种资源,负责安排个案出院后的安置和社会福利保障的获取等;心理治疗师,负责对个案心理问题的干预;康复患者,参与多学科团队讨论,是个案工作的重要资源。

团队成员的岗位职责主要分为个案管理员的岗位职责、医生岗位职责和心理治疗师岗位职责。每位个案管理员在接收新病例后要进行评估和定期随访,并将个案记录提交给督导医生,督导医生接到个案记录后与个案管理员一起访谈个案,心理治疗师则需每周参加多学科团队个案讨论,在个案有心理治疗需求时,为其开展心理治疗服务。多学科团队的队员各有所长,各司其职,互相尊重,互相学习分享,为团队发展贡献自己的力量。

通过借鉴国内外个案管理工作培训经验,可对社区从事精神防保工作的医护人员进行个案管理员的工作培训,培训内容主要包括精神疾病知识的学习,常见躯体疾病知识的学习,心理学知识的学习,个案管理工作知识的学习,法律知识及社会保障知识的学习,个案管理社区实践的学习,个案管理工作实践等。

(2)个案管理的流程

1)开案(接案):首先是在会见患者及其家属之前的准备工作,包括阅读病历、与转介来源会谈、给患者及其家属打电话和风险评估。其次,与患者及其家属的首次会谈内容,包括了解患者及其家属的求助意愿、对患者及家属的问题进行简单评估、澄清患者及其家属的期望、签署知情同意书、确定正式评估时间。

2)收集资料与系统评估:收集的资料主要包括基本资料、个人状况、家庭及社会资料与病情资料。尽可能详细地收集和记录与患者有关的各种信息后,与案主进行正式的会谈并进行评估,主要有精神健康领域评估、日常生活领域评估、躯体健康领域评估、社会关系领域、工作或学习领域评估和家庭领域评估。根据优势个案管理理论,列出各领域优势,明确问题后制订并实施工作计划。制订康复计划是个案管理中的一个重要步骤,要切合实际,具有可操作性。每个阶段都要制订康复计划,个案管理员要根据案主的情况,确定解决办法。根据案主的情况,个案管理员确定检查时间,并按照约定日期进行效果评估。

3)个案的过程、分级与结案:个案管理员要和案主建立一种"专业"的友谊关系。个案管理员要利用自己的知识与技巧使案主发挥自己的能力,促使案主改变。协助案主尽量表达感受,鼓励案主的每一个进步,让案主感受到自己的价值和能力,积极地面对和解决自己的问题。个案管理员需要清楚地了解一些问题应该通过什么途径、到哪里、去寻找什么资源、并与提供资源的机构直接进行工作联系。

根据社会功能受损状况、自知力、服药依从性等因素,我们将个案管理分为三级。一级管理的适用范围为病情波动出现护理风险或自知力缺乏服药依从性差,随访频率为每个月两次。二级管理的适用范围为无风险、有一定自知力、服药依从性好、社会功能有一定损害并希望得到帮助,随访频率为每月 1 次。三级管理的适用范围为无风险、有自知力、服药依从性好、社会功能良好或社会功能受损但无改善需求,随访频率为两个月 1 次。

结案前应与案主进行讨论,对其自身目前的状态进行评估,使其有心理准备,并许诺必要时可重新开案协助。当满足以下条件时可以考虑结案:案主病情稳定,社会功能良好,在其家属的帮助下基本能够应对各方面的状况;案主或其家属有退出的意愿,如家属提出退出,则明确结案,如案主提出,在征得家属同意后可结案;案主连续 6 个月无需要帮助的愿望;案主的需要超出个案管理员的能力范围,且无法在个案管理员间转介。

(3)个案管理的记录:个案管理员要对案主的主要问题、解决办法、实施过程进行完整记录,同时要记录案主面对问题、解决问题的能力变化以及相关的支持资源等。

国内各种研究及海淀区个案管理的实践表明,个案管理应用于重性精神疾病具有以下优势:提供全面的服务,减少患者住院时间;关注全方位的需要,提高患者生活质量;注重患者的心理调适,降低患者病耻感;提供全程的干预指导,提高依从性降低复发率;促进患者康复,早日回归社会;社区服务为主,减少经济负担。重性精神疾病的康复治疗是一个漫长的过程,在此期间需要综合医疗、生活辅导、心理疏导、职业保障、经济帮助等多方面因素对患者进行辅助治疗。个案管理作为 21 世纪新时代的重性精神疾病管理模式,应该得到推广与普及。

二、主动式社区治疗服务

(一) 背景

社区主动治疗(acceptance and commitment therapy,ACT)是在 20 世纪 50 年代欧美精神病院去机构化运动基础上应运而生的,70 年代由 Leonard Stein,Mary Ann Test,Madison 和 Wisconsin 等人提出的一种社区治疗方式。

ACT 团队整合了患者所需的全部资源,提供的是一个整体的服务,诸如治疗问题、康复问题、实际援助,社会关怀,家庭关怀以及其他问题。经过多年的发展,采用 ACT 原理的方法已经在世界范围被广泛采用,同时被冠以不同的名字,如完整服务模式、主动扩大式服务、移动治疗团队和连续治疗团队等。

严重精神障碍患者,约 90%生活在社区,主要由精神卫生防治人员负责进行定期随访、免费服药、健康体检及居家康复指导等医疗服务。其民政部门、残联部门因职责不同虽然也为患者提供一些康复和生活救助工作,但各自为政,相互联系不够紧密,社会服务体系是不系统的,支离破碎的,缺乏整体性连贯性服务甚至有重复服务资源浪费现象。

社区建立 ACT 工作团队,为部分严重精神障碍患者开展主动式社区治疗,重点结合社区精神康复训练形成了特色的整体性社区服务。

(二) ACT 工作依据

1. 优势

(1)不同于传统的以社区为基础的服务:强调为患者提供高度个性化的服务,尤其注重患者社会功能和生活质量的恢复。

（2）ACT 服务无时间或者顺序的限制，服务强度随着所要达到的目标改变而改变。

（3）ACT 小组中病情稳定的患者也可以参与协助服务人员，帮助其他患者康复者。

2. ACT 最突出的成果　降低住院率、治疗依从性高、改善患者更为独立的生活方式和稳定的居住环境、患者及其家庭的满意率高，对精神症状的控制及生活质量的提高也有明显反映。

3. 循证性支持　从最初的奠基开始已经过去了 50 年，ACT 的实践指南被看作是许多循证实践的整合体，对治疗成人病情严重且持续时间长的精神疾病有着循证性支持；在社区内进行以团队的形式提供的治疗、康复和支持；注重于与患者建立合作关系，并以此满足患者多种需求。

（三）ACT 工作理念

1. 概念　ACT 是一种应用于重性精神疾病患者的社区照顾模式。该模式是通过在社区中建立一支广泛、深入和细致的服务团队，帮助患者逐渐恢复独立生活的能力，降低患者住院率，改善预后。

2. 个性化的服务　非"一刀切"服务模式；服务以个人需求为导向；以多学科知识储备为基础，提供多角度服务。

3. 开放性的服务　患者可按需参与 ACT 治疗，无时间限制；已完成治疗的患者如需要可重返团队，继续治疗；治疗重点在于开展康复以及完成 ACT 治疗。

4. 在现实场景下提供服务　与个人共同合作，在家中及社区中进行服务；外出上门服务与在现实生活场景中训练技能双管齐下。

（四）建立 ACT 工作团队

工作团队原则为多学科紧密合作的团队，人员配置一般包括精神科医生、护士、社会工作者及其他精神卫生专员。根据国内实际情况，工作团队成员需同时承担其他日常工作，可以围绕 ACT 专项工作组建个固定的工作团队。

ACT 团队在社区提供服务，日夜为患者服务，所有的服务都是团队一起服务，ACT 团队的数位成员可以频繁地接触每一位被救助者，同时也可相互交换意见（以便更好地为其服务）。ACT 团队成员可以每天会面来讨论被救助者的治疗计划、康复措施、并帮其解决问题等。所有的团队成员都对患者负有责任，通过建立家庭治疗联盟来直接服务于入组的社区精神疾病患者，提供连续性的服务。

1. ACT 团队基本人员配置

（1）精神科医护人员：包含精神科医生及护士 1~2 名，负责精神问题。

（2）心理医生：1 人（可兼职），处理心理关系等问题。

（3）全科医生：1 人（可兼职），处理躯体问题。

（4）社工：1 人，介入监护、康复等社会资源问题。

（5）志愿者：2~3 人，由精神障碍患者发展为精神康复志愿者，开展同伴支持及康复活动的志愿服务。

2. 可服务人数专职人员同时要承担很多日常工作，ACT 作为他们其中之一工作，尚未真正成为专职 ACT 人员，故人均需承担 1~3 名个案管理工作。

3. 团队工作主要特点

（1）在社区，常规工作日实时实地提供他们需要的服务，并保持 24 小时电话畅通开展应急服务。

（2）团队成员人员共同负责患者,工作小组每日碰头讨论遇到的问题及每个患者的新情况,在社区内亲自提供服务。

（3）当病情好转后,随访的频率可以降低,但仍然与治疗队伍保持联系。

（五）服务对象的选择

1. 总体筛选原则

（1）优先诊断类别:精神分裂症谱系障碍,双相情感障碍。

（2）对恢复自理能力有显著难度的患者(功能损害)。

（3）需要接受持续性帮助的患者(多次或长期住院患者)或者高危患者(无家可归者)。

（4）有患者或监护人有需求者优先。

2. 重点服务对象选择　病情多次复发,2次以上反复住院者;治疗依从性差者;监护力度差者;无家可归者;既往有肇事肇祸犯罪者及其他现实困难需要重要干预者。

（六）服务流程

1. 进行充分、深入的评估,以确定患者及其家属的所有需求。

2. 团队共同制订治疗服务计划。

3. 个案管理人员进行匹配服务内容,陆续开展服务。

4. 团队每周进行个案跟进及讨论,确定下一步工作实施。

5. 团队每月进行整体评估,确定是否调整服务计划。

（七）评估主要关注的问题

1. 医学问题(症状、躯体情况、社会功能、药物依从性副作用自我管理)。

2. 心理问题(人格、心理需求、关系)。

3. 社会层面(融入、家庭、经济、康复、资源)。

（八）服务领域和辅助活动

1. 精神问题(药物管理和评估、合理用药、个体咨询、危机干预、住院治疗)。

2. 躯体问题(筛查和评估、基础护理协助、服务协调)。

3. 康复问题(教授并鼓励开展日常生活、建立社会关系、规划娱乐时间、职业康复及庇护性就业)。

4. 家庭问题(引入家庭成员、提供教育和咨询、协助家庭教育)。

5. 其他问题(协助申请福利、住房、财务管理)。

（九）具体服务内容解读

1. 干预方式

（1）医疗干预包含主管医生每周一次进行家庭随访,根据精神状态评估和调整精神药物,进行药物副作用监测。

（2）开展集体性的"技能训练程式"三个模块的干预,共六个月,每两个月完成一个程式的训练。

（3）开展个别家庭干预:每周到患者家庭做一次15~30分钟的家庭心理治疗

（4）娱乐治疗和工作治疗:根据康复者兴趣和需求,每周组织一次不同形式的娱乐治疗。对能公开就业的康复者,帮助和鼓励其积极寻找工作。

（5）健康教育:每开展健康教育讲座每周一次,可以和家属一同进行;鼓励多开展。

2. 精神科用药注意事项　ACT成员负责取药、给药,监督服药,同时检测不良反应,可随时与医生沟通,调整药物治疗。如果患者拒绝服药,通常也不会强迫,会耐心说服,了解拒绝的原因(往往是由于不良反应),并提出相应的解决方案。

3. 患者自身的规划

(1)目标:反映患者的需求。

(2)目的:按目标执行(除患者陈述的目标以外,有可能包括其他方面的内容),按时服药以协助找到工作。

(3)干预:运用优秀的临床实践能力去达成患者的目标和目的;强调患者技能(个人贡献和获得成功的资源);个人化(反映出患者的目标,而非治疗团队的);整体性(包含各个生活方面),评估患者的优点并把这些在治疗案例中运用起来。

4. 编制患者每周安排

(1)和患者共同研究治疗计划。

(2)梳理治疗方案的干预措施,跟踪患者每周安排(主要负责者引导这个过程)。

(3)应包括谁、做什么、什么时候(如需要,要标明在哪里)。

(4)讨论、适应患者的需求和偏好。

(5)与工作人员时间、团队的总量相协调。

(十) ACT 工作团队注意事项

1. 如何平衡"冲突的"角色

(1)作为主要临床人员(除了精神科医生)案件数量因角色而异;确保完成所有的评估;从书写治疗方案和每周患者安排方面领导个人治疗团队;确保及时更新治疗方案。

(2)成员参加每日团队会议;定期参加治疗策划会议;通常轮流提供随传随到的覆盖服务;通常在现场轮班轮值。

2. 个人治疗团队

(1)清晰的组织结构帮助理清哪一位工作人员负责与某一位患者建立密切关系。

(2)由团队领导统一安排。

(3)包括一位协调人、一位精神科医生和另外至少一位临床或康复工作人员,主要负责治疗方案策划和组内协调治疗。

(十一) ACT 总结

精神疾病具有患病率低、高复发、高致残的特点,特别是发生肇事肇祸事件造成的社会危害性大;95%的患者生活在社区,部分患者生活质量差、社区的再融入率下降、社会功能下降,给家庭和社会造成了负担。如何为患者提供优质、持续性服务,是当今精神分裂者社区管理的关键问题。

如前所述,ACT 常常被看作是一种有组织框架的服务。随着发展,ACT 的实践指南被看作是许多循证实践的整合体,诸如疾病的处理、药物指南、指导就业和家庭心理教育。从开始至今,ACT 在欧美及亚洲一些国家已经广泛被用在精神疾病患者的社区康复当中,同时ACT 也进化和适应了新的精神康复体系的发展变化,以及政策的改变和指导,出现了很多基于 ACT 的分支学科,如 FACT、PACT 等。

ACT 使社区精神康复更加深入、更为整合。ACT 服务以患者为中心,个体化、有针对性地综合降低住院率,改善预后,值得大力推广。

(李文秀)

思 考 题

1. 开展社区精神康复的重要性。
2. 社区精神康复常用技术有哪些？
3. 主动式社区治疗团队的服务特点是什么？

第八章

社区应急医疗处置及心理危机的社区干预

第一节　常见社区应急医疗事件的种类、评估及治疗措施

评估新患者的一般处理原则,必须始终包括风险处理、明确诊断和原发精神障碍的处理。接到患者时,尽量从接诊者获得详细的病史:若患者是在自杀企图后从急诊室转过来,则要保证患者已经接受了相关医疗护理;若诊断谵妄有疑问,则在联络-会诊精神病学支持下住院治疗。在接触患者前,查看旧的记录;考虑是否需要到现场评估。在到达现场途中,接触患者前应采取适当的安全措施。确定到现场的人数量、位置和患者可能携带武器或凶器的可能性。当看到患者时,请确保有一个畅通的出口。如果患者需要镇静,必须决定何时实施。如果患者拒绝口服药物,应注意相同剂量的药物注射能够使患者产生强的镇静作用,也可能增加不良反应。

一般按以下步骤进行。

第一步,临床评估。结合病史、精神状态检查和必要的生理检查评估,如果患者是处于攻击或烦躁状态,则可暂时不关注家族史、个人史和病前人格。下面相关病史特别重要:患者处于自杀、攻击、被监护或精神疾病状态;怀疑还有酒精或物质滥用;有急性认知损害等。

第二步,鉴别诊断。基于满足诊断标准的程度、精神障碍的相对发病率和次要诊断要点的出现情况,列出不同的诊断,识别并记录进一步明确鉴别诊断的重要信息。处理:包括风险处理、明确诊断和处理原发精神障碍。

第三步,风险处理。确定患者对自己和他人存在何种风险;确定风险是低、中还是高;评估风险的严重程度是保证患者安全的最基本要求。如果患者需要住院治疗,而患者拒绝住院时,应该与上级医生讨论是否需要强制入院。

第四步,明确诊断。在收集病史以及精神和体格检查之后必须对收集到的资料进行全面分析。分析的内容包括发病背景、发病因素、病程发展规律和症状特点。通过分析做出客观判断而不是主观片面的臆测。

第五步,处理原发精神障碍。一旦确定诊断,继续按照有关精神障碍进行处理。急诊者是否需要精神科治疗。急诊者是患精神疾病,按照该精神疾病处理。如果诊断不明确,需要更多的资料后再决定。门诊就诊或住院观察都可以为肯定诊断补充资料。急诊患者的诊断和疾病的严重程度,选择治疗主要考虑患者的危险性和支持系统。根据上述因素可以选择后面的处理方式:急诊入院;药物治疗;非药物治疗。

一、谵妄状态

谵妄属于意识内容的改变,其病理基础是整个大脑皮层功能的障碍。由于患者有明显

的精神活动异常,因此常被直接送到精神科急诊,或者需要精神科医生急会诊。

(一)临床特征

1. 意识水平降低,有定向障碍。患者意识水平在一天之内可有波动,往往傍晚或晚上加重,或者仅在晚上出现意识障碍。

2. 常有精神运动性兴奋。患者表现为兴奋不宁,不停地扭动身体,或循衣摸床。患者对提问多不回答,或回答不切题。有时喃喃自语,且思维不连贯。

3. 有幻觉或错觉,尤以幻视较多见。错觉和幻觉内容多为恐怖性或迫害性。患者可因攻击或逃避假想的敌人而产生冲动行为,毁物、伤人或自伤,越窗逃走,造成意外事故。

(二)评估

1. 病史

(1)疾病发生和演变过程:了解谵妄发生的缓急。

(2)有无伴随的症状:如发热、头痛、呕吐、癫痫发作等。

(3)谵妄发生的环境条件:是否在高温、寒冷、高山缺氧环境,或在喷洒农药时发生谵妄。

(4)有无外伤:尤其是头伤或其他意外事故,如交通事故、工厂爆炸、化学毒品外泄、触电、淹溺等。

(5)有无精神异常或严重精神刺激:是否有自杀或药物过量。

(6)是否接触过有毒物品:如化学毒品、煤气、农药、有毒食品以及吸毒和饮酒等。

(7)过去是否有癫痫病史、高血压病史,有无心、肺、肝、肾、内分泌等躯体疾病史,有无精神疾病史。如有,则应进一步查明与目前的谵妄有无因果关系。

(8)是否处于传染病或地方病疫区。

2. 体格检查、精神检查和必要的辅助检查。

(三)诊断和鉴别诊断

尽可能识别出引起谵妄状态的原因。方法主要依靠病史、体格检查、实验室检查和某些特殊检查。

1. 感染性疾病所致 一般有发热,而且发病较急,血液培养有可能找到病原体,血清学检查则可能发现特异性抗体或抗原。颅内感染多伴有脑膜刺激征,脑脊液检查对诊断有很大帮助。

2. 颅内疾病所致 发病很急,症状严重,脑出血可很快进入昏迷,可有肢体瘫痪。蛛网膜下腔出血有剧烈头痛,脑脊液为血性。脑梗死和脑栓塞出现明显局灶性症状,如偏瘫或单瘫。颅内肿瘤则可进行性发展,多伴有头痛、呕吐和视盘水肿。颅脑损伤的诊断依据颅脑外伤史。脑 CT 扫描和 MRI 有诊断价值。癫痫者出现昏迷多在癫痫持续状态。

3. 代谢障碍或内分泌疾病所致 患者先有某脏器或内分泌系统疾病,病程较长。详细的体格检查可以发现相应体征。注意呼出的气体有提示意义,如"肝臭"见于肝性脑病、"尿臭"见于尿毒症、"酮味"见于酮症酸中毒,相应脏器的功能检查结果可提示处于衰弱状态。

4. 心源性谵妄 患者有心脏病史,血压和脉搏多有异常,心电图检查有助于诊断。

5. 中毒或其他意外事故所致 多发生于特殊环境或条件之下,而且发病大多十分急骤。发病过程对诊断有相当大的参考价值。认真注意患者的体征,如瞳孔的大小(颠茄类、可待因、氰化物中毒使瞳孔放大;吗啡类药物、氯丙嗪、水合氯醛、毒蕈和有机磷中毒使瞳孔缩小)、呼出的气体(酒味提示乙醇中毒;大蒜味提示有机磷中毒;苦杏仁味提示氰化物、木薯、苦杏仁中毒)等,均有诊断意义。

6. 非中毒剂量精神药物所致　精神药物过量或中毒可以引起明显症状,一般多见于抗胆碱能作用很强的药物,如氯氮平。抗胆碱能作用强的抗精神病药如氯氮平或氟哌啶醇与中枢性抗胆碱能药,如东莨胆碱合用引起的更为常见,而且用药之后很快出现症状。

(四) 治疗

1. 病因治疗　对病因明确者,针对病因治疗。

2. 支持和对症治疗　对未找到病因的谵妄患者应尽快开始治疗,不能等待病因明确后再治疗。首先要维持生命体征的平稳,纠正水、电解质和酸碱紊乱,给予维生素等,以改善患者的营养状况。

3. 控制兴奋躁动　选择精神药物的原则是安全、有效,而且作用迅速。巴比妥类可加重意识障碍,应避免使用。苯二氮䓬类安全有效,可以首选,如安定 10mg 静脉缓慢注射(静脉推注过快可引起呼吸抑制;采用肌内注射则吸收不良)。高效苯二氮䓬类如阿普唑仑 0.8～1.6mg,劳拉西泮 2～4mg 或氯硝安定 2～4mg,效果更好;尤其是氯硝安定和劳拉西泮可用肌内注射。明显影响血压的抗精神病药如氯丙嗪、喹硫平等,使用时应特别小心,因为有躯体疾病的患者对这类药物都很敏感,容易引起血压下降。氟哌啶醇无影响血压的作用,可以选用剂量 5～10mg,肌内注射或静脉滴注。但它很容易引起急性锥体外系反应,因而也要小心。出现锥体外系反应时,可加用盐酸苯海索 2mg,2～3 次/d。为了控制兴奋躁动,苯二氮䓬类药物同抗精神病药合用,可减少抗精神病药的剂量。

4. 注意安全,防止意外事故发生　由于患者有谵妄,不能正确判断周围环境,而且受幻觉或错觉的影响,有可能发生伤人毁物、自伤或其他意外,因此需特别防范,最好派专人护理。

二、兴　奋　状　态

兴奋状态又称为精神运动性兴奋,指患者的情绪亢奋、躁动易激惹、动作和言语明显增多。此类患者由于易冲动,常骚扰他人,危害公共秩序,难以管理而送来精神科急诊。较长时间处于兴奋状态者,体力消耗过度,加上饮食和睡眠减少,可能出现脱水,电解质紊乱,全身衰竭,甚至伴发感染。因此送来急诊时,往往病情严重。根据患者动作、言语、思维活动以及情感与环境是否协调,可分为协调性精神运动性兴奋与不协调性精神运动性兴奋。

(一) 评估

1. 病史

(1)患者的起病时间、形式、具体临床表现。

(2)有无伤人、自伤行为或被伤害的情况。

(3)患者是否存在受撞击、电击、坠地等意外情况。

(4)患者近期饮食及睡眠情况。

(5)是否有饮酒、吸毒、药物滥用的情况。

(6)近期有无发热、抽搐、昏迷、药物过敏以及是否有被动物伤或抓伤情况。

2. 体格检查、精神检查和必要的辅助检查。

(二) 诊断和鉴别诊断

1. 精神分裂症　部分精神分裂症会出现兴奋,有的为紧张性兴奋,有的发生精神运动性兴奋,而幻觉妄想型患者在幻觉或妄想的影响下可以发生情绪激动的兴奋状态。

2. 双相情感障碍　躁狂发作多为协调性精神运动性兴奋,表现为:

(1)情感高涨。

(2)联想加速:思维速度明显加快而表现为话多,滔滔不绝,严重时由于思维联想太快以致语不成句,误以为思维破裂。

(3)动作多,严重时日夜不停地活动。具有上述典型表现者诊断不难。如果病史中有过类似发作或抑郁发作,则更支持躁狂发作的诊断。

3. 分离转换障碍　情感爆发,在精神刺激后发病,表现为又哭又笑,又吵又闹,以夸张表演的姿态诉说他们的委屈和愤懑,带有尽量发泄的特征。有些患者的精神运动性兴奋颇为剧烈可大发雷霆、嚎啕痛哭,甚至捶胸顿足、撕衣毁物,在地上打滚,以头撞墙或有自杀姿态。发作前有精神因素、癔症人格,症状的表演性和情感发泄特点有助于诊断。

4. 急性精神障碍　在急剧而强烈的精神刺激下突然起病,表现为情绪兴奋,言语增多,动作增多,甚至躁动不安。患者的言语内容易理解,多与精神因素或本人经历有关。有时患者有情绪高涨,且易激惹,自我评价过高,因此类似躁狂状态。

5. 人格障碍　易发生兴奋状态的人格障碍及其兴奋状态的特点如反社会型人格障碍:患者的行为不符合社会规范,缺乏自我控制能力,行为具有冲动性,易与人吵架争执,甚至发生斗殴伤人行为。

6. 精神发育迟缓冲动性兴奋　由于患者自我控制能力减低,因此容易出现冲动行为,尤其是在被他人激怒时发生毁物、自伤或伤人。类躁狂发作:患者可以伴发躁狂,动作和言语均增多,可有破坏行为,而言语内容比较单调,情感高涨,但缺乏感染力。

7. 癫痫　在癫痫发作后出现意识模糊状态,而有些患者不表现抽搐发作而表现为意识模糊状态。在这种状态下出现恐惧或愤怒表情,且行为紊乱,缺乏目的性,甚至伤人毁物以及行凶等残暴行为。患者精神运动性发作时,除意识障碍外,可出现运动行为的异常,也可出现伤人毁物以及行凶等残暴行为。

8. 躯体疾病、中毒或脑器质性疾病　患者可以出现精神运动性兴奋。可以出现类躁狂状态,表现为情感高、话多、活动也明显增多。但不如躁狂症患者那样精神旺盛,大多呈阵发性发作,容易疲劳,情绪欣快也较少感染力。

(三)治疗

1. 控制兴奋　苯二氮䓬类药物:这类药物口服,如安定 5～10mg 有轻度的控制兴奋作用。高效苯二氮䓬类如氯硝安定、劳拉西泮等效果较好,可以肌内注射。

2. 抗精神病药　用于控制兴奋状态需要较强的镇静作用。奥氮平、喹硫平和氯氮平都有明显的镇静作用,可以口服给药。为了较快地控制兴奋,多用注射给药,如氟哌啶醇 5～20mg 肌内注射,或者齐拉西酮注射液 20～40mg/d,连续肌内注射 3 天。

3. 不同精神障碍控制兴奋的选择

(1)精神分裂症和躁狂发作的兴奋需要用抗精神病药物,轻者可以采用口服;较重者可以肌内注射给药。

(2)分离转换障碍和急性应激障碍的兴奋状态可采用口服高效苯二氮䓬类或小剂量抗精神病药,必要时也可肌内注射小量抗精神病药,如氟哌啶醇 5～10mg 或者齐拉西酮注射液 20～40mg/d。

(3)人格障碍患者的兴奋为发作性,发作中可给予小剂量的抗精神病药,如氟哌啶醇

10mg 肌内注射等,发作过后可不给药物。

(4)精神发育迟缓的冲动性兴奋可按上项处理。如出现躁狂发作,可给予有镇静作用的抗精神病药,如奥氮平、喹硫平,或氟哌啶醇或齐拉西酮肌内注射。碳酸锂 0.25~0.5mg,每日 3 次,可能要在几天或一周后才起作用。

(5)癫痫患者的兴奋状态可用德巴金 0.5g,每日两次或卡马西平 0.1~0.2g,每日 3 次,或用苯二氮䓬类药物,必要时也可给予氟哌啶醇 5~10mg 肌内注射。

(6)躯体疾病、中毒或脑器质性疾病所致的谵妄状态或兴奋状态的处理参见"谵妄状态"和"兴奋状态"的处理。

4. 经上述处理仍不能控制兴奋者,须收住院进一步治疗。

三、木僵状态

木僵状态是在意识清晰正常时出现的精神运动性抑制综合征。轻者言语和动作明显减少或缓慢、迟钝,又称为亚木僵状态。严重时全身肌肉紧张,随意运动完全抑制,呆坐、呆立或卧床不动,面无表情,不吃不喝,对体内外刺激不起反应。木僵不同于昏迷。木僵一般无意识障碍,各种反射保存。患者通常双眼睁开,并注视检查者,或跟踪移动物体;且常抗拒检查。木僵解除后,患者可回忆起木僵期间发生的事情。

(一)评估

1. 病史

(1)有无感染、中毒、缺氧、脑血管病、脑外伤、癫痫或肝硬化尿毒症、甲状腺功能减退症等病史。

(2)是否为首次发病,既往有无精神疾病史。

(3)有无过量使用药物的情况。

(4)病前是否有明显的心理社会因素,患者的性格特征和文化水平。

(5)起病时间、形式、演变过程及具体临床表现。

2. 体格检查、精神检查和必要的辅助检查。

(二)诊断

1. 行为动作和言语活动的完全抑制或普遍减少,至少持续 24 小时。

2. 木僵状态根据发病机制的不同,可分为以下五类:紧张性、抑郁性、反应性、器质性和药源性木僵。

(三)鉴别诊断

1. 精神分裂症紧张型 紧张性木僵是木僵的典型表现。轻者言语动作明显减少,有时呆坐呆立,可出现刻板动作或言语、模仿动作或言语和违拗等症状。严重时则不语、不动、不食、不饮。双目凝视,面无表情,推之不动,呼之不应,甚至针刺皮肤也无反应。膀胱和直肠内虽有大量的尿和粪也不去解;口腔内虽积有大量的口涎既不咽下,也不吐出,而任其顺口角流出。全身肌张力增高,并可引出蜡样屈曲和空气枕头。呼吸和脉搏变慢,血压偏低,嘴唇和肢端发绀。瞳孔缩小,对光反应迟钝。患者对周围事物虽无反应,但一般仍可正确感知;有的患者在木僵解脱之后可清楚地说出病中经过。在安静环境下,向患者小声耳语,有时可获得回答。有的患者在夜深人静之际,可在室内走动、解便或觅食,不过一遇到外界刺激又立即陷入木僵状态。紧张性木僵持续时间不一;既可逐渐消失,也可突然结束,部分患者可进入兴奋状态,或与兴奋状态交替发生。

2. 抑郁发作 抑郁性木僵见于严重的抑郁发作。随着患者情绪低落的加重,患者的言语和活动明显减少,直至完全没有自主性的行为和要求。患者首先感到肢体沉重,继而卧床不起、不语、不动、不食。肌张力正常,通常不伴有违拗和二便失禁。患者意识请楚,对外界一般刺激没有反应,但若耐心询问,常可获得微弱而简短的回答,或以点头摇头示意,故一般多为亚木僵状态。

3. 急性应激障碍 反应性木僵,或称心因性木僵,是由突然而强烈的精神创伤引起的精神运动性抑制,患者既无动作,亦无表情,常伴有意识模糊,这一状态历时短暂,可迅速恢复或转为兴奋状态。恢复后对木僵期间的经历多不能回忆。这类木僵诊断多不困难,因为它是紧接突然而强烈的精神创伤之后发生。

4. 器质性木僵 见于各种严重急性脑器质性损害时的木僵,常见于感染(如乙型脑炎、病毒性脑炎);中毒(如一氧化碳中毒性脑病);脑肿瘤(如上段脑干和第三脑室肿瘤);脑血管病(如蛛网膜下腔出血);脑外伤(如颅内血肿);锥体外系疾病(如震颤麻痹、肝豆状核变性);脱髓鞘疾病;癫痫;甲状腺功能减退症;肝性脑病;尿毒症;风湿热;肺炎;败血症;流感等。患者无自发的言语,运动不能,常有意识障碍,可有肌张力增高,有时可被动进食、排便。

5. 药源性木僵 药物引起的木僵称为药源性木僵。常见于大剂量抗精神病药物或内科药物(如异烟肼等)治疗过程中、骤停或骤换抗精神病药物、不恰当地联合使用多种抗精神病药物等。尤其是儿童、老年人、脑损伤患者、癫痫患者以及有躯体疾病的患者容易出现该情况。如在出现木僵之前已有其他药物副反应表现,更必须考虑药源性木僵的可能。

(四)治疗

1. 尽快确定引起木僵的原因,然后针对病因采取适当治疗。

2. 不同木僵的治疗。

(1)紧张性木僵:解除紧张性木僵的最好方法是改良电抽搐治疗(modified electroconvulsive therapy,MECT),只需连做 2~3 次,就可明显缓解,因此,如患者无禁忌证,应尽早给 MECT(一般需要住院治疗)。如患者不适宜 MECT,可采用静脉滴注舒必利 200~400mg/d。待患者能口服时,改用口服舒必利;或者肌内注射劳拉西泮 2~4mg 或者肌内注射氯硝安定 2~4mg。

(2)抑郁性木僵:解除抑郁性木僵的最好方法也是 ECT。由于这类患者的年龄可能偏大,因此最好用 MECT。当患者能口服给药时,应给予抗抑郁药,如 SSRIs(Selective Serotonin Reuptake Inhibitor)或 SNRIs(selective noradrenalin reuptake inhibitors)等足量、足疗程系统治疗。

(3)反应性木僵:可自行缓解,一般不需要特殊治疗。如木僵状态持续较长时间,或者已转入兴奋状态,可给予苯二氮䓬类或小剂量有镇静作用的抗精神病药,如氯硝安定肌内注射或氟哌啶醇 5~10mg 肌内注射。

(4)器质性木僵:对各种不同的器质性原因进行治疗,如抗感染、手术切除肿瘤或血肿等。

3. 支持疗法 木僵患者进食多有困难,因此需要安置胃管,由胃管补充液体和营养。器质性木僵患者还需预防褥疮形成。

四、幻觉状态

幻觉状态是指在无明显意识障碍的情况下突然出现大量持久的幻觉。幻觉以幻听和幻视较多见,但也可以出现其他幻觉如触幻觉、味幻觉和嗅幻觉。幻觉内容多为对患者不利的。大量持久的幻觉以及其被害内容,常引起患者出现明显的情绪反应,并可引起逃避、自伤、自杀或暴力攻击行为。

（一）评估

1. 病史

（1）有无感染、中毒、缺氧、脑血管病、脑外伤、癫痫或高热、肝硬化、尿毒症、甲状腺功能亢进或减退症等病史。

（2）是否为首次发病,既往有无精神疾病史。

（3）有无过量饮酒、吸毒及使用其他精神活性物质的情况。

（4）患者的职业、工作和生活环境、近期饮食情况等,有无接触毒物中毒可能。

（5）病前是否有明显的心理社会因素,患者的性格特征和文化水平如何。

（6）患者的起病时间、形式、演变过程及具体临床表现。

（7）有无伴发的自伤、自杀或暴力行为。

2. 体格检查、精神检查和必要的辅助检查。

（二）诊断

1. 急性起病,突然出现大量持久的幻觉且在精神症状中占主要地位。

2. 出现幻觉状态的常见精神疾病有精神分裂症谱系障碍,情感性精神障碍,心因性精神病,分离转换障碍,酒精中毒性幻觉症,阿尔茨海默病,路易体痴呆,帕金森病痴呆,克-雅病等。

（三）鉴别诊断

1. 精神分裂症 有些精神分裂症尤其是妄想型患者,在疾病的某一时期出现大量幻觉,以听幻觉多见;内容多为迫害性质,因此患者情绪激动,甚至产生自伤、自杀或躲避行为。患者在意识清晰的情况下出现持续较长时间的言语性幻听。发现其他精神病性症状如荒谬或多种妄想,精神分裂症的诊断就比较肯定。

2. 情感性精神障碍 有些重性抑郁症出现较多的幻听,一般为不连贯的片断言语声,如漫骂、斥责或令其自杀等。也可听到痛苦的呻吟声或镣铐声,多同时伴有罪恶妄想。患者严重的抑郁情绪和其他抑郁症状如完全失去兴趣,明显的精神运动性抑制、早醒、食欲和性欲缺乏,以及体重减轻有助于抑郁症的诊断。

3. 心因性精神病 有些心因性精神病患者可出现持续较久的幻觉,以听幻觉为多见,也可有其他幻觉如视幻觉。少数患者以幻觉为突出症状,称为心因性幻觉症。幻觉的内容不怪异,与精神因素和情感体验密切有关。

4. 分离转换障碍 分离转换障碍发作时可出现鲜明的幻觉,以听或视幻觉为多见。内容涉及患者以往的生活经历,常有强烈的情感色彩。与心因性幻觉症不同,这类患者多同时有意识范围缩窄,而且是紧接精神刺激之后发病,症状可随暗示而改变。

5. 中毒性精神障碍

（1）酒中毒性幻觉症:慢性酒中毒患者可在意识清晰状态下出现丰富听幻觉,常伴有被害妄想和嫉妒妄想。慢性酒中毒患者在震颤谵妄时也可有明显的视幻觉和听幻觉,多为看见许多小动物或昆虫,如蚂蚁、毛毛虫等,此时患者有意识障碍。

(2)致幻剂或麻醉品引起的幻觉症:摄入致幻剂如南美仙人掌毒碱和印度大麻以及麻醉品如可卡因和苯环已哌啶后,可以出现幻觉状态。可以出现各种幻觉,尤以听和视幻觉为多,可同时有时空方面的感知障碍。诊断主要依靠服药史,如血液或尿液中查出毒品或其代谢产物,更是诊断的有力证据。

6. 急性器质性精神障碍　谵妄状态时可有大量生动的视幻觉,可有听幻觉。内容多为恐怖性的,患者有恐怖表情,并可有逃避反应。同时有意识障碍,可以发生意外,例如将窗户当作门发生坠楼事故。患者的意识障碍和同时存在的躯体疾病的症状和体征可有助于诊断。

(四)治疗

1. 优先处理　如处于幻觉状态的患者出现兴奋或其他意外行为如自伤、自杀或攻击行为,应优先处理。

2. 不同幻觉状态的处理

(1)精神分裂症:给予抗精神病药物治疗,非典型抗精神病药如奥氮平、利培酮、帕利哌酮、氨磺必利以及阿立哌唑、齐拉西酮等都有较好的抗幻觉作用。由于患者同时有兴奋或过激行为,应给予有镇静作用的抗精神病药如奥氮平等。

(2)情感性精神障碍:严重抑郁发作的患者可给予 SSRIs 或者 SNRIs 治疗,与小剂量奥氮平或利培酮合用,也可以考虑采用 MECT。

(3)心因性幻觉症:可给予小剂量抗精神病药物如奥氮平、利培酮、帕利哌酮、氨磺必利。同时进行心理治疗或物理治疗。

(4)分离转换障碍:给予苯二氮䓬类或小剂量有镇静作用的抗精神病药,让患者入睡即可解除癔病发作状态,幻觉状态也就随之消失。醒后幻觉不会再出现,但应继续进行心理治疗。

(5)中毒性精神障碍:①酒中毒性幻觉症,给予抗精神病药如奥氮平、利培酮、帕利哌酮、氨磺必利,有的小剂量即可有效。同时补充 B 族维生素戒酒可防止以后再发。②致幻剂或麻醉品引起的幻觉症,停止吸入致幻剂或毒品,幻觉持续较久者,可用抗精神病药治疗。

五、妄 想 状 态

妄想状态是突然出现的以妄想为突出症状的精神病理状态。妄想内容杂乱,也可以有与其他心理过程密切联系构成的共同障碍如妄想性的知觉、记忆、错认、心境等。强烈持久存在的妄想导致患者出现明显的行为障碍。

(一)评估

1. 病史

(1)有无感染、中毒、缺氧、脑血管病、脑外伤、癫痫或高热、肝硬化、尿毒症、甲状腺功能亢进或减退症等病史。

(2)是否为首次发病,既往有无精神疾病史。

(3)有无过量饮酒、吸毒及使用其他精神活性物质的情况。

(4)病前是否有明显的心理社会因素,性格特征和文化水平如何。

(5)起病时间、形式、演变过程及具体临床表现。

(6)有无伴发的自伤、自杀或暴力行为。

2. 体格检查、精神检查和必要的辅助检查。

（二）诊断

1. 急性起病，突然出现的以妄想为突出症状的精神病理状态。

2. 出现妄想状态的常见精神疾病有精神分裂症、急性短暂性精神病、感应性精神病、反应性精神病、情感性障碍、急性器质性精神病等。

（三）鉴别诊断

1. 精神分裂症　可突然出现原发性妄想，内容荒谬离奇并有泛化趋势，也可以首先出现妄想心境或妄想知觉。偏执型精神分裂症患者中以被害妄想、关系妄想最多见，其次是影响妄想、嫉妒妄想、夸大妄想等。多数患者有数种妄想同时存在，情感和意志行为常受妄想支配。结合急性期常出现的幻觉、其他思维障碍等症状，可明确诊断。

2. 急性短暂性精神病　指一组起病急骤、以精神病性症状为主的短暂精神障碍，能完全缓解，预后好。包括分裂样精神病、旅途性精神病、妄想阵发等。分裂样精神病临床特征符合精神分裂症症状标准，但病程不超过 1 个月。旅途性精神病主要发生在条件很差的长途旅行者中，由于精神紧张恐惧、过度疲劳、过分拥挤、慢性缺氧、睡眠缺乏、营养水分缺乏等综合因素作用，急性起病，除可有片断的妄想（以被害妄想多见），常出现意识障碍、片断的恐怖性错觉或幻觉、惊恐行为紊乱等。妄想阵发无明显诱因，常急性起病，以突然产生多种结构松散、变换不定的妄想为主，可伴有恍惚、错觉、短暂幻觉、人格解体，情感体验随妄想的起落呈多变性，行为动作增多或减少。持续最长不超过 3 个月。

3. 急性反应性精神病　由强烈并持续一定时间的心理创伤性事件直接引起的急性精神病性障碍，以妄想和严重的情感障碍为主。妄想内容相对稳定，与应激源密切相关，较易被人理解。

4. 情感性精神障碍　抑郁发作以罪恶、疑病、虚无、贫穷妄想多见，也可有被害、关系妄想，同时还有其他明显的抑郁症状，如心境低落、兴趣丧失、思维迟缓、精神运动性抑制、食欲缺乏、早醒、严重的自杀意念甚至自杀行为都有助于抑郁症的诊断；躁狂发作以夸大多见，也可有被害妄想等，妄想一般并不荒谬，持续时间较短，大多数在几天内消失或在内容上发生改变。同时存在躁狂症状如情感高涨、思维奔逸精神运动性兴奋等可使诊断明确。

5. 感应性精神病　起病较急，患者由于与一个或多个已有妄想的人关系密切而产生妄想，妄想内容与已有妄想的人类似。通常是同一家庭成员，处于与外部世界相对隔离的状态。感应者处权威地位，被感应者具有依赖性强或易受暗示等人格特征。

6. 酒精中毒性妄想症　酒精中毒性妄想症是长期过度饮酒引起的妄想状态。以嫉妒妄想多见，坚信配偶对己不忠，被害妄想也较常见。患者意识清楚，常伴有相应的情感反应和行为障碍。

7. 急性器质性精神障碍　一些急性脑部疾病和躯体疾病导致的精神障碍可出现谵妄和器质性妄想症。谵妄的核心特征是意识障碍和定向损害，如妄想突出，常不系统、不持久。器质性妄想症意识清楚，以妄想为主要精神症状，妄想的系统性变异很大。脑部疾病如外伤、感染、癫痫等和躯体疾病如高热、缺氧、甲状腺、肝性脑病、尿毒症、系统性红斑狼疮等。病因与妄想之间有明确的因果联系，患者同时存在的神经系统或躯体疾病的症状和体征有助于诊断。

（四）治疗

1. 如患者受妄想的影响出现兴奋，攻击、自伤或自杀行为，应优先处理后者。

2. 对不同的妄想性疾病,应给予相应的治疗。

(1)精神分裂症的妄想应以抗精神病药如奥氮平、利培酮、帕利哌酮、氨磺必利以及阿立哌唑、齐拉西酮等系统治疗为主。

(2)急性短暂性精神病以短时间应用抗精神病药如奥氮平、利培酮、帕利哌酮、氨磺必利为主的治疗。

(3)急性反应性精神病以小剂量抗精神病药、抗抑郁药和心理治疗为主。

(4)感应性精神病:将患者隔离开,被感应者经解释和教育后妄想可迅速消失;对感应者则需要采用抗精神病药物治疗。

(5)情感性精神障碍:抑郁发作用 SSRIs 或者 SNRIs 治疗,严重者可以考虑 MECT。抗抑郁药与抗精神病药奥氮平、利培酮、帕利哌酮、氨磺必利合用治疗抑郁性妄想状态。躁狂发作可用碳酸锂,或者用德巴金,也可两药合用。急性期合用小剂量抗精神病药如奥氮平,可较快控制兴奋状态,症状十分严重可考虑 MECT。

(6)急性器质性精神障碍:除积极针对病因治疗外,应处理谵妄状态。幻觉妄想可用抗精神病药如奥氮平、利培酮、帕利哌酮、氨磺必利治疗。

六、暴 力 行 为

暴力行为的对象可以是人(对他人或对自己),也可以是物。对他人的攻击又包括躯体攻击和性攻击,前者可以使人致伤、致残,严重者可以致死。对物的攻击可能是破坏建筑或毁坏财产,引起轻重不等的经济损失。因此,暴力行为是一种十分严重的紧急情况,不管发生于何处都必须立即处理。除已经实施的暴力行为外,还存在潜在的或可能的暴力行为。患者发出言语威胁或做出姿态要采取暴力行为,或者立即要实施暴力行为。对于这类患者,如采取适当措施,则可防止暴力行为发生。

(一) 评估

1. 病史

(1)最近有无负性的生活事件:如受到羞辱。

(2)最近是否有受到不公正待遇的感觉。

(3)过去是否有过暴力或冲动性的行为。

(4)酒精或药物的使用情况。

(5)有无反社会性或边缘性人格障碍史。

(6)有无器质性精神障碍:如器质性人格改变、谵妄和偏执性妄想。

(7)精神病性精神障碍:如精神分裂症和双相障碍的有关情况。

2. 体格检查、精神检查和必要的辅助检查。

(二) 诊断

产生暴力行为常见的精神障碍,大体可归于器质性、精神病性和人格障碍三大类,明确疾病类别有助于提高处置暴力行为的效率。

(三) 鉴别诊断

1. 精神分裂症　发生暴力行为的精神分裂症患者的诊断不难,因为患者可能有明显的幻觉或妄想,或者有其他思维或行为的异常。一般认为精神分裂症患者的暴力行为是在幻觉或妄想的影响下发生的。其中又以被害妄想为多,其次是嫉妒妄想。住院患者中,非妄想型比妄想型精神分裂症患者有较多的暴力行为,其原因为精神病性紊乱和精神运动性兴奋。如合并脑损害的精神发育迟滞、人格障碍,酒或药物滥用,发生暴力行为的危险增加。

2. 情感性精神障碍 躁狂发作患者可发生严重的暴力行为,通常见于急性躁狂状态的治疗初期。由于患者的易激惹增高,要求没有得到满足、意见被否定、活动受到限制、约束,甚至护士要求他服药均可引起暴怒,因而引起伤人毁物。躁狂发作患者也可能由于性欲增强而发生性攻击行为。抑郁症患者虽然以自杀常见,但有些抑郁症患者不是自杀,而是将愤怒指向外部,或者寻求外部的惩罚。因此,这些患者可能攻击他人,或者以杀人来达到杀死自己的目的。

3. 酒和毒品滥用 醉酒可以引起暴力行为,其原因是醉酒时处于"去抑制"状态、情绪不稳和判断受损。酗酒者合并其他精神障碍如人格障碍可能是发生暴力行为的原因。戒酒可使患者易激惹或引起谵妄状态而发生暴力行为。很多毒品可以引起暴力行为。可卡因引起的陶醉状态,起初表现为欣快,但很快转变成易激惹、激动和多疑,进而发生暴力行为;静脉注射可卡因更易发生。服用可卡因过量可引起躁狂样谵妄状态,并引起严重暴力行为。长期服用可卡因和苯丙胺可以引起妄想性障碍,因而也可以发生暴力行为。癖癖者渴求可卡因,或者为了得到购买可卡因的钱,也可能发生暴力行为。苯环己哌啶可以引起暴力行为、自杀和怪异行为。

4. 癫痫 癫痫患者在发作期因意识状态变化可出现伤人、毁物,甚至行凶杀人,但往往缺乏目的性。有明显人格改变的癫痫患者固执、记仇、易激惹,且凶狠、残忍,有可能发生暴力行为。癫痫病史和脑电图改变有助于诊断。

5. 人格障碍 特别是反社会性和边缘性人格障碍患者发生暴力行为的危险增加。边缘性人格障碍患者常常对他人发怒或使用暴力,也有很多行为问题或严重的心理问题。反社会性人格障碍患者的暴力行为是患者多种反社会行为之一。反复参与斗殴,并有偷窃、撒谎和鲁莽开车。患者对自己的暴力行为和其他反社会行为无内疚和有罪感。

6. 器质性精神障碍 谵妄状态患者由于有意识障碍,可受错觉、幻觉、或妄想的影响下发生攻击行为。脑外伤以及其他神经和内科疾病可影响脑功能,并可能引起暴力行为。谵妄状态患者由于有意识障碍,可受错觉、幻觉或妄想的影响下发生攻击行为。脑部的感染性疾病,包括病毒性脑炎、HIV、梅毒可引起暴力行为。器质性脑损害患者发生暴力行为的原因可能是由于控制能力降低,也可能是由于精神异常。

7. 病理性激情 脑器质性精神障碍患者,尤其是癫痫和较严重的颅脑外伤患者可以突然发生强烈而短暂的情感爆发,这时可发生残酷的暴行如伤人、毁物。患者当时不能控制其发作,事后多不能回忆。

8. 偏执性精神病 偏执性精神病患者有可能对其妄想系统中的人如"施加迫害"者,嫉妒的配偶、钟情者采取攻击行为。系统和内容固定的妄想而人格相对保持完好是这类精神病的特征。

(四)治疗

1. 紧急处理 3 种控制暴力行为的方法可供使用:言语安抚、身体约束和应用药物。

(1)使用何种方式取决于患者的具体情况,但优先要考虑的是安全,包括:暴力行为者的、亲属的、参与处理暴力行为的工作人员的以及围观者的安全。处理急性暴力行为的安全的基本点包括:①掌握言语安抚方法在什么时候什么情况下适用;②有适当的人员参与约束患者;③熟悉身体约束的技术;④参与身体约束时穿着应合适。

（2）劝诱病人停止暴力行为。

（3）身体约束或隔离：如劝诱无效，只好采用适当的武力制服并约束病人。约束不能作为一种对病人的惩罚，其目的是为了保护病人或他人的安全。

（4）药物治疗：药物镇静可以单独或与躯体约束合用。可予氟哌啶醇针剂或齐拉西酮针剂、硝西泮针剂肌内注射后收住院治疗。处方氟哌啶醇针剂 5mg×3，用法：10mg 或 15mg，肌内注射 1 次或齐拉西酮针剂 20mg 肌内注射，连续三天；或氯硝西泮针剂 1mg×2，用法：2mg，肌内注射 1 次。

2. 长期治疗　暴力行为患者的长期治疗包括药物治疗、行为治疗和心理治疗。

（1）基础疾病的治疗：对精神分裂症患者采用抗精神病药治疗，对躁狂症患者给予锂盐或卡马西平治疗，对癫痫患者应用抗癫痫药物治疗，由器质性精神障碍引起的暴力行为，应治疗基础疾病。

（2）卡马西平或丙戊酸盐：对癫痫患者的攻击行为和易激惹有效；对有或没有 EEG 异常的精神分裂症患者也有效；对其他类型的发作性暴力行为患者，特别是对无明显脑损害或精神迟滞的人格障碍患者有一定的疗效。

（3）锂盐：锂盐对精神迟缓的成年人的攻击行为有效。锂盐有效的疾病包括器质性脑综合征、头伤、攻击性精神分裂症、非精神病性攻击者和违法者，有品行障碍和注意缺陷的儿童等。

3. 行为治疗　对慢性精神分裂症和精神发育迟缓患者有效，可与其他治疗联合应用。

4. 长期心理治疗　长期心理治疗适应于非精神病性患者。如果患者有虐待配偶的行为，只要能保证配偶的安全，进行夫妻治疗是有指征的。

七、急性酒精中毒

一次较大量饮酒引起的神经精神异常称为急性醉酒，即普通醉酒状态。

（一）评估

1. 病史

（1）本次饮用何种酒，饮酒量多少。

（2）有无大小便失禁、抽搐、昏迷。

（3）有无步态不稳，口齿不清，手唇震颤。

（4）既往饮酒多少年，常饮何种酒，饮酒的频度。

（5）既往醉酒的频度和程度如何。

（6）是否患有其他躯体疾病，特别是胃、肝脏疾病。

（7）以前是否患过精神障碍。

2. 体格检查、精神检查和必要的辅助检查。

（二）诊断

急性酒中毒分为单纯醉酒（普通醉酒状态）、复杂醉酒和病理性醉酒。

1. 单纯醉酒

（1）一次大量饮酒后急性发生。

（2）病程多在数小时或 1 天。

（3）有较典型的醉酒表现。

（4）既往常有饮酒史。

（5）呼出的气体和吐出物有明显的酒味，血液或尿液中测出乙醇。

1）符合酒精所致精神障碍的诊断标准，并在饮酒后急性病，至少有下列 1 项：①意识障碍；②兴奋、自控能力下降、易激惹，或行为鲁莽，类似轻躁狂；③抑郁、少语。

2）吐词不清、共济失调、步态不稳、眼球震颤或面部潮红等。

3）通常与所用酒量有关，在大量饮酒后容易发生。

4）并非由于躯体疾病或其他精神障碍所致。

2. 复杂醉酒

（1）一次大量饮酒后急性发生。

（2）病程多在数小时或 1 天。

（3）有较典型的醉酒表现。

（4）既往有颅脑损伤、脑炎、癫痫等。

3. 病理性醉酒为由少量饮酒引起的精神障碍。患者在少量饮酒后出现意识障碍，明显的精神运动性兴奋。有时出现片段的幻觉妄想，多为恐怖内容，常可发生攻击行为。这种状态持续几分钟至几小时，以酣睡结束。醒后部分或全部遗忘。

（1）在饮酒后急性发生，饮酒量并不多。

（2）病程多在数小时或 1 天。

（3）临床表现为意识障碍，明显的精神运动性兴奋。有时出现片段的幻觉妄想，多为恐怖内容，常可发生攻击行为。

（4）呼出的气体和吐出物有明显的酒味，血液或尿液中测出乙醇。

（三）治疗

1. 轻症患者　无须治疗，兴奋躁动、共济失调的患者必要时予保护带加以约束。

2. 烦躁不安、过度兴奋者　可给予地西泮或氯硝西泮肌内注射，以后视情况重复。处方：地西泮针剂 10mg×2，用法：10mg 或 20mg，肌内注射 1 次；或氯硝西泮针剂 1mg×2，用法：2mg，肌内注射 1 次。

3. 给予补液以促进酒精排泄，也可予纳洛酮静脉推注处方，纳洛酮针剂 0.4mg×6，用法：0.8~1.6mg，静脉推注 1 次。

4. 出现昏迷者须收住院治疗。

八、戒断综合征

因停用酒精所致的综合征，由此引起精神症状、躯体症状或社会功能受损。早期常先出现焦虑、不愉快、抑郁情绪和睡眠障碍，同时伴有恶心、呕吐、食欲缺乏、恶寒、出汗、心悸，高血压等自主神经症状。症状往往是戒断的早期症状。随着病程进展，可出现意识障碍、四肢抽搐、震颤和幻觉等表现。总之，其症状及病程与停用酒精和剂量有关。

（一）评估

1. 戒断综合征　当患者停止饮酒时感到有一种难以控制的饮酒欲望，同时会出现一系列躯体症状。停饮后 4~8 小时出现四肢和躯干的急性震颤。患者不能静坐或稳固地持物，易激动和惊跳，常害怕面向他人或越过马路。常有恶心、呕吐和出汗。这些症状可持续数天之久；若饮酒，则可迅速消失。24 小时候后可出现短暂的错觉、幻觉、视物变形、发音不清或狂叫。7~48 小时后可发生癫痫发作。3~5 天后可发生震颤谵妄。

2. 震颤谵妄　常发生于暴饮后或停饮 3~5 天后，外伤、感染或精神因素可促发。发作前数日可有前驱症状如失眠、多梦、心情不快、紧张不安等,其后转入典型的谵妄状态:出现定向障碍,有带有恐怖内容的、丰富生动的幻视,被害妄想,情绪极度恐惧不安,运动不协调,全身、手指和唇舌都有粗大震颤。自主神经症状包括多汗、脉速、发热、血压升高和瞳孔散大,严重时有癫痫发作。晚上加重。常有脱水和电解质紊乱。实验室检查见白细胞升高、血沉增快和肝功能损害。发作一般持续 3~4 天,以熟睡告终。醒后可完全恢复,但对发病过程不能回忆。

(二)诊断

1. 有长期嗜酒的历史。

2. 戒断症状或谵妄状态发生于停止饮酒后一周内。

3. 有明显的自主神经症状如心动过速、多汗、血压升高等。

4. 可排除其他躯体或精神疾病。

(三)治疗

1. 为避免突然停药产生严重的戒断症状,可采用两种方法:一种是逐渐递减患者所用的精神活性物质,另一种是用与患者所用精神活性物质有类似效应但作用较弱的代用品,并逐渐递减代用品。

2. 轻度戒断症状的患者应劝其休息,可饮果汁或其他饮料应避免饮大量含咖啡的饮料。严重戒断症状的患者,可给予苯二氮䓬类如地西泮或劳拉西泮口服,剂量逐渐减少,并于 5~7 天内停用。方法为地西泮片 5mg×24,用法:10mg,每日 3~4 次,口服;或劳拉西泮 2mg,3 次/d。如以前有过惊厥发作者,应给予苯妥英钠预防。苯妥英钠片 0.1g×100,用法:0.1g,每日 2~3 次,口服。此外严重戒断症状者还应给予支持疗法如补液、纠正电解质紊乱等。

九、精神药物严重副反应

(一)急性肌张力障碍

常在治疗 1 周或第一次用药后发生,以儿童和青少年较多见,男性多见于女性,主要表现为突然发生的个别肌群的持续痉挛,如眼上翻、斜颈、颈后倾、眼睛上翻、吐舌、张口困难、角弓反张、步态不稳等。

1. 诊断

(1)患者多为青少年和儿童。

(2)有服用抗精神病药物史,且多为传统药物。

(3)多为首次用药,注射或口服,用药后 1 周发生。

(4)临床表现为个别肌群突然发生的持续性痉挛,以面、颈、唇和舌肌多见,表现各种奇怪动作或姿势。具体有:①面颈舌肌受累,表现口眼歪斜、眼球向上凝视、斜颈、伸舌卷舌、张口、扮相等;②喉肌受累,则下颌不能闭合;③喉肌受累,语言和吞咽障碍;④四肢、躯干受累,出现角弓反张、扭转痉挛、步态不稳等,患者常固定于一定的姿势,伴情绪紧张、恐惧。

2. 治疗

(1)要求患者放松,消除紧张情绪。

(2)可立即用盐酸东莨菪碱 0.3mg 肌内注射 1 次,也可口服盐酸苯海索 2mg 每天三次。

(二)药源性帕金森综合征

药源性帕金森综合征是最常见的锥体外系反应。多发生在治疗初期的 1~2 个月内,女性更常见,表现与震颤麻痹类似,运动迟缓、肌张力增高、手足震颤、慌张步态、面具脸、躯干僵硬、伴汗多、流涎、皮脂分泌过多等。老人容易被误诊。

1. 诊断

(1)患者正在使用抗精神病药物,一般已服用1~4周。

(2)服用的药物多为传统或非典型抗精神病药物。

(3)患者逐步出现帕金森综合征表现,如运动不能、肌张力呈齿轮样增高、静止性震颤、面具脸、动作笨拙、迟缓、曳行步态及流涎、多汗、皮脂分泌增多等自主神经紊乱症状。

2. 治疗

(1)减少原来的药量或者换用锥体反应比较小的药物。

(2)加用抗胆碱能药物盐酸苯海索2mg,每日2~3次。

(三) 5-羟色胺综合征

5-羟色胺综合征,又称血清素综合征,是一种中毒性5-羟色胺能亢进状态,是5-羟色胺能药物和单胺氧化酶抑制剂类合用的典型结果,主要表现为精神状态改变、肌痉挛、反射亢进、出汗、寒战、腹泻和运动失调等,其发病率、发病年龄尚不明确。

1. 诊断

(1)有精神疾病史并有服用精神药物史,多见于5-羟色胺再摄取抑制剂(SSRIS)和单胺氧化酶抑制剂(MAOIS)、MAOs和环类抗抑郁药(TCAs)、MAOIS和色氨酸、MAOs和哌替啶(度冷丁)的联合应用或增加药物剂量。

(2)一般在用药12小时内出现,停药24小时内可消失。

(3)符合下述临床表现:①精神状态改变,以意识模糊或兴奋、焦虑、轻躁狂为主;②神经症状,以肌阵挛、反射亢进、抽搐共济失调为主;③自主神经运动功能障碍,以畏寒、发热、腹泻、出汗、心动过速及血压升高或降低等为主。

(4)上述症状、体征出现前没有使用抗精神病药或没有增加剂量。

(5)排除其他病因(如感染、代谢性疾病、精神活性物质滥用或撤药反应)。

2. 治疗

(1)5-羟色胺综合征是一种自限性疾病,治疗首先应立即停用所有可疑药物,症状一般在24小时内可缓解。

(2)体温高者可给予物理降温,效果不显时可结合药物降温。痉挛者给予镇静药物。同时维持水、电解质酸碱平衡,加强营养。药物治疗目前尚未取得实质性进展,非特异性的5-羟色胺受体拮抗剂,如赛庚啶及普萘洛尔有一定效果。处方:赛庚啶片2mg×100,用法:2mg,每日2次或每日3次,口服;或普萘洛尔片10mg×100,用法:10mg,每日3次,口服。

(3)合理用药,注意避免SSRIS和MAOIS、MAOIS和TCAs、MAOs和色氨酸、MAOIS和度冷丁等可诱发本综合征的药物互相配伍使用。临床上特别强调MAOIS不能与氟西汀、西肽普兰、帕罗西汀、氯丙咪嗪一起服用。一般在MAOIS停用2周后才可用氟西汀,在氟西汀停用5周后才可用MAOIS。

(四) 恶性综合征

恶性综合征临床表现为显著的帕金森综合征和自主神经功能紊乱,常在治疗早期出现。可出现意识障碍、急性肾衰,死亡率约20%。

1. 诊断

(1)患者男性多于女性,可见于各个年龄段。

（2）服用抗精神病药物史,多见于为氟哌啶醇等传统药物以及利培酮、帕利哌酮、氨磺必利等非典型抗精神病药。

（3）多在开始一种新抗精神药物治疗10天内或剂量增加时出现。

（4）临床表现为显著的帕金森综合征(肌肉僵直、运动不能、木僵、缄默、构音或吞咽困难)和自主神经功能紊乱(多汗、流涎、血压不稳、心动过速、体温增高),可出现意识障碍、急性肾衰。

（5）检查可见白细胞增高、磷酸肌酸激酶和肌红蛋白也可增高。

2. 治疗

（1）停用所有抗精神病药物。

（2）给予补液、降温、预防感染等支持治疗。

（3）给予多巴胺激动剂如溴隐亭口服2.5mg,每日3次,口服(最大量可达20mg/d)。

（4）重新使用抗精神病药物可能是安全的,但须在恶性综合征症状缓解2周以后。

（郑先振　贾福军）

第二节　急性创伤性生活事件的评估与干预

急性创伤性生活事件,通常称为灾害性事件,从心理危机干预的视角称为突发应激事件,由此产生的一系列心理行为反应,常常需要给予心理危机干预。研究和实践均表明早期和充分的社会心理支持能够防止应激反应发展成为严重的障碍。按照危机干预的理念和流程,在突发应激事件发生之后,危机干预流程分为四步,第一步是基本服务和安全,第二步是社区及家庭支持,第三步是集中的支持,第四步是专业服务。作为社区医生,需要参与的主要是前三步,尤其是集中的支持,以及为第四步的专业服务提供评估、转诊等前期工作,这些工作都发挥心理危机干预的功能。

一、急性创伤性生活事件定义、特征与分类

创伤性事件是指超出人们的日常经验范围,对涉及人员造成极度生命、财产威胁,并常伴有无助等情绪以及生理行为反应的重大事件。急性创伤性事件则是指事件突然发生,完全超出个体预料之外。由于事件涉及人群或个体的严重程度不同,个体的经历和社会资源等因素的差异,每个人对事件的感受也是有差异的。

（一）事件特征

1. 突然。

2. 强大。

3. 通常超出人们的日常经验范围。

4. 对人们有强烈的情绪影响。

5. 可能会令个人或团体不知所措,无法实施有效的应对技能。

（二）事件分类

按原因分为自然和人为灾害性事件。自然灾害包括气象、地质、生物创伤性事件等;人为灾害包括火灾、交通事故、化学事故、各类工伤事故和其他事故,如恐怖袭击、战争、核泄漏等。另一种分类方法则是分为四类,自然灾害如地震;突发公共卫生事件如SARS、禽流感等;安全生产事故类如火灾、交通事故、工厂爆炸、空难、海难、矿难等;社会安全事件类,如战

争、恐怖袭击、人质劫持等。后面三类都和人类行为有关。

二、遭遇急性创伤性事件的个体分类

（一）经历事件的三种形式

在任何一个创伤性事件中，创伤会直接影响许多人。此外，许多其他非直接遭遇创伤事件的人的情绪、身体也会受到影响。经历创伤性事件包括直接经历、目击或面对（直接、间接）三种形式。

1. 直接经历　指那些实际经历过创伤性事件的幸存者。
2. 目击　指包括看到他人的死亡或者受伤的人，如救援人员、现场记者等。
3. 直接面对　指获取有关死亡或者有可能死亡的消息的人，例如家庭重要成员死亡。
4. 间接面对　那些创伤性事件发生所在地的社区居民，看到事件带来的破坏性及可怕的景象会引起许多强烈的感受，如哀恸、悲伤、焦虑、愤怒等破坏性的感受。

每个见证到创伤性事件的人，从某种程度而言都是遭遇应激反应个体。即使是透过二手消息或经由一些大众传播媒体得到讯息，也可能受到不同程度影响。

（二）应该重点关注的高危人群

1. 在事件中失去亲人或者亲属伤情严重的人群　巨大而突然而来的伤痛可能让他们措手不及，难以应对。
2. 在创伤性事件中致残的人群　他们从健全人到残疾人，心理失落感很重，难免会出现一系列的生活和心理问题。
3. 本身就存在心理疾患的人群　他们的心理状态本来就不好，创伤性事件可能加重他们的病情或带来新的反应。
4. 因创伤性事件导致家园受到严重破坏、财产损失严重的个体。
5. 在事件发生前本来就是弱势群体，特别是老人、妇女、儿童，有严重躯体疾病个体等。
6. 救援者　指参与救援工作的各类工作人员，包括军警人员、消防官兵、医疗卫生人员、政府行政人员、媒体人士、心理救援人员等。

如果一些人有以上双重的身份，就更可能是高危人群。如 2008 年汶川地震后参与救援的当地社区干部、政府职员、医务人员等。

按照受影响程度，人群分为四级，见图 8-1。

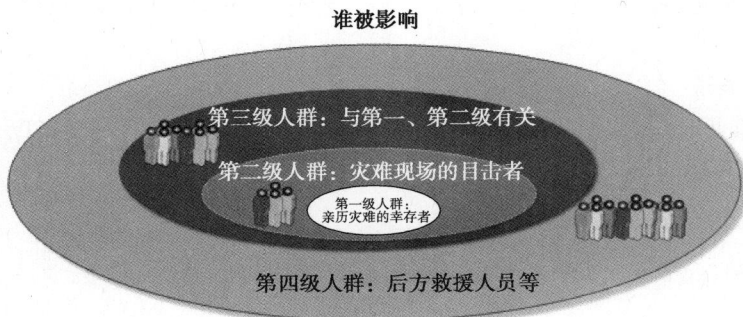

图 8-1　受影响程度，人群分为四级

三、急性创伤性事件发生后的应激表现形式

（一）应激反应的三个阶段

应激是由一系列生理和心理反应过程组成的，是有机体在面对不良情境时的生理和心理上的自我防御过程。这个过程包括三个阶段：警戒反应阶段、抵抗阶段和疲惫阶段。

1. 警戒反应是应激反应的最初阶段，是由应激源的刺激引起的，导致一系列生理和心理方面的变化，如心率加快、呼吸加快、皮肤温度下降、皮电位发生变化、血糖含量升高等等。同时伴随着一系列心理上的变化。如紧张、恐惧、愤怒、悲伤、思维狭隘、缺乏自信心等等。如果应激源在短时间内消失，或是通过自我调节、自我控制，机体很快就会恢复到正常状态。如果应激源持续存在或缺乏自我调控能力，警戒反应将会使机体的生理和心理变化升级，警戒症状逐渐消失，进入应激反应的第二阶段——抵抗阶段。

2. 在抵抗阶段，全身的各组织器官将全部动员起来，应付当前的应激状态。在这一阶段，机体竭尽全力地与应激状态进行抗击并试图通过与紧张状态抗争，恢复原有的正常状态。如果机体所做的努力获得了成功，机体将重新恢复到正常状态；如果努力失败，由于机体大量的能量消耗，会使机体再度表现出生理和心理上的不适，于是，进入应激状态的最后阶段——疲惫阶段。

3. 疲惫阶段的主要特征就是生理和心理上疲惫。因为在抵抗阶段，机体已经耗费了大量的生理能量和心理能量，此时肌体处于相对耗竭状态，容易出现心理和行为异常。

（二）一般表现

情绪焦虑和恐惧，警觉性过度增高，很小的刺激就成产生很大的反应，这种反应进而影响注意力和判断力，造成对外界信息攻击力增强，或诱发过度反应，给躯体带来伤害。

（三）急性应激障碍

包括意识障碍，幼稚行为、行为紊乱，片段的幻觉和妄想，情感爆发，木僵或亚木僵状态。

（四）创伤后应激障碍

对创伤事件的不断回忆（闪回），持续回避、麻木，睡眠障碍，部分出现"三无症状"、自责和自杀、躯体不适的表现。儿童青少年是灾难的脆弱人群，创伤后应激障碍发生率为30%~50%。

（五）生理心理障碍

包括害怕、痛哭无助、悲伤、罪恶感、愤怒、重复回忆、失望等情绪体验，以及疲倦、肌肉酸痛、失眠、噩梦、注意力不集中、眩晕、心跳加快、呼吸困难、恶心、腹泻等功能性躯体症状。

（六）远期表现

包括人格改变、价值取向改变、情感反应模式改变、思维模式的改变；社会功能下降、终身的情感阴影和物质依赖的出现。研究表明早期的危机干预对消除这些远期表现非常重要。

四、如何评估个体/群体遭受的应激反应以及心理危机干预需求

急性创伤性事件发生后，各级政府、社区、心理卫生机构等都可能组织、参与心理危机干预。必须明确的是，心理危机干预是基于需求的服务。而需求评估主要来自遭遇事件的群体和个体的信息收集和专业评估两方面。不同性质、不同破坏程度的事件，对相关人群的心

理冲击和持续时间不一样,所提供心理干预服务的内容也不一样。此外,心理评估应动态地体现在整个心理卫生服务的过程中。

（一）影响应激反应的因素

各种不同的因素决定着事件对个人和社区带来不同的影响。影响应激反应的社会心理保护因素和危险因素取决于:

1. 事件特征　自然的还是人为的、可预防性程度、影响范围、痛苦程度、预期程度、事件持续时间。

2. 事件和事件过后的环境　天气、当天的时间、事件区域的可进人性、破坏的严重程度、幸存者人数和死亡人数、死亡儿童人数等。

3. 个人特征　遭遇创伤性事件个体的性别、年龄、经济状况、精神和生理健康、残障状况或宗教信仰、文化程度、以往的创伤性经历等。

4. 家庭及社区资源　如果是儿童青少年遭遇创伤性事件,则患儿与看护者之间关系的性质影响孩子的心理反应程度,其他如活跃的社会网络、家庭和社区凝聚力、宗教体系和仪式、经济及教育机会、政府和社会组织的救援力度,都是影响事件之后应激反应的心理社会因素。

（二）危机干预评估的范围

1. 影响应激反应的事件特征　对创伤性事件有关信息的评估,是决定心理危机干预启动时间、形式、服务对象、服务数量、服务持续时间等的重要依据。

通常能够影响民众心理健康的创伤性事件特点常是:①无预警性;②人身安全受到严重威胁、财产损失严重;③存在潜在未知的健康影响,如核辐射创伤性事件、生态创伤性事件;④创伤性事件的持续时间不定,比如地震之后的余震可以让更多人引起恐慌和不安全感;⑤人为和(或)蓄意造成的创伤性事件,如恐怖袭击,无辜群众将在不确定时间和不确定地点成为被杀戮的目标,容易引起群体的恐慌;研究表明,人为制造的创伤性事件比自然创伤性事件更容易引发创伤后应激障碍;⑥事件发生后的个体在未来几周(月)生活受影响的严重程度,所在地自身处理创伤性事件的能力。

2. 遭遇事件的个体或群体的心理应对能力和资源　评估心理应对能力主要包括以下内容:①个体或群体心理社会文化信息和特征;②容易接受的心理干预策略,即考虑当地的文化接受性和心理干预服务的可操作性与有效性;③个体所拥有的家庭、社区资源。

3. 评估的基本程序　评估的基本程序包括以下几个步骤:收集信息-制订计划-调查和资料收集-分析:迅速分析出重点人群、最优先需要接受心理危机干预的对象,评估流程如图8-2。

4. 心理应激反应的常用筛查、评估方式　筛查是指创伤性事件发生后立即针对所有危机当事人的行为,一般不宜采取量表和问卷,主要以观察的方式进行。主要内容是对自伤和伤人风险、当前心理状况(生理、情绪、认知、行为)、社会支持程度进行快速判断。

评估是指在对危机当事人实施筛查分类后,危机干预人员全面、系统、连续地监测当事人状况,为制订干预方案提供依据。常用评估方式包括精神状态检查和问卷评估,其中精神状检查,包含如下几个方面:①一般表现,意识状态、合作程度、定向力、日常生活能力;②认识过程,包括感知觉、注意力、思维能力、记忆力、智能水平、自知力;③情感表现,包括情绪有无低落、焦虑、迟钝乃至兴奋、倒错等;④意志行为活动,包括有无活动减退、木僵、怪异行为

```
┌─────────────┐
│   自我介绍   │
└──────┬──────┘
       │
┌──────┴──────┐
│  基本信息收集 │
│ （安抚与支持）│
└──────┬──────┘
       │
┌──────┴──────┐
│   征得同意   │
└──────┬──────┘
```

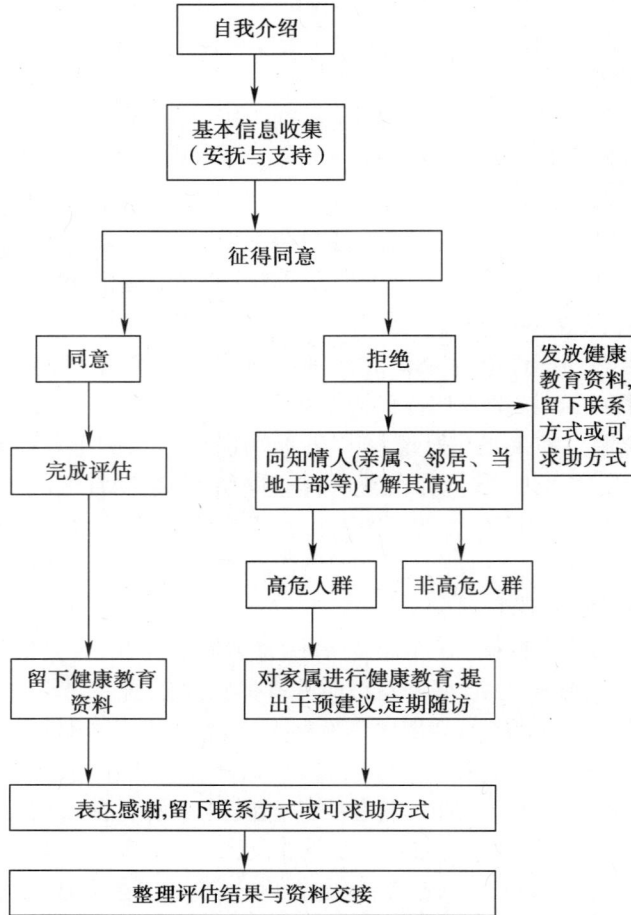

图 8-2　评估的基本程序

等。对于不合作的个体,需要观察一般表现、面部表情和情感反应、言语、行为动作等。接受过精神科系统训练的社区医生更有能力准确评估精神状态。问卷包含成人和儿童的特定量表和问卷,如一般灾难调查问卷、灾难经历问卷、创伤后应激障碍问卷、社会支持问卷、应对方式问卷、汉密尔顿焦虑抑郁自评和他评问卷等。所选量表都已经经过实践应用,具有良好的信效度。

评估时可依据实际情况选择要使用的量表,特别需要提醒的是量表使用者需接受事先培训,事后要对获取的评估资料进行严格保密,以免受访人信息泄露造成不必要的伤害。达到划界分的被列入下一步临床关注对象,需进一步深入评估。然后再根据病情的严重程度,结合现场人力物力及环境资源的情况,实施分级处理。对于被试的自杀风险,要重点关注,特别处理。对于参与危机干预医生自身的情绪风险,则有单独的量表来进行评估。

常用心理状况评估问卷见附录。

5. 评估过程中的注意事项

（1）评估者的资质很重要,评估前应接受统一培训,但由于创伤性事件发生的紧急性,往往只能完成简短的紧急培训。如 5·12 汶川创伤性事件发生后的最紧急时刻,国家疾病控制中心精神卫生中心心理危机干预医疗队依然对派出工作的医务人员进行了简短的培训，包括自我安全防护、如何建立关系和破冰、干预要注意的要点等。对于社区医生，应把突发事件后心理危机干预的评估和技术作为日常培训学习内容之一，获得资质，以便事件发生后立即可以启动评估。

（2）评估前

1）准备工作：包括笔、笔记本、问卷、健康教育宣传资料、瓶装水、手巾纸等；着装得体，佩戴标识。评估应在单独安静的场所进行，以保障被试的隐私。

2）接触对方时首先应介绍自己：例如：您好，我叫×××，是×××社区医院的医生，希望能为您及家人提供一点帮助。

3）向评估对象介绍：包括评估目的，保密原则，征得对方同意后才能开展评估。若评估对象是儿童，需要征得家长或老师的同意，并由家长或老师陪伴。

4）及时解答评估对象的疑问或困惑。

5）若发现对方方言难以听懂，应请熟悉该语言的人做翻译。

6）评估过程中注意保管好尖锐物品，做好安全防范。

（3）评估中

1）基本信息收集：是对被评估对象一般情况的了解，必要时给予对方适当的安抚与支持，是建立关系的关键步骤（建议熟记条目，接触时简单记录，事后完善问卷）。

2）注意言谈举止得当，语言通俗易懂。熟记量表内容，忌手持量表逐字逐句照本宣科。评估内容太多时，可考虑边交流边记录，但需征得对方的同意。例如：我想具体了解一下您各方面的情况，一下子记不全，我可以拿这张纸照着问吗？

3）评估实施时不要问太细节的创伤经历，尽量引导对方发现现有资源，寻找生活改善的希望。如被评估对象出现明显的情绪反应，应终止评估，适当干预。

4）事件发生后初期，遭遇创伤的个体可能有较多不满、自责甚至愤怒等情绪，社区医生作为危机干预人员，此时应该更多地倾听和陪伴，忌过多的承诺和保证。

5）对于拒绝评估者，发放健康教育资料，留下联系方式或可求助方式，并向知情人了解情况。如存在明显的心理问题，应告知家属注意事项和一般支持性方法，并留下联系方式或者求助方式。

（4）评估结束

评估结束后表达感谢，留下健康教育资料、联系方式或可以寻求帮助的联系方式等，以使对方知道在需要时如何寻求帮助。如：附近能提供相关帮助的组织、医院、心理服务热线电话等。

五、心理危机干预目标、原则、流程与技术

（一）目标

预防、减缓创伤性事件带来的社会心理影响，减少精神障碍的发生；促进心理健康重建，恢复正常的日常生活；维护社会稳定，促进公众心理健康。

（二）危机干预原则

1. 总的原则

（1）要客观、科学地认识到心理危机干预工作不是万能的，它仅仅是创伤性事件发生后总体医疗救援的一个重要组成部分，要根据整个救援工作的需要，及时调整工作重点和

方式。

（2）对干预对象要尽可能保证完整和持续的心理危机干预工作，避免二次甚至多次创伤。

（3）对干预对象要实施分类有针对性的干预，应综合使用各类技术，强调当前问题的个性化服务。

（4）遵守职业伦理道德，保护个人隐私。

（5）尊重被干预对象，不仅尊重他们的权利和人格，同时也要尊重他们的义务和责任。

2. 早期干预（危机干预时期3个月内）基本原则

（1）合理性原则：只要在心理调节模式范围内，其任何想法和情绪应视作正常或合理的。

（2）平等性原则：在干预过程中使自己与被干预者处于平等地位，建立信任的合作关系。

（3）个体化原则：在应用一般指导性原则的同时，与被干预者共同面对问题，共同寻找适合于他们的干预方式。

3. 后期（心理康复与重建期到4个月至三年）干预基本原则

（1）广泛的信息收集：重建过程中的各种威胁；躯体疾病、心理健康状况以及药物治疗的需求；个人和家庭的长期心理社会损失；严重而持久的内疚感、羞耻感；自杀（自伤）或伤害他人的想法和行为；社会支持的可利用性；酒精和药物滥用问题；对个人成长和家庭发展的影响。

（2）重建社会支持网络：增加救助来源的可能途径；对现有社会资源的充分利用；对不同人群（如儿童青少年）重新建立人际关系的特殊计划。

（3）持续长期的心理干预：有条件和专业能力的话与个体和家属联系，开展长期持久的心理危机救助。

（三）危机干预流程

1. 准备工作　包括个人准备、物质准备、团队准备。

（1）个人准备包括职责交接：工作职责交接、家庭职责交接；心理准备：做好对事发现场认知的心理准备，提高心理防护；安全准备：购买意外伤害险，做好防护知识及设备的准备。

（2）如果是外出持续参与危机干预，还需要准备相关生活物质。

（3）在组织危机干预团队之后，还需要组织队伍进行培训，做好信息收集、工作计划等准备。

2. 选定目标人群或个体　急性创伤性事件发生后，依照受影响人群的分类确定给予心理危机干预工作的目标人员，四类受影响群体，既有共性的干预原则和技术，也有差异化需求，需要坚持个体化原则。同时需要考虑以下几方面因素。

（1）遭遇事件者的数量、程度、范围等。

（2）事件所在地或当事人提出的需求与要求。

（3）参与心理危机干预队人员的人力、能力、财力、工作时间等。

（4）关注特殊人群如妇女、儿童、老人、严重躯体疾病、残疾人、救援者群体等。

3. 常规工作流程

（1）联系创伤性事件后的救援负责部门，确定需求。

（2）拟定心理危机干预培训内容、宣传手册、评估工具。

（3）组建团队，及时开展技术培训，统一干预技术、流程、评估方法等。

（4）分组到各家医院、社区和需要的地方，按计划对不同人群进行访谈，发放心理危机干预宣传资料。

（5）使用精神检查和评估工具，对干预人员进行心理访谈，筛查，评估重点人群。

（6）根据评估结果，对心理应激反应较重的人员当场进行初步心理干预。

（7）访谈结束后，将访谈、干预结果向心理危机干预团队负责人汇报，制订和调整相应干预计划。

（8）对每一个评估出有急性心理应激反应的人员进行随访，强化心理危机干预和必要的心理治疗、药物治疗，治疗结束后再进行心理评估。必要时转诊精神专科机构。

（9）及时总结当天工作，最好每天晚上召开碰头会，整理新信息，调整工作方案，计划次日的工作。同时进行团队内的相互支持，最好有督导。

（10）如有媒体参与，争取与媒体良好合作，在保护隐私、不伤害干预对象的基础上发挥媒体的支持作用。

（11）全部工作结束后，及时总结并汇报给有关部门，全队最好接受一次督导，做好后续的自我照料。

（四）常用危机干预技术

危机干预技术有多种，常用的心理急救、心理健康教育、放松训练、稳定化技术、哀伤辅导、自杀危机干预、聚焦创伤的认知行为治疗、眼动脱敏与再处理（EMDR）治疗等。社区医生应熟练掌握心理健康教育、心理急救、放松训练、自杀的初步干预。下面简要介绍几种社区医生需要掌握的危机干预知识和技能。

1. 心理健康教育　如前所述，在经历创伤性事件后，人们会出现一系列心理生理反应。我们难免会疑惑，自己怎么了？我该怎么办？其实，这些都是人在经历创伤性事件后的正常反应。如果我们及时为遭遇创伤性事件的个体提供心理健康教育宣传，有助于帮助遭遇创伤性事件的个体识别自身的心身反应，减轻心理压力和痛苦，促进心身康复。

2. 心理急救

（1）定义：心理急救是指对遭受创伤而需要支援的人提供人道性质的支持，是采用确证有效的方法在各种灾祸发生后立即对儿童、青少年、成人和家庭提供帮助。心理急救用来减少由创伤事件所引起的苦恼，并且促进个体近期和远期的适应性功能与应付能力。心理急救包括以下方面。

1）在不侵扰的前提下，提供实际的关怀和支持。

2）评估需求和关注。

3）协助人们满足基本需求（例如食物，水和信息）。

4）聆听倾诉，但不强迫交谈。

5）安慰受助者，帮助他们感到平静。

6）帮助受助者获得信息，服务和社会支持。

7）保护被干预者免受进一步的伤害。

（2）心理急救的服务对象：心理急救的服务对象包括遭受各类突发创伤性事件的儿童、青少年、父母或照料者、家庭和成人，也包括在事件现场者和其他的救援人员，尤其包括受到严重、危及生命安全的伤害，需要紧急医疗救治的人；因明显焦虑而不能照顾自己或他们的孩子的人;有可能会自伤和伤人的人。然而,并不是每个遭受危机事件的人都需要和愿意接受心理急救,不要强行帮助那些不愿意接受帮助的人,而应使自己随时可以为需要帮助的人提供服务。

(3)心理急救的提供者:心理急救可以由心理健康工作者、志愿者,以及对儿童、家庭和成人实施灾后早期援助的人们提供。它不是专业心理咨询,并非只有专业人员才能承担。

(4)心理急救的干预时机:心理急救是一个支持性的干预,在创伤性事件之后对其心理社会需要做出反应的首选紧急干预。当然,有时也可能是在几天或几周之后,这要根据事件持续的时间和严重程度来决定。

(5)提供心理急救的地点:心理急救可以在不同的干预现场提供,重要的是保障安全、安静的场所,以便顺利进行。

(6)心理急救的具体操作:心理急救的三项基本行动原则是观察、倾听和联系。这些行动原则能指导干预者安全进入危机现场,更好地察看情形,接近受难者,了解他们的需求,帮助他们联系到实用的信息和帮助。

1)主动接触:主动以非侵入性的、富于同情心的、助人的方式开始与对方接触。首先做自我介绍,然后询问目前需要。

向对方自我介绍,你的姓名、头衔、描述你在现场的任务角色。要求许可和他谈话,解释你来这里是看看你是否可以提供帮助。保持全神贯注,说话柔和平静。关注当前最迫切需要解决的问题。任何时候都以目前的身体医学问题最为优先。

当和儿童或青少年接触时,首先和接触父母或陪伴成人,解释你的角色,得到许可。如果你和一个痛苦的儿童说话当时没有成人在场,尽快地找到其父母或照护者,让他们知道交谈的内容。

2)促进安全:目标是增进当前的和今后的安全,提供实际的和情绪的舒适。步骤为:①采取了步骤确保目前躯体的安全;②在安全的情况下,帮助将受助者从危险的地方撤离;③给予了关于事件或危险的信息;④关注躯体状况,鼓励参与社会活动⑤关注了与父母分开的儿童,帮助了告诉儿童确认亲人死亡的结果,防止其他的创伤;⑥协助处理对于亲人失踪的担忧,协助处理亲人死亡,提供关于死者有关的宗教信仰、葬礼的信息,关注创伤性悲伤;⑦尽量保护受助者不被媒体曝光,保护他们的隐私和尊严;⑧如果受助者感到非常困扰,设法保证他不会独处。

3)稳定情绪:目标是使被关注者得到心理平静、恢复定向。

在主动接触的基础上:①不要强迫他们去谈话;②假如他们愿意谈论发生了什么,倾听他们的谈论;③如果他们感到非常困扰,帮助他们平复冷静,尽量保证他们不会独处;④使用帮助人们稳定情绪的技术。

4)收集和提供信息:目标为识别出立即的需要和担忧,收集新信息,并且借此调整心理急救干预措施。遭遇事件影响的人们想要准确知道以下信息:①事件本身;②遭受影响的其他亲人;③自身安全;④自身权利;⑤如何获得需要的服务和物品。

5)实际协助:目标是提供实际的帮助给被干预者,处理现实的需要和担忧。

经历过创伤性事件的人们会感到脆弱、孤立或无能为力,他们的日常生活被打乱。他们不能获得日常支持或者他们发现自己的生活紧张、充满压力。需要提醒的是,心理急救是一次性的干预,你只能帮助对方一段时间。要鼓励对方依靠自己的应对能力恢复生活。协助内容包括:①帮助识别最紧迫的需要;②满足基本需求,比如庇护所、食物、水和卫生设施;③帮助采取行动以满足其他需要,如关于事件、亲人和获得社区服务的消息;④联系亲人、朋友和其他社会支持系统。

6)联系亲人和社会支持:目标为帮助被干预对象与主要的支持者或其他的支持来源,包括家庭成员、朋友、社区的帮助资源等,建立短暂的或长期的联系。

实践证明,相对于没有感到被支持的人来说,感到受到良好社会支持的个体,在危机事件后能够更好地应对困境。因此,联系被干预对象和他们的亲人与社会支持系统是心理急救的一个重要部分。行动内容包括:①帮助家庭保持关系,让孩子们和父母及亲人们在一起;②帮助人们与朋友和亲戚取得联系以便得到支援;③将受影响群众召集到一起,让他们互相帮助,如让人们帮助照顾老人,或是将没有家庭的人和其他社区成员组织在一起;④协助他们和亲人向社区、政府、志愿者、医疗系统等支持系统取得联系。

7)帮助人们应付问题:目标是提供关于应激反应以及事件之后重建生活、促进社会适应的信息。

深陷痛苦的人们常会感到不知所措,暂时失去应对问题的能力,因此你可以协助他们评估当前最需要先处理什么,哪些可以暂缓处理。鼓励他们用积极的、而不是消极的应对策略。

积极的应对策略包括:①充分休息;②尽量有规律地进食和饮水;③与家人和朋友交谈,共度时光;④和信赖的人讨论问题;⑤做有助于放松的运动(步行、唱歌、祷告、和小朋友玩耍)、锻炼身体;⑥用安全的方式帮助他们参与集体活动。

抵制消极应对策略:①不要使用滥用药物、吸烟及饮酒;②不要整天睡觉;③不要连续工作不休息或放松;④不要远离亲人和朋友;⑤不要忽视个人基本卫生;⑥不要使用暴力。

8)协同相关服务:目标为协助被干预对象与那些提供服务的部门、机构联系,满足目前的或未来的需要。

当你提供信息的同时,也讨论对方的需要、目前的担忧、需要哪些其他的信息或服务。必要时与那些服务建立有效的联系(如陪伴对方找到提供服务的机构,或和能够提供转介的医生会谈)。

3. 放松训练 创伤事件容易引起人们焦虑和恐惧,亦造成躯体的紧张与不适。而放松训练是使来访者从紧张状态松弛下来的一种练习过程。放松训练的直接目的是使肌肉放松,最终目的是使整个机体活动水平降低,调整对方因压力事件及创伤性事件等造成的生理心理功能失调,达到心理上的松弛,从而使机体保持内环境平衡与稳定。放松训练的基本种类有呼吸放松训练、肌肉渐进放松训练、想象放松训练三种。下面简要介绍前面两种。

(1)呼吸放松训练

1)准备工作:请对方选择最舒适的姿势。

①坐姿:坐在椅子上,身体挺拔,腹部微微收缩,双脚着地,双目微闭。

②卧姿:平躺在床上或沙发上,双脚伸直并拢,双手自然伸直,放在身体两侧,双目微闭。

③站姿:双脚与肩同宽,双手自然下垂,双目微闭。

2)步骤:①把注意力集中在腹部肚脐下方;②用鼻孔慢慢地吸气,想象好像空气从口腔沿着气管到肺部,腹部随着吸入的气不断增加慢慢地鼓起来;③吸足气后稍微停顿一下,不要马上呼出,以便氧气与血管里的浊气进行交换;④当你呼气的时候,想象空气好像从你的鼻腔或口腔慢慢地流出而不是突然呼出。是否通过鼻腔或口腔呼吸并不重要,只要让呼吸保持平稳就行。

(2)肌肉放松训练:肌肉放松训练通过让人有意识地去感觉主要肌肉群的紧张和放松,从而达到放松的目的。分为被动式肌肉渐进放松训练和主动式肌肉渐进放松训练。

1)准备工作:选择一个舒服的姿势,可以靠在沙发上或躺在床上。使对方感受到轻松。环境要保持安静,光线柔和,尽量减少无关刺激,以保证放松练习的顺利进行。

2)放松的顺序:手臂部→头部→躯干部→腿部。

治疗者可根据情况下达放松指令。治疗者教对方放松时可做两遍,第一遍治疗者边示范边带领做,第二遍由治疗者发指令,对方先以舒服的姿势闭眼躺好或坐好,然后跟随治疗者指令进行练习。

主动式肌肉放松训练指导语范例:握紧双拳……保持住,体会一下紧张的感觉,好,放松,尽量放松,仔细体会双手放松的感觉。

现在请皱起眉头,紧闭双眼,感觉这种紧张通过了额头和双眼,好,现在放松,继续放松。

现在嘴唇紧闭,用力咬牙,保持住……好,现在放松。

双肩使劲向上耸起……保持住,放松,仔细体会肩部放松的感觉。

现在将双臂弯曲,肌肉拉紧,保持住……放松。

现在伸直你的双腿,脚尖上翘,使你小腿的肌肉拉紧,保持住这样的姿势,好,放松。

现在将伸直双腿,将脚掌使劲往下压,让大腿和小腿都绷得很紧,保持,好,放松。

体会全部紧张后又全部放松的感觉,现在深呼吸,活动一下颈部,手腕,各个关节,慢慢睁开双眼。

被动式肌肉渐进放松训练指导语范例:

想象有一束阳光照在你的身上,你全身暖洋洋的,非常的轻松、舒服。

温暖的阳光照在你的头顶,整个头部都特别的放松,越来越放松了。这股暖流通过头顶,流经额头、双眼、鼻子、嘴巴,你紧锁的双眉舒展开了,仔细体验面部放松的感觉。

暖流继续留向你的颈部,颈椎……流经你的肩膀,双臂,你觉得越来越来放松,越来越放松,呼吸越来越平稳。这时候,温暖的感觉到达你的前胸、后背,整个前胸后背的肌肉都特别的放松,心胸特别的宽广。

现在,请把注意力集中在你的大腿上,温暖的光照在这里,大腿上每一块肌肉都特别的放松,特别的舒适。慢慢地,暖流流向你的小腿、脚踝、脚掌心、脚趾间,体会一下温暖放松的感觉。

现在,你的全身都特别的放松,特别的舒适,仔细体会全身放松的感觉。

(3)放松训练注意事项:在进行放松训练时,首先要让对方感觉舒适安全。

注意要点:①治疗师语速语调要平稳、流畅、温柔。②放松训练结束时注意不要让对方突然清醒和睁开眼睛,要注意逐步唤醒。③指导用语的原则遵循简单、重复和可预期原则。语言尽量简单,这样可以让对方的注意力从治疗师的语言上转移到对自身躯体的感受上,反复使用同样的词语,对方很快可以预知治疗师接下来要说什么,这样的预期性可以让对方获得安全感。④对于经历创伤事件后不久,情绪和心理还处于应激反应期的个体,不建议使用想象放松,原因是他们在理性状态中或许能够自行控制情绪,但是一旦进入意识转换状态后很可能情绪失控,容易对其造成二次伤害。

4. 自杀危机干预　急性创伤性事件会给个体带来心理创伤或心理压力,包括情绪、认知、行为及躯体的相应反应,其中较为严重的反应为出现自杀意念、自杀冲动,甚至出现自杀行为,给生命带来极大危险。干预措施见第三节"自杀的评估与干预"。

六、精神专科药物治疗、心理治疗和住院治疗

心理危机干预团队通常由精神科专家领导或督导,原因之一就是部分遭遇创伤性事件的个体可能罹患精神障碍风险,需要给予精神药物治疗、心理治疗或住院治疗。

(1)显著的激越,尤其是危害安全的情形。

(2)明显的精神病性紊乱,甚至出现对幻觉妄想内会导致危及自身或他人生命的情形做出反应;本身需要他人照料。

(3)长时间地否认创伤事件,反复谈论在事件中去世的亲友。

(4)在事件过去数周乃至数月,个体仍然处于难以控制的焦虑、恐惧和惊恐,强度没有随着时间而消退。

(5)持续而且严重的抑郁,如严重的抑郁情绪,伴随无望、无助、无能感,对生活丧失兴趣,对未来丧失任何信念;睡眠严重受损,体重明显减轻;日常活动明显减慢。此时要考虑达到抑郁症的诊断标准,需要精神专科诊疗。

(6)有明显自伤自杀倾向。

(7)事件后出现持续人际关系损害,如家庭婚姻破裂,只能维持短暂的人际关系等,需要专业的心理治疗。

(8)涉及持续的酒精或毒品使用的担忧。

(9)出现对家人、儿童或老人做出虐待行为的情形。

(10)出现躯体不适,尤其是轻度、病因不明的和慢性的主诉,如慢性疼痛、头痛、睡眠紊乱、胃口差等,或者原有的躯体疾病加重,如反复的血压上升、消化道溃疡,提示事件后慢性的心理困扰,需要精神专科的评估、诊断。

(11)当遭遇创伤的个体自己或家属要求转介的时候。

七、危机干预中心理危机干预工作人员做好自我照料的流程和规范

急性创伤性事件中的心理危机干预人员,常常面对创伤性个体的持续、强烈的心理反应和现实困难,如事件之后现实生活中的过度负荷与困难、对生还者及创伤者的同情,乃至过度卷入,上述现象均会对干预者的身心状态造成冲击,产生身心反应乃至"替代创伤"。部分事件还会唤起心理干预专家自身过去未曾处理的创伤经历。因此参加心理危机干预工作的所有人员,在心理危机干预过程以及结束之后,都需要有自我照料的意识和团队、组织安排,并形成制度化的规范,才能避免危机干预人员自身遭遇心理创伤。

1. 急性创伤性事件后心理危机干预工作人员在开展工作时,首先需要照顾好自己,做好自我身心保健和团队督导,平衡好工作和生活,它是开展心理危机干预工作的前提。

2. 在心理危机干预工作的准备及实施过程中,需要建立良好的支持系统,包括:亲朋支持、团队人员支持、督导支持、上级团队支持、所在单位、相关部门的支持等。

3. 对于出现心理反应、不能胜任工作或对工作已产生明显负面影响的人员,经过团队的督导、干预之后,若仍然无法胜任危机干预工作,则应退出危机干预工作,并得到后续的心理辅导乃至必要的心理治疗。

八、危机干预的注意事项

（一）工作的边界与限制（表8-1）

表8-1 危机干预的边界与限制

鼓励做的事情	不可以做的事情
建立全面的精神卫生和社会心理支持协调机制或小组	不要创建彼此不交流或不协调的独立精神卫生或社会心理支持小组
支持协调性应对，参加协调会议，通过补充他人工作增加价值	不要独立工作或不注意自己的工作与他人工作的协调
据根据当地情况量身定制评估工具	不要运用在当地紧急情况影响之下无效的评估工具
意识到紧急情况影响人们的方式各不相同。适应性强的人可能感觉更好，而其他人可能受到严重影响并且可能需要专业支持	不要认为紧急情况下每个人都极度受惊或那些表现得适应性强的人无需支持
用当地语言以安全、支持性且尊重隐私的方式提问	不要重复评估或在不能提供后续支持的情况下询问令人痛苦的问题
注意性别差异	不要认为紧急情况以完全相同的方式影响男性和女性（或男孩和女孩），或认为男性设计的项目对女性同样有帮助或同样适用
在招募工作人员和志愿者时了解其简历，并为来自当地和（或）受影响社区中新工作人员开展能力培训	不要采用严重削弱现有当地组织结构的招募做法
开展精神卫生和社会心理支持培训之后，提供后续监督和监测从而确保正确实施干预措施	如果准备让人们开展复杂心理干预措施，则不要开展没有后续培训的一次性独立培训或时间很短的培训
推动社区自己拥有、自己管理和自行运营项目的开发	不要采用主要将社区人群视为服务受益人的慈善模式
加强地方能力，支持自助并且加强受影响社区中现有的资源	不要破坏或忽视对地方责任和能力的支持
了解并且在适当情况下运用当地文化习俗支持当地人民	不要认为所有当地文化习俗都是有益的或所有当地人都支持特定文化习俗
在适当的情况下使用外来方法	不要认为国外方法就一定更好，或将其以边缘化本地支持性做法和信仰的方式强加给当地人民
加强政府能力，将对紧急情况幸存者的精神卫生保健纳入普通卫生服务，如果有社区精神卫生服务，则纳入	不要为特定人群创建平行的精神卫生服务
为暴露于极端压力之后处于极度悲痛中的人群提供广泛支持，包括心理急救	不要为一般人群提供一次性的、一次会话心理晤谈作为暴露于冲突或自然灾害后的早期干预

续表

鼓励做的事情	不可以做的事情
对初级/普通卫生保健工作者开展良好处方开具和基本心理支持的培训和监督	不要在未经培训和没有监督的情况下提供精神药物或心理支持
使用国家基本药物目录中的普通药品	在新的品牌药品应用不广的地方不要引入这些药品
对严重受影响人群确立有效转诊和支持系统	在无法为确定人群提供适当和可及的卫生服务时不要对精神障碍患者进行筛查
对有被送进收容机构危险人群开发本地适宜的保健方案	不要将人群收容在专门机构（除非机构是当前用来提供基本保健和保护的毋庸置疑的最后解决措施）
利用机构中的沟通人员促进与受影响人群和外部世界的双向沟通	不要仅利用机构中的沟通人员与外界交流
使用媒体等渠道提供准确信息，从而帮助减少压力并且使人们获得人道主义服务	不要创建或展示大肆渲染人们苦难或使人们处于危险之中的媒体形象
力图将有关社会心理考虑因素纳入到人道主义援助的所有部门	在缺乏多个部门应对机制时，不要只是集中在临床活动上

（二）危机干预中要注意的语言

你不适合说的

1. 我了解你的感受。

2. 他现在离开更好。

3. 起码他走得很快。

4. 别说这些了。

5. 让我们说说其他事吧。

6. 你应该勇敢、坚强些。

7. 那些没把我们打倒的创伤性事件，会让我们更强大。

8. 你会很快好起来的。

9. 你太脆弱了。

10. 你还有你的……已经不算太坏了。

11. 这一切没有超出我们所承受的。

如果处于悲痛的人讲上述话，你可以尊重他们，但不要由我们说这些话。

九、小　　结

总体来讲，急性创伤性事件发生之后，个体会出现相应的心理行为反应。危机干预首先要收集信息，评估需求；组建团队，培训危机干预技术，制订计划；在干预过程中坚持目标和原则，依照流程划分人群；灵活运用评估手段和干预技术。最后危机干预过程中需要关注医务人员的自我照料。

（谢永标　贾福军）

第三节　自杀的评估与干预

自杀是影响公众健康的重要问题。它是以自我结束生命为临床表现的一种自我毁坏的冲动行为,不仅给当事人带来损失,也给周围人带来巨大和持久的消极影响。自杀是一个社会现象,也是一个医学问题。

自杀问题与心理过程、社会环境和文化影响等诸多因素密切相关。自杀涉及多学科,如社会学、医学(精神病学、急诊学、法医学)、心理学、伦理学等。自杀是可以认识的,因此它是可以预防的。做好自杀的评估及干预,建立有效的防治体系是非常有必要的。降低自杀和预防自杀需要有国家支持、社区介入、相关学科的协同以及人们对自杀知识的普及来共同实现。

一、自杀的定义和相关概念

根据不同的理论,自杀的定义会有不同,其基本特点包含以下几点:自杀是死亡;自杀是故意的;自杀是自我采取行动和针对自我的;自杀可以是间接和被动的。自杀不是一种疾病诊断,而是死亡原因的一种,特征为非自然的死亡,是人们蓄意或自愿采取某种方式结束自己生命的行为。自杀通常又称为自尽、自诛、自决等。

通常国际上将自杀分为三类:即自杀意念、自杀未遂、成功自杀。自杀意念也称自杀想法或自杀意愿,指有自杀想法且愿意去死,但未付诸行动。自杀想法和意念更多的是指偶尔或间歇性出现的自杀念头,在评估时应考虑其出现的频度;而自杀意愿则更多地指一种持续性的心理活动,评估的重点应指向这种心理活动的强度。自杀意念与正常人在心境不佳时偶尔出现短暂"不想活"的想法不同。自杀未遂是指有自杀行为但未导致死亡,有时亦包括那些并不想结束自己生命但有自杀表现者。

自杀从形式上分为暴力与非暴力两种行为方式。暴力形式通常采用自刎、自焚、撞车、跳楼、用锐器或钝器自毙、切腹等方式。非暴力形式多为服药服毒、自溺等较温和方式。重大的应激事件后自杀率会有上升。重大的应激事件常常带来心理创伤或心理压力,使人出现各种心理应激反应,其中较为严重的反应为自杀,它可以出现在事件发生后的任何阶段。

二、自杀的原因及影响因素

自杀的原因及影响因素可以从三个方面来了解,一是社会人口学因素,二是生物学因素,三是临床因素。

社会学家认为对自杀产生影响的社会因素包括个人网络即指社会联系、是否体验到孤独、有无社会支持等;家庭因素即提供基本的情绪安全和经济支持、社会化场所、婚姻状态和依托,就业因素如失业、迁居和移民,宗教文化因素、环境因素如社会边缘化、隔离、经济衰退和贫困等。一般来说,自杀随年龄递增而增加,男女皆如此,尤其是女性更明显。男性的自杀死亡率一般是女性的3倍,而自杀企图女性则大约是男性的3倍。不同社会阶层自杀率也不相同,社会底层者自杀率最高,其次是社会高阶层者。自杀在单身、独居、离婚或丧偶者中常见。大量负性生活事件的发生与自杀风险高有关,特别是近期经历重大生活事件者。

尽管自杀的生物学研究甚多,但尚未发现与自杀相关性的生物学标记。自杀行为易于出现在具有生物脆弱性的人群中。从自杀角度来区分脆弱性亚型的因素有遗传因素和5-羟色胺系统的异常。5-羟色胺系统相对保持恒定是受遗传控制的,即非状态依赖,更多情况下是特质的标志。已有研究表明,它与自杀易感性或易感素质有关,后天的不良事件会影响遗传和修饰5-羟色胺系统。这种影响是长期、持久的,会增加成年后的自杀危险性。基因、神经系统可能也与自杀行为易感素质有关,需要进一步研究。目前自杀的生物学研究仍处于继续探索阶段,尚未达到对临床提供应用的地步。

自杀与精神疾病的相关调查研究发现,各类精神疾病总的自杀率为51/10万,较一般人口高6倍。情感障碍中抑郁症的自杀人数占全部精神疾病自杀人数的25%。单相抑郁和双相抑郁二者的自杀率并无区别。精神分裂症患者是具有自杀风险的高危人群,自杀是精神分裂症患者过早死亡的原因之一,占全部精神疾病自杀的27%。神经症中焦虑症在过去自杀风险不高,但近年研究发现并不低。另外,癔症大多表现为自杀未遂或自杀姿态。人格障碍出现伴发抑郁症,乙醇中毒或物质滥用,人际关系和社会适应困难,存在应激性生活事件,应付精神疾病和躯体疾病的能力不良,与人发生冲突时有较高的自杀风险。物质滥用伴发抑郁症有较高的自杀风险。乙醇中毒是一种有着高自杀风险的障碍。脑器质性疾病等伴发精神障碍自杀的风险增高。躯体疾病作为一种应激,起病后患者往往对疾病的原因、诊断、治疗和预后等产生较多的关注和忧虑,特别是疼痛性疾病、恶性疾病(癌症、获得性免疫缺陷综合征)、慢性躯体疾病终末期,对患者所带来的心理压力非常显著,在这种情况下,自杀的风险是高的。另外,躯体疾病患者可伴发抑郁症,势必增加自杀风险。

另外,自杀有季节性,多数国家自杀均是以春季为高。国内的研究发现自杀多发季节为夏秋季。直接说出自杀意愿是单个预测自杀因素中最危险的因素。大约80%的成功自杀者既往曾有过自杀企图、自伤或自杀未遂,约10%的自杀企图者最终会自杀死亡,自杀企图次数越多自杀风险越高。自杀死亡计划越周密,越隐蔽,自杀风险越大。有暗示性言语和行为征兆者自杀风险也增高。感情冲动缺乏自控的人,喜欢用极端的方式思考问题者,自杀风险较高。

三、自杀者的人群特征

(一)境遇特征
自杀常见的刺激是不能忍受的心理痛苦以及心理需求遇到挫折。

(二)意动特征
通常的自杀目的是寻求解决问题的办法和中断意识。

(三)情感特征
自杀常见的情感特征是绝望无助;对自杀的内在态度通常是矛盾的。

(四)认知特征
通常对自杀的认知态度是歪曲的。

(五)人际关系特征
自杀的人际关系特征是想要与别人交流;自杀的通常行动是寻找出路。

(六)连续性特征
通常自杀的连续性特征是终身的应付方式。

以上特征告诉人们,自杀是可以感知的,但非所有的自杀都是相同的,总体上有类似之处,但又各有不同,有其特殊性。

四、自杀的评估

许多自杀患者首先从他们的初级保健医生那里寻求治疗,对初级医疗保健医生而言,尽早识别自杀的高危人群,对服务人群的自杀行为危险性进行评估,以便及早采取预防措施,减少自杀行为发生的可能性是处理这类患者的关键。此过程需要积极与精神科或心理医学的同行共同合作,为评估和治疗可疑的存在自杀风险的患者提供指导降低自杀风险。

初级保健医生可从以下几个方面进行评估:

(一)自杀的高危人群

1. 亲人丧失者。

2. 重大经济损失者。

3. 突发精神疾病或精神疾病复发者。

4. 有自杀未遂史。

5. 患有急性应激障碍、创伤后应激障碍、抑郁障碍、物质依赖等。

6. 严重身体伤害或躯体疾病者。

7. 社会支持系统缺乏或不足者,如空巢老人、离异、丧偶、寡居或独身者。

8. 难民,来自社会解组地区者、监狱犯人、特殊职业人群。

9. 家族自杀史者。

(二)自杀的基本线索

值得庆幸的是几乎所有想自杀的求助者都提供了几种线索或呼救信号。有些易于识别,有些难以识别。没有人100%地想自杀。他们往往在自杀前都有关于生死的矛盾冲突、茫然,也想抓住生命,他们的思维模式是非逻辑性的,其所做的选择只是停留在非此即彼的思维模式上。他们可能看到只有两种选择:痛苦或死亡,无法想象自己能够渡过难关。很多有自杀倾向的人在行动前暴露和表现出的一些自杀线索可以是言语的、行为的、文字的,或者表现为某种状态(神态)或临床综合征等,其目的是希望能得到他人的注意和帮助。社区工作人员或心理专业人员可以通过对自杀线索的认识和发现,在一定程度上阻止自杀事件的发生。

1. 近期内有过自我伤害或自杀未遂的行为　既往自伤或自杀未遂行为次数越多,时间越近,程度越重,提示再次发生自伤或自杀的可能性越大。

2. 向亲友、同事或医务人员透露过悲观厌世的情绪,甚至流露出自杀的意愿。

3. 不愿意讨论自杀问题或有意掩盖自杀意愿常是自杀的一个重要的危险信号。

4. 和身边的人讨论自杀的方法　搜集有关自杀的资料或者购买、储存可用于自杀的毒物、药品、有毒化学物质、刀具、枪支弹药、绳索、玻璃片、或其他任何可能伤害身体的利器,或常在水边、高楼、悬崖等处徘徊,提示此人有了自杀计划,是近期出现自杀行为的重要线索。

5. 有躯体疾病的患者突然不愿意接受医疗照顾,特别是不愿意住院治疗或在急诊室留观,提示有出现自杀行为的可能性。

6. 有抑郁情绪的患者突然情绪"好转",与亲友交待家庭今后的安排计划等,要高度警惕自杀的可能。

7. 问一些涉及死亡的可疑问题,如关于死亡方法的提问。

8. 改变生活方式,喜欢独处,或放弃个人喜好的事物。

9. 应激事件后出现情绪低落,哭泣,有强烈的罪恶感和无用感。

10. 在极度悲伤后,无明显原因地突然很高兴。

11. 丧失生活目标,对现实不满,对未来绝望。

(三) 自杀风险评估等级

1 级:仅仅感到生活有些悲观。

2 级:在悲观的基础上感到绝望,有不想活的想法。

3 级:有自杀的计划,例如去勘察自杀场地,准备药品等。

4 级:自杀实施未遂。

(四) 自杀危险因素分级

1. 一级(精神障碍-医学)自杀危险因素。

(1)严重精神障碍(抑郁症、精神分裂症、药物滥用)共病焦虑或人格障碍、严重躯体疾病绝望感、失眠、合并焦虑。

(2)既往自杀未遂(企图)。

(3)交谈中流露出想死或自杀的观念(直接或间接)。

(4)家庭成员中有自杀死亡者(生物学或社会学"遗传")。

(5)5-羟色胺系统调节异常,低胆固醇,抑郁症期间,地塞米松抑制试验异常。

2. 二级(心理-社会)危险因素。

(1)童年期负性生活事件(分离、失去父母等)。

(2)隔离、独居(离婚、分居、丧偶等)。

(3)失业。

(4)严重急性负性生活事件。

(5)吸烟。

3. 三级(人口学)危险因素。

(1)男性。

(2)青少年和青年男性,老年(男女)。

(3)易感季节或周期(春季或初夏、经前期等)。

(4)少数群体(自杀者亲属、灾难受害者、双性恋、同性恋倾向者等)。

(五) 有关自杀的错误观念

1. 与有自杀风险的人谈自杀会诱导其自杀　事实上提倡与有自杀企图或危险的人讨论自杀问题。这样有可能使其产生被信任的感觉,他将不再孤独、绝望与无助,愿意花时间来探讨问题,以期重新获得希望和自控。

2. 威胁被人要自杀的人不会自杀　事实上,多数自杀死亡者在自杀前曾经威胁过别人,或者对他人公开过自己的消极想法。

3. 自杀未遂后,自杀危险可能结束。

4. 自杀是一种失去理智的行为　从自杀者的角度看,几乎所有采取自杀行动的人都有足够的理由来解释自己的决定与选择。

5. 自杀者有精神障碍　事实上,只有少部分自杀未遂者或自杀成功者在自杀前曾被明确诊断患有精神疾患,而绝大多数是通过事后回顾而发现他们在自杀行动前存在严重的抑郁、焦虑或恐惧症状,有孤独、绝望与无助感,经历过被虐待、受打击、失恋或其他痛苦的生活挫折。他们是事发前并不能被发现有明显精神异常的普通人。

6. 自杀多次发生在家族中,具有遗传倾向　事实上,自杀没有遗传性,它是习得的或情境性的,即与后天环境因素与生活事件密切相关。

7. 有过一次自杀想法,就会总是想去自杀　事实上,大部分人在其一生中的某个时候都有过一闪而过的自杀想法或企图。不过,大多数人能恢复过来,学会适应与控制,珍惜生活,使生活丰富多彩,免受自我冲突的威胁。

8. 一个人自杀未遂后,自杀危险可能结束　事实上,自杀最危险的时候可能是情绪高涨时期,即严重的情绪抑郁经过治疗后,情绪有所改善,行为开始活跃起来的时候,患者更容易将自杀付诸行动。有学者提出,危险的自杀迹象往往出现在抑郁改善后出现的自杀"欣然"期。

9. 自杀是一种冲动行为　事实上,自杀有些是冲动行为,另一些则是在仔细考虑之后才实行的。

10. 儿童青少年不会自杀　事实上,近 10 年来,儿童和青少年自杀率正在上升,自杀年龄有下降的趋势。

11. 儿童不可能理解自杀的后果与含义　每年都有儿童自杀未遂和儿童自杀死亡案例的报道。至于儿童的自杀与成人的自杀是否有异同仍有待进一步研究。

(六)与企图自杀者会谈与检查

一般包括 3 个方面:自杀危险性、临床表现以及家庭和社区环境。

1. 自杀危险性　一方面需要评定自杀企图者是否存在生命危险,即自杀,他杀、自伤、冲动攻击行为等发生的可能性,这一水平的评定至关重要,因为牵涉到生命的存在与否。另一方面需要评定自杀企图者是否已丧失原有的社会角色能力、是否与周围环境疏远或隔绝,或者离开原先所处的自然社会环境。如果患者已有详细的自杀计划或准备实施时则应考虑密切监护或收住精神科病房。

必须注意,对自杀者的检查评估应该尽量在短时间内迅速做出,以便及时干预和抢救。以下为 MINI 自杀倾向评估表,可以帮助较快地对自杀危险性进行预测。

MINI 自杀倾向评估表

在最近一个月内:评分

C1 你是否觉得死了会更好或者希望自己已经死了?　　　否　是　1

C2 你是否想要伤害自己?　　　否　是　2

C3 你是否想到自杀?　　　否　是　6

C4 你是否有自杀计划?　　　否　是　10

C5 你是否有过自杀未遂的情况吗?　　　否　是　10

在你一生中:

C6 你曾经有过自杀未遂的情况吗?　　　否　是　4

上述是否至少有一项编码"是"?

如果是,请对 C1~C6 中评为"是"的项目,按其右侧的评分标准计分,然后对评分进行合计。根据合计得分,按下面标准评定自杀风险等级:

自杀风险

低风险　　　1~5 分

中等风险　　6~9 分

高风险　　　≥10 分

2. 临床表现　对每一个有自杀危险的对象,无论其有无精神躯体异常,都应常规地对其精神躯体状况进行全面而详细的评估。抑郁障碍、酒精和药物依赖患者是自杀的高危人群。主要包括情绪、认知、行为和躯体症状等 4 方面。

（1）情绪：当事人往往出现高度紧张、焦虑、抑郁、悲伤和恐惧，部分人甚至会出现恼怒、敌对、烦躁、失望和无助等情绪。

（2）认知：当事人注意力往往过度集中于悲伤之中，从而出现记忆和认知能力方面的"缩小"或"变窄"，判断、分辨和决策能力下降，部分人有记忆力减退、注意力不集中等表现。

（3）行为：当事人往往表情痛苦悲伤、哭泣或独居一隅等"反常"行为。可能会有工作能力下降，兴趣减退和社交能力减退，从而日趋孤单、不合群、郁郁寡欢，以及对周围环境漠不关心；对前途的悲观失望，拒绝他人的帮助和关心，脾气暴怒或易冲动。

（4）躯体：相当一部分当事人在自杀前会有失眠、多梦、早醒、食欲下降、心悸、头痛、全身不适等多种躯体不适表现。

3. 家庭和社区　因为人是社会性的，一个人问题的产生，除了考虑自身因素，还需考虑其所处的周围环境，其中包括家庭、朋友、同事、社区整体的文化背景、教育程度、宗教文化信仰及政治、经济、重大精神应激等诸多因素。对社会，特别是周围人群抱有深刻的敌意，喜欢从阴暗面看问题；犹豫不决，没有主见的个性心理特征；社会交往少，社会支持的缺乏，从思想上和感情上把自己与社会隔离开来；认识范围狭窄，采取非此即彼和以偏概全的思维方式看问题；行为具有冲动性；情绪不稳，神经质。个人生活阅历浅、缺乏应付重大挫折的经验、亲友中有过自杀死亡者的人会增加自杀的危险性。对家庭及有关社会支持系统的评定，也有助于在干预过程中更好地调动可能的因素帮助自杀企图者。

（七）自杀问诊

当怀疑患者存在有自杀念头时，建议使用以下问题。

1. 你觉得自己有多么悲哀，是否会忧郁？你是否过于沮丧以至于觉得生活没有价值？

2. 你有没有因为情绪低落而要自伤或结束自己的生命？

3. 你对自杀是怎么看的？

4. 你什么时候最想伤害自己？

5. 你有自杀计划吗？

6. 你什么时候准备实行这个计划？

7. 你有没有想实行这个计划的念头？

8. 你对于引发你产生自杀念头的环境如何做出反应？

9. 你准备怎样结束自己的生命，或你是否对自杀不感兴趣？

10. 你为自己有自杀的企图而感到害怕吗？

11. 你如何看待将自杀作为解决困境的方法？

（八）评估自杀危险度

自杀计划是在自杀意愿基础上的进一步发展。真诚地、设身处地与有自杀意愿的人谈论自杀问题，患者往往会感到理解和关心，可降低自杀的危险性。虽然有自杀计划的患者不一定最后都会实施自杀的行为，但自杀的危险性已经比仅有自杀意愿而无计划的情况大大增加了。应注意以下内容的评估：自杀的计划是否周密，自杀的方法是否容易实现（一般采取枪击、跳楼、上吊自杀意愿较强，自杀死亡的危险性也较大），自杀场合及时间的选择是否隐蔽。自杀动机如何？以个人内心动机，如对生活失去兴趣，企图通过自杀逃避困境或实现自己人格完整为主者自杀意愿强烈,自杀成功的可能性较大;以人际动机,即企图通过自杀行为去影响、操纵、改变、支配、报复别人者则自杀意愿相对较弱,自杀死亡的危险性相对较低。

当询问自杀计划时,可以采用以下的简单办法。

1. 你有什么自杀想法?

2. 什么时候开始有自杀念头的?

3. 这种念头出现的频率? 它们持续多长时间?

4. 是否计划开始行动,或是长期受到消极自杀念头的困扰?

五、自杀的危机干预

(一)自杀的三级预防

自杀的干预首先需要强调自杀的预防。自杀的预防可分为三级,即一级预防、二级预防和三级预防。

一级预防主要是预防个体自杀倾向的发展,可以理解为防止引起致命后果行为的措施,包括自杀高危人群精神疾病患者的治疗、枪支的控制,家用煤气的去毒化处理、有毒物质包括有机磷杀虫剂和精神药物获得途径的控制、缓和新闻报道等。

二级预防是指对处于自杀边缘的人进行早期干预,即危机干预。干预可帮助个人度过自杀危机,从而恢复正常生活。

三级预防是对曾经自杀未遂的人防止其再次轻生。

(二)自杀的干预方法

1. 宣传和教育　根据不同人群的需求,宣传内容可以灵活掌握,但一般包括以下内容:对自杀的认识和态度;自杀行为的内在和激发因素;识别高危人群;消极言行的重要意义;预防措施;服务和转诊方法;自杀者的处理;自杀未遂后照顾的需要。

重大应激事件后向群众及相关人员普及自杀危机相关知识,通过讲座、板报、宣传册/单、主题心理活动等形式开展心理健康科普宣传,进行生命教育,增强应激事件后自杀预防应变能力、提高群众对抑郁、创伤后应激障碍等心理问题的识别能力。

2. 预防措施　降低自杀未遂者及其家属的自杀风险:对自杀未遂者提供持续的访视和评估工作,对自杀相关物品进行严格管理,限制接触与自杀相关的各种器具、生活用品以及药品等,开展对家属的心理辅导,加强访视人员的访谈和评估能力的训练,建立转诊体系。

(1)减低自杀企图者的死亡率:对自杀相关物品进行严格管理,限制接触与自杀相关的各种器具、生活用品以及药品等。加强全民的心肺复苏、中毒急救等技能的培训。

(2)降低自杀高危人群的自杀发生率:加强自杀高危人群的识别和转诊,加强原有精神疾病患者的治疗和随访,建立社会支持体系。

(3)强化社会及家庭支持网络:开设预防自杀热线,建立预防自杀关怀网站,也可设置自杀预防心理咨询点。注重家庭的良好互动,强化家庭内支持。

3. 自杀的危机干预　危机干预可以帮助个体度过自杀危机。危机干预与自杀预防息息相关。一些具有严重心理危机的人,通过干预可以使他们恢复心理平衡和精神健康,从而可以有效地预防自杀。主要方式有热线电话和不需要预约随时就诊的面对面的帮助。这两种服务都是等患者或咨客上门,是被动的形式。随着社区服务的发展,精神卫生工作者应走出大门,主动为精神疾病患者及其他高危人群提供服务,所以社区介入是开展自杀预防的关键,广泛开展社区精神卫生服务是重要的措施。

对有自杀风险的人员的干预,首要任务是提供安全和保护,尤其是高自杀风险的人员,应及时转诊至精神卫生和相关医疗机构。危机评估是危机干预的重要部分,贯穿危机干预过程的始终,包括对危机事件性质、个体经历危机事件后的心理生理反应,应对策略,支持系统和其他资源的评估及危险性的评估(如自伤或伤人等)。

危机干预具体方法如下。

(1)宣泄与表达情绪:这个过程需要建立在共情的基础上,即干预者和受助者需要建立良好的关系。可通过呼吸放松或全身肌肉放松来部分缓解受助者的情绪,若受助者不接纳此方式,则不能强求实施。请受助者倾诉所有的他愿意交谈的内容,干预者要用"心"倾听,承接受助者一切负性情绪和负性思维,同时尽力去理解受助者,做到最大限度地共情。

注意点:干预者不要随意打断受助者的倾诉,使其自我表达不受阻碍,不能轻视受助者呈现的心理需求。

(2)面对自杀问题:请受助者谈出于自杀企图相关的负性事件、负性情感、负性思维及躯体反应,尤其要谈出与自杀相关的思想观念,还有生与死的价值和信仰。

注意点:干预者持非批判性态度,不批评或指责受助者,也不能讲空泛的大道理。

(3)面对自我问题:请受助者对自我进行评价,包括自尊水平、自我看法、自我能力、自我接纳、自我控制、应激应对及人际交往方式等,干预者可帮助受助者发现自己的正性资源,如正能量、个体优势等,让受助者全面客观地认识自我价值。

注意点:干预者帮助受助者发现自我正性资源是这一过程的关键,"正性资源"应是客观存在的、可利用的,干预者应在恰当的时候指出,并保持客观性原则,如果夸大正性资源或指出的时机不恰当,受助者会认为干预者缺乏共情、高高在上、轻描淡写,从而产生抵触、抱怨情绪和挫折感,甚至可能加重受助者的自杀倾向。

(4)整合积极资源:充分利用有利的外部资源,包括家人、朋友、社区及社会资源,建立有效的社会支持体系。帮助受助者的家人朋友理解并接受受助者的过去和现在,让受助者获得亲情和友情,社区可组织相应的团体活动,使受助者能获得持续稳固的家庭社会支持。重建生活信心:这一过程的重点在于帮助受助者学习问题解决的技巧和心理应对方式,提高受助者对应激事件的应对能力,重建生活希望与信心。

干预者可与受助者及家人共同计划未来生活,让受助者学会用合理认知代替不合理认知;学会安排积极、具体及有益的行动,恢复和建立新的人际关系,增强受助者自信,勇敢积极地面对现实生活。

(5)积极治疗:对于因临床疾病特别是精神疾病所致自杀的高危人群应采取积极的治疗。轻性抑郁症的识别和治疗是自杀预防的重要问题,早期发现和治疗可降低自杀率。既可以通过与本人接触发现轻生的因素,又有助于防止轻生的再次发生。有些国家和地区规定,自杀未遂者必须住院接受治疗和研究。

六、自杀人群的特殊问题

有些特殊的自杀人群较难以帮助。以下分别讨论这些特殊问题。

(一)拒绝交谈的患者

患者可能拒绝谈论他们以前的自杀企图或当前的自杀想法、计划。原因可能为他们担心会被阻止自杀;对自身想法或自杀未遂感到尴尬和遗憾;担心不被保密;担心被戴上"精神病"的帽子;担心去医院等。

处理:了解拒绝交谈的原因后,医生可以消除当事人的顾虑,交谈中保持不评判的态度,建立信任的关系。当发觉患者有高度的自伤危险且不愿接受帮助时,有必要把情况告诉精神科医师或全科医师转介患者到精神卫生机构处理。

(二)反复有自杀企图的患者

这种患者常感到孤独或寂寞,试图引起他人注意。他们可能缺乏合适的应对技巧。但无论企图自杀的原因如何,都要认真对待。医务人员要记住当事人处于悲痛中,他们需要鼓励,需要学习如何应对自己感情和解决问题的有效方法,学会寻求帮助等。

(三)自杀未遂后的内科并发症

患者自杀未遂后需要密切监测躯体健康状况。一些看上去危险小的方式可导致严重并发症。不幸的是,许多过量服用药物的人并不是真的想死,而是为了引起他人的关注。

(四)饮酒问题

许多有自杀企图的人都有酗酒问题。排除患者精神疾病和脑器质性疾病,可以采用"酗酒筛选简易问卷"对酗酒问题的人进行筛选。

1. 你是否曾感到需要戒酒?

2. 有没有人因批评你喝酒而令你讨厌?

3. 你是否感到喝酒不好或感到内疚?

4. 你是不是早晨起床第一件事是喝点酒以稳定你的神经或消除醒后的不适感?

如果有两个以上的肯定回答,就很有必要同当事人认真讨论一下酒精滥用的问题,并且适当的情况下给予戒酒治疗。

(五)绝望

自杀企图常与绝望感有关。确定当事人对未来的想法和其对于改善目前境况的信念非常重要。如果当事人相信不大可能会有积极的改善,医生则需要通过教授他解决一些问题的方法等方式来帮助他恢复信心。医生需要注意提示目前抑郁的其他症状,必要时转诊到专科医生处。

(六)抗抑郁药

抗抑郁药服用数天或两周后,抑郁情绪改善,但与抑郁状态相关的精神运动性阻滞在情绪改善前就开始减轻。所以一段时期内患者虽仍有严重的抑郁,但运动能力已比较活跃,自杀风险增高。因此家属或看护者必须密切监护患者,避免患者有独处的机会。做好患者的用药教育。

(七)老年人

老年人群的自杀率比其他组要高,且老年人常用较致命的自杀方式。他们很少谈论自杀想法、趋于沉闷,自杀念头深藏不露,可源于一些消极生活事件的积累(如长久的痛苦或失去亲人)。预防自杀的有效办法是使患者忙碌和参与各种活动,给其充分的时间来谈论他们的问题和自杀想法,增加解决问题的能力,从而提高信心和应对能力。

(贾福军)

(在此感谢郑先振、谢永标、王文菁三位同志在本章节编写过程中提供的帮助)

思 考 题

1. 精神科急诊患者的一般处理原则是什么?

2. 暴力行为的紧急处理方法有哪几种？
3. 急性创伤性事件后的常见心理反应有哪些？
4. 心理危机干预的流程有哪些？
5. 心理急救的主要内容有哪些？
6. 为什么要在危机干预过程中关注心理救援人员的自我照料？

第九章

精神障碍的社区护理与照料者教育

第一节　异常精神状态的护理

异常精神状态可见于各类精神障碍,多在突发事件、压力、人际冲突等诱因下发生。在精神障碍人群中,异常精神状态表现为各种精神症状以及与之相伴随的危险行为,严重影响患者自身健康和生命安全,对照料者、他人和社会安全也具有严重的威胁。

一、危险行为护理

危险行为是指患者在精神症状支配和相关情境诱发下,所做出的直接伤害或试图伤害他人、自身或某一物体的严重破坏性行为,给他人及周围环境造成严重危害。主要攻击对象为人或物体,表现为谩骂、毁坏物品、自伤、自杀、攻击他人等。

(一)攻击行为护理

1. 评估

(1)环境评估:居室环境是否简洁,危险物品是否妥善管理。

(2)患者评估:患者是否存在不耐烦、不如意便心烦、容易生气、激动发牢骚、容易冒火等不良状态;有冲动、攻击行为等表现时要提高警惕。

(3)照料者评估:照料者照护能力,包括照料者年龄、健康状况(有无躯体疾病、精神问题)、人际支持情况、性格特征、情绪状态等;是否专人照护;照料者与患者的关系,紧张、敌对等相处模式都与攻击行为发生有关系。

2. 护理措施

(1)在保证自身安全前提下,对患者实施护理:环境尽量宽敞、安静、舒适。照料者要尽量保持开放的身体姿势,尊重、接纳患者感受,不要在症状明显时试图纠正患者的歪曲信念,减少对抗行为的发生,避免言语、声光等刺激,缓和患者的激动情绪,减少攻击行为发生的可能性。

(2)做好家中危险物品管理:当发现患者有攻击行为倾向时,要留意居室内患者身边物品。照料者要与患者保持一定距离,给自身留有安全逃离通道,尽量满足患者合理要求,态度要和蔼,使用安抚语言,避免诱发负性情绪。

(3)避免患者处于人多的环境中:被他人挑逗、言语刺激,可导致患者自控能力降低,出现攻击性行为。对于难以自控的患者,可寻求帮助,对患者实施保护性约束。

(4)密切观察患者,了解患者好恶:在发现患者具有攻击行为倾向时,照料者要及时与患者沟通,及时化解。

（5）实施住院治疗：求助他人将患者送入专科医疗机构住院治疗，或者劝说患者主动住院治疗。

（二）自伤、自杀护理

1. 评估

（1）环境评估：居室环境要舒适，对室内物品要进行检查，危险物品（重点是刀具、尖锐物品、玻璃器皿、绳索等带状物品、毒麻药品、高楼门窗）要妥善管理。

（2）患者评估：首先是抑郁情绪评估，是否存在长时间抑郁沮丧和对未来悲观绝望等；对自我评价，是否认为自己一无是处、是个失败的人、觉得自己非常差或坏、觉得自己毫无价值、讨厌憎恨自己、觉得自己有罪等；对外界兴趣评估，是否对所有的事都不感兴趣、对他人毫无兴趣、不与人交往；对社会能力评估，是否不能胜任以往的生活、学习和工作，动力缺乏、犹豫难以做决定等；躯体情况评估，是否存在易疲劳、食欲明显下降、睡眠障碍等表现；精神症状评估，是否存在有自伤、自杀的命令性幻听以及可能导向自伤、自杀行为发生的妄想等。

（3）照料者评估：照料者照护能力，是否专人照护，照料者身心健康状况，有无接受过自伤、自杀风险识别培训，有无提请专业心理干预的意识等。

2. 护理措施

（1）对于有自伤、自杀危险患者，建议不要独居，应进行一对一照护，活动范围应在照料者视线范围之内，夜间要加强对患者的睡眠观察，是否存在早醒、睡眠浅等异常。注意患者是否有不想活的想法，特别警惕突然的"症状好转"，这可能是患者下定决心要自杀，准备自杀计划的表现。

（2）在护理期间，照料者可以与患者签订"安全契约"，契约中明确要求患者在一定时间内不能采取自伤、自杀行为，或者一旦有自伤、自杀的想法或行为时，一定要告知照料者。当患者愿意接受安全契约时，其危险行为会有所降低。安全契约要定期与患者协商修改。

（3）在患者病情好转后，要加强心理护理：帮助患者宣泄内心积压的情绪，与患者讨论病情，如问："你之前是怎么想的？""为什么想自杀？""有没有自杀计划？""如果再有这种想法，可以找家人或者值得信任的人谈谈。"，目的是动摇患者自杀企图，淡化其自杀观念，化消极为积极因素。

（4）照料者要主动了解患者思想动态，询问患者自身感受，倾听患者诉说，鼓励其表达负性情绪：在取得患者信赖后，与患者一起分析自伤、自杀的原因，在开放的氛围中让患者充分表达想法，与患者探讨活下来的力量和资源，如要照顾老人、孩子，自己还有未做的事等。避免对患者持续批评、指责，更不要讽刺患者，尽量给患者创造良好的休养环境。同时要积极鼓励患者参加健康教育、康复及小组活动等。照料者或家属要了解有关精神障碍患者的惠民政策，寻求社会支持，最大限度利用资源。

（5）对于具有严重自杀观念或行为的患者，建议精神专科医院住院治疗。

二、常见精神症状护理

（一）急性期护理

在为社区精神障碍患者提供服务的过程中，常常遇到疾病波动或复发的精神障碍患者，及时发现、识别患者精神症状，采取有效的护理措施，是社区管理服务工作中的重要内容。

1. 评估

(1)环境评估:居室环境要符合患者实际需要。要保证患者居住环境的清洁、舒适;居室环境要保证安全。不要将刀具、化学品、农药、易燃易爆等危险品放置在患者室内。

(2)患者评估:当患者出现以下表现时,提示患者可能存在精神症状。个人卫生差;听到不存在的声音;拒绝做日常事务;看到不存在的东西;自言自语;无故发笑;注意力不集中,对问话回答不切题;明显人格变化;患者的主客观反映不一致等。

(3)照料者评估:提供信息是否真实可靠;是否熟悉患者病情;是否能识别患者的症状;与患者沟通交流是否顺利;是否有照料患者的能力等。

2. 护理措施

(1)环境安全:社区精神障碍患者大多处于疾病稳定期,当患者出现明显的精神症状时,标志着患者病情波动或复发。在精神症状支配下,患者思维活动异常,会表现出难以理解并不可预测的行为,因此,要注意保持患者居室环境的舒适、安全,管理好家中物品,并密切观察,降低危险行为引起不良后果的风险。

(2)照料者态度:照料者要尊重、接纳患者,取得信任;交谈时要神情放松、态度温和、主动倾听,当表明态度或做出承诺时要尽量做到言行一致。

(3)争取患者合作:首先要尊重患者,避免指责、批评、讽刺以及言语刺激和挑逗患者。态度上要温和、关切,耐心倾听患者叙述,善于引导,尽量不要让其话题偏离主题,努力理解患者内心体验。对患者需求给予适当反馈,争取患者合作。如患者出现针对照料者的冒犯言语或攻击性行为,要避免照料者单独与患者相处,必要时门诊就诊或送住院治疗。对于合作患者,要尽量安排简单的家务劳动,以分散患者注意力,避免长时间独处。要抓住患者症状缓解的契机,和患者讨论之前的歪曲信念和不正确的知觉体验,帮助患者分清正常与异常的感知、思维,动摇患者症状,为今后康复打下基础。

(4)密切观察严防意外:日常要密切观察患者言语、动作、行为以及情感变化,对患者的消极言语,一反常态的高涨情绪,不能被理解的言语、思维和行为,都要做到心中有数。针对不同情况进行不同观察。

1)意识障碍患者:意识障碍,尤其是谵妄状态时,常伴有恐怖性幻觉,患者躁动不安,可发生攻击性行为,又因兴奋躁动,消耗体力,加重病情。患者生活不能自理,要保证患者营养摄入,以防衰竭、危及生命。意识障碍患者不适宜在家中护理,需要住院治疗。

2)物质依赖患者:患者出现生理性戒断症状时,主要表现失眠、厌食、呕吐、腹泻、腹痛等症状。出现心理戒断症状时,会出现无理取闹,不择手段想得到所依赖的物质。此时照料者要防止患者的攻击性行为,要保证自身安全,稳定患者情绪。不要自行强制性要求患者戒掉依赖物质。注意患者躯体情况,保证营养,无法护理时要劝说患者主动就医,或向他人求助,对患者实施住院治疗。要利用康复期,鼓励患者戒掉依赖物质,建立生活的信心,与患者讨论物质依赖的害处,面对现实,防止复发,同时启动家庭支持系统帮助患者戒掉依赖物质。

3)紧张综合征患者:严重紧张性木僵患者常出现大小便潴留、不咽唾液以致口腔黏膜糜烂等,要加强大小便管理以及口腔护理,必要时导尿。木僵患者也可能突然由木僵转为兴奋,发生突然激烈的攻击行为,因此要严防意外发生。有些木僵患者在夜深人静时可能会下床活动,自行进食、服药,询问时也可低声作答,护理上可利用这个时机协助患者进食、排便。

照料者协助进食时,不要强行喂食,可将饮食放到患者可以拿到的地方,轻言嘱咐患者进食,并离开房间密切观察。协助服药时,也不要强行喂服,只需将药物放在患者能看到的地方,嘱咐其服药后密切观察。木僵患者尽快送住院治疗。

4)躁狂患者:患者在躁狂状态时,常常入量不足,并且体力消耗极大。此时,要加强饮食照料,保证饮食量、饮水量。同时要观察患者睡眠情况,保证患者足够睡眠,应尽早门诊就诊,调整用药。一旦出现入量不足、睡眠障碍,及时送住院治疗。易出现挥霍钱财,变卖家产等行为,因此照料者或家属要保管好家中贵重物品,如房产证、存折、古董等,防止意外发生。

5)情感暴发患者:情感暴发指患者因某些刺激引起突然发作的、暴发性的情感,多表现为大声哭喊,就地翻滚,浑身抽搐等。照料者要沉着冷静,态度和蔼,待患者情绪稳定后,再与患者进行沟通、交流。

6)焦虑、抑郁患者:这类患者多内心冲突明显,比较纠结,情绪低,照料者要态度温和,避免冷漠,主动接触患者,交流时要言语恰当,切记不要指责、批评、抱怨,理解患者内心情感体验,建立信赖关系,帮助患者树立对生活的信心和勇气,克服对疾病的困惑。加强患者生活照护,满足患者身心需求,适当安排患者做简单家务劳动,转移患者注意力,缓解焦虑抑郁情绪。日常要密切观察患者情绪变化,做到心中有数。必要时精神专科门诊复诊或住院治疗。

7)拒绝服药或出现药物不良反应患者:照料者要了解患者所服药物的相关知识以及药物处置方式,管理好药品,防止患者丢弃、藏匿或过量服用。密切观察患者服药后的副作用及疗效,在陪同患者门诊复诊时,向医生汇报。如遇患者服药后出现吞咽困难、便秘、尿潴留、体位性低血压、皮疹等症状时,要及时门诊就医,遵医嘱调药或换药。照料者要接纳患者不服药的现实,关心照护患者,在情绪平稳时,要与患者讨论药物对患者的好处和坏处,鼓励患者定期复诊,协助患者处置药物,为患者服药创造便利条件,如给患者配备摆药盒,安排药物存放空间等。

(二)巩固期及维持期护理

精神障碍疾病特点多为慢性迁延,反复住院治疗,在巩固期及维持期仍有残留症状,或因体质虚弱,常伴发躯体疾病。严重者逐渐精神衰退,出现社会性退缩。主要表现自我生活能力下降,社会功能减退,如生活懒散、退缩、不与人交往等。帮助慢性衰退患者提高社会功能、减少复发、防止危险行为的发生、融入家庭及社区生活,是社区精神卫生工作者的主要任务。

1. 评估

(1)环境评估:评估患者居住环境是否能够满足实际需要。

(2)患者评估:评估患者是否存在下述情况及严重程度:提醒后才做事;不督促便一直卧床;行动缓慢;面部表情变化少;眼神接触差;应答迟缓;衣着不整,个人卫生差;娱乐兴趣和活动减少;没有社会交往;姿势表情单一。

(3)照料者评估:照料者生活照护能力;是否督促患者服药;是否引导患者参与家务劳动;是否掌握精神卫生科普知识;是否引领患者参与康复及社会活动。

2. 护理措施

(1)加强饮食护理:患者可能出现暴饮、暴食、拒食等异常现象。服用抗精神病药物后,部分患者会出现吞咽困难、噎食、恶心、呕吐等药物不良反应。照料者要密切观察患者进食量、进食速度,防止暴饮暴食和噎食的发生。

（2）睡眠护理:睡眠质量与患者病情密切相关,睡眠不足或睡眠过多,都会影响患者的生活质量。要给患者安排良好的睡眠环境,日常密切观察睡眠变化,如发现睡眠过多,要及时门诊就诊,调整治疗方案。

（3）个人卫生护理:慢性患者多生活懒散、仪表不整、个人卫生差,照料者要督促和协助患者做好个人卫生。勤洗澡、勤换衣,注意理发、剪指甲、更换床褥等。教会患者养成良好卫生习惯。

（4）心理护理:主动与患者交流,鼓励患者与人交谈,尽量安排患者接待客人,或走访亲友。日常满足患者身心合理要求,减缓精神衰退的发展。

（5）定期进行健康体检:发现躯体疾病及时就医诊治,引导患者改变生活方式,降低伴发慢性疾病的风险。

（6）康复训练:加强生活技能训练,矫正不良生活方式,提高生活自理能力。经常与患者进行讨论、协商,制订日常生活计划,按时起床,积极锻炼,引导参加家务劳动。

（7）融入社区生活:鼓励患者与社区专业服务人员接触,接受社区精神卫生服务,积极参与社区康复及小组活动。

第二节 精神障碍患者突发事件的处置

一、突发事件概念

突发事件是指精神障碍患者在精神症状或药物不良反应的影响下,突然发生、难以防范、危害个人安全的行为,常见突发事件包括暴力冲动行为、自杀自伤、外走、噎食窒息等。

如果上述情况不能及时发现、及时抢救,可能会发生危及患者自身和他人生命安全的严重后果。因此,患者家属或照料者应加强防范意识,并具有急救和处理突发事件的能力。

二、突发事件发生的原因

（一）精神症状

突发事件多发生在精神症状波动期间,在幻觉、妄想、抑郁、自罪等症状支配下,患者易出现攻击他人或自伤、自杀行为;有意识障碍的患者,如谵妄状态下可突然发生冲动行为;个别患者进入巩固期和维持期后,深感疾病痛苦、前途无望,也可出现自杀;对危险物品及危重患者管理不善,如刀、剪、剧毒药物被患者窃取,也可导致意外事件发生。精神科暴力冲动行为多见于精神分裂症、双相情感障碍、酒精滥用、药物依赖、癫痫性精神障碍、人格障碍等患者。

（二）心理社会因素

如患者出现失恋、家庭破裂、居住环境差、经济窘迫、失业等急性应激情况或者存在复杂创伤,这些都是突发事件发生的诱因。

（三）精神药物不良反应

如抗精神病药物引起的咀嚼困难、吞咽困难、噎食等。

三、常见突发事件的急救处理

常见突发事件处置有三大原则，一是合理，突发事件的处置判断要准确，方法要恰当，严格遵守相关法律法规；二是及时，家属或照料者应及时赶到现场，尽可能缩短造成伤害和损失的时间；三是安全，采取一切处置措施，保护患者、家属及周围人的人身安全，保护公共和私人财物，必要时联系公安机关协调。

（一）暴力冲动行为突发事件的处理

除对已实施暴力行为立即处理外，还应重视对潜在或可能暴力行为先兆要及时觉察。对于存在潜在危险的患者，应立即采取适当措施，有效防范暴力行为发生。

1. 暴力冲动行为征兆评估　当精神障碍患者出现下列情况时，应视为暴力行为先兆，家属应高度警惕。

（1）精神症状突然加重或波动。

（2）拒绝服药。

（3）患者突然激动、情绪不安、高声大叫、言谈具有威胁性、固执强求等。

（4）处于警觉状态，眼睑部及手臂肌肉紧张度增加，动作增多，捶打物体等。

（5）对周围人或特定人员持敌对态度，并以杀（伤）人相威胁。

2. 暴力冲动行为干预措施

（1）非药物性干预

1）一般安全技巧：与对方保持一定距离，避免直接目光对视，不要随便打断患者谈话，要有安全逃离通道，及时发现患者愤怒迹象，取走患者携带的凶器等。

2）检查技巧：避免给患者过度的刺激（声、光），予以足够的个人空间，尽量保持开放的身体姿势，尊重并认可患者感受，向患者表示随时愿意提供帮助，多做言语安抚，以减少患者恐惧，劝阻患者停止暴力行为无效时，则予以身体约束。

（2）药物干预：在允许的条件下，采用快速镇静疗法，如使用氟哌啶醇或氯硝西泮肌内注射等。

3. 照料者注意事项　评估暴力行为可能导致的损害，旨在采取合理有效的措施，减少人员伤亡和财产损失，照料者掌握如下几点

（1）患者所处的位置，如楼顶、高层窗外等危险地方。

（2）患者是否手持武器或其他致伤工具，这决定能否引起危害，并能预测危害程度。一般而言，赤手空拳者，危害较小；持有刀、棍棒等，可能导致伤人或自杀自伤的危害后果；持有炸药、可燃物，可能引发爆炸、伤人、毁物、纵火或自焚等严重后果，危害较大。

（二）自杀突发事件的急救处理

精神障碍患者，特别是抑郁障碍、精神分裂症、酒精及药物依赖患者是自杀的高危人群。自杀行为发生并非完全是突然和不可预测，大多数自杀行为的发生存在一定的预兆，可以通过对有关因素分析和评估，提高对自杀行为的预测和防范。

1. 常见自杀方式　不同地区、不同人群自杀方式的特点有一定区别。东方国家采用自杀方式多是自缢和溺水，西方社会人们自杀多以枪击为主。在各类人群中，青少年和高校学生跳楼自杀是常见方式，而农村女性自杀则以服用农药最为多见。具体而言，常见自杀方式为服用过量药物或服用毒物、自缢、溺水、高空坠落等，其他方法比较少见，如卧轨、自焚、割腕等。

2. 自杀行为的征兆评估

（1）通过各种途径流露出消极、悲观情绪，表达过自杀意愿者：自杀者在自杀前曾流露出相当多的征象，用他们自己的方式表达过自杀意愿，如反复向亲友、同事或医务人员打听或谈论过自杀方法，在个人日记等作品中频繁谈及自杀等，向亲人进行告别叮嘱等行为。另外不愿与别人讨论自杀问题，有意掩盖自杀意愿亦是一个重要的危险信号。

（2）近期遭受了难以弥补的严重丧失性事件：如突然丧亲、生病等。"丧失性事件"常是自杀的诱发性事件，在事件发生早期，容易自杀，在经过危机干预后自杀危险性虽然有所下降，但绝望意愿仍可能使他们采取自杀行动。

（3）近期内有过自伤或自杀未遂行动，其再发自杀行为的可能性增加：既往自杀行为是未来自杀行为的最佳预测因子。当患者采取自杀并没有真正解决其问题后，再次自杀的危险性将会明显增加。在自杀行为多次重复后，周围人常会认为患者其实并不想死而放松警惕，此时自杀成功率将明显增加。

（4）发生人格改变者：如易怒、悲观主义、抑郁和冷漠、内向、孤僻等行为；出现自我憎恨、负疚感、无价值感和羞愧感；感到孤独、无助和无望者；突然整理个人事物或写个人遗愿；有自杀家族史者等，危险性会增加。

3. 自杀处理措施　如发现患者有自伤、自杀观念时，家属或照料者应立即采取防范措施，防止患者接触到可用于自杀的物品，如刀、剪、绳、玻璃、药物、毒物等，家庭中的吊扇、剪刀等生活设施应增加安全防护，以免成为自杀工具。在农药较多地区，加强农药和灭鼠药等有毒物质管理；对于自杀观念者，加强对精神药品管理，药品应由家属或照料者保管，同时，注意防止患者藏药，以防患者悄然积存药物用于自杀。加强易燃易爆物品管理；加固高楼门窗等。

对自杀风险较高的患者，如处于精神分裂症急性期、中重度抑郁障碍、酒精和药物的依赖或戒断状态、急性应激状态患者，如症状不能控制，一定要联系住院治疗。

患者家属或照料者应参加与自杀干预有关教育内容的学习与辅导，对自杀进行干预预防。如鼓励患者表达他的不良心境、自杀冲动和想法，使内心活动外在化。重点是疏导：帮助患者认识他的心情或情感属于人之常情，让他们知道其他类似的患者通过治疗和药物都获得了帮助和好转，使他们学会新的应对方式，教会患者在无力应付时如何求助，而不是采取自杀行动。

（三）外走突发事件的急救处理

1. 外走原因

（1）精神分裂症患者：如果有被害内容的幻觉妄想，尤其是评论性、命令性幻听和被害妄想，可为了躲避迫害突然离家出走，也可能为了躲避就医而离家出走。

（2）抑郁状态患者：可能会因实施自杀计划而出走。

（3）有意识障碍的患者：常因定向障碍出走后找不到回家的路；也可能受错觉和幻觉支配，为躲避恐怖或迫害而出走。大多数患者心不在焉，清醒后对出走过程不能完成回忆。

（4）智能障碍患者：如严重精神发育迟滞和严重痴呆患者，出走后往往找不到回家的路，而且越走越远，流离他乡。

2. 外走特点

（1）意识清楚患者多采用隐蔽的方法，寻找出走机会，"乘虚而出"。如常在门口附近活动,窥探情况,趁门前人员杂乱或家属不备时出走。

(2)意识不清楚患者,不知避讳,会旁若无人地出走,盲目游荡,一旦出走,寻找困难,且危险性较大。部分患者出走前有焦虑、频繁如厕、东张西望、失眠等。

3. 外走应对方式

(1)家属或者照料者应提高警惕,动态观察病情,加强看护,关心体贴患者,加强与患者沟通,减轻患者孤独感,避免激惹患者。必要时寻求专业服务人员帮助。

(2)当患者出走时,照料者应镇定处置,根据患者既往病情,分析最可能的出走方向或者目的地,尽快组织力量寻找患者,必要时请公安部门或其他人员予以协助。

(四)噎食窒息突发事件的急救处理

当患者在进食中突然发生严重的呛咳、呼吸困难、出现面色青紫或苍白者,可能是噎食窒息。

1. 噎食窒息原因

(1)精神障碍患者因服用抗精神病药物出现锥体外系副反应,容易出现吞咽肌肉运动不协调,而使食物误入气管。

(2)帕金森病或其他脑器质性疾病患者,吞咽反射迟钝而发生噎食。

(3)癫痫患者进食时如抽搐发作也可能造成噎食。

(4)颅神经损害患者也可能由于吞咽反射迟钝或消失发生食物误入气管。

(5)电抽搐治疗后患者意识模糊状态下进食也可引起噎食窒息。

2. 噎食预防措施

(1)进餐期间家属或照料者应该严密观察患者进食情况:尤其是用药早期,对于不能耐受出现严重吞咽困难的患者,要及时就医调整用药;对于长期服用抗精神病药物者,可能会出现锥体外系反应,按医嘱给予拮抗药物(如口服苯海索等),并劝导患者细嚼慢咽,在进食前可先适量饮水,减轻噎食风险。不要给患者吃较粘的食物,如元宵、汤圆等。

(2)对年老或者药物副反应严重、吞咽困难等患者,先要判断是否有假性延髓性麻痹现象,如无可以给予流质或半流质饮食,如有假性延髓性麻痹,要严密观察,进食时让患者处于直立位,放慢进食速度,调整药物,必要时给予喂食或鼻饲,并专人照顾。

(3)对暴饮暴食者,要限量分次提供食物,劝其放慢进食速度。

(4)发现患者出现进食缓慢要及时就医,咨询调整治疗。

(5)在调整用药早期要重点观察是否有进食缓慢的问题。

3. 噎食紧急处理

(1)面色青紫者:发现噎食者就地急救,分秒必争,立即有效的清除口咽部食物,疏通呼吸道,同时采取急救方法:一抠:用食指和中指从患者口腔抠出或用食管钳取出异物;二置:将患者倒置、用掌拍其后背,借助震动,使食管松动向喉部移动而掏之。海姆立克手法:双手环绕患者腰间,左手握拳并用拇指突起部顶住患者上腹部,右手握住左拳,向后上方用力冲击、挤压。同时呼叫急救系统。

(2)面色苍白者:噎食发生后,患者出现面色苍白者要警惕食物进入食道引起窦房结功能紊乱,导致心脏骤停的危险,要进行心外按压,清理呼吸道,并呼叫急救系统。

(五)躯体疾病所致精神障碍的急救处理

1. 意识障碍的急救处理

(1)意识障碍的原因:意识范围狭窄和谵妄是精神科常见的意识障碍,意识障碍多由于全身器质性疾病所致,如各种躯体疾病、感染中毒、颅脑损伤、脑肿瘤等。

老年人在许多危险因素(急性感染、光照减少、使用苯二氮䓬类药物等)下更容易发生谵妄。谵妄进一步加重患者家人及照料者的压力,而谵妄最重要的处理在于预防。

(2)谵妄的预防急救处理:照料者如发现患者存在幻觉(多为幻视),情绪改变,反应迟钝,注意力下降,步态不稳,且意识水平在一天内有波动(多为昼轻夜重),要警惕可能存在谵妄。尤其夜间,一定要设有专人看护,注意周围环境无刺激性,密切观察患者注意力和定向力的变化,有无兴奋不安及冲动行为,防止患者摔伤;保证其充分休息,可适当限制患者活动;保证饮食营养及摄入量,保证睡眠,密切观察患者体温、脉搏等基本生命体征变化。

2. 各种原因所致癫痫的急救处理

(1)癫痫的原因:寻找癫痫病因对于选择治疗,判断预后均有帮助。随着医学的进展和科技手段的不断提高,发现症状性癫痫占所有癫痫的50%以上。癫痫患者常见发作原因:突发精神刺激、药物刺激、长期应用抗癫痫药物突然中断或者更换、长期使用有些抗精神病药或者苯二氮䓬类药物突然中断、气温突然变化、强光强音刺激、免疫力下降等。

(2)预防和急救处理:评估患者是否有癫痫发作先兆,如有,及时采取有效措施,加强安全防护。需要家属及照料者留心患者经常发作之前的先兆症状特点,不同个体表现不一,有闪光感、黑矇、幻觉、摸索动作等,多持续几秒钟到几分钟不等。如果出现癫痫发作,要给予及时保护及紧急救治。

1)发现患者全身抽搐或者部分抽搐,将要倒地时,身边的人立即扶住患者,让其慢慢躺下,以免跌伤。有条件的情况下,最好将患者慢慢抬至床上。如在户外,就要尽快把患者转移到相对平坦的地方,并清除身边坚硬、尖锐的物品。还要注意一定要平放,且不要垫任何东西。

2)解开衣扣,保证呼吸道通畅。

3)将头偏向一侧,清除口腔内分泌物。

4)如果出现癫痫持续状态要及时送诊救治。

(3)照料者注意事项

1)癫痫发作不分场合地点,所有场所均有可能出现癫痫发作,出现意识障碍后会随之倒地,同时口腔多会张开,持续约几秒到几十秒不等,要在口腔张开的关键时间段内,最快速度在患者周围找到安全柔软的物品放入口中,如毛巾、干净衣服等,放在上下牙齿间,防止患者自己咬伤舌头。

2)癫痫患者肌肉强直期易将自己误伤,照料者要及时保护肢体,注意顺力保护,减少与癫痫患者肌肉运动方向对抗。

四、如何预防突发事件

(一) 加强健康宣教

向患者及家属宣讲精神障碍相关知识及用药后出现的不良反应,使患者及家属对精神障碍有初步认识,并能及时将问题反馈给专业服务人员,能主动诉说病情,积极配合治疗。家属作为患者的照料者,是个案管理小组的重点成员,对于预防患者出现突发事件具有非常重要的作用,可参与到患者治疗及康复计划中。

（二）密切观察患者病情

家属或照料者应对患者病情做到心中有数,例如某些幻觉、妄想、抑郁患者的自杀观念等。精神障碍患者在发生意外事件之前总会表现出某些特征性的异常行为或者神态等,如企图自杀的患者伪装成病情好转,面带笑容,或者对亲人交代后事,家属可从与患者的日常生活接触中总结出患者病情波动的规律和特点,及时察觉危害事件发生的征兆。噎食患者出现饮水呛咳等情况,要在进餐时加强看护。如果我们在了解患者的基本情况后,在发现蛛丝马迹的异常情况时,及时采取有效的防范措施,就有可能避免发生意外。

（三）积极救治

家属及照料者及时识别突发事件后,要积极治疗。任何疾病都是通过治疗手段缓解症状,精神障碍亦是如此。掌握患者对疾病的治疗态度,使用恰当办法保证患者治疗手段的落实,从而改善症状,减少意外发生。

（四）以人为本,加强对患者的人文关怀

本质就是尊重患者,维护患者利益,照料者要做到善于细微观察,善于适时疏导,营造舒适、和谐的家庭环境,提高患者对照料者的信任度,取得患者合作。同时家属及照料者也一定注意自身的人身安全。家属或者照料者接触患者时要站在其一侧,不要背对患者,防止发生意外情况。

第三节　精神障碍照料者的健康教育

一、精神障碍照料者健康教育的意义

（一）精神障碍照料者健康教育

健康教育是指通过有计划、有组织、有评价的教育活动,促使患者和照料者自觉采纳有利于健康的行为和生活方式,避免或减少影响健康的危险因素,帮助实现预防疾病、促进康复和提高健康水平的目的。精神障碍照料者健康教育是指开展有系统、有计划的精神疾病知识教育,使照料者同时了解精神疾病特征,治疗特点与预防复发的知识,防止精神障碍患者疾病复发、减少残疾、回归社会。

（二）对照料者开展健康教育的意义和目的

近年来,随着精神障碍服务理念的变化,社区康复被认为是患者回归社会的重要通道,在此过程中家庭支持和社区环境具有非常重要的位置。作为与患者共同生活的照料者,在患者康复中起到保驾护航的作用,能及时提供联络资源、情感支持、监测病情变化等帮助。

精神障碍患者需要全病程治疗,出院后仍需系统的治疗和服务,而多数患者自知力差,缺乏自我护理能力,照料者照护不可替代。因此,对照料者开展健康教育,使他们更多地掌握精神障碍常识,减轻照料者心理负担,对患者康复和家庭和谐具有非常重要的意义。

健康教育的主要目的是照料者、专业服务人员形成合力,促进患者和照料者主动参与,并向患者及照料者传授精神卫生知识,提高患者的治疗依从性,巩固提高疗效;指导照料者学会对患者护理和对疾病行为的变化观察,掌握康复训练技巧;降低照料者高情

感表达,减少家庭的不良刺激;减轻照料者的心理负担,提高患者和照料者的生活质量等。

二、家属对精神障碍患者的态度及心理反应

(一)情感表达

一般分为高情感表达和低情感表达。高情感表达是指照料者对患者持批评、敌对或过分情感投入的态度,容易导致患者焦虑、紧张、自卑退缩等,不利于家庭成员间的情感交流和整个家庭的正常运转。低情感表达是指照料者对患者采取关心、鼓励和支持的态度,可以有效降低不良应激的反应,减少家庭成员之间的冲突,缓解心理压力等,有利于患者病情康复和稳定。情感表达水平与精神障碍的复发密切相关,处于高情感表达家庭的患者复发率高于情感表达正常家庭的患者。指导照料者学会正确的情感表达方式,减少批评、指责和过分关注等不利因素对患者的影响,营造良好的家庭氛围,从而降低患者复发率。

(二)精神障碍不同时期家属求助模式的变化

世界心理卫生联盟前名誉主席,精神医学教授林宗义曾分析中国人家庭对于慢性精神障碍患者的心理变化过程,提出了"五阶段学说"。第一阶段是完全的家庭内部处理,这多在前驱期或者症状波动前期出现;第二阶段是在家庭内部无法解决时,邀请值得信赖的第三方协助,多会找熟人或者朋友帮助;第三阶段是开始寻求医疗机构进行诊治,先是在综合医院非精神科就诊,之后是找精神科医师就诊,但患者仍未住院;第四阶段是随着病情加重,家属认同患者精神障碍的诊断和标签,接受系统的住院治疗;第五阶段是家属反复寻找患者精神异常的原因,寻找"替罪羊",以免除自身的罪恶感。

(三)精神障碍不同阶段患者家属情绪变化

家属情绪变化从疼爱患者、否认精神障碍到最后放弃患者,所有健康教育均离不开患者家属的配合与支持,因此,了解家属态度,对于能否开展健康教育起着至关重要的作用。

精神障碍患者患病住院为家属带来一系列问题,家属可能产生孤立感、困惑、怀疑、不安、羞耻、焦虑、敌意、无助、悲观、绝望、不知所措以及躯体化等反应。有必要针对家属可能出现的心理反应开展相应的心理健康教育。家庭中亲情支持对疾病的治疗和康复有重要影响,为提高照料者应对技巧进行相关培训有助于改善患者预后,同时有效降低照料者应激水平。

三、照料者健康教育的形式和场所

针对精神障碍照料者健康教育,目前尚无统一的形式,包括一对一个别指导,也可以采用同质化小组讨论,如组织精神障碍预防复发小组、药物管理学习小组和独居患者照料小组等集体教育。现在随着网络社交媒体的不断涌现,出现了应用微信组建患者家属群来进行支持和帮助的形式,这为家庭教育提供了新的模式。

一般来讲,对照料者健康教育场所的选择主要分为以下几类:家庭、社区、医院和养护机构等。在健康教育的不同场所,宜根据健教人群需求,选择适宜的健康教育内容。目前中青年患者中独生子女居多,随着患者父母年龄逐步增长,且患者未婚或离异的比例较高,未来趋势将由家庭看护转向养护机构。

四、不同疾病分期的健康教育

（一）出院初期

患者和照料者对精神疾病知识了解有限,在此阶段健康教育建议以一对一的个别指导为主。

1. 与患者、照料者建立良好的关系　首先要了解患者病情,全科医生在开展健康教育时要真诚、热情,耐心细致地了解患者病情和在家饮食、睡眠及用药情况,消除陌生感,减轻照料者焦虑、抑郁等情绪。

2. 评估患者病情,制订合理的健教方案　指导照料者落实社区康复措施。定期与患者及其照料者沟通,让他们了解精神障碍的常见症状、用药指导相关知识和人际交往、防复发措施等应对技巧,建立治愈疾病的信心。

3. 给予照料者心理支持　对照料者的困境表示理解,并给予心理支持,指导照料者学会正确的减压方法,以保持身心健康,使之更好地配合患者进行康复治疗,同时提供信息支持保证健康教育的连续性。

（二）康复期

健康教育建议以小组讨论和集体讲课为主。为提高照料者战胜疾病的信心和配合度,可组织照料者成立互助小组进行小组讨论,互相介绍与患者沟通技巧、治愈成功的经验,并对共性问题展开讨论,寻求正确的解决问题方式。每周对照料者进行 1~2 次健康教育讲座,引导照料者科学认识疾病、康复规律,预防复发;帮助照料者识别和降低家庭高情感表达,营造良好家庭氛围与康复环境。

（三）稳定期

健康教育建议以集体讲座为主,引导照料者协助患者参加社区康复活动。评估照料者对精神障碍相关知识的掌握程度,是否学会了观察和识别疾病症状及复发先兆的方法,强调维持用药和定期复诊的重要性。根据患者具体情况继续向照料者提供有关精神障碍的健康教育,鼓励患者积极参加社区康复训练和职业技能训练,使患者尽快适应社会生活。

五、照料者健康教育的主要内容

1. 抗精神病药物的合理处置

（1）妥善保管药物:尤其对有消极情绪、生活不能自理、服药依从性差甚至有抗拒心理的患者,照料者一定要代为保管药物,以防发生意外。

（2）督促患者按医嘱服药:患者的服药种类、服药剂量、服药方法都要严格遵医嘱执行,切不可自作主张。避免患者单独服药,监护患者服药过程,了解药物不良反应。

（3）训练患者药物自我处置技能:照料者要训练并教会患者进行药物自我处置,鼓励患者定期主动复诊,自行取药和保管药品,教会患者自行摆药,最好使用摆药盒,方便患者分类、检查。从而提高患者服药依从性。

2. 复发征兆的监控　注意观察患者病情:一要观察患者疾病变化,寻找复发前征兆,如失眠、重大生活事件等诱发症状波动;二要总结患者复发特点或规律,如言语增多或减少,情绪不稳定,情绪低落或高涨等。每个患者表现都不尽相同,最主要是要发现所照顾患者的复发前特点,以便及早干预并采取有效措施。

3. 协助患者回归社会　照料者要协助患者参加社会活动,尽早让患者回归社会。主要内容如下。

(1)安排患者承担一定的家务劳动。

(2)协助患者参加康复活动或职业训练等。

(3)鼓励患者融入社区生活。

4. 常见严重精神障碍的健康教育　严重精神障碍主要包括精神分裂症、分裂情感性障碍、偏执性精神障碍、双相(情感)障碍、癫痫所致精神障碍、精神发育迟滞伴有精神和行为障碍等。根据病种不同,对照料者开展有针对性的健康教育。

(1)针对精神分裂症及分裂情感性障碍照料者的健康教育:重点介绍药物治疗及副作用,疾病预后和预防复发措施。

(2)针对偏执性精神障碍的健康教育:强调药物治疗重要性,尽可能减少或避免精神创伤。

(3)针对双相情感障碍的健康教育:向照料者强调,双相障碍经过系统化治疗绝大多数能康复,但容易复发。因此,健康教育的重点是强调足量足疗程长期治疗的重要性,争取得到照料者的支持,提高患者服药依从性。

(4)针对癫痫所致精神障碍的健康教育:向照料者讲解精神障碍相关知识,同时要教会如何识别癫痫发作征兆,发作时如何防咬伤、防窒息等。

(5)针对精神发育迟滞(伴发精神障碍)的健康教育:重点从遗传和优生优育的角度向照料者宣传相关知识,强调社区康复训练的重要性。

5. 精神障碍合并躯体疾病的健康教育　精神障碍患者易合并躯体疾病,且有较强的隐匿性。精神障碍合并躯体病主要包括:高血压、冠状动脉粥样硬化性心脏病等心血管疾病;糖尿病、肥胖、低血钾、脂代谢异常等代谢及营养疾病;肝硬化、胆囊炎等消化系统疾病和慢性阻塞性肺病、哮喘等呼吸系统疾病。对于这部分患者及照料者,应重点加强对精神障碍与躯体健康之间相关性的健康教育;帮助患者、照料者制订合理的治疗计划;帮助患者建立健康的生活方式,如生活规律、不酗酒、不熬夜、保证睡眠充足;如出现躯体不适,应及时就医,防止疾病发展。

六、照料者的心理健康维护

(一)照料者与患者的关系

精神障碍的照料者可以分为家属与非家属两部分。精神障碍照料者主要由家属承担,包括父母、配偶、子女和兄弟姐妹等。患者家属承担着家人和照料者的双重角色,健康教育时要注重对不良家庭关系的修正和精神障碍知识的健康教育。随着越来越多的患者转向专业养护机构,对养护机构社工或职业看护人员等非家属进行针对性的健康教育也尤为重要。

(二)照料者的心理健康维护

1. 照料者的心理健康现状　照料者存在各种心理问题,不同程度地影响其生活质量和社会功能,同时也影响患者的康复和预后。有关照料者的心理问题发生率报道不一。精神分裂症照料者抑郁、焦虑、躯体化、恐怖和精神症状等水平升高,尤其是抑郁、焦虑症状最为严重。与精神分裂症患者为夫妻关系的照料者负担最重,主观幸福感和生存质量水平较普通人群低。男性精神障碍患者给照料者带来的心理影响较女性患者严重,可能与男性发病特点和社会角色有关。随着精神障碍患者更多的转向专业养护机构，精神障碍患者的非家属照料者也逐渐增多，目前对社工或职业看护人等非家属的心理健康研究尚不成熟，是未来的研究趋势之一。

2. 照料者的心理健康维护方法　对照料者的心理健康维护，最常见的是以家庭为中心的干预，主要方法包括以下方面。

（1）心理健康辅导：从照料者常见的心理问题出发，进行心理辅导和情感支持，减轻照料者焦虑、抑郁情绪。

（2）家庭治疗：向专业服务人员寻求帮助，通过辅导和治疗提升家庭整体氛围，促进家庭成员之间交流，共同应对压力和解决问题。

（3）家庭支持小组：将多个家庭组织起来开展小组活动，共同分享体会，学习照料技巧，建立相互帮助、支持的团体环境。

第四节　社区家庭及婚姻治疗

精神障碍患者的家庭及生活环境等因素对患者疾病的发生、发展、预后、转归影响深远。精神障碍患者的家庭及婚姻治疗是将精神障碍患者置于由个体、家庭、机构、社区和社会构成的系统环境中，以家庭为载体，通过为患者及其家庭成员（特别是照料者）提供相应信息、知识及应对方式训练等，使患者获得有利于康复的系统环境，减少疾病复发，促进恢复社会功能，提高生活质量。

一、精神障碍与家庭的交互作用

不良的家庭养育模式、互动方式、情感表达、应对能力等因素在不同精神障碍的发生发展中具有促发乃至决定性的作用；同时，精神障碍不仅使患者本人遭受痛苦，也严重影响患者家庭功能运转和所有成员的生活。而这进一步作用于精神障碍患者，影响患者治疗效果和康复进程。

（一）家庭对不同精神障碍的影响

1. 精神分裂症　家庭因素能否单独作为一个致病因素引起精神分裂症的发生，目前尚无定论，众多研究一致认为，家庭作用与精神分裂症的发展有着非常紧密的联系。与精神分裂症发病及复发有关的家庭因素主要是情感表达和交流缺陷。家庭成员的高情感表达与精神分裂症患者的高复发率明显相关。研究者提出三种理论学说：一是精神分裂症是家庭沟通系统失败的结果；二是精神分裂症是一种家庭的"营养失调症"，这样的家庭无法提供个体完整人格发展的必要元素；三是心理障碍和偏差行为的出现是家庭成员间相互作用的结果。

2. 情感性精神障碍　在家庭研究方面情感障碍与精神分裂症比较起步较晚，抑郁障碍患者婚姻、家庭模式对抑郁发生有着肯定、扳机式、维持性的影响；家庭高情感表达影响情感性精神障碍的发生发展。认为抑郁障碍患者面临一系列共同的人际互动困难和应对方式不良，这些困难和不良应对方式与家庭成员的应对方式及所提供支持资源的质量等有关；抑郁障碍患者面临家庭内部的冲突、不和谐，同时又得不到家庭的有效支持，二者均可能成为抑郁障碍发病的独立因素。

3. 神经症性障碍　家庭因素影响着神经症性障碍的发生发展。与正常人群相比，神经症患者父母养育方式倾向于拒绝、缺少情感温暖和过分保护或偏爱。研究认为儿童处在父母缺少情感温暖和过分保护的养育方式中,限制了良好的亲子关系发展,导致以后人际交往困难;父母过分保护和家庭内部不良互动限制了子女独立性、自主性和社会适应的正常心理发展过程。

4. 进食障碍　家庭因素在进食障碍的起病、维持发展、转归中有着重要作用。进食障碍患者家庭中,父母婚姻关系不良、父亲的独裁风格、父女关系的疏远、母亲的控制、母女关系的过度紧密或冲突、养育者批评和情感过度卷入等问题较为多见。在对神经性厌食症患者家庭治疗过程中发现,这类家庭表面上很团结并避免公开冲突,但实际上家庭成员间有隐藏的攻击性交流,这种具有敌意的交流方式与患者体重恢复、进食态度有着较高的相关性。

5. 物质滥用　早期认为物质滥用尤其是酒依赖只是个人的问题,新近认为,饮酒者与配偶间独特的、重复性的关系模式与酒依赖的产生、维持及永久化有关。酒依赖者的子女在儿童、青少年时期常显示出人际和认知的困难,而这些困难又是造成酒依赖的危险因素,因此这些子女往往成为物质滥用尤其是酒依赖的高危人群。酒依赖者和家庭成员间不良互动模式可能与酒依赖、物质滥用以及饮酒永久化有关。

(二) 精神障碍对家庭的影响

精神障碍对患者家庭的影响主要体现在家庭负担、情感表达和信息需求三个方面。

1. 家庭负担　精神障碍患者的家庭负担分为客观负担和主观负担两类。客观负担是指精神障碍对家庭正常功能的干扰,如治疗所产生的经济负担、家务分担、照料者的活动受限以及工作受影响等。主观负担指患者不正常行为所引发的家庭成员的悲伤、污名羞耻感、焦虑、抑郁和情绪紧张等。社会经济地位较低、与患者生活在一起、女性(特别是患者的母亲)等类型的照料者所体会到的主观负担更为明显。

2. 情感表达　情感表达是精神分裂症、情感性精神障碍、进食障碍、人格障碍等精神障碍复发的显著且强大的预测变量。在对患者疾病的归因上,高情感表达家庭倾向于普遍认为患者症状是患者自己原因所致,因此家属会对患者采取拒绝的态度和行为,如更多抱怨、威胁、恐吓、愤怒甚至身体攻击等,同时这也诱发患者更多的攻击行为。精神障碍患者的此类攻击行为常指向家庭内部成员,尤其是抱怨较多的父亲或者母亲。

3. 信息需求　精神障碍患者家庭常常会感受到来自专业服务人员的拒绝、忽视和责备。患者患病后,照料者需要了解和学习与疾病相关的各种信息,如学习理解精神障碍的各种情况、如何对患者持有恰当的预期、如何调动患者积极性、希望学习应对疾病的技能并了解疾病对整个家庭带来的影响等,但往往精神卫生专业服务人员并没有足够意识和耐心给出照料者所需要的信息,经常还会低估精神障碍对整个家庭带来的负担,又对患者家属提出过高的要求。

由于家庭和精神障碍之间存在着如此复杂的交互关系,因此,家庭应该成为社区精神健康干预的核心内容,通过家庭治疗让家庭发挥积极作用,缓冲患者和照料者疾病应激,提高心理适应能力。

二、精神障碍患者家庭咨询

精神障碍患者家庭咨询是一种通过专业服务人员与精神障碍患者家庭照料者共同协商,评估家庭的需求和目标,协助他们解决特定问题,并引导他们接受长期服务的干预方法。

是以精神障碍患者为中心,围绕患者需求,致力于帮助患者家属发现家庭的优势和资源、满足家属信息和情感需求、发展有效的交流技能、设定家人与患者之间的界限,以期提高患者和家属自我效能感、提供希望和支持、促进康复和提升幸福感。

家庭咨询实施场地较为灵活,可以在患者家中进行,也可在公共场所如图书馆、社区卫生服务中心工作场所等。其内容主要包括以下几个方面:

(一)家族遗传问题

在精神障碍患者中,家族遗传问题比较常见,涉及家族遗传疾病的发病、婚姻、生育、家庭成员的疾病预防等。影响患者对于疾病预期和未来生活的规划,慎重全面评价其病因学意义非常重要。研究认为大多数精神障碍是由基因和环境因素共同作用所致,遗传在某些精神障碍,如精神分裂症、情感性精神障碍、分裂情感性障碍、精神发育迟滞、焦虑症、强迫症等之中作用明显,在其他精神障碍中作用尚未明确;相同种类精神障碍患者婚配子代患病率显著增高,应尽量避免同病婚配及生育。作为社区精神卫生工作者,在解答患者上述问题时需要谨慎地考察患者或家属意图及处境,因为这不仅包括家族遗传问题,也涉及社会心理问题,可能影响患者情绪、对治疗信心、对未来希望等。社区精神卫生工作者可以客观地给出研究数据,减少对患者咨询的问题做出肯定或否定的具体保证,可以在专业层面建议,但一定要将决定权交给患者和家属。

(二)婚姻关系问题

精神障碍患者离婚率明显高于正常人群,在婚姻过程中面临情感、性等方面的问题。咨询可以教授患者人际关系处理技巧、性生活指导、生活习惯调整等,给夫妻双方提供沟通平台,帮助夫妻双方发现并利用婚姻中的积极资源。

(三)家庭关系问题

精神障碍患者家庭在代际间传递着婚姻、血缘和亲缘关系中的各种亲密关系问题,表现为家庭互动模式及人际界限的混乱,纠缠不清,家庭成员间互相影响,家庭成员的某些行为和感受是对其他家庭成员行为和感受的回应,其他行为又是针对这个反应的再反应,如此循环往复下去,形成了具有破坏性的互动模式并在家族代际间不断传递,出现各种家庭内部关系问题,导致精神症状发生和迁延。家庭咨询可以帮助患者及家庭识别不良养育方式、问题沟通解决方式、情绪管理控制方式等代际传递特点,并提供更为有效的家庭关系应对方式,输入正向回馈以松动家庭原有的互动模式,重建家庭稳定和平衡。

(四)家庭生命周期问题

家庭生命周期是指家庭生活的不同阶段,从结婚、生子、工作、离家、退休、独居,直至最终死亡。分为新婚期、婴幼儿期、学龄前及学龄期、青春期、子女离家期、空巢期、老化家庭期、临终关怀期。每个阶段承载不同的功能,限定了个体自我认同和发展,反映了不同年代社会文化经济等环境对于家庭的影响,随着家庭生命周期的推进,成员间的关系也发生着演变。精神障碍家庭每个阶段存在不同问题,有效预测,积极应对,可以使家庭避免陷入危机。

(五)家庭效能问题

家庭效能主要表现在家庭成员间问题解决及重大挫折事件应对能力上,家庭中的角色认知和角色冲突往往成为矛盾焦点,精神障碍患者和家属对于挫折往往不具备足够应对能力,在重大挫折发生时常出现病情波动和反复,甚至是恶化。家庭咨询可以通过与患者和家属共同发现和强调家庭的优势和能力,传授与疾病相关的知识,加强患者和家庭成员应对技能,提高家属照顾患者信心和自我效能感,进而减少家庭应激和负担,提升精神障碍患者家庭幸福感,促进患者康复。

(六)患者及家庭照顾问题

家庭生活方式、行为习惯、环境、健康观念和文化水平影响家庭成员的健康状况和求医行为。部分精神障碍患者发病是基于家庭的需要,如妻子患病是为了避免丈夫离开家庭,孩子患病是为了避免父母离婚等。照料者如何兼顾对患者护理和自身心理健康维护问题,照料者情绪和精神状态与患者的病情是如何协同作用等,均是社区家庭咨询中涉及的内容。

三、精神障碍患者家庭治疗

精神障碍患者的家庭治疗源自行为和系统的理念,并与患者家庭的需求相结合,将所存在的问题或症状从个体转向了关系,通过促使家庭或更大的系统改变,从而缓解或消除症状,提高家庭功能。目标在于帮助家庭有效应对患者的问题,为家庭提供支持和教育,降低痛苦水平,改善家庭沟通和处理问题方式,对于维护家庭功能、提高家庭成员身心健康、稳定患者病情、促进患者全面康复及回归社会,具有重要意义。

传统家庭治疗以问题治疗为导向,致力于减少患者缺陷并调整适应不良的思想和行为,而新的以资源为导向的系统家庭治疗模式则更强调患者个体以及社会资源的调动和运用。

(一)精神障碍患者家庭治疗理论基础

研究主要集中在精神分裂症。

1."精神分裂源性母亲"　这一理论概念描述了一类冷酷、拒绝、占有性并制造负罪感的母亲类型,认为试图寻求病态的父母及早期不当的教养方式和精神分裂症患者之间存在相关性。

2."双重束缚"理论　当患者面对主要家庭成员(如父亲或母亲)发出的矛盾信息时,不能对矛盾进行评价,且无论何种反应都不能使其满意,因而患者在这种交流模式下很难与别人沟通,为了自我保护,患者发展出了扭曲的方式来处理人际关系,导致失去了理解自己的能力,不能与他人在沟通中建立真实意义,发展出病态行为。

3."婚姻分裂"和"婚姻倾斜"现象　父母扮演的相互支持和互补角色的失败,导致婚姻不和,成为子女罹患精神障碍的重要影响因素。

4. 模糊和混乱不清的沟通模式　精神障碍家庭通过"虚假互动"、隐藏矛盾,保护家庭免于分裂,为避免由此而产生的空虚感和无意义感,某个家庭成员因不能发展独立的个体同一性而"被认定为患者"。

(二)精神障碍患者家庭治疗的应用

家庭治疗在精神障碍患者治疗中具有广泛的应用前景,但并非所有的精神障碍患者家庭都适合家庭治疗。同时,由于精神障碍本身所具有的多样性和复杂性,针对不同精神障碍、不同的患者和不同的患者家属,家庭治疗使用的深度和技术都应该因病、因人而异。

1. 适合家庭治疗的精神障碍患者家庭特征。

(1)家庭出现儿童或青少年问题等

（2）家庭主诉中出现家庭成员相互交流不畅或沟通困难等问题。

（3）家庭难以做出生命周期不同阶段的转化过程中所要求的转变。

2. 家庭治疗在精神障碍治疗中的应用

（1）家庭因素起主要作用的精神障碍如儿童、青少年情绪障碍和品行障碍等，家庭治疗应作为主要的治疗方法，可正规、全面使用。

（2）对于精神分裂症、心身疾病等有明确生物学病因的疾病，家庭治疗可作为辅助手段，在生物-社会-心理模式下，家庭治疗为治疗方案提供了一种整体论的思维方式，作为一种新的临床思维、概念和理论框架，可以帮助临床医生和患者家属认识到与疾病发生、发展、预后有关的社会心理因素，并给予相应的处理。

（3）对于精神障碍患者家庭治疗可以植入家庭心理教育内容，通过提供与病因、诊断、症状、疾病发展进程和治疗相关的教育材料，教授针对疾病的问题解决技能，培养患者及照料者的积极应对方式，提高患者及家人的交流能力和危机管理能力，从而达到减少家庭环境中的应激、提高作为整体家庭的功能、改善患者及其家人的生活质量。

（4）针对精神障碍患者的家庭治疗在疗程和频率的选择上，应关注长期性和密集性的特征，做好长程治疗的预期，并争取与患者和家属达成协议，降低治疗脱落率。

（三）精神障碍患者家庭治疗对专业服务人员的要求

1. 态度标准

（1）对家庭的重视态度：专业服务人员需确信家人和其他重要他人会影响精神障碍者康复，应将患者及其家庭成员纳入合作性的计划和治疗决策中。

（2）与家庭的协作态度：将家庭成员看作是治疗联盟成员，而不是造成精神障碍的罪魁祸首，在治疗中，要评估家庭问题，更要找到精神障碍者家庭的优势和弹性。

（3）保持中立态度：尊重家庭对精神障碍者问题的认识和理解，并对多方面观点给予平衡式关注，而不是仅仅关注精神障碍患者或其家庭。

（4）系统思维：不能仅仅局限于使用医疗模型来处理精神障碍患者及其家庭的问题，而是要运用综合性精神障碍患者康复和社区融合的模式。

2. 知识标准

（1）理论知识储备：掌握系统理论概念框架，精神障碍和家庭动力学之间的关系；掌握生命周期中正常夫妻和家庭发展的规律性特征；掌握家庭生活中适应性和非适应性关系的功能特征，如家庭组织、沟通、问题解决、情绪调节和弹性等。

（2）生活阅历积累：长期照顾精神障碍患者会对家庭成员带来负担，带来生活环境的改变，产生明显心理变化，专业服务人员对此要有所掌握，包括理解家中刚刚有新诊断的精神障碍者的忧伤过程，不同家庭亚系统的主观和客观负担，以及如何使精神障碍患者家属获得力量，并能从照顾中得到满足和平衡。对家庭生活中诸如离婚、再婚、因家庭成员死亡而产生的丧失和模糊性丧失、移民、疾病、性、秘密、暴力、酒精与物质滥用等特殊问题要有所了解。对于年龄、性别、阶层、文化、不同家庭形式和信仰等影响家庭功能的诸多因素要有所考虑。

（3）工作经验总结：能支持和发展个体，并向家庭成员提供恰当教育；在处理与家庭成员相关问题时，能应对出现的与保密性相关的法律和情感问题；理解不同类型家庭干预之间的差别，并能对不同情境使用相应的家庭服务模式做出准确判断。

3. 技能标准

（1）保密能力：专业服务人员需要在精神障碍患者治疗与康复中进行沟通交流，要求必须遵守隐私保护,能够在保证适度保密情况下有效邀请家庭成员进行合作;同时关注保密例外,如遇有自杀、法律问题等。

(2)收集资料能力:要能够进行家庭评估性面谈以了解精神障碍者家人的应对和适应技能、资源、问题和负担等。

(3)与人协作能力:要能为精神障碍患者家庭发展出一系列计划,以使家庭能够与治疗相联接,确认社区中的专业资源与支持性群体资源;要能够开展家庭咨询、家庭教育或家庭心理教育的小组或工作坊。

(4)应变能力:要能够思考并学会运用其他方法,如在患者家庭有交通不便等问题时使用电话或视频方式提供服务,必要时进行家庭访问以更好地了解个人及家庭生活状况。

(四)精神障碍家庭治疗实例提问技术

患者张某,男,30 岁,患精神分裂症 6 年,在医院连续住院 1 年多,出院 2 月,患者母亲王某在患者 10 岁时再婚,继父曹某有一个 20 岁的女儿曹小某,家人再次想送患者去住院,针对这个问题进行提问。

治疗师:谁最想让你出院?

张某:我妈。

治疗师:是这样吗?(面向继父曹某)

曹某:也不一定,我听她有时也说接回来服药管理不好等问题。

治疗师:你怎么看待这个问题?(面向母亲王某)

王某:我的孩子我是很心疼的,希望他能好起来,也不知道我把他接出来他能不能像正常人一样的干点事情。

治疗师:那谁想送他住院?(面向母亲王某)

王某:他爸想送,我们年龄都大了,也管不好他,他爸就想送他再住院。

治疗师:是这样吗?(面向继父曹某)

曹某:其实不是这样的,我和孩子也生活了多年了,感情很深,他前几天晚上不睡觉说楼下人在制造噪音,我们都没有听见,我觉得可能病情复发了,听医生说,越犯病越不好治,怕耽搁他。这孩子也不容易。

四、精神障碍患者婚姻治疗

(一)精神障碍患者的婚姻问题

精神分裂症患者婚姻质量明显低于正常人。夫妻双方在性格相容性、夫妻交流及解决冲突方式、业余活动、性生活、与亲友的关系等方面存在不和谐,易出现矛盾和冲突。

1. 婚姻关系　婚姻关系问题多表现不和谐、不满意、夫妻相互对立、情感缺乏支持、交流有缺陷、没有共同的家庭认同感,需要改善交流技巧,精神障碍患者面临长期住院、性问题、婚姻功能异常等。

2. 婚姻冲突　夫妻间在经济安排上有矛盾,冲突往往不能解决,性角色不满,与亲友间存在潜在冲突,精神障碍患者因为疾病原因很多权利被潜在剥夺,变成照料者代办。

3. 婚姻支持　婚姻支持降低,尤其是疾病迁延不愈者。患者久病之后经济负担加重,且大多存在不同程度社会功能损害,对家庭、社会责任分担能力削弱,同时患者长期服用抗精神病药致性功能下降,这些因素影响着家庭气氛和婚姻状态,从而影响着婚姻支持程度。

4. 婚姻维持　精神障碍患者其家庭、生活、社会活动均受影响，失去了维持较高婚姻质量所必需的条件，夫妻交流、沟通变得困难。

5. 婚姻破裂　精神障碍患者由于精神异常，很容易影响夫妻感情，导致夫妻关系破裂，而配偶对精神卫生知识匮乏，不能理解患者也是导致夫妻关系破裂的原因。

（二）婚姻对精神障碍发展转归的影响

1. 婚姻质量对治疗康复的影响　婚姻质量是家庭功能的重要组成部分，婚姻质量非常重要，直接影响精神分裂症患者适应疾病的过程，严重精神障碍患者在确诊和经历各种治疗后，普遍存在适应性问题，如学习、工作、社会歧视、担心疾病复发、性生活、遗传等。此时他们迫切需要来自多方面和强有力的社会支持，特别是配偶及家庭成员的亲情呵护。但现实是这些患者在与配偶沟通中常常出现裂痕，配偶不耐烦的态度、指责的言语、对婚姻关注度降低等，均会使患者产生强烈的被遗弃、被拒绝感，这些都会对患者疗效、预后和转归产生重大影响。

婚姻是延缓疾病复发的一个独立因素，婚姻关系良好能够起到督促作用，可减少患者住院频次和单次住院时间，促进其回归社会。质量高的婚姻配偶发挥了家庭照顾的良好职能，对患者照顾更为积极有效，从而间接地强化了患者治疗依从性；使患者持久坚持遵医嘱用药，增加了病情稳定性，这种变化又对其家庭气氛的和谐产生积极的影响，有助于患者康复。

2. 婚姻关系对症状的影响　对抑郁障碍患者的研究发现，当配偶中一方出现抑郁，且对抗抑郁药物及个体心理治疗疗效不佳时，其专业服务人员就要警惕治疗失败可能与患者的婚姻有关，其中常见的有以下三种类型婚姻结构。

（1）主动-被动型婚姻：这是导致抑郁症状持续存在的最常见婚姻类型。这种婚姻类型中抑郁患者常表现为被动一方，他或她（更多见的是她）抱怨配偶具有支配控制的要求、情感不可接近、在婚姻中缺乏投入，抑郁症状可被理解为试图（常为无意识）改变关系结构，它们反映了一个或几个意图，抑郁症状可能是一种求救信号，试图改变权力不平衡或试图报复性惩罚对方。

（2）关系疏远型婚姻：配偶中任何一方都不占优势，双方是一种协商的婚姻关系，但过于疏远，缺乏亲近和亲密，配偶会将亲密情感需要转移到外人，配偶一方常是在失去这个重要外人（亲人或朋友）后出现抑郁症状。此症状暗含潜意识信息可能包括对亲近、权力或报复的需要。

（3）慢性冲突性型婚姻：患病一方从来没有赞同他们现有的关系结构，抑郁症状可看成为通过暗含于慢性冲突中的另一种无意识策略，去重新确定这种关系结构。

在所有这三种婚姻关系结构中，核心冲突包括通过斗争去确定（或重新确定）婚姻的基本关系框架，特别是关于亲切与亲密的质和量。虽然这三种婚姻关系模型不能被考虑为抑郁的唯一病因，但其对于抑郁的影响却是所有社会心理因素中最为突出的。同样的影响可见于酒精滥用、恐怖性症状或其他精神症状而对治疗反应不佳的情况。

（三）精神障碍婚姻治疗的要点

应对取向的婚姻治疗可以改善抑郁障碍婚姻双方存在的情感表达异常；持续性进展反馈的婚姻治疗可以有效降低精神障碍患者的分居率和离婚率；行为婚姻治疗比个体心理治疗更有助于提高酒精依赖和物质依赖的疗效。

应根据精神障碍患者病情、婚姻状况,进行针对性干预,减轻其心理负担,增强患者社会适应能力。如对患者和家属进行健康教育,针对其存在的家庭、心理问题采用安慰、鼓励、指导建议的形式进行支持性心理疏导,使他们正视现实,并协助患者调整家庭交流方式和婚姻等关系,提高他们的婚姻质量。

精神障碍患者配偶除承担照料患者责任外,还要承受许多压力,如来自家庭经济问题、与亲戚朋友相处、担心被人看不起、担心会遗传给子女、担心病情恶化、对治疗缺乏信心等,这些压力和担心影响其生活质量乃至婚姻质量。在进行婚姻治疗时,强调对患者关注,同时要尊重、理解和同情其配偶,以减轻他们心理负担。

（四）精神障碍婚姻治疗的目标

婚姻治疗目标是增进夫妻间沟通和交流,改善配偶间人际关系。具体包括以下几点。

1. 矫正夫妻角色关系,调整职责分配　健康的夫妻关系,首先要能扮演"丈夫"与"妻子"角色,并相互对待,自觉执行各自职责,发挥功能,经营健全婚姻生活。婚姻关系中权利分配及争议是影响夫妻互动的潜规则之一,如陷入,指过分干涉对方。这个层面不一致影响夫妻关系。精神障碍患者婚姻中常因疾病原因出现行为异常,甚至暴力等,导致角色缺失,需要配偶承担职责和功能。

2. 促进建立夫妻认同感和夫妻联盟　结婚后,随着时间流逝与婚姻生活深入,夫妻逐渐把两人视为一体,在情感与行为上表现出高度"同一性",即所谓"夫妻认同感"。随着时间延长不断加深认同感,一旦遇到困难,会"联合"为"夫妻联盟"共同应对,而精神障碍患者经常很难形成夫妻认同,导致婚姻解体。

3. 协助夫妻顺利面临、渡过婚姻发展的各阶段　夫妻结婚成家开始婚姻生活,随着年龄增长、子女生育,婚姻关系将逐步发展、适时变化。在面对不同的婚姻发展阶段时,需要治疗出现的暂时性困境。如伴随孩子出生,夫妻关系面临改变和重新适应;对孩子养育方式存在不同,也会产生夫妻间冲突。另外,婚姻治疗需要协助夫妻适应因婚姻发展不同阶段而带来的夫妻角色、职责和关系变化。对于精神障碍患者配偶需要支持,确保能接受婚姻各阶段患者原因导致的各种问题。

4. 鼓励夫妻相互培养感情　在夫妻关系中,最重要的莫过于夫妻两人之间的感情。爱情由三个基本成分组成:激情、亲密和承诺。完美爱情应是三者俱备,且合而为一。激情随着时间而冷却后会感到幻灭,特别是对于将浪漫之爱视作双方结合以及维持长久婚姻基础的人来说,这种感觉会更加强烈。精神障碍患者需要配偶承诺及担当相对较多。

5. 改进夫妻模式,解决面临问题　夫妻间相容不仅包括一致性,也包括矛盾性。而矛盾是夫妻生活普遍的现象,问题关键在于有了矛盾如何进行化解,而化解矛盾基础恰恰需要夫妻之间相容。在婚姻关系中,夫妻间社会相容度、心理和生理相容程度是婚姻生活的重要基础。精神障碍患者存在一定的适应困难,需要配偶给予支持和帮助。

第五节　遗 传 咨 询

遗传咨询也称遗传商谈,是咨询医师和咨询者就某一遗传病,在该家系发生的原因、诊断、遗传方式、预后、再发风险等问题,进行一系列解答、讨论和商谈的过程。通过遗传咨询,医师可以对遗传病患者或亲属进行婚姻、生育指导,也可通过产前诊断及早发现、终止妊娠等来防止遗传病患儿出生。

　　由于精神分裂症、双相情感障碍等多种精神障碍患者大多在青壮年期发病,面临着结婚、生育等困惑,精神障碍虽然没有证据证明是遗传疾病,但也有一定遗传倾向,因此,在临床工作中精神障碍患者遗传咨询是非常重要的部分。遗传咨询服务主要以下几个方面:精神障碍患者恋爱婚姻、生育、服药问题等。

一、恋爱、结婚常见问题

　　恋爱、婚姻问题是精神障碍患者复发的诱因,婚姻遗传咨询相对比较复杂。其中有生物-社会-心理等方面因素,生物学因素有遗传、优生等;社会因素有政策、法律问题、传统观念、经济、病耻感等问题;心理因素有自我认同感、环境适应等问题。

　　患者家庭经济稳定,夫妻双方相互支持,配偶包容患者病情,婚姻生活将比较满意,反之,则容易产生婚姻问题。

　　精神障碍患者在组建家庭时有以下几类:一是结婚后出现精神症状,这类患者面临着是否被家庭接纳,是否离婚等复杂问题;二是结婚前已经有精神障碍,隐瞒病情,婚后配偶常感觉被欺骗,这类婚姻容易发生矛盾甚至离婚;三是婚前有精神障碍,在恋爱双方均知情下结婚生子,则婚姻满意度相对较高。

　　精神障碍患者婚恋时机应选择病情稳定期间。患者病情稳定后,社会功能恢复或部分恢复,能参加一定的社会交往活动,对社会环境及人群(包括异性)的接触趋于正常,可将恋爱、婚姻提上日程。否则,就会出现不合时宜的言行,生活自理差,恋爱、婚姻变得困难甚至病情波动。

　　整个婚恋期间要保证药物治疗的连续规范,又不能忽视精神障碍患者服用某些治疗药物可能对性功能产生影响。如:服用氯丙嗪、氟奋乃静、舒必利、利培酮、碳酸锂、苯二氮䓬类、苯巴比妥、卡马西平及所有抗抑郁药尤其是选择性血清素再摄取抑制剂(除米氮平及安非他酮外,其中帕罗西汀最为常见),可出现性欲降低、勃起障碍、射精延迟等;服用曲唑酮可出现性欲增强、阴茎异常勃起。所以,在选择药物种类时应注意。

二、孕期常见问题

　　妊娠生育是女性精神障碍患者疾病复发的一个影响因素。妊娠过程出现多种激素变化,引发一系列身体变化,如体重增加,食欲增加等,身体负担随着妊娠时间增加而不断加重;对于周围人的关心与否更加敏感,需要别人帮助增多;同时需要做好准备进行角色调整,由妻子变成了妻子和母亲。这个阶段有非常多的医学问题需要咨询,包括生育、患者药物管理问题等。

(一) 生育问题

　　生育问题关系到精神障碍患者是否继续妊娠,但精神障碍目前病因学研究局限,是否遗传及遗传概率数据有限。父母一方患精神分裂症,子女患同病风险约为15.0%;父母双方均患精神分裂症,子女患同病的概率高达40.0%。父母双方一方患双相情感障碍、分裂情感障碍或精神发育迟滞,其子女患同病风险分别为16.0%~23.8%、16.5%~20.0%、19.9%;而父母双方均患上述同类病者,其子女患同类病风险分别可高达44.0%~74.0%、35.5%、33.3%。不同的疾病、不同的家庭其遗传风险不同,这与家族中其他成员是否有患同病者及患同病者人数多少有关,应根据每个家庭具体情况来判断。总之,家族中患病者越多,下一代发病风险就越高。同时有研究发现精神分裂症及双相情感障碍,发病风险随着胎次增加及父母年龄增长而加大。

对于精神障碍严重不愈或已成慢性衰退状态者,综合考虑患者自身情况、经济问题、抚养教养问题,都不利于优生,建议其不生育。

（二）孕期药物治疗问题

女性精神分裂症高发年龄段为 25~35 岁,正好与女性最佳生育年龄段相重合,又因胎儿有其自身生理特点,如各器官处于发育阶段功能不完善,肝脏解毒机能不足及在胎儿体内排泄缓慢的药物易造成蓄积等,所以对即将妊娠或者处于妊娠期精神障碍患者进行治疗时,详细了解所用药对胎儿或乳婴儿的影响及其药物作用机制就很有必要。精神药物分类见后文（表 9-1~表 9-6）。由于现代医学局限性和伦理问题等,对于孕期服用抗精神病药物并未得到全面系统研究,样本量小、信息不全。基于目前的研究可以了解到:孕期服用抗精神病药对胎儿存在安全隐患,对新生儿生长发育也未得到全面分析。孕妇妊娠期间不宜服用药物,病情严重者在权衡利弊的情况下尽量坚持小剂量用药的原则。

表 9-1　典型抗精神病药

药品	注意事项
氯丙嗪	妊娠期妇女慎用。哺乳期妇女使用本品期间停止哺乳
奋乃静	妊娠期妇女、哺乳期妇女慎用
氟奋乃静	妊娠期妇女慎用。哺乳期妇女服用本药期间应停止哺乳
氟哌啶醇	曾有致畸报道,妊娠期妇女禁用。哺乳期妇女不宜服用
氯普噻吨	妊娠期妇女慎用。哺乳期妇女使用本品期间应停止哺乳
舒必利	妊娠期妇女、哺乳期妇女禁用
硫必利	本品对妊娠期妇女及哺乳期妇女作用尚不明确,应慎用
哌泊噻嗪棕榈酸酯（尼蒙舒）	妊娠期妇女、哺乳期妇女慎用
癸酸氟哌啶醇注射液	对孕妇或可能怀孕妇女而言,需确认用药益处大于对胎儿潜在风险才能使用本品。由于氟哌啶醇可进入乳汁中,用药期间请勿哺乳
氟奋乃静注射液	妊娠期间使用本药安全性目前尚未确定,因此,给妊娠期妇女用药时应权衡可能的危险与益处
五氟利多	妊娠期妇女慎用。哺乳期妇女使用本品期间应停止哺乳
三氟拉嗪	妊娠期妇女慎用。哺乳期妇女使用本品期间应停止哺乳

表 9-2　非典型抗精神病药

药品	注意事项
氯氮平	妊娠期妇女禁用。哺乳期妇女使用本品期间应停止哺乳
利培酮	妊娠期妇女及哺乳期妇女不宜使用
帕利哌酮	妊娠期妇女只在潜在益处大于可能对胎儿危险的情况下,方可在妊娠期间使用本品。帕利哌酮为 9-羟利培酮,是利培酮活性代谢产物。利培酮和 9-羟利培酮经人乳汁分泌。因此,在将本品给予哺乳期女性时,应小心用药。用药时,应权衡母乳喂养的已知益处和婴儿暴露于帕利哌酮未知危险

药品	注意事项
奥氮平	妊娠期间或在奥氮平治疗期间准备怀孕的患者,要通知医生。由于经验有限,只有当可能获益大于对胎儿潜在危险时才能使用本药。在妊娠期后3个月使用奥氮平母亲,罕有婴儿出现震颤、肌张力高、昏睡及嗜睡自发报告。奥氮平可通过乳汁排泄。稳态时平均婴儿暴露(mg/kg)估计为母体奥氮平浓度(mg/kg)的1.8%。哺乳期妇女使用本品期间应停止哺乳
喹硫平	动物实验表明对胎儿有影响,妊娠期妇女应慎用。本药是否会经乳汁排出尚不清楚,服用本药的妇女不应哺乳
齐拉西酮	只有当服药益处大于药物对胎儿潜在风险时,才可用于妊娠妇女。该药是否会经乳汁排出尚不清楚,服用本药的妇女不应哺乳
阿立哌唑	只有当服药益处大于药物对胎儿潜在风险时,才可用于妊娠妇女。该药是否会经乳汁排出尚不清楚,服用本药的妇女不应哺乳
氨磺必利	怀孕妇女服用本品是否安全尚不明确。对于孕妇,应权衡利弊决定是否服用本品。只有当潜在利益高于危险性,才可使用,否则怀孕期不应服用。如果妊娠期间使用,新生儿可能显示氨磺必利的不良反应,应考虑进行适当的监测。由于没有该药是否通过乳汁分泌的资料,哺乳期间禁止服用本药

表 9-3　常用抗抑郁药物

药品	注意事项
丙咪嗪	妊娠期妇女禁用。少量丙咪嗪可进入乳汁,哺乳期妇女应暂停本药
阿米替林	妊娠期妇女慎用。哺乳期妇女使用本品期间应停止哺乳
多塞平	妊娠期妇女使用需权衡利弊,一般说应慎用。少量多塞平可分泌入乳汁,可对婴儿产生不良影响,哺乳期妇女用药需权衡利弊,慎重使用
盐酸氯米帕明	妊娠期妇女慎用。哺乳期妇女使用本品期间应停止哺乳
盐酸氟西汀	大量资料显示氟西汀对人类并无致畸作用。氟西汀在妊娠期间可以使用,但仍需注意,尤其在妊娠晚期或分娩开始时。氟西汀及其代谢产物去甲氟西汀可分泌乳汁。如必须服用氟西汀,应停止母乳喂养;但是,如继续母乳喂养,氟西汀应采用最低有效剂量
西酞普兰	妊娠期间妇女不应使用本品,除非有明确需要仅在考虑了风险、效益之后才可使用。如果母亲持续使用本品直到妊娠后期(尤其是在晚期妊娠中使用),则应对新生儿进行观察,妊娠期间避免突然停药哺乳。西酞普兰可分泌到乳汁中,哺乳期妇女建议谨慎使用
艾司西酞普兰	本品不应用于妊娠期妇女,如有临床需要,只有在慎重考虑其风险、利益后方可使用。艾司西酞普兰可在乳汁中分泌,哺乳期妇女不应接受本品治疗或在用药期间停止哺乳
氟伏沙明	动物繁殖实验未发现高剂量的本药对繁殖能力的损害及致畸作用。但通常妊娠期应慎服任何药物。本药可少量排入乳汁,故服药期间应停止哺乳

续表

药品	注意事项
舍曲林	只有当妊娠期妇女服药的益处明显大于药物对胎儿的潜在风险时,方可服用本品。哺乳期妇女应慎用本品
帕罗西汀	妊娠期妇女及哺乳期妇女不宜使用,如必须使用时应权衡利弊
文拉法新	只有当妊娠期妇女服药益处明显大于药物对胎儿潜在风险时,方可服用本品。如果文拉法辛一直用至分娩或分娩前,应考虑到新生儿出现的停药反应。本品由母乳分泌,必须考虑母亲用药的必要性,并在停止哺乳和停药之间做出选择
安非他酮	目前尚无妊娠期妇女及哺乳期妇女应用的充分的对照研究资料来证明本品安全性,因此妊娠期及哺乳期妇女不宜使用,如必须使用时应权衡利弊
米氮平	给妊娠期妇女开具米氮平处方时应谨慎,除非明确需要,本品不得在妊娠期间使用。如果直到分娩或分娩前不久才停用本品,建议对新生儿进行出生后可能的停药效应的监测。如果患者在哺乳婴儿,应告知医生。由于本品可能部分分泌至乳汁中,哺乳期妇女应慎用本品
曲唑酮	妊娠期妇女、哺乳期妇女慎用
吗氯贝胺	妊娠期妇女、哺乳期妇女禁用
氟哌噻吨美利曲辛	妊娠期妇女、哺乳期妇女慎用

注:母亲在妊娠后期使用了 SSRI/SNRI 之后,以下症状可能出现在新生儿中:呼吸窘迫、发绀、窒息、惊厥、体温不稳定、进食困难、呕吐、低血糖、肌张力亢进、肌张力减退、反射亢进、震颤、神经过敏、应激性、昏睡、不断哭闹、嗜睡和睡眠困难。这些症状可能提示 5-羟色胺能效应或撤销综合征。在大多数病例中,并发症会在胎儿娩出后立即或很快(小于 24 小时)开始

表 9-4　心境稳定剂

药品	注意事项
碳酸锂	妊娠头三个月禁用。哺乳期妇女使用本品期间应停止哺乳
卡马西平	本品能通过胎盘,是否致畸尚不清楚,妊娠早期需慎用。本品能分泌入乳汁,约为血药浓度 60.0%,哺乳期妇女不宜应用
丙戊酸钠	不推荐在妊娠期间服用丙戊酸钠。妇女计划妊娠时,应采取完整的步骤来考虑是否可使用其他治疗措施。如果认为使用丙戊酸钠不可避免(或没有其他选择),那么建议每日服用剂量为最低有效剂量,同时尽可能使用缓释剂型。在缓释剂型不可及时,可考虑分次服用普通剂型,以避免丙戊酸的血药浓度达到峰值水平。到目前为止没有证据支持妇女在妊娠期间服用丙戊酸钠时补充叶酸有效性。但是,考虑到在其他情况下的有益作用,可考虑在受孕前一个月及受孕后两个月补充叶酸,剂量为 5mg/日。且不管患者服用叶酸与否均需接受相同的畸形情况检查。妊娠期间如果除了使用丙戊酸钠连续治疗外没有别的选择(没有其他的替代方法),建议服用最小有效剂量。如有可能,应避免剂量高于 1000mg/d。应用丙戊酸钠治疗的患者可能会出现凝血异常。如果妊娠期妇女应用丙戊酸钠,

续表

药品	注意事项
	在分娩前应对其进行凝血检测,包括血小板计数、纤维蛋白原水平和凝血时间等。本品可能会引起与维生素 K 缺乏无关的新生儿出血综合征,对母亲的常规血液学检测并不能完全反映新生儿出现血液学异常的可能,所以,必须对新生儿进行血小板计数、纤维蛋白原水平和凝血时间的测试。乳汁中的丙戊酸浓度很低,只有母体血清浓度的 1.0%~10.0%,因而哺乳并非是服用丙戊酸钠的禁忌证,应根据各种因素进行权衡
拉莫三嗪	妊娠期及哺乳期妇女不应使用拉莫三嗪,或权衡利弊

表 9-5 苯二氮䓬类抗焦虑药

药品	注意事项
地西泮	孕妇期妇女、妊娠期妇女禁用
氯硝西泮	孕妇期妇女、妊娠期妇女禁用
劳拉西泮	劳拉西泮及其葡萄糖醛酸结合物可通过胎盘屏障,妊娠期间尽量不用本药。人乳汁中可检测到劳拉西泮,因此除非对于妇女的可预期利益超过对于婴儿的潜在危险,否则哺乳期妇女不应服用劳拉西泮
艾司唑仑	在妊娠三个月内,本药有增加胎儿致畸的危险。孕妇长期服用可成瘾,使新生儿呈现撤药症状,妊娠后期用药影响新生儿中枢神经活动。分娩前及分娩时用药可导致新生儿肌张力较弱,应慎用。哺乳期妇女应慎用
奥沙西泮	在妊娠三个月内,本药有增加胎儿致畸的危险,孕妇长期服用可成瘾,使新生儿呈现撤药症状激惹、震颤、呕吐、腹泻;妊娠后期用药影响新生儿中枢神经活动。分娩前及分娩时用药可导致新生儿肌张力较弱,应禁用。本品可分泌入乳汁,哺乳期妇女应避免使用
阿普唑仑	在妊娠三个月内,本药有增加胎儿致畸的危险。孕妇长期服用可引起依赖,使新生儿呈现撤药症状,妊娠后期用药影响新生儿中枢神经活动,分娩前及分娩时用药可导致新生儿肌张力较弱,孕妇应尽量避免使用。本药可以分泌入乳汁,哺乳期妇女应慎用
三唑仑	在妊娠三个月内,本药有增加胎儿致畸的危险,孕妇长期服用可成瘾,使新生儿呈现撤药症状激惹、震颤、呕吐、腹泻;妊娠后期用药影响新生儿中枢神经活动。分娩前及分娩时用药可导致新生儿肌张力较弱,应禁用。本品可分泌入乳汁,哺乳期妇女应避免使用
咪达唑仑	本药脂溶性高,易透过胎盘屏障,妊娠初期的三个月不宜服用。在分娩过程中应用须特别注意,单次大剂量注射可致新生儿呼吸抑制、肌张力减退、体温下降以及吸吮无力等。药物对哺乳的影响本药能分泌入乳汁,哺乳期妇女应暂停用药

表 9-6   非苯二氮䓬类抗焦虑药

药品	注意事项
酒石酸唑吡坦	作为一种预防措施,最好避免在妊娠时使用唑吡坦。如果在妊娠的晚期或者分娩时使用唑吡坦,根据产品的药理学作用,预期可能对新生儿产生影响,例如低体温、张力过低和中度的呼吸抑制。此外,母亲在妊娠后期长期使用镇静剂/安眠药后生的婴儿可能产生身体依赖,在产后阶段可能有发生停药综合征的风险。乳汁中有少量唑吡坦,不建议哺乳期妇女使用唑吡坦
扎来普隆	妊娠期间服用本品的安全性未得到数据证实,而且本品代谢入乳汁中,因此妊娠期妇女、哺乳期妇女及计划怀孕的妇女禁用本品。
佐匹克隆	妊娠期妇女、哺乳期妇女不宜使用
丁螺环酮	妊娠期妇女、哺乳期妇女禁用
坦度螺酮	只能在判断治疗的有益性超过危险性后,才可用于孕妇或有怀孕可能的妇女。最好不用于哺乳期妇女,不得已服药时应避免授乳

注:以上表格内容来自该药品说明书

三、产后常见问题

精神障碍患者在产后易出现病情波动。精神障碍患者产后病情受诸多影响,有生物-心理-社会因素。生物因素有产后内分泌改变;孕期停药;产后休息、饮食不规律等均可影响病情。心理因素有患者家庭关系,角色调整,也有由孩子出生引发复杂创伤出现不能适应,出现情绪、心理变化,引发病情波动。社会因素有亲人对孩子关心比较多,关心患者少,出现心理落差;对环境适应性差等因素都会影响病情。有研究表明:精神分裂症产后总波动率占49.4%、双相情感障碍波动率占 50.0%。受上述诸多因素的影响,精神分裂症及双相情感障碍患者产后病情易波动。

(一)产后用药问题

为了防止其病情波动,分两类情况进行咨询,一类是妊娠期用药者,建议产后应适当增加所服药物剂量,参照原服用药物最高有效剂量,视产后病情进行调整;二是妊娠期未用药者,产后应尽快尽早予以足够治疗量的有效药物。

(二)母乳喂养问题

在当前大力提倡母乳喂养的环境下,根据病情选择是否母乳喂养。精神药物会随着血液进入乳汁,不建议母乳喂养;分娩及产后精神紧张、身体疲劳,若予以母乳喂养,会增加患者心理压力,影响其睡眠及情绪,引发病情波动。如需要母乳喂养,需要对患者服用药物种类及剂量斟酌,同时密切观察婴儿状态,如睡醒周期、喂养情况,有条件的应监测婴儿血清药物浓度,特别是 3 个月以内婴儿。

(三)孩子养育问题

孩子养育是咨询的另一常见问题,对于父母均为精神障碍患者,如父母均住院,孩子养育问题面临隔代抚养或者社会抚养,对于父母一方为精神障碍患者,可以继续由原生家庭抚养,但抚养中面临孩子教育中元认知体系建立时可能有部分价值混乱现象,需要给予一定的心理支持。

总之,影响优生优育的因素复杂多样,如遗传因素、婚配因素、环境因素、情绪因素等,遗传风险需要客观科学描述,在整个遗传咨询中要本着"有利、尊重、公正、谨慎"原则,进行正面、积极的宣教,利弊分析,提出意见,允许咨询者做出自己的决定,决不能强迫命令。

(肖存利)

思 考 题

1. 常见的突发事件有哪些?
2. 对于社区中的精神障碍康复期的照料者,你如何开展健康教育?
3. 家庭治疗的目标有哪些?
4. 遗传咨询中有哪些需要注意的地方?

第十章

心理健康教育与心理健康促进

在疾病的预防、诊断、治疗、康复的链条中,预防是上策。在筛查、免疫、健康教育、化学预防和治疗性预防5大类临床预防中,健康教育和健康促进通过改变人的行为而成为疾病预防的最有效的方式。

心理健康,又叫精神健康、精神卫生,有多个不同的定义。如1946年第三届国际心理卫生大会给出的心理健康标志是"身体、智力、情绪十分协调;适应环境,人际交往中能彼此谦让;有幸福感;在职业工作中能充分发挥自己的能力,过有效率的生活。"《不列颠简明百科全书》中的定义是"个体心理在本身及环境条件许可范围内所能达到的最佳状态,但不是十全十美的绝对状态。"尽管有所不同,核心含义却是类似的,有两层意思:一是无心理疾病,这是心理健康最基本的条件,心理疾病包括各种心理与行为异常的情形;二是具有一种积极发展的心理状态,即能够维持自己的心理健康,主动减少有问题的行为和解决心理困扰。

我国作为全球人口最多的发展中国家之一,随着经济的发展和社会变革的日益深化,社会文化、家庭结构和生活方式发生了巨大变化,人们的情绪和心理行为问题也更为突出,公众精神健康需求日益增加。进入21世纪,包括精神疾病在内的慢性病已经成为首位的健康威胁,我国亦不例外。通过干预心理健康问题和精神疾病的主要危险因素,帮助个体选择健康的个人行为和生活方式,保持良好的心理状态和社会适应,是遏制精神疾病和常见心理卫生问题高发的主要策略。

第一节　心理健康教育与心理健康促进

一、心理健康教育的含义

（一）健康教育与心理健康教育

健康教育是通过有计划、有组织、有系统、社会性的教育活动,促使人们自觉地采纳有益于健康的行为和生活方式,消除或降低危险因素,预防疾病、促进健康、降低伤残率和死亡率、提高生活质量。

健康教育不同于一般的卫生宣传。健康教育以提高健康素养为目的,通过一系列教育活动,帮助人们了解行为与健康的关系,教育人们树立良好的健康意识,提供改变行为所必需的知识、技能与服务,并促使人们合理地利用这些服务,促成良好的行为与生活方式,以减少或消除影响健康的危险因素。其核心是促进人们改变不良的行为和生活方式,帮助人们掌握正确的健康知识,树立健康意识、提供改变行为所需的技能与服务。其实质是一种行为干预。一般的卫生宣传,以传播知识为主,间接提高保健意识,进而促进行为改变,其实质是达到某种特定健康教育目的的一种手段。

健康素养是指一个人具有获取、理解和处理基本的健康信息和服务,并运用这些信息和服务做出正确的判断和决定,以维持并促进自己健康的能力。

心理健康教育则通过健康教育的方法,传播心理健康知识和技能,以改善个体和群体的行为方式,优化心理素质,主动维护心理健康,预防精神疾病。心理健康教育是健康教育的重要组成部分。

(二) 精神健康素养

人们把获得、理解及使用有助于促进并保持健康的信息的能力定义为健康素养。Jorm 等进一步延伸了健康素养的概念,引入了精神健康素养的概念。精神健康素养是保持个体精神健康水平,认识、处理或者预防精神障碍所需要的知识,信念和态度,是一种综合能力,具体包括知道怎样获取精神卫生信息,对危险因素和病因的了解,识别具体精神疾病的能力,对自助和可获得的专业帮助的了解,有助于疾病识别和恰当求助行为的良好态度。如果人们经历了严重的心理问题,或者与有这些问题的人频繁接触的话,他们就会设法去处理这些症状,而他们处理这些症状的行为则会受到他们的精神健康素养的影响。如果处理得当,他们的行为可减轻症状并进一步改变他们的精神健康素养。增强公众精神卫生知识和技能,提高精神健康素养是预防精神障碍、早期发现和早期治疗精神障碍的基本要素。美国、德国等地的多次调查显示,提高精神卫生素养可以提高对精神疾病的识别率和治疗率,但无助于减轻歧视。心理健康教育和精神卫生知识科普是提高精神健康素养的重要手段。

2008 年 1 月,原卫生部发布了《中国公民健康素养-基本知识与技能(试行)》,简称“健康 66 条”。它是全世界第一份由政府颁布的有关公民健康素养的官方公告,也使健康素养有了具体可衡量的内容。之后原国家卫生计生委正式发布了 2015 版,仍是 66 条。其中有关精神健康的内容有:基本知识和理念部分的第 1 条:健康不仅仅是没有疾病或虚弱,而是身体、心理和社会适应的完好状态;第 20 条:每个人都可能出现抑郁和焦虑情绪,正确认识抑郁症和焦虑症;第 21 条:关爱老年人,预防老年人跌倒,识别老年期痴呆。健康生活方式与行为部分的第 37 条:少饮酒,不酗酒;第 38 条,遵医嘱使用镇静催眠药和镇痛药等成瘾性药物,预防药物依赖;第 39 条:拒绝毒品;第 40 条:劳逸结合,每天保证 7~8 小时睡眠;第 41 条:重视和维护心理健康,遇到心理问题时应当主动寻求帮助;第 53 条:通过亲子交流、玩耍促进儿童早期发展,发现心理行为发育问题要尽早干预;第 54 条:青少年处于身心发展的关键时期,要培养健康的行为生活方式,预防近视、超重与肥胖,避免网络成瘾和过早性行为。健康生活方式主要包括合理膳食、适量运动、戒烟限酒、心理平衡;健康生活方式与行为部分的第 30 条:少饮酒,不酗酒;第 31 条:不滥用镇静催眠药和镇痛剂等成瘾性药物;第 32 条,拒绝毒品。基本技能部分没有精神卫生相关条目。

(三) 开展心理健康教育的意义

1. 心理健康教育的目的和具体目标　　心理健康教育的目的是达到真正意义上的健康,即不仅是没有疾病,而是身体、心理和社会适应的良好状态,促进个体生理-心理和社会功能的协调发展,实现人人享有心理健康。

具体目标包括：

(1)普及心理健康和精神卫生相关知识。

(2)增加心理健康意识和自我心理保健能力。

(3)预防各类精神疾病和异常心理行为的发生。

(4)形成科学、文明、健康的生活方式。

(5)提高精神健康素养。

2. 社区开展心理健康教育的意义　　每个人是自己健康的第一责任人，"我的健康我负责"需要一定的知识和技能。专业的健康教育是获得所需健康知识的主要途径，也是社区卫生服务的基本内容之一。

对社区内的居民提供以保障和促进人群心理健康为主要内容的心理健康教育与服务。作为社区服务的重要实务领域，它是将心理学、社会学、教育学等学科的价值理念、理论、方法运用于社区工作，从而为社区居民提供各种专业心理服务的工作机制。

二、健康教育的要素

健康教育的主要目的就是改变人们不利于健康的行为，培养和巩固有益于健康的行为和生活方式。而人类健康行为和生活方式的形成，行为改变的触发和保持，均受到原有个体和环境因素的影响。这些都是健康教育需要把握的要素。

(一)健康教育三要素

健康教育的基本理论可以归纳为知、信、行，其本质是认知理论在健康教育中的应用。

1. 知识　　指专业知识和常识，知识的广度和深度，知识的结构。行为改变需要有知识为基础，健康知识对于养成健康行为和健康的生活习惯十分重要，是必要条件，但不是充分条件，知识的增长并不总是能够带来行为的改变。

如一个容易着急上火发脾气的人，已经形成这样的处事习惯，要改变不是一件容易的事情。通过健康教育要帮助他了解自己为什么那么容易着急上火，这样对自己的心身健康可能会有什么不利的影响，以及如何调整自己行为的方法（这是知识）；从而认识到这样的行为方式不仅自己很烦恼，也会给周围的人带来烦恼，也会影响自己是身体，容易患高血压等疾病，应该改变（这是信念），而这样的行为方式是可以通过努力改变的，也有一定的方法，从而决心要改变（这是态度）；有了积极的信念和态度，就有动力去行动，从而产生行为的改变（这是行为）。这个例子中，如果没有动辄着急上火发脾气对心身健康不利的知识，就不会有要改变的动机和态度，会觉得这样挺好挺爽的，也就不可能去改变行为。所以，知识是必要条件。但是，很多人都有这方面的知识，就是明知不好却改不了，也就是说，只有知识是不够的。

2. 信念和态度　　健康教育中的信念，指个体认可所接收的某种健康知识和信息，并转化为自己的想法。知识只有被接受，被认可了，才能转化为力量。态度是指个体对人对事所采取的一种持久和一致的行为倾向。对自己健康持不以为然态度者，即便具有健康知识，恐怕也不会落实到健康行为上去。

3. 行为　　健康相关行为指个体或团体的与健康和疾病有关的行为，其内容众多，涉及生活、工作的各个方面。按照行为对行为者自身和他人健康状况的影响，健康相关行为可分为促进健康行为和危害健康行为两大类。

（1）促进健康行为：指有利自身和他人健康的行为，有规律的或持续的而不是偶发的行为，与环境和谐相处的行为，心理与行为相协调以及理智、适度的行为。促进健康行为包括 5 大类。①基本健康行为：如合理营养、平衡膳食、适当活动、心身愉悦和适量睡眠等；②戒除不良嗜好：如戒酒、戒烟、戒除成瘾性行为等；③预警行为：能够对可能有危害生命安全和健康的事件采用预防措施，一旦发生后能正确处置，自救和救人；④避免环境危害行为：如减轻环境污染，减少环境压力等；⑤合理利用卫生服务：包括有效合理的求医行为，遵医嘱行为等。

（2）危害健康行为：主要包括不良生活方式和生活习惯，如缺乏锻炼，缺乏社交活动等；容易致病的行为模式，如 A 型行为模式容易导致高血压；不恰当的就医行为，如不及时就医或者盲目医疗等。

（二）促进行为改变的因素

人类行为具有生物性和社会性的特征。要促使个人或群体自愿采取有益于自身健康的行为，需要有倾向因素，促成因素和强化因素，也会受到阻碍因素的影响。

1. 倾向因素　指产生某种行为的原因和动机，使行为产生某种趋向，常先于行为而存在。倾向因素可以是个人的偏爱或特质，也可以是知识、信念、态度、价值观、自信心和既往经历等。前面讲的健康教育三要素中的"知"和"信"便是倾向因素。

2. 促成因素和阻碍因素　指促使或妨碍动机得以实现的因素，它可以帮助或阻碍所要求的行为改变和环境改变，可以把它们比作推进器或障碍，也是存在于行为前。促成或阻碍因素可以是环境、技能、资源等，如行政部门的支持和推动，法律保障，政策引导都是环境因素；保健设施、医务人员、健康信息和技术都是技能因素。健康教育和健康促进便是促成因素。

3. 强化因素　存在于行为产生后，促使形成的行为得以巩固或保持的因素。奖励或惩罚，以及从他人得到行为反馈，对行为巩固可起积极或消极作用。强化因素有来自外部的奖励与支持，如获得实质性奖励，或获得荣誉，得到周围人和领导、同事的认可，以及保健人员的态度、行为以及劝告等；也有来自自身对行为后果的感受，如体育锻炼后感到心情放松、克服嗜酒后情绪变得稳定等。

三、健 康 促 进

如前面健康教育的要素中提到的，健康教育以建立健康行为和改变不健康行为，也就是行为干预为核心，但行为的建立和改变是一个复杂的过程，既取决于自身个体因素、所掌握的知识、建立的信念和态度、所需要的技能；也收到外部环境因素的影响，如社会文化背景、经济状况和家庭成员状况的促成或阻碍，强化或削弱，仅通过健康教育要达到自觉改变不健康行为和生活方式是比较困难的，还需要依靠其他的力量来促成和保持行为的改变。健康促进的概念由此提出。

（一）健康促进的定义

健康促进最早出现于 20 世纪 20 年代，直到 20 世纪 80 年代才受到重视。健康促进是指一切能促使行为和生活条件向有益于健康改变的教育与生态学支持的综合体，是健康教育的发展与延伸。其核心就是除了健康教育外，要创造有益于健康行为和生活方式的环境支持组合。这里的环境支持，包括社会、政治、经济、政策和规章等社会综合环境和自然环境；组合则强调了必须是多种干预、多种资源的协同，而非创造某一种支持条件就可以达到目的。

（二）健康促进的策略和内容

健康促进是通过倡导、促成、协调和多部门的行动，是促进人民提高（控制）和改善自身健康的过程。1989 年世界卫生组织推荐了在发展中国家推进健康促进的 3 个主要策略，结合我国国情，阐述如下。

1. 政策倡导　这是自上而下的策略。争取立法，获得法律保障，提供所需要的卫生资源和权益保障，作为经济和政治的一部分；积极主动获得各级部门领导的支持，出台有利于健康活动的实施政策；倡导建立社会支持环境。

2. 社会动员　这是横向扩展，营造环境的策略。争取政府各相关部门，社会各团体组织的支持与合作，建立强大的健康促进联盟和支持系统，合力营造有效的社会和政治氛围，全面而公正地开展健康促进项目，实现健康目标，促进健康的生活方式成为普遍接受的社会规范。卫生部门应主动协助各参与部门明确其作用，完成其目标。

3. 全体参与　这是落实到人的策略。要让每个人做自己健康的责任人。通过各种方法和途径，帮助公众树立正确的健康理念和态度，掌握必要的知识和技能，能合理有效地处理个人的健康问题；通过各种渠道，促使个人、群体和社会组织以主人翁态度积极参与社区卫生规划，参与决策和管理，参加健康促进的各项活动。

世界卫生组织于 1986 年在加拿大召开的首届国际健康促进大会上通过了《渥太华宣言》，推荐优先开展 5 方面的健康促进项目。

1. 制订健康促进的公共政策　即把健康问题提到各个部门、各级政府和组织的决策者的议事日程上。要求非卫生部门实行健康促进政策，促使人们做出更有利于健康的选择。

2. 营造支持性环境　即创建安全、满意和愉快的生活环境和工作环境，系统地评估快速变化的环境对健康的影响，保护或及时调整和应对，以保证我们的社会和自然环境有利于健康的发展。

3. 加强社区的行动　健康促进的重点在社区，要充分发挥社区的力量，挖掘社区资源，积极有效地参与卫生保健计划的制订和执行；帮助社区人群认识自己的健康问题，并提出解决问题的方法。

4. 发展个人的技能　提供健康信息和健康教育，帮助人们学习自我保健和健康行为技能。

5. 重新调整卫生服务的方向　健康促进中的保健服务责任由个人、社区团体、卫生专业人员等共同分担，建立一个有利于健康的卫生保健系统。

（三）心理健康促进

没有精神健康就没有健康。心理健康是健康的重要组成部分。因此，健康促进必然也必须包括心理健康促进。健康促进的策略和工作领域同样适用于心理健康促进。

1. 制订心理健康促进的公共政策　除主导的卫生计生部门内部相关处室外，社区心理健康促进涉及的政府部门众多，如财政、人社、公安、教育、宣传等，还有残联、老龄委、工会、共青团、妇联等各种组织。有利于促进心理健康的政策可以涉及心理保健和心理健康服务的方方面面，宏观如创立心理健康服务体系，具体如工作或学习场所的环境布置要求，媒体宣传心理健康知识的强度。根据相关政策，可以指定制订短期或中长期规划，设定具体工作目标，进而通过具体的项目来达成目标。从中央到最基层的街道和乡镇各级政府和组织可在各自的层面,结合本地情况,落实上级政策或出台新的政策。

2. 营造支持性环境　在社区、企事业单位、学校和各种社团组织,创建安全、满意和愉快的生活环境和工作环境,开展有益心身健康的活动,营造良好的互助氛围和支持性的人际关系,对环境和人员的变化及时做出反应,保护个体和群体的健康等。如 2017 年 10 月 10 日的世界精神卫生日,世界精神卫生联盟倡导的主题是"关注在职人群心理健康",引导人们关注工作场所的心理健康,正视精神健康问题并从预防的角度关注可能引起心理健康问题的工作相关压力,营造包容、信任、相互支持和参与决策的工作氛围和社会环境。上海卫生健康委员会相应提出了倡议:呼吁企事业单位增加在心理健康方面的投入,创造有利于心理健康的工作环境,制订没有歧视和偏见的管理政策,为职工提供有效的心理干预服务等;呼吁每一位在场人员做自己心理健康的第一责任人,像关注身体健康一样关心和维护自己的心理健康,为创造一个尊重、理解、支持和包容的职场环境贡献自己的力量。呼吁相关政府部门制订和落实各种政策,监督和鼓励企事业单位为职工开展心理健康服务。呼吁社会各界,关注精神卫生,消除偏见,勇于关爱,让每一个有需要的人能够自如地寻求支持和专业心理帮助。

3. 加强社区的行动　社区是健康促进的重点。社区常常是前面所制订的心理健康促进公共政策的具体执行者和落实点,各社区也有自己的资源和力量。社区应依托专业力量,充分动员社区资源,通过设计合适的项目,帮助社区居民积极参与到社区健康建设的规划和活动中,认识自己的心理健康问题,并提出解决问题的方法。如利用社区专业资源开设心理沙龙或心灵驿站,针对老年人的孤独组建睦邻点促进邻里交往互助,对有心理困扰者或弱监护者组建帮扶小组、同伴小组等。

4. 发展个人的技能　主要通过传播健康信息和健康教育来帮助人们学习自我保健和健康行为技能。相对而言,知识的传播比较容易,而技能的获得则需要比较多的资源。公共媒体和新媒体因其覆盖面广而成为首选,但是口口传播的力量因其采信度高而不容忽视。参与性的活动适合发展个人健康行为技能。

5. 重新调整卫生服务的方向　精神卫生服务应该纳入大卫生,心理健康服务应该融入全科服务是大方向。在卫生保健中,应明确个人是自己心理健康的主体,单位组织和社区团体提供资源和环境支持,卫生专业人员提供专业支持和心理问题的咨询、诊断和治疗等各自的职责,建立分工合作、相互支持的心理健康保健系统。

心理健康促进是一个长期、连续、多维度和广泛的过程,需要通过综合、高效的项目来推动。

(四) 健康教育与健康促进的关系

简单而言,健康促进的范畴包括健康教育,而大于健康教育,它相当于是健康教育加上环境支持。健康教育强调知识、信念(态度)和行为的变化,而健康促进是在更大的范围来推进健康。

复杂解释或许可以通过一个图来展示健康教育、健康促进与健康的关系。(图 10-1)健康教育和环境支持都是健康促进活动,通过这些健康活动的组合,提供了有利于形成健康行为的倾向因素、促成因素和强化因素,继而营造有利于健康的环境,形成健康行为和健康生活方式,最终达到增进健康的目的。

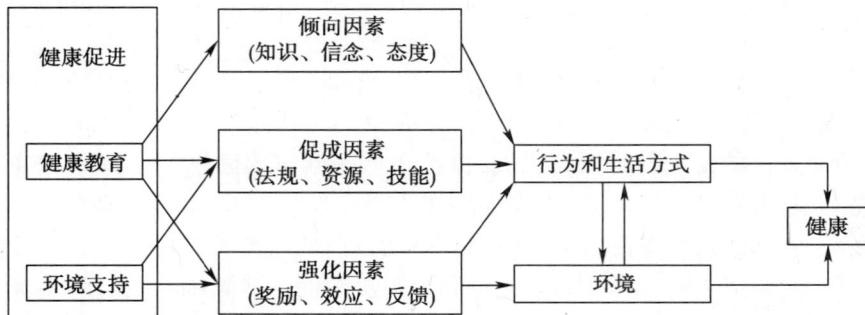

图 10-1 健康教育、健康促进与健康的关系(修改自格林模式)

第二节 心理健康教育的方法

一、应用格林模式设计健康教育计划

美国健康教育家劳伦斯·格林(Lawrence W. Green)提出了设计与评价健康教育与健康促进计划的格林模式。它的核心要素是在教育或环境诊断和评价中的倾向因素、促成因素和强化因素(predisposing, reinforcing, enabling construct in educational/environmental diagnosis and evaluation, PRECEDE)和在教育和环境干预中运用政策、法规及组织等手段(policy, regulatory, and organizational construct in educational and environmental development, PROCEED),又称为 PRECEDE-PROCEED 模式。这个模式的应用分为 9 个步骤,从分析存在的问题开始,提出为什么要这样做,有针对性地设定目标,再制订实施计划并执行,到最后的评价。

(一)需求评估诊断

这是分析问题的过程。借用临床诊断这个名词,通过一定的方式和手段,收集必要的资料,运用科学、客观的方法,分析、凝练影响健康的主要问题。在计划设计之初明确有哪些问题需要干预,以及从哪里着手可行又有效。PRECEDE-PROCEED 模式 9 个步骤中的 5 个都是用来分析问题的,可见其重要的。这一步分析错了,可谓是方向性错误。

步骤 1:社会诊断 这是计划设计的起点。从生活质量入手,与目标人群一起分析并确定影响目标人群生活质量的主要健康问题。

步骤 2:流行病学诊断 就是运用流行病学的原理与方法,分析、解释、确定社区主要健康问题及规律。描述主要健康问题及相应的各种危险因素的分布、频率和强度,揭示健康问题随年龄、性别、种族、文化、职业、经济、生活方式和其他环境因素变化而变化的规律,为制订社区健康促进方案提供依据。具体指标举例:生命质量、疾病负担、卫生服务需求与利用。

步骤 3:行为和环境诊断 行为诊断首先要区分引起健康问题的行为与非行为因素,再区分行为影响健康的程度,分析行为危险因素的可变性。高可变性行为是:①正处在发展时期或刚刚形成的行为;②仅仅表面上与文化传统或生活方式有关;③在其他计划中得到了成功改变;④社会不赞成或不接纳的行为。低可变性行为是:①形成时间已久;②深深植根于文化传统或生活方式中;③在以前的尝试中无法改变的行为。

环境诊断首先要列出与健康和行为有相互影响的环境,包括物理环境、经济环境和社会环境;然后按照该环境因素与健康影响程度的强度,确定其重要性;并分析其可干预性。环境因素对个体而言是外部因素,是个体无法控制的,但可以通过人们的行动改善环境。健康促进就包括通过影响群体的行为而直接作用于环境。

步骤4:教育和组织诊断　教育诊断即分析前面介绍的倾向因素、促成因素与阻碍因素、强化因素。

组织诊断指负责心理健康促进组织内部分析。如疾病控制中心等部门,有无专业从事心理健康促进的部门和人员,通过人力资源的调查,了解、分析目前从事健康促进或健康服务相关机构、人员的人力资源配置现状;有无实践工作经验和组织应变能力;对健康促进工作的重视程度;其他可以依靠的机构与组织还有哪些等;工作费用、场地、设施等。此外,还可进行组织间分析,指心理健康促进组织的外部环境,尤其是社区行政管理组织、机构及其功能分工,对社区健康促进的影响力;各种组织、机构之间的关系如何,如开展工作是否会遇到阻力,是否存在相抵触规章、制度,如何来协调各组织之间的关系等。

步骤5:管理和政策诊断　包括评估组织与管理能力及计划执行中资源、政策、工作人员的工作能力及时间安排。不仅要评估需求,而且要评估现有资源与实施中可能出现的困难。并通过社区组织或组织开发、组织协调,完善组织与政策,以利计划的顺利开展。

(二) 收集和分析诊断资料,确定优先项目

1. 诊断资料的收集　首先是对以往工作中已积累的一些资料的收集。如研究报告或经常性的工作记录、统计报表、收集相关年鉴、资料汇编等,凡是能满足诊断要求的,都可加以充分的使用;或者做整理、分析后使用。对部分缺乏的基本资料,以及完全没有的基本资料,则需要按所需资料的性质,通过定性或定量研究的方式加以收集。

2. 诊断资料的质量评估

(1)现有资料的质量评价:不同年代的资料所选择的诊断标准是否一致,与本次诊断要求是否一致;原收集资料的目的是什么,与本次社区诊断目的是否一致;资料的完整性,资料有无先天缺陷,如缺失指标或缺失数据;数据覆盖人口面和代表性,所采集的方法与目前的要求是否符合。

(2)现场定性资料质量评价:看访谈对象的态度与合作程度,访谈环境,研究者技能、受训背景、课题敏感性、现场研究工作者的敬业程度,以及记录的质量。对多种方法收集的资料,比较一致性;比较同一方法不同信息来源的一致性;比较不同分析人员审定分析结果的一致性。

(3)现场定量资料的质量评价:从调查表设计,调查员的质控,被调查者应答态度和调查环境控制四个方面进行评价,以确定收集到的数据质量是否合格、可靠。并通过对所获得数据的整理、逻辑校验、垃圾数据处理等手段,把数据变为可供分析的数据库。

3. 诊断资料的分析

(1)现有的资料:在收集时,已做过加工处理,已有分析结果,并经过质量评价符合本次诊断要求的,可以直接使用;如是原始的基础资料,则应根据其资料的性质,按照定性或定量的不同方法做进一步分析。

（2）现场收集的资料：定性资料，没有固定的分析模式，分析的创造性和主观性并存；定量资料，用统计方法进行分析。

4. 确定优先干预内容　通过社会诊断可发现多种健康问题及影响健康的因素，社区的健康需求是多方面、多层次的，而我们的卫生服务资源则是有限的，所以要把有限的资源用到社区最需要、最关切而干预最有效的方面，因此，，要明确社区健康问题的重点及其主要的健康影响因素，确定优先干预的内容。

（1）依据对健康威胁的严重性：致残率、致死率高的疾病；受累人群比例大的疾病；危险因素分布广的疾病；与疾病结局关系密切的行为。

（2）依据对健康促进的可干预性：明确的致病因素；可测量、可定量评价其消长的因素；可预防控制且有明显健康效益的因素；有可接受、操作简便的干预措施。

（3）依据健康促进成本的经济性：因素的干预如用成本-效益（效果、效用）评价能以较低的成本达到最大的效益或最大效果；并且费用应是适度和可募集的。

（4）依据社会的公平性：可能涉及社区经济与社会稳定；被社区人群普遍需求和关切；所提供的健康干预与服务对社区大多数人是可及和可得的；社区所投入的费用占整个社区的经费预算是适宜的，所提供的付费服务是居民可承受的。

（三）制订计划并实施

步骤 6：实施计划　在分析诊断的基础上，制订行动计划（项目）并付诸实施。

在制订具体实施计划前，通过分析诊断的过程应该明确 5 个问题：

（1）问题有多严重？（目标问题）

（2）涉及什么行为？（目标行为）

（3）该行为的决定因素有哪些？（决定因素）

（4）什么样的干预可以改变该行为？（干预措施）

（5）如何执行这些干预措施？（实施方法）

这些问题的答案明确后，计划框架便浮现出来了。

（1）制订总目标和具体目标：总目标是指在执行某项计划后预期应该达到的理想的影响和效果。通常是指远期的、较为笼统的、不要求达到可测量的效果。

具体目标要求明确、具体、可测量，符合 SMART 原则，即具体的（specific）、可衡量的（measurable）、可实现的（attainable）、有关联的（relevant）、有时限的（time-based）。应有明确的对象，实现什么变化，在多长时间和多大范围内实现这种变化，多大程度的变化，以及如何测量这些变化。

（2）制订教育策略：在分析行为的 3 类影响因素（倾向因素、促成因素、强化因素）基础上确定健康教育计划，包括对象、内容、时间、方法、资料、队伍等。要根据资源，目标，可行性，在目标地区或人群中是否具备实施该计划的条件等进行权衡，决定目标对象和实施人员，时间和场地，频率和强度，内容和方法，资料和设备等具体细节。

（3）实施：实施过程需要考虑：组织协调与管理，专业机构和网络，信息反馈和治疗控制，计划执行程序和进度。

近些年兴起的实施研究，便是专门研究如何将有实证依据的干预措施不仅仅停留在发表的论文上，而是落实在实践中，能真正提高健康水平，改善医疗结局；能把研究证明有效的干预措施从"试验田"移栽到大田里加以推广。

（四）评价

对一个健康促进项目的评价需要尝试回答 5 个问题。

（1）计划的实施是否达到期望的目标（针对实施方法的评价）。

（2）干预措施是否如设计的那样被接受（针对干预措施的评价）。

（3）影响行为的决定因素改变了吗（针对决定因素的评价）。

（4）目标行为改变了吗（针对目标行为的评价）。

（5）目标问题减轻了吗（针对目标问题的评价）。

评价不是格林模式的最后阶段，而是应连续地贯穿于整个模式的始终。是计划的一个组成部分。

步骤 7：过程评价　在计划实施过程中，对各项活动进行跟踪，监测计划中各项工作的进展，保证各项活动能按计划的程序进行。其作用是计划实施过程的质量控制。过程评价包括计划的设计、组成、实施过程、管理、工作人员工作情况等进行评价。

（1）针对个体的评价：哪些个体参加了健康教育与健康促进项目？在项目中运用了哪些干预策略和活动？这些活动是否在按计划进行？计划是否做过调整？为什么调整？如何调整？目标人群对干预活动的参与情况如何？反应如何？是否接受？是否满意？用什么方法了解目标人群的反应？项目消耗的资源是否与计划中所预计的相仿？不一致的原因是什么？

（2）针对组织的评价：项目涉及哪些机构、部门、组织？各组织间是如何协调、沟通的？他们参与项目的程度和决策力量如何？是否需要对参与的组织进行调整？如何调整？是否建立信息反馈机制？项目执行过程中的文档和资料的完整性和准确性如何？

（3）针对政策和环境的评价：项目涉及哪一级政府的哪个部门？项目执行过程中与决策者的沟通如何？项目执行过程中有无政策环境方面的变化？这些变化对项目有什么样的影响？

步骤 8：效应评价　评价干预的近期和中期效果。短期评价的重点在于所实施的计划或项目对参与者的知识、态度、行为的直接影响。如采用精神卫生知识问卷，评价教育活动前后知晓度的改变程度。中期效应如个人层面的增加个人的归属感、自尊感及自主感；组织和社区层面的改善应对和反应，提供安全和支持性的环境；社会层面的合理资源配置，强有力的立法平台，整合的公共政策支持和项目开展。

步骤 9：结局评价　评价干预的远期效果。评价的重点是项目实施后导致的目标人群健康状况及生活质量的变化，也就是 PRECEDE-PROCEED 模式起始的地方，从生活质量入手，分析健康问题，通过项目再回过来看是否确实提高了生活质量，提高了健康水平。结局评价分健康指标和经济指标两个方面。个人层面如减少焦虑、抑郁、物质滥用，改善躯体健康状况；组织和社区层面如在职业、家庭和学校的效率提高，减少暴力和犯罪；在社会层面如减少健康的不平等，改进生活质量和生活的期望值。

二、心理健康教育的常用方法

不管采用什么方法，科学性是健康教育的第一要素。要保证所传递信息和知识的准确性和科学性；所传授技能有科学依据或循证证据。心理学领域各种不确定的学术流派很多。

（一）传播

信息传播的主要方式有大众传播和人际传播。

1. 大众传播的特点　间接、量大、面广、速度快、有时效性、可再生产和重复利用，适用于：①唤起公众的关注，形成社会舆论氛围，如 2001 年 4 月 7 日世界卫生日的主题就是针对歧视精神疾病患者问题的"消除偏见，勇于关爱"；②传播基本的健康知识与相关信息：如权威部门发布的精神卫生核心信息，适度运动不仅有益于身体健康，也有利于心理健康；③促使大众观念的转变：如登载抑郁症患者日记，展示抑郁时的真实感受和内心活动，使大众认识到抑郁症并不是软弱、不够坚强，也不是性格内向，而是一种痛苦的疾病状态，从而不再指责患者不够努力；④指导特定目标人群技能与行为：如家长怎样培养良好的亲子关系。

心理健康教育中常用的大众传播形式有以下方面。

（1）个体传播：报刊、杂志类平面媒体；书籍、小册子、折页、传单、健康教育处方等文字印刷材料和这些材料刻录的光盘。

（2）群体传播：板报、橱窗、招贴画、标语、横幅、展览、电子显示屏、教学电视；广播、电视类公众媒体。

（3）网络和自媒体传播：文字、视频、音频的数码资料和应用软件。建设心理健康教育信息平台的优势已经开始显现，将会成为今后的主流方式。

2. 人际传播的特点　直接、互为传播者、反馈及时、信息传递完整并有效，面窄、量小、传递速度慢，保存和复制性能差，适用于：①传播健康知识与相关信息；②传授技能、演示行为；③说服、指导行为改变；④收集资料，确定需求。人际传播根据人数多少，分为两人之间传播，小群体传播和公众传播。

心理健康教育中常用的人际传播形式有：健康咨询，专题讲座，小组活动，个别劝导。也可采用互动性强的心理游戏、心理剧、知识竞赛等形式。

（二）培训

健康教育的培训，其特点是有计划性、针对性和互动性。

开展培训的完整工作程序应该包括：①需求评估；②确定培训对象；③制订培训计划；④选/编教材、选教师；⑤选择培训时间、地点；⑥举办培训班；⑦评价培训效果。

培训的评价包括对教学活动的评价、近期效果评价（班前班后问卷）、远期效果评价和组织保障工作评价。

常用培训方法有小讲课、角色扮演、小组讨论、案例分析、示教和练习等。

1. 技能培训　技能培训是一种与操作有关的教学方法，特别强调发展特定操作的能力。如如何帮助一个处于惊恐发作中的人，如何合理表达自己的要求。技能培训包括解释、示范和练习，使每个学员能够有机会向其他学员完整地示范和解释整个过程。

2. 模拟与游戏　模拟是一种实验性方法，它模拟一个真实的生活情境以刺激和辅助学习。模拟可以采用游戏、戏剧创作、文艺节目，角色扮演、案例研究和计算机模型等方式。模拟方法比较适用于能力全面的对象，并能有效地增强其学习动力。

3. 系统学习（计算机辅助教学）　指借助于教学仪器、计算机而进行的学习方法，此方法能将有关学习或培训材料安排到一个精心编制的连续程序中，装载在小型的教学仪器上，或编制成网络应用程序。程序一般都具有多条可供选择的途径，选择哪一条取决于学习者对筛选性问题的回答，或者考核性问题回答的正确性。学员根据情况自己掌握学习进度。

这是一个完整的过程,能灵活地促使学生循序渐进地学习未知的东西,除解答问题以外,一般是不需要教师的,在计算机迅速发展的今天,计算机辅助教学、多媒体教学日益普及。如现有的针对学龄期儿童情绪问题的计算机辅助认知行为训练课程就是一种有效的干预方式。

4. 小组讨论　小组讨论已成为心理健康教育常用的教学手段,包括集体的支持性心理训练、敏感性训练等,如社交焦虑者的小组训练。

(三) 干预

心理健康教育中,行为干预的方法是直接针对需要改变的行为而采取的干预措施。前面的信息传播和培训,也可以是直接针对行为的干预措施,此外还有行政干预、法规干预、技能干预等。干预的方式可以是个别或团体的,可以是面对面的,也可以是人机对话或网络虚拟的。适合社区开展的常用方法有以下几种。

1. 心理健康热线　由经过专门训练的心理咨询人员提供热线咨询服务,以其即时性和无地域限制见长,特别适合危机干预。如果能线上线下联动,有后续心理健康教育和精神卫生服务跟进,则作用更大。

2. 同伴小组　在专业人员的支持和指导下,由接受过一定培训的志愿者担任组长,有类似经历、问题或需求的人组成活动小组,按一定规则定期开展活动,获得互相交流、互相支持。如慢病患者小组、失独家庭小组、空巢老人小组、精神病患者家属小组等。

三、社区心理健康教育的对象和内容

(一) 社区心理健康教育的对象

1. 社区居民是社区心理健康教育的主体　社区居民不仅是受教育的对象,还应该是社区心理健康教育的决策者、参与者、依靠者。

2. 社区的社会工作者　包括街道和居委会干部,助残员,老龄委和工青妇工作者等,直接为社区居民服务的社会工作者。他们不仅自身有心理健康的需求,而且他们长期工作在基层,接触居民,是心理健康教育最好的传播者。此外,也正是因为这个工作特点,他们自身的心理健康状况也会对居民的心理状态有一定的影响。

3. 讲究自我修养,有心理成长自我完善需求的人　他们接受更多心理健康教育后,不仅可以拥有更好的心理状态,成为一个心理充实,受人欢迎的人,还可以成为社区心理健康教育的志愿者、传播者,给周围的人以积极的影响,成为社区心理健康促进员。

4. 居民小组的楼组长,村队长,对心理健康知识有兴趣者。经过普及培训后,他们可以成为社区心理健康促进员,及时发现周围有心理困扰者,给予心理支持和援助,给需要者提供寻求心理专业服务的信息。

5. 准父母和初为父母者　孕产期和产后是妇女发生心理健康问题的高危期,这个阶段的生理、心理和家庭变化比较大。在学习育儿知识的同时,迫切需要接受相关心理健康知识,有益于自身健康,养育孩子和家庭和谐。

6. 潜在心理困扰的重点人群　包括外来务工人员,待业青年,贫困家庭,失业人员,新离退休老人,空巢老人和独居老人,失独家庭,长年患病人员,残疾人员,刑满释放人员,人际关系不好矛盾突出者,留守儿童,精神疾病患者及其家属,毒品或酒精依赖者,离婚者。他们因生活环境、生活事件、长期健康问题或生活压力的影响,容易产生心理健康问题,特别需要心理健康的知识和技能,是心理健康教育需要重点关注的对象。

（二）社区心理健康教育的内容

1. 针对全人群的知识普及性教育

（1）精神卫生相关法律法规和政策服务：如国家精神卫生法和地区精神卫生条例，卫生行政法规，医疗保障政策和措施，还有与儿童青少年、妇女、老年人、残疾人等特定人群相关的权益保障法律法规和政策。

（2）精神卫生相关服务信息：如当地的心理健康服务资源以及如何获得。

（3）心理行为相关知识：如自我心理成长，有益心身健康的生活方式，自我情绪的觉察和调整，应对压力，异常心理的自我调试和精神疾病的预防等基本心理保健知识与精神卫生核心知识。

（4）精神疾病相关知识：如常见精神异常的表现，如何识别和求助，患病可能涉及的治疗和康复知识。

2. 针对生命周期各阶段心理特征的针对性教育　如针对婴幼儿的心理发展知识和常见心理发育问题；针对儿童青少年的学习困难，交友和亲子关系主题；针对青春期的性冲动问题；青年期的社会适应问题；女性心理健康，孕产期心理保健和预防产后抑郁；职场人群的应对压力和情绪处理；老年期心理调整和认知障碍主题等。

3. 针对潜在心理困扰的重点人群的主题教育　如无业和下岗人群可以突出生活压力、人际交往、环境适应相关心理调适主题；对经历应激事件者突出应激和创伤后心理调适的主题；对慢病患者和残疾者可突出伴病生存理念和生活方式、抑郁和焦虑的觉察和应对主题；对精神疾病患者及其家属可以重点传授疾病表现、治疗、康复和预防复发相关知识。

4. 心理健康促进人员骨干的培训　在普及性和针对性心理健康教育基础上，通过相对系统的培训方式，为社区工作人员，社区志愿者和有自我心理保健需求者，提供相对较为全面的或某一方面较为深入的心理保健知识、精神疾病预防知识和能力的培训、定期面对面的心理健康教育活动。如起源自澳大利亚的精神卫生急救培训项目。

四、心理健康教育的特点

（一）心理健康教育的特殊性

精神医学是医学大家族中一门年轻的学科，现代精神医学始于20世纪50年代。大脑也是人类最复杂的器官。人类对精神世界的研究远不及对人类生物体的研究。开展精神卫生和精神疾病的健康教育和健康促进，有其特殊性。

首先是长期存在的歧视和偏见使精神健康促进工作接受度低，难开展、难推广、难坚持。精神疾病的"污名化"或者叫"病耻感"，古今中外，概莫能外。精神疾病带上耻感，是因为他们被误认为是疯狂的、滑稽可笑的、无能的……这就是成见。成见导致了对精神疾病的歧视和排斥。这就是心理学家描述的态度导致行为理论。在这样的社会环境中，讨论精神卫生问题，传播精神疾病的防治知识，会有人避之唯恐不及，生怕被人误以为自己与之沾上了边。

其次是"重躯体、轻精神"的传统观念。自古追求长生不老，而未求快乐一辈子。也只是现代人才开始慢慢意识到生活质量的重要性。有了身体的不适或疾病，不但能获得他人的同情，还能获得帮助和照顾；而精神上的问题或障碍，则可能会被认为想不开、意志薄弱、低能、做作，不但得不到同情和支持，反而会被低看，乃至影响社会人际关系、失去工作学习机会等,因此讳莫如深。很多情况下不只是他人,连自己本人也不能接受心理原因是"始作俑者"。

此外,还有一种"谈心理,避精神"的倾向。认为"心理"有的只是"问题",解决了就好,所以相对比较能接受,而提到"精神",则自动与"疾病"联系起来,感觉很可怕。人们乐意去上一堂"心理调适"课程,而不愿意去听某个"精神障碍防治"讲座。精神障碍防治知识的传播比健康心理的传播更困难。

第三是较之躯体看得见摸得着,精神活动的体验和领会相对困难,接受度低。发达的现代医学,使我们祖先靠搭脉看舌苔,西方医学靠听诊器、叩诊锤所无法直视和触及的人体内部结构和功能,多能通过实验室检查和影像学检查来直接或间接地了解,在科普时,也便有了很多手段使受众"看得见、摸得着"。而精神活动,除了外显的行为,其思维过程和内容,情感体验和意志,如果不表达都是无法知晓的,而且"正常"与异常的标准,也不像体温、血压似的简单明了,泾渭分明,而是需要考虑个人和家庭背景、社会和文化因素等的影响,因而也更有神秘感和不确定感。在做科普时,很难直观地表达和呈现出来。中国公民健康素养66条中,精神健康除了概念,只有少饮酒、不嗑药的生活方式和行为,没有涉及技能,也体现了精神健康教育的"操作性"比较难。

第四是既往精神卫生工作基础薄弱,长期没有得到发展,资源严重不足。而近十余年,随着国际大环境改变和中国自身发展,对精神卫生服务的需求骤增,精神卫生服务网点的数量和布局不足,特别是精神卫生专业人员缺乏,增加了普及精神健康教育的难度。

（二）心理健康教育的策略

基于心理健康教育的特殊性和客观条件,以某省市的精神健康教育实践为例,探索心理健康教育的策略。

某省市的实践策略是从资源整合、拓展创新、科研引领、能力培养4个方面入手,形成精神健康促进整体效应,有效提升居民精神健康素养。

1. 资源整合 纵横联动、点面结合、持续不断:联合全市精神专科机构共同开展科普,弥补资源不足。纵向利用某省市精神疾病三级防治网络,联动全市各区精卫中心;横向开展跨学科联合、专科非专科联合、医疗公卫联合、院内院外结合、医教结合、与学会协会联合;点上抓专题项目、专题日和重点人群;面上铺开把成功的项目推广为常规工作,持续不断开展多层次精神卫生科普活动。

2. 拓展创新 建立全方位、多层次的立体平台。创新科普形式和内容,提高传播效能和接受度。除了传统方式,重点放在运用新媒体和组织参与性活动上,如微信、微电影、舞台剧、义诊义卖、医院开放日、健康定向赛等,注重互动,注重体验,产出系列品牌活动和科普作品。

3. 科研引领 持之以恒,通过科学方法,减轻歧视和偏见。采用精神病学、流行病学、心理学、社会学和法学等多学科方法与技术,开展科普工作研究。建立监测点,定期开展市民精神卫生知识知晓度调查,研制和使用评估工具,以科研为基础制订科普工作方向及内容,提高科普工作的针对性和有效性。

4. 能力培养 抓科普团队建设和能力建设。针对"重躯体、轻精神"的观念,强调心身合一,推整体医学概念,吸纳各类专业人员加入,定期开展科普宣教培训,提升团队的专业知识储备和科普能力,如全科医师心身医学能力师资培训班、精神卫生科普宣教能力培训公开课、社区随访能力培训等系列。

5. 实践体会

体会一:科学是原则。以科研调查为基础,针对公众科普实际需求甄选科普主题、制订专业性和实用性相结合的科普内容。精神卫生领域涉及面广,来自精神病学、流行病学、心理学、心理健康教育、公共卫生、法学、社会工作等多学科专家团队是精神健康教育科学性的保障。

体会二:创新是手段。活动形式多元、传播方式新颖、大众互动性强,才能受到较好的关注,特别是青少年和在职人群的关注和接受。

体会三:数量是基础。抓住社会热点,带出科学知识,注重线上线下互动,提升公众对于精神卫生知识的关注和兴趣。通过与其他卫生机构、学校、社区、协会等社会组织和机构,特别是与媒体的合作,把我们的科普知识传递到更广泛的人群,覆盖各生命周期的全人群以及包括精神疾病患者和家属、心身疾病患者以及其他需要精神卫生服务的潜在人群在内的重点人群。

体会四:评估是引导。通过评估,获得反馈信息,可以调控教育行为,具有导向作用、诊断作用和激励作用,不仅仅是评价效果。评估包括结果评估和过程评估,健康促进工作的评估,很多情况下过程评估比效果评估容易,但效果评估更有说服力。评估,除了评价项目或工作开展的成效,更是对下一步阶段工作的指导。

该省市分别于 2011 年、2013 年和 2016 年,采用原国家卫生计生委颁发的精神卫生规划实施效果评估方案中的精神卫生知识问卷,在全市范围内开展了 3 次社区普通人群精神卫生知识知晓度的抽样调查。结果显示,3 次的答题平均准确率分别为 71.9%、75.0% 和 75.7%。这些年,正是国内心理咨询和心理治疗兴起,大众开始普遍关注心理健康问题的时候。数据同时显示,2013 年较之 2011 年,公众对严重精神障碍如躁狂症、精神分裂症的正确识别比率下降,认为只是压力大或思想上问题的比例增加,首选推荐去心理咨询的比例增加。后期随着严重精神障碍社区管理治疗项目的推进,和精神卫生综合管理示范点建设的开展,公众教育和社区管理的力度加大,2016 年的数据便回升,首选推荐去看精神科的比例也有所回升,反映了健康教育和健康促进的成效。然而,3 次调查均显示,调查对象对于精神疾病病因的认识不足,轻描淡写地归咎于思想问题,很可能就是现实中这些疾病患者延误治疗,乃至不治疗的原因;对精神疾病患者的态度并未因精神卫生知识或精神疾病知晓度的提高而有所改善,认为患病者"可怜""危险"的偏见依然存在。可见,歧视是一种态度、一种信念,有外部环境的土壤和个体倾向性的存在,要改变是很困难的。反歧视任重而道远。

(三)心理健康促进工作面临的挑战

《中国精神卫生工作规划(2002—2010 年)》提出到 2010 年普通人群心理健康知识和精神疾病预防知识知晓率达到 50% 的目标。规划末期多个地区开展了相关调查,根据采用同种问卷的几个地区调查结果,精神卫生基本知识的知晓率在 60.2%~71.9%,但在对精神疾病的识别、归因和处理上均非常欠缺。如 2011 年上海对 1953 名全市区 15 岁以上居民的抽样调查结果显示,躁狂症、抑郁症、阳性症状精神分裂症、阴性症状精神分裂症和焦虑障碍案例的识别率分别为 42%、35%、30%%、18% 和 21%,并把工作压力太大(37.3%)、思想上的问题(30.0%)和受了打击(24.4%)视为精神疾病的 3 个主要原因,建议寻求心理咨询或看精神科医生的都只有 1/3。2014 年京、沪、长沙三地的调查,识别率最高的抑郁症也不过 47.2%,焦虑症 38.0%。

可见,既往仅针对较严重精神疾病患者的宣传教育服务,局限于健康的基本概念和拒绝酒药等物质成瘾的行为这些基本素养内容,已明显不适应现实需求。加之城市化带来的快生活节奏、高流动性、人群教育文化背景差异大等因素,对于精神健康促进工作的有效开展提出了严峻挑战。

第三节　特定人群的心理健康教育与心理健康促进

虽然理论上社区心理健康教育应覆盖在该区域内生活的所有人,但客观上现有的社区卫生服务的主要对象以非在职、非在校者为主,所以本节的特定人群仅选择部分重点人群,未纳入学龄期儿童和青少年以及在职人群。

一、低教育程度者

很多研究结果提示,受教育程度低的人群中,精神卫生素养水平低,患精神疾病的风险高。因此,低教育程度者应该成为心理健康教育的重点人群,而且应该采用更适合低教育程度者接受的方式来传播。这里的低教育程度,指小学或以下文化程度。

(一)针对低教育程度者的特点开展心理健康教育

1. 内容实用　虽然实用和可理解性是健康教育的一般原则,但由于低教育者获取知识和信息的效率比较低,文字理解能力受限,而心理健康知识又存在较难简洁表达和不能直观感觉的特点,所以,有必要强调心理健康教育内容精简,突出的实用性和通俗易懂。建议的内容:①心理健康疾病,包括什么是心理健康,生活中哪些问题可能与心理失衡有关;②常见心理问题的表现和识别;③有助于心理健康的方法;④何时及如何求助;⑤当地心理卫生服务资源一览,包括名称、提供服务的内容、电话号码、地址和交通,如心理热线电话号码和开通时间段,当地心理专科机构的名称、地址、电话、门诊时间,社区精神疾病防治人员的联系电话等。

2. 通俗易懂　除了避免使用晦涩难懂的专业术语,也避免过多书面化的语言,避免长句复杂句。表述简洁、句式简单、用词口语化。多举例,尤其是贴近居民生活的例子以帮助理解。

3. 喜闻乐见　能够接受心理健康教育的形式建议减少文字类,增加语音和视觉传播方式。增加人际传播,与当地文化、风俗习惯结合,采用曲艺、模拟表演、游戏活动和讲座的方式。

(二)适宜低教育程度者的心理健康教育方法

1. 广播、电视节目　包括主流媒体和地方台,有线电视和区域广播,这是居民接受信息的主要途径,适合传播心理健康基本知识、相关法律法规知识。节目的形式可以多样化,专家访谈或专家讲座是最常见的节目形式;情景剧、心理剧则更形象、生动。

2. 小组活动　如读书读报会,同伴小组等人际传播方式。

3. 心理健康讲座　精心准备的,浅显易懂、生动活泼的心理讲座适合做围绕听众特点的主题演讲,因此,事先了解听众的需求和所面临的问题特别重要。

4. 宣传手册　纸质资料适合保存,便于需要时翻阅。图文并茂,内容简洁的宣传资料适合承载核心信息,以及需要时立即可以找到的当地心理健康服务资源的详细信息。

因农村地区低教育程度者比较多,这些内容和方法也适用于农村地区开展心理健康教育。

二、老 年 人

（一）心理健康教育内容

根据老年期的生理和心理特征,老年人的心理健康教育内容可以包含以下方面。

1. 心理健康知识　除了基本心理健康知识外,注意安排介绍老年期生理变化,生活和工作变化,家庭结构变化,人际关系变化以及如何调节适应的内容。

2. 心身合一　心理与躯体互相影响的理念和知识。可以结合受老年人欢迎的生理保健和养生内容,讲解心理问题的躯体表现和躯体疾病引发心理障碍的知识。

3. 预防痴呆　包括老年期认知功能的变化、早期痴呆的表现、痴呆的病因和预防、如何应对记忆下降以及痴呆的护理。

4. 预防抑郁和自杀　老年人群是自杀高发人群,抑郁症尤其是身患慢性疾病、重病、生活贫困、孤独鳏寡老人的杀手。应教授老年人群焦虑和抑郁症状的识别、应对和药物治疗的相关知识。

5. 认识不健康行为的危害　促进改变的意愿,倡导戒烟戒酒、合理饮食、良好睡眠习惯。

6. 针对老年人照料者的健康教育　这是容易被忽略的内容。老人照料者的心理健康教育主要有两方面的内容,一是如何理解老人的心理问题和如何照料痴呆、抑郁、慢病或重病老人的知识和技能;二是照料者自身心理健康保健知识。研究显示,老人照料者同时面对照料老人的压力和自身工作和生活的压力,或者自己也在老去的事实,双重压力使这些照料者,尤其是直系家属照料者的心理和躯体状况低于非照料者。心理健康教育需要给老人的照料者提供相关知识和技能,也要给予心理支持。

（二）适合老年人的心理健康教育方法

1. 心理健康讲座　给老年人的讲座每次持续时间不宜过长,1~1.5 小时为宜,注意互动和听众的参与,讲解和互动游戏穿插进行效果更佳。

2. 小组活动　同伴小组,如角色扮演、心理游戏、模仿游戏是非常受老人欢迎的,参与度高,容易留下印象。小组活动是人际传播心理健康知识和技能的有用方式。

3. 组织参与性活动　包括结对或运动小组、文艺活动,不仅可以达到心理支持、情感宣泄的目的,而且运动和娱乐活动本身也是有益于心身健康的行为。

三、慢性和重大躯体疾病患者群体

慢病人群已逐渐成为社区卫生服务的主要对象。研究显示,长期慢性患病人群,如患有高血压、糖尿病、心脑血管病、慢性疼痛、慢性关节炎的人群,以及患有重大躯体疾病者如恶性肿瘤、卒中等,是精神障碍,尤其是焦虑和抑郁的高危人群。不仅容易出现心理异常,影响正常生活,而且会丧失对治疗和康复的信心,不配合治疗而导致病情加重,严重者悲观消极,乃至主动结束生命。

（一）社区慢病和重病患者群体的心理健康教育内容

1. 如何与疾病相处,带病生存,提高生活质量　包括健康的生活方式,建立自己的社交圈,丰富生活内容等有利于心身健康的行为,以及出现心理困扰时的自我调节方法。

2. 以抑郁和焦虑为主的情绪问题的自我觉察和应对。

3. 提供家庭和社会支持以及家属教育　通常是一人患病,全家的生活方式都会发生相应变化,长期患病也会潜在影响家庭成员之间的关系,加上就医和照料负担,均会影响患者及其家属的心理状态。而家人的和社会的理解和支持,更是患者生活质量的重要保障。如果是重病患者,则需要给患者和家属提供死亡教育和临终关怀。

（二）适宜的心理健康教育方法

1. 心理健康教育应融入基层医疗服务　即在提供慢病诊疗和健康教育中,融入心理健康教育的内容。随时随地,因人因事制宜,提供心理健康教育。

2. 参与性心理健康教育活动　如同伴小组、社区活动,由慢病患者参与计划、组织。

3. 讲座、宣传资料等常规健康教育方法。

4. 网络平台和媒体平台。

四、经历重大生活事件者

社区有各种心理健康问题的高危人群,如外来务工人员、待业青年、贫困家庭、失业人员、新离退休者、失独家庭、残疾人员、、留守儿童、离婚者,还有刑满释放人员。他们因生活环境、生活事件或长期生活压力的影响,容易产生心理健康问题。不同的目标人群,因其心理需求、事件和社会资源不同,健康教育的内容也有所不同。

1. 压力应对　比较适合于外来务工人员、失业人员、待业青年、贫困家庭、离婚者等,可以教授他们应付挫折的技巧,并且和社会支持结合。

2. 社交训练和社会支持　以鼓励走出家门,建立社交圈为目的,适合待业青年、外来务工人员,空巢老人和独居老人,失独家庭,残疾人员,离婚者等。可以以工作俱乐部、同伴小组等人际交流和团体活动的形式开展。

3. 普通心理健康知识和常见精神障碍的预防、识别和应对　适合各类重点人群。可采用宣传资料、讲座、公众媒体和小组活动的方式传播,如网络和自媒体平台。

五、有不健康心理行为者

（一）嗜酒、吸毒者

对酒、药滥用和吸毒者的心理健康教育主要目的是帮助其认识到物质滥用的危害,激发戒除的动机,树立戒断的信心,强化戒除的行动。具体内容包括所滥用物质造成的生理、心理和社会功能损害,对个人和家庭的危害;帮助其制订戒断的行动步骤,应对阶段反应;帮助家人与之结成联盟,给予支持;鼓励寻求精神卫生专业人员的帮助。

（二）精神疾病患者

1. 内容　①所患疾病的相关诊疗、康复和预防复发的知识;②家属护理患者的相关知识;③精神卫生相关法律法规、政策;④精神卫生服务资源;⑤应对生活事件和压力的能力培训;⑥应对歧视和偏见。

2. 形式　①患者同伴小组和家属同伴小组;②大众传播和人际传播常规途径;③生活、职业、设计和疾病管理技能训练;④鼓励参与性活动。

（何燕玲）

思　考　题

1. 精神健康素养的定义和包括的内容,如何提高精神健康素养?

2. 简述健康教育与健康促进的定义和两者的关系。

3. 简述健康教育的要素。

4. 心理健康促进的策略有哪些?

5. 如何应用格林模式的九步法制订一个心理健康教育计划?

6. 哪些人可以作为社区心理健康教育的重点对象?

7. 社区心理健康教育可以包括哪些内容?

参 考 文 献

1. 马辛.社区精神医学.北京:人民卫生出版社,2014.

2. 沈渔邨.精神病学.5 版.北京:人民卫生出版社,2009.

3. 江开达.精神障碍学.北京:人民卫生出版社,2017.

4. 季卫东,周国权,黄佩蓉,等.发展中国社区精神卫生服务体系的思考.中国卫生资源,2017,7(14): 245-247.

5. 梁珊珊,刘艳.发达国家社区精神卫生服务有效模式的特征及启示.中国初级卫生保健,2014,5(28):6-8.

6. 美国精神医学学会.精神障碍诊断与统计手册.张道龙,译.5 版.北京:北京大学出版社,2015.

7. 闫芳,马辛,郭红利,等.2010 年北京市精神障碍患病率及社会人口学因素分析.中华精神科杂志,2017, 50(6):458-465.

8. 赵靖平,施慎逊.中国精神分裂症防治指南.2 版.北京:中华医学电子音像出版社,2016.

9. 李凌江,马辛.中国抑郁障碍防治指南.2 版.北京:中华医学电子音像出版社,2015.

10. 于欣,方贻儒.中国双相障碍防治指南.2 版.北京:中华医学电子音像出版社,2015

11. 贾建平.中国痴呆与认知障碍诊治指南.2 版.北京:人民卫生出版社,2016

12. 马辛,赵旭东.医学心理学.3 版.北京:人民卫生出版社,2015.

13. 杨秉辉.医患关系与医患沟通技巧.上海:上海科学普及出版社,2011.

14. 蔡焯基.维护心理健康 构建和谐社会:心理健康概念与标准.2011 年浙江省心理卫生协会第九届学术 年会论文汇编,2011.

15. 付艳芬.中国心理健康服务理论现状及对策研究.西南大学,2011.

16. SEAWARD B L.压力管理策略.许燕,译.5 版.北京:中国轻工业出版社,2008.

17. COREY G.心理咨询与治疗的理论及实践.谭晨,译.8 版.北京:中国轻工业出版社,2009.

18. 国家卫生计生委,中宣部,中央综治办,等.关于加强心理健康服务的指导意见(国卫疾控发〔2016〕77 号),(2016-12-30)[2018-11-12].http://www.nhfpc.gov.cn/jkj/s5888/201701/6a5193c6a8c544e5 9735389f31c971d5.shtml

19. 杨凤池.咨询心理学.北京:人民卫生出版社,2013.

20. 钱铭怡.心理咨询与心理治疗.北京:北京大学出版社,2012.

21. 国家卫生计生委,财政部,国家中医药管理局.关于做好 2017 年国家基本公共卫生服务项目工作的通知》(国卫基层发〔2017〕46 号),(2017-08-23)〔2018-11-12〕.http://www.nhfpc.gov.cn/jws/s3577/201709/fb16b2e306bd469ab84e0c42173bc52d.shtml

22. 疾病预防控制局.卫生部办公厅关于印发精神卫生工作指标调查评估方案的通知,(2010-02-21)〔2018-09-18〕.http://www.nhfpc.gov.cn/jkj/s5888/201003/c6487d3f272e4e7b88d30347ff6a2299.shtml

23. 赵伟,朱叶,罗兴伟,等.严重精神疾病社区管理和治疗的主动性社区治疗模式(综述).中国心理卫生杂志,2014,28(2):89-96.

24. 国家卫生健康委员会.关于印发严重精神障碍管理治疗工作规范(2018 年版)的通知,(2018-05-28)〔2018-12-18〕.http://www.moh.gov.cn/jkj/s7932/201806/90d5fe3b7f48453db9b9beb85dfdc8a8.shtml

25. 翁永振.精神分裂症的康复操作手册.2 版.北京:人民卫生出版社,2015.

26. 王诚,姚贵忠.实用精神疾病康复手册.北京:人民军医出版社,2015.

27. 刘协和,杨权.精神科急诊医学.长沙:湖南科学技术出版社,1999.

28. 肖水源.灾后社区社会心理支持与心理卫生手册.长沙:中南大学出版社,2009.

29. 季建林,赵静波.自杀预防与危机干预.上海:华东师范大学出版社,2007.

30. 郑振佺,王宏.健康教育学.2 版.北京:人民卫生出版社,2016.

31. 国家卫生和计划生育委员会宣传司,中国健康教育中心.2012 年中国居民健康素养监测报告.北京:国家卫生和计划生育委员会宣传司,2013.

32. 江开达.精神药理学.北京:人民卫生出版社,2007.

附录

常用心理状况评估问卷

表 1　基本信息

本表以灾害事件为蓝本编制的个人信息收集表,也可用于其他灾害个人基本信息收集,但对于具体创伤性事件,如火灾、泥石流、空难、爆炸伤等,可在事件情况一栏根据需要自行补充。

姓名	性别 ①男 ②女	年龄(　)周岁	民族
接受教育年限　　年	宗教或民族信仰:①无　②有(请说明哪种:_____)		
文化程度:①文盲　②小学及以下　③初中　④高中　⑤大专　⑥本科及以上			
目前主要职业:			
创伤性事件前主要职业:			
目前工作地点:①原址　②临时办公点　③其他: 目前居住地:①安置点　②非安置点			
婚姻状态:①未婚　②已婚　③离异　④丧偶(创伤性事件前,创伤性事件后)　⑤再婚(创伤性事件前,创伤性事件后)			
目前联系地址			邮编
搬迁次数(　)次			
联系方式(电话)			
同胞(　)人,排行第(　)			
创伤性事件后家中受灾情况: 去世亲人(　)人,和本人关系 ①配偶　②子女　③父母亲　④同胞　⑤祖/外祖父母　⑥其他(　) 房屋:①倒塌　②部分破坏仍能居住　③未受影响 其他财产损失: 自己躯体受伤:①无　②有,部位(　);自己因灾残疾:①无 ②有,部位(　) 亲人(　)因灾残疾:①配偶 ②子女　③父母亲　④同胞　⑤祖/外祖父母 ⑥其他(　)			
目前家中共同生活(　)人 和本人的关系:①配偶　②父母亲　③子女　④同胞　⑤祖/外祖父母　⑥其他(　)			
家人出外打工(　)人,和本人的关系:①配偶　②父母亲　③子女　④同胞　⑤其他(　)			
家庭经济主要来源: 家庭每月收入:_____元;支出:_____元 灾后家庭接受救助情况:①无　　②有,来源(　),金额数量(　)元;时间(____年____月至____年____月)			

续表

躯体疾病:1. 现患病 ①无 ②有,情况说明:
2. 既往患病 ①无 ②有,情况说明:
近一月服药情况:

表 2 事件影响量表(IES-R)

下面是人们在经历过有压力的生活事件刺激之后所体验到的一些困难,请您仔细阅读每个题目,选择最能够形容每一种困扰对您的影响程度。请按照自己在最近七天之内的体验,说明这件事情对你有多大的影响,影响分 5 级,一点没有选"0",很少出现"1",有时出现"2",常常出现"3",总是出现"4"。

	从没	很少	有时	常常	总是
1. 任何暗示都能把我带回到当时对此事的体验中					
2. 我难以保持熟睡					
3. 我常因为其他事物想起此事					
4. 我觉得容易愤怒或生气					
5. 当我想起此事时,我避免让自己难过					
7. 我觉得此事仿佛没有发生或者不是真的					
8. 我远离能让我想起此事的提示物					
9. 关于此事的画面或形象常在脑海闪现					
10. 我很敏感并且容易受到惊吓					
11. 我努力不想此事					
12. 我知道自己仍对此颇有感触,但是我不愿面对这种情感					
13. 我对此事的感触有些麻木					
14. 我发现我的所做所想好像又回到了那时					
15. 我难以入睡					
16. 关于此事常有强烈的情感波澜袭扰我					
17. 我试图把此事从记忆中抹去					
18. 我难以集中注意力					
19. 想起此事导致我有生理反应,如出汗、呼吸困难、恶心或心跳加速					
20. 我做与此事有关的梦					
21. 我充满警惕性或处于警觉状态					
22. 我尽量不谈论此事					

评分方法:

为自评量表,对于阅读困难被试,也可由工作人员读给被试听,被试作答,由工作人员帮助圈选答案。

事件影响量表由三个分量表组成,每个分量表包含的条目如下,分量表得分为各条目得分之和。

回避量表:5、7、8、11、12、13、17、22

侵袭量表:1、2、3、6、9、14、16、20

高唤醒量表:4、10、15、18、19、21

结果分析:

严重程度按照回避表+侵袭量表得分来判断:

0~8 亚临床

9~25 轻度

26~43 中度

44~88 重度

表3　成人筛查问卷—心理健康自评问卷（SRQ-20）

在过去30天内，您可能受到以下一些困扰。如果哪个条目与您的情况相符，并在过去30天内都存在，请选择"是"；如果这个问题与您的情况不相符，或在过去30天内不存在，请选择"否"。回答没有对错之分，如果您不能确定该如何回答某个问题，请尽量给出您认为最恰当的回答。

1	您是否经常头痛	是	否
2	您是否食欲差	是	否
3	您是否睡眠差	是	否
4	您是否易受惊吓	是	否
5	您是否手指颤抖	是	否
6	您是否感觉不安、紧张或担忧	是	否
7	您是否消化不良	是	否
8	您是否思维不清晰	是	否
9	您是否感觉不快	是	否
10	您是否比原来哭得多	是	否
11	您是否发现很难从日常活动中得到乐趣	是	否
12	您是否发现自己很难做决定	是	否
13	日常工作是否令您感到痛苦	是	否
14	您在生活中是否不能起到应起的作用	是	否
15	您是否丧失了对事物的兴趣	是	否
16	您是否感到自己是个无价值的人	是	否
17	您头脑中是否出现过结束自己生命的想法	是	否
18	您是否什么时候都感到累	是	否
19	您是否感到胃部不适	是	否
20	您是否容易疲劳	是	否

为自评量表，对于阅读困难被试，也可由工作人员读给被试听，被试作答，由工作人员帮助圈选答案。评分均采用"0"或"1"。"1"表示在过去1个月内存在症状，"0"表示症状不存在，最高得分为20分。SRQ-20的临床参考指标为7或8分，总分为7或8分及以上的受试者存在情感痛苦，需要精神卫生帮助。

表4　成人筛查问卷：12项一般健康问卷（GHQ-12）

为了能更好地帮助您，我们想了解一下您最近两三周内的身体健康状况。请在每个问题后面选择最符合您目前状况的答案，回答没有对错之分。请注意：这里的每个问题都是指您从两三周前到现在的状况。

1. 在做什么事情的时候，能集中精神吗	能集中	和平时一样	不能集中	完全不能集中
2. 有由于过分担心而失眠的情况吗	没有过	和平时一样	有过	总这样
3. 觉得自己是有用的人吗	有用	和平时一样	没有用	完全没有用
4. 觉得自己有决断力吗	有	和平时一样	没有	完全没有
5. 总是处于紧张状态吗	不紧张	和平时一样	紧张	非常紧张
6. 觉得自己不能解决问题吗	能	和平时一样	不能	完全不能

续表

7. 能享受日常活动吗	能	和平时一样	不能	完全不能
8. 能够面对你所面临的问题吗	能	和平时一样	不能	完全不能
9. 感到痛苦、忧虑吗	不觉得	和平时一样	觉得	总是觉得
10. 失去自信了吗	没有	和平时一样	失去	完全失去
11. 觉得自己是没有价值的人吗	没有觉得	和平时一样	觉得	总是觉得
12. 觉得所有的事情都顺利吗	顺利	和平时一样	不顺利	完全不顺利

　　为自评量表,对于阅读困难被试,也可由工作人员读给被试听,被试作答,由工作人员帮助圈选答案。回答前两项者计"0分",回答后两项者计"1分",总分范围为0~12分。GHQ-12主要针对精神痛苦水平而不具有诊断功能,总分值越高,个体的精神痛苦水平就越高。在用作筛查工具时,一般选择3分为切分值。

表5 成人筛查量表:创伤后应激障碍简单初筛表(PTSD-7)

　　请根据您最近1个月的实际感受,选择"是"或者"否"。回答没有对错之分,请依据您的实际情况作答。

1	你是否回避到某些地方、某些人或某些活动,以免提醒你回想起创伤的经历	是	否
2	你是否对曾经重要的或感兴趣的活动失去兴趣	是	否
3	你是否感到与其他人在情感上有距离或者感到孤独	是	否
4	你是否很难感到被爱或对别人表示爱	是	否
5	你是否感到对未来做计划根本没意思	是	否
6	你是否比往常更难以入睡或保持熟睡	是	否
7	你是否变得特别敏感或者易于被周围平常的声音或动作而受惊吓	是	否

　　为自评量表,对于阅读困难被试,也可由工作人员读给被试听,被试作答,由工作人员帮助圈选答案。共7个条目,5条为回避和麻木症状,2条为过度警觉症状。评分均采用"0"或"1"。"1"表示在过去1个月内存在症状,"0"表示症状不存在。以4分作为界值分定义PTSD可疑阳性个体。

表6 焦虑自评量表(SAS)

　　请注意:请根据您一周来的实际感觉在适当的数字上划上"√"表示,请不要漏评任何一个项目,也不要在相同的一个项目上重复地评定。

	①很少	②有时	③经常	④持续
1. 我觉得比平常容易紧张和着急(焦虑)				
2. 我无缘无故地感到害怕(害怕)				
3. 我容易心里烦乱或觉得惊恐(惊恐)				
4. 我觉得我可能将要发疯(发疯感)				
5. 我觉得一切都很好,也不会发生什么不幸				
6. 我手脚发抖(手足颤抖)				
7. 我因为头痛,颈痛和背痛而苦恼(躯体疼痛)				
8. 我感觉容易衰弱和疲乏(乏力)				

	①很少　②有时　③经常　④持续
9. 我觉得心平气和,并且容易安静坐着(静坐不能)	
10. 我觉得心跳很快(心慌)	
11. 我因为一阵阵头晕而苦恼(头昏)	
12. 我有晕倒发作或觉得要晕倒似的(晕厥感)	
13. 我呼气吸气都感到很容易(呼吸困难)	
14. 我手脚麻木和刺痛(手足刺痛)	
15. 我因为胃痛和消化不良而苦恼(胃痛或消化不良)	
16. 我常常要小便(尿频)	
17. 我的手常常是干燥温暖的(多汗)	
18. 我脸红发热(面部潮红)	
19. 我容易入睡并且一夜睡得很好(睡眠障碍)	
20. 我做噩梦	

评分方法:

为自评量表,对于阅读困难被试,也可由工作人员读给被试听,被试作答,由工作人员帮助圈选答案。SAS采用4级评分,主要评定症状出现的频度,其标准为:"1"表示没有或很少时间有;"2"表示有时有;"3"表示大部分时间有;"4"表示绝大部分或全部时间都有。20个条目中有15项是用负性词陈述的,按上述1~4顺序评分。其余5项(第5,9,13,17,19)是用正性词陈述的,按4~1顺序反向计分。

统计结果:计算标准T分。

标准T分(标准分=原始总分×1.25并四舍五入取整数)。

结果分析:

关于焦虑症状的临床分级,标准分50~59分为轻度焦虑,60~69分为中度焦虑,70分以上为重度焦虑。除参考量表分值外,还应根据临床症状,特别是要害症状(要害症状包括:与处境不相称的痛苦情绪体验、精神运动性不安、自主神经功能障碍)的程度来做出判断,量表总分值仅能作为一项参考指标而非绝对标准。

表7　抑郁自评量表(SDS)

请仔细阅读每一条,把题目的意思看明白,然后按照自己最近一周以来的实际情况,对下面的20个条目按1~4级评分。

	①很少　②有时　③经常　④持续
1. 我感到情绪沮丧,郁闷	
2. 我感到早晨心情最好	
3. 我要哭或想哭	
4. 我夜间睡眠不好	
5. 我吃饭和平时一样多	
6. 我的性功能正常	
7. 我感到体重减轻	
8. 我为便秘烦恼	

续表

	①很少	②有时	③经常	④持续
9. 我的心跳比平时快				
10. 我无故感到疲劳				
11. 我的头脑和往常一样清楚				
12. 我做事情和平时一样,不感到困难				
13. 我坐卧不安,难以保持平静				
14. 我对未来感到有希望				
15. 我比平时更容易激怒				
16. 我觉得决定什么事很容易				
17. 我感到自己是有用的和不可缺少的人				
18. 我的生活很有意义				
19. 假若我死了别人会过得更好				
20. 我仍旧喜爱自己平时喜爱的东西				

评分方法:

为自评量表,对于阅读困难被试,也可由工作人员读给被试听,被试作答,由工作人员帮助圈选答案。

①②③④依次计 1、2、3、4 分;评定时间为过去一周内。

第 2、5、6、11、12、14、16、17、18、20 题反向计分,即①、②、③、④依次计 4、3、2、1 分。

统计结果:计算抑郁严重指数。抑郁严重指数 = 粗分/80。

结果分析:

抑郁严重指数<0.5 无抑郁;0.5~0.59 轻度抑郁;0.6~0.69 中度抑郁;0.7 以上重度抑郁。

注:量表总分值仅作为参考而非绝对标准,还应根据临床(要害)症状来做出判断;对严重阻滞症状的抑郁患者,评定有困难。

表8 汉密顿抑郁量表(HAMD)

汉密顿抑郁量表为他评量表。本量表有 17 项、21 项和 24 项等 3 种版本,这里选用的是 24 项版本。HAMD 大部分项目采用 0~4 分的 5 级评分法:0 无,1 轻度,2 中度,3 重度,4 很重。少数项目评分为 0~2 分的 3 级评分法:0 无,1 轻~中度,2 重度。

1. 抑郁心境　①只在问到时才诉述;②在谈话中自发地表达;③不用言语也可以从表情、姿势、声音或欲哭中流露出这种表情;④患者患者的自发言语和非言语表达(表情、动作),几乎完全表达为这种情绪。

2. 有罪感　①责备自己,感到自己已连累他人;②认为自己犯了罪,或反复思考以往的过失和错误;③认为目前的疾病是对自己错误的惩罚,或有罪恶妄想;④罪恶妄想伴有指责或威胁性幻觉。

3. 自杀　①觉得活着没有意思;②希望自己已经死去,或常想到与死有关的事;③消极观念(自杀观念);④有严重自杀行为。

4. 入睡困难　①主诉有时有入睡困难,即上床后半小时仍不能入睡;②主诉每晚均入睡困难。

5. 睡眠不深　①睡眠浅多恶梦;②半夜(晚 12 点以前)曾醒来(不包括上厕所)。

6. 早醒　①早醒,比平时早醒 1 小时,但能重新入睡;②早醒后无法重新入睡。

7. 工作和兴趣　①提问时才诉述;②自发地直接或间接表达对活动、工作或学习失去兴趣,如感到无精打采,犹豫不决,不能坚持或需强迫才能工作或活动;③病室劳动或娱乐不满 3 小时;④因目前的疾病而停止工作,住院者不参加任何活动或者没有他人帮助便不能完成病室日常事务。

8. 迟缓　①精神检查中发现轻度迟缓;②精神检查中发现明显迟缓;③精神检查困难;④完全不能回答问题(木僵)。

9. 激越　①检查时有些心神不定；②明显的心神不定刺、动作多；③不能静坐,检查中曾起立；④搓手、咬手指、扯头发、咬嘴唇。

10. 精神性焦虑　①问及时诉述；②自发地表达；③表情和言谈流露出明显的忧虑；④明显惊恐。

11. 躯体性焦虑　①轻度；②中度,有肯定的躯体性焦虑症状；③重度,躯体性焦虑症状严重,影响生活或需加处理；④严重影响生活和活动。

12. 胃肠道症状　①食欲减退,但不需他人鼓励便自行进食；②进食需他人催促或请求和需要应用泻药或助消化药。

13. 全身症状　①四肢、背部或颈部有沉重感,背痛、头痛、肌肉疼痛,全身乏力或疲倦；②症状明显。

14. 性症状　①轻度；②重度；③不能肯定,或该项对被评者不适合(不计入总分)。

15. 疑病　①对身体过分关注；②反复思考健康问题；③有疑病妄想；④伴幻觉的疑病妄想。

16. 体重减轻　①一周内体重减轻 1 斤以上；②一周内体重减轻二斤以上。

17. 自知力　①知道自己有病,表现为抑郁；②知道自己有病,但归于伙食太差、环境问题、工作太忙、病毒感染或需要休息等；③完全否认有病。

18. 日夜变化　如果症状在早晨或傍晚加重,先指出哪一种,然后按其变化程度评分。①轻度变化；②重度变化。

19. 人格解体或现实解体　①问及时才诉述；②自发诉述；③有虚无妄想；④伴幻觉的虚无妄想。

20. 偏执症状　①有猜疑；②有牵连观念；③有关系妄想或被害妄想；④伴有幻觉的关系妄想或被害妄想。

21. 强迫症状　①问及时才诉述；②自发诉述。

22. 能力减退感　①仅于提问时方引出主观体验；②患者主动表示有能力减退感；③需鼓励、指导和安慰才能完成病室日常事务或个人卫生；④穿衣、梳洗、进食、铺床或个人卫生均需要他人协助。

23. 绝望感　①有时环疑"情况是否会好转",但解释后能接受；②持续感到"没有希望",但解释后能接受；③对未来感到灰心、悲观和绝望,解释后不能排除；④自动反复诉述"我的病不会好了"或诸如此类的情况。

24. 自卑感　①仅在询问时诉述有自卑感；②自动诉述有自卑感(我不如他人)；③患者主动诉述："我一无是处"或"低人一等",与评 2 分者只是程度的差别；④自卑感达妄想的程度,例如"我是废物"或类似情况。

评分方法：

①②③④依次计 1、2、3、4 分；

各项累计得分为总分；评定时间为过去一周内。

结果分析：

24 项版本,超过 35 分可能为严重抑郁；超过 20 分,可能是轻或中度抑郁；如小于 8 分,没有抑郁。

注：量表总分值仅作为参考而非绝对标准,还应根据临床症状来做出判断。

表 9　汉密顿焦虑量表(HAMA)

为他评量表。本量表包括 14 个反映焦虑症状的项目,主要涉及躯体性焦虑和精神性焦虑两大类因子结构。【项目和评定标准】HAMA 所有项目采用 0~4 分的 5 级评分法,各级的标准为：0 为无症状；1 轻；2 中等；3 重；4 极重。

序号	症状	评定
1	焦虑心境:担心,感到有最坏的事情将要发生,容易激惹	0 1 2 3 4
2	紧张:紧张感,易疲劳,不能放松,易哭,颤抖	0 1 2 3 4
3	害怕:害怕黑暗、陌生人、一人独处、动物、乘车或旅行及人多的地方	0 1 2 3 4

续表

序号	症状	评定
4	失眠:难以入睡、易醒、睡眠不深、多梦、夜惊、醒后感疲劳	0 1 2 3 4
5	认知障碍:记忆力差,注意力不集中	0 1 2 3 4
6	抑郁心境:丧失兴趣、对以往爱好缺乏快感,抑郁、早醒、昼重夜轻	0 1 2 3 4
7	肌肉系统症状:肌肉酸痛,活动不灵活,肌肉抽动,牙齿颤动、声音发抖	0 1 2 3 4
8	感觉系统症状:视觉模糊,发冷发热,软弱无力感,浑身刺痛	0 1 2 3 4
9	心血管系统:心动过速,心慌,胸痛,血管跳动感,晕厥感,期前收缩	0 1 2 3 4
10	呼吸系统:胸闷,窒息感,叹气,呼吸困难	0 1 2 3 4
11	胃肠道:吞咽困难,嗳气,消化不良,饱胀感,肠动感,肠鸣,腹泻,便秘,体重减轻	0 1 2 3 4
12	生殖泌尿系统:尿意频数,尿急,停经,性冷淡,早泄,勃起功能障碍	0 1 2 3 4
13	自主神经症状:口干,潮红,苍白,易出汗,起鸡皮疙瘩,紧张性头痛,毛发竖起	0 1 2 3 4
14	会谈时行为表现:一般表现包括紧张,不能放松,忐忑不安,咬手指,紧紧握拳,摸弄手帕,面肌抽动,不宁顿足,手发抖,皱眉,表情僵硬,肌张力高,叹气样呼吸,面色苍白。生理表现:反复吞咽,呃逆,安静时心跳呼吸快,腱反射亢进,震颤,瞳孔放大,眼睑跳动,易出汗	0 1 2 3 4
		总分:

评分方法:

1、2、3、4 依次计 1、2、3、4 分;各项累计得分为总分;评定时间为过去一周内。

结果分析:

<7 分,无焦虑,≥7 分,可能有焦虑,≥14 分,肯定有焦虑,≥21 分,明显有焦虑,≥29 分严重有焦虑。

注:量表总分值仅作为参考而非绝对标准,还应根据临床症状来做出判断。

索　引